外科护理实践

主编◎杨 羽 等

JC 吉林科学技术出版社

图书在版编目（CIP）数据

外科护理实践 / 杨羽等主编. -- 长春 :吉林科学
技术出版社, 2021.7
　ISBN 978-7-5578-8492-5

　Ⅰ. ①外… Ⅱ. ①杨… Ⅲ. ①外科学-护理学 Ⅳ.
①R473.6

　中国版本图书馆CIP数据核字(2021)第157438号

外科护理实践

主　　编	杨　羽　等
出 版 人	宛　霞
责任编辑	李　征　李红梅
排　　版	山东道克图文快印有限公司
封面设计	山东道克图文快印有限公司
开　　本	185mm×260mm　1/16
字　　数	664千字
印　　张	28
印　　数	1-1500册
版　　次	2021年7月第1版
印　　次	2022年5月第2次印刷

出　　版　吉林科学技术出版社
发　　行　吉林科学技术出版社
地　　址　长春市净月区福祉大路5788号
邮　　编　130118
发行部电话/传真　0431-81629529　81629530　81629531
　　　　　　　　　　　81629532　81629533　81629534
储运部电话　0431-86059116
编辑部电话　0431-81629518
印　　刷　保定市铭泰达印刷有限公司

书　　号　ISBN 978-7-5578-8492-5
定　　价　98.00元

《外科护理实践》
编委会

主　编

杨　羽	日照市中医医院
伦智勇	日照市中医医院
杨志荣	日照市中医医院
贾振英	日照市中医医院
范忠琴	日照市中医医院
明淑芳	日照市中医医院

副主编

何茂彩	日照市中医医院
侯世运	日照市中医医院
张淑艳	日照市中医医院
张凤玲	日照市中医医院
朱洪霞	日照市中医医院
孟　梅	日照市中医医院
陈祥美	日照市岚山区人民医院
董　莉	日照市岚山区碑廓中心卫生院
刘　凯	日照市人民医院
程方圆	平邑县人民医院

前　言

随着现代外科学在深度和广度方面的迅速发展,外科护理也随着发展起来,任何一次手术的成功都离不开外科护理人员的配合。外科护理学的进展,减轻了手术打击,特别是较为系统的术后护理,减少了术后并发症的发生,使手术死亡率大为降低。面对日新月异的技术设备和理念,临床医生和护士迫切需要掌握前沿信息,获得专业发展前沿的指导和参考。而且,随着人们对健康需求的不断增加,社会对护理人员能力和素质的要求越来越高。为了适应现代医学模式的转变,满足新形势下护理工作的需要,为广大的临床护理人员提供有效的指导和帮助,吸纳并借鉴国内外临床护理实践经验,特组织临床护理专家编写了本书。

本书从临床护理实践需求出发,以临床外科常见病、多发病为纲,对各种疾病的临床护理做了详细阐述。既可以作为护理专业学生和教师的教学参考用书,也可为临床一线护理人员的护理操作提供指南。

由于水平有限,我们在编写过程中如有疏漏和不当之处,敬请各位读者提出宝贵意见。真诚希望此书能有助于护理同仁,为护理事业的发展作出贡献。

编　者

目　　录

第一章　神经外科护理查体

一、一般表现

(一)发育状态

1.标准(理想)体重(kg)

可根据公式计算：体重(kg)＝身高(cm)－105。超过 20％为肥胖，偏低 10％为消瘦。

2.体质指数(BMI)

体重(kg)/身高(m^2)。＜18.5 为消瘦，≥25 为肥胖。

(二)营养状态

营养状态根据皮肤、毛发、皮下脂肪(前臂屈侧或上臂背侧下 1/3 皮下脂肪充实度)、肌肉强度、体重变化及体质指数等判断，分为营养良好、营养中等和营养不良，营养不良的常见原因有：①摄入与消化障碍：见于消化系统疾病、肾衰竭、神经系统病变等。②消耗增加：见于肿瘤、结核、糖尿病、甲状腺功能亢进症等。

(三)意识形态

意识形态根据大脑功能被抑制的程度分为：嗜睡、意识模糊、昏睡、昏迷(浅昏迷、深昏迷)。其主要特征为：①嗜睡：可唤醒，并可正确应答。②意识模糊：可唤醒，但存在定向力障碍。③昏睡：强刺激可唤醒，但不能正确应答，并迅速陷入睡眠状态。④昏迷：不能唤醒；浅昏迷时生理和病理反射可引出，压眶有反应；深昏迷时所有反射消失，压眶无反应。谵妄是一种特殊的意识形态，患者表现亢奋、并有定向力障碍。

(四)面容

面容包括急性病容、慢性病容、二尖瓣面容、肝病面容、甲状腺功能亢进症面容、贫血面容、黏液性水肿面容(甲状腺功能减退)、肢端肥大症面容、满月面容(库欣综合征)、苦笑面容(破伤风)等。

(五)体位

体位包括自动体位、被动体位和强迫体位。常见的强迫体位有：①强迫坐位(端坐呼吸)：见于急性左心衰竭、严重哮喘或者慢性阻塞性肺疾病(COPD)发作。②强迫仰卧位：见于急性腹膜炎。③辗转体位：见于肠痉挛、泌尿系结石、胆道蛔虫病。④强迫蹲位(蹲踞)：见于先天性发绀型心脏病。⑤强迫停立位：见于心绞痛、下肢动脉狭窄。⑥角弓反张位：见于破伤风、脑膜炎。

二、皮肤及黏膜检查

(一)颜色

皮肤颜色深浅与皮内色素量的多少、皮肤厚度、毛细血管的分布、血液充盈度、血红蛋白多少及皮下脂肪的薄厚等均有关，另外亦与职业、阳光照射的程度和时间有关。在检查时应注意暴露部位与不暴露部位对比；与皮肤横纹、褶皱部位对比；与黏膜、巩膜、舌、唇、手足掌、指甲等处对比。

1.苍白

苍白表现为全身皮肤、黏膜苍白,可因各种原因的贫血及末梢毛细血管痉挛或者充盈不足所致。

2.发红

发红见于发热性疾病如肺炎、肺结核、猩红热等,亦可见于阿托品及一氧化碳中毒时。持续发热见于库欣综合征及真性红细胞增多症和部分皮肤病患者。

3.发绀

发绀较明显部位是口唇、舌、耳垂、面颊、肢端及甲床等。

4.黄染

黄染表现为皮肤、黏膜呈黄色,包括:①黄疸:轻者仅见于巩膜及软腭黏膜,严重时皮肤才会出现黄染。②胡萝卜素增高。

5.色素沉着

色素沉着表现为全身或者部分皮肤色素加深,见于肾上腺皮质功能减退、肝硬化、肝癌、肢端肥大症、黑热病及某些药物应用等。

6.色素脱失

色素脱失表现为全身或者部分皮肤色素脱失,色泽变浅。全身色素脱失见于白化病;部分皮肤色素脱失见于白癜风和可能成为癌变前的白斑。

(二)湿度与出汗

1.全身多汗

全身多汗见于风湿病、布氏杆菌病等。夜间睡眠中出汗而醒后汗止者为盗汗,是活动性结核的特征。

2.半身多汗

半身多汗见于中枢神经系统疾病。

3.局部多汗

局部多汗见于交感神经兴奋。

(三)弹性

皮肤弹性与年龄、营养状态、皮下脂肪及组织间隙内所含液体量的多少有关。检查皮肤弹性时用示指和拇指将皮肤捏起,然后松开。皮肤弹性良好时在手捏后很快恢复常态,弹性减退时褶皱持久不消。

(四)皮疹

发现皮疹时应注意其形态色泽、分布部位、发展顺序、表面情况、存在时间及有无自觉症状等。常见皮疹有斑疹、丘疹、斑丘疹、玫瑰疹、荨麻疹、疱疹等。

(五)紫癜

紫癜是病理状态下的皮肤下出血,直径 2～5mm,如直径＜2mm 称为淤点及出血点,＞5mm 称为瘀斑。

(六)皮肤脱屑

麻疹时为米糠样脱屑;猩红热时为片状脱屑;银屑病时为银白色的鳞状脱屑。

（七）蜘蛛痣与肝掌

蜘蛛痣是由一支中央小动脉和很多向外辐射的细小血管形成,形如蜘蛛。检查时用火柴棍压迫中央,周围扩张的小血管充血消失,多出现在上腔静脉分布的区域内,见于急、慢性肝炎及肝硬化患者。慢性肝病患者的手掌面大小鱼际、指腹处手指根部皮肤发红,压之褪色称之为肝掌。

（八）水肿

水肿是皮下组织水肿及组织间隙内液体聚集过多时的表现,一般多观察眼睑、小腿胫骨前、踝骨。卧位患者应注意枕部及腰骶部。轻度水肿用手指按压后呈凹陷,非压凹性水肿见于黏膜性水肿和象皮肿。

（九）皮下结节

除视诊可发现的皮下结节外,较小的结节必须靠触诊才能发现,发现结节时应注意其部位、大小、数目、硬度、活动度、有无压痛及其表面皮肤颜色等。临床常见的皮下结节有风湿小结、结节性红斑、痛风结节、Osler 小结等。

（十）瘢痕

瘢痕是指真皮或其深部组织外伤、病变或者手术切口愈合后结缔组织增生所形成的斑块。临床上有萎缩性瘢痕和增生性瘢痕,瘢痕的存在常为患者曾患过某些疾病提供了证据。

（十一）毛发

应注意毛发的色泽、脱落、丛生、分布状况。

三、淋巴结检查

正常淋巴结的直径一般不超过 1cm,因不同部位而异,一般无压痛。

（一）正常浅表淋巴结的组成

1.头颈部淋巴结

头颈部淋巴结包括耳前淋巴结、耳后淋巴结、枕后淋巴结、颌下淋巴结、颏下淋巴结、颈前淋巴结、颈后淋巴结、锁骨上淋巴结。

2.上肢淋巴结

上肢淋巴结包括腋窝淋巴结、滑车上淋巴结。

3.下肢淋巴结

下肢淋巴结包括腹股沟淋巴结、腘窝淋巴结。

（二）浅表淋巴结的检查

1.检查顺序

检查顺序为颌下、颈部、锁骨上窝、腋窝、滑车上、腹股沟等。检查中若发现肿大淋巴结,应注意其部位、大小、形状、数目、硬度、活动度、有无压痛、表面特点、与周围组织有无粘连及局部皮肤有无红肿、瘢痕、窦道等情况。

2.检查方法

（1）颌下:右手扶患者的头部,使头倾向右前下方,再以左手(四指并拢)触摸右颌下淋巴结,同法用右手检查左颌下淋巴结。

（2）颈部:双手四指并拢,同时检查左右两侧,每侧以胸锁乳突肌为界,分前后两区,依次检查。

（3）锁骨上窝：双手四指并拢，分别触摸两侧锁骨上窝处。

（4）腋窝：先让被检查者将左上肢稍向外展，前臂略屈曲，用右手并拢四指，稍弯曲，插入患者腋窝深处，沿胸壁表面从上向下移动进行触摸，同法用左手检查患者右腋窝。

（5）腹股沟：患者平卧，下肢伸直，用手触摸。

（6）滑车上：左手扶托被检查者前臂，以右手在滑车上部分由浅入深地进行触摸。

四、头、颈部检查

（一）头部

检查头颅大小、外形和头部器官。头部器官检查包括：

1.眼

眉毛（脱落）、眼睑（水肿、下垂）、结膜（苍白、充血、出血点、水肿）、巩膜（黄染）、角膜（溃疡）、眼球（突出、运动、震颤）、瞳孔（大小、形状、对光反应）。

2.耳

外耳道（分泌物）、乳突（压痛）。

3.鼻

鼻道（分泌物）、鼻窦（压痛）。

4.口腔

口唇（颜色、疱疹）、口腔黏膜（色素沉着、斑疹）、舌（颜色、运动、舌苔）、扁桃体（大小、渗出物）。

（二）颈部

1.颈部

活动、颈抵抗、颈部血管（静脉怒张、动脉杂音）。

2.甲状腺

大小、对称性、软硬度、结节。

3.气管

气管移位。

五、胸部检查

（一）视诊

包括胸廓形态、呼吸运动、呼吸的频率和节律、呼吸时相变化。

1.胸廓形态

（1）正常胸廓形态：两侧对称、椭圆形，前后径与左右径之比约为 1：1.5。

（2）异常胸廓：①桶状胸：前后径：左右径≥1，同时伴肋间隙增宽，见于肺气肿。②佝偻病胸：为佝偻病所致胸廓改变。包括佝偻病串珠、漏斗胸、鸡胸。③脊柱畸形所致胸廓畸形：脊柱前凸、后凸或者侧弯均可造成胸廓形态异常。见于脊柱结核、外伤等。④单侧胸廓形态异常：a.单侧胸廓膨隆，见于大量胸腔积液、气胸等。b.单侧胸廓塌陷，见于胸膜肥厚粘连、大面积肺不张、肺叶切除术后等。

2.呼吸运动

(1)正常呼吸运动:胸式呼吸多见于成年女性;腹式呼吸多见于成年男性及儿童。

(2)呼吸运动类型变化及其临床意义:①胸式呼吸减弱或消失:见于肺及胸膜炎症、胸壁或肋骨病变。②腹式呼吸减弱或消失:见于腹膜炎、大量腹腔积液、肝及脾极度增大、腹腔巨大肿物、妊娠。

(3)呼吸运动强弱变化的临床意义;①呼吸浅快:见于肺、胸膜疾患及呼吸肌运动受限(膈肌麻痹、肠胀气、大量腹腔积液)。②呼吸深快;见于剧烈运动、情绪激动、库斯莫尔呼吸(Kussmaul rpspiration)(代谢性酸中毒)。

(4)两侧呼吸动度变化;两侧呼吸动度不对称,提示呼吸动度弱的一侧有病变影响该侧的通气量,如肺炎、腹膜炎、胸膜炎、胸腔积液、气胸等。

3.呼吸的频率和节律

(1)正常人呼吸运动的频率和节律:正常 16～18 次/分,与脉搏之比约为 1∶4,节律均匀而整齐。

(2)呼吸运动频率变化:①呼吸过快:＞24 次/分,见于缺氧、代谢旺盛(如高热)。②呼吸过缓:＜12 次/分,见于呼吸中枢抑制及颅压增高等。③呼吸运动节律异常的类型:a.潮式呼吸(Cheyne-Stokes 呼吸):间歇性高通气和呼吸暂停周期性交替。呼吸暂停持续 15～60s,然后呼吸幅度逐渐增加,达到最大幅度后慢慢降低直至呼吸暂停。见于药物所致呼吸抑制、充血性心力衰竭、大脑损害(通常在脑皮质水平)。b.间停呼吸(Biots 呼吸):呼吸暂停后呼吸频率和幅度迅速恢复到较正常水平,然后在呼吸暂停时呼吸迅速终止。见于颅压增高、药物所致呼吸抑制、大脑损害(通常在延髓水平)。c.Kussmaul 呼吸:呼吸深快。见于代谢性酸中毒。d.叹息样呼吸:见于神经症。

4.呼吸时相变化

(1)吸气相延长:主要见于上呼吸道狭窄、大气道(气管)狭窄,常常伴有三凹征,即吸气时出现胸骨上窝、锁骨上窝和肋间隙凹陷。

(2)呼气相延长;主要见于哮喘、COPD。常常伴有桶状胸、哮鸣音等异常体征。急性左心衰竭时亦可出现,称为心源性哮喘,需与支气管哮喘鉴别。

(二)触诊

1.呼吸动度

检查者两手置于胸廓下前侧部,左右拇指分别沿两侧肋缘指向剑突,拇指尖在前正中线两侧对称部位,而手掌和伸展的手指置于前侧胸壁,嘱患者做深呼吸运动,观察并感觉胸廓的运动是否一致。

2.触觉语颤

(1)检查方法;检查者将左右手掌的尺侧缘轻放于两侧胸壁的对称部位,然后嘱被检查者用同等强度重复发"yi"长音,自上至下,从内到外比较两侧相应部位语音震颤的异常。

(2)触觉语颤异常的临床意义:①语颤增强:见于肺实变、接近胸膜的肺部巨大空腔等。②语颤减弱:见于肺气肿、阻塞性肺不张、大量胸腔积液或气胸、胸膜高度肥厚粘连、胸壁皮下气肿等。

3.胸膜摩擦感

双手置于左右前下胸部进行触诊。阳性为存在于吸气相和呼气相的粗摩擦感,见于胸膜炎早期、尿毒症。

(三)叩诊

叩诊包括肺界叩诊、对比叩诊,主要采用间接叩诊进行检查。间接叩诊的注意事项:垂直叩打、力量和节奏固定、快下快起、自上而下、左右对比。

1.肺界叩诊

肺界叩诊通常检查锁骨中线和肩胛下角线上肺界。①正常肺下界:右锁骨中线第6肋间、左右腋中线第8肋间、左右肩胛下角线第10肋间,体型瘦长者可下移一个肋间,体型肥胖者可上移一个肋间。左锁骨中线上有心脏影响,不检查肺下界。②肺下界检查异常:上升:见于肺不张、胸腔积液、膈肌膨升等。下降:见于肺气肿(双侧)、气胸等。

2.对比叩诊

对比叩诊主要检查有无异常叩诊音。正常肺叶叩诊呈清音,若出现浊音、实音、过清音或鼓音,则视为异常叩诊音。①浊音或实音:肺大面积含气量减少或不含气的病变,如各种原因所致的大叶肺炎、肺不张、肺肿瘤等;胸膜增厚或胸腔积液(实音)等。②过清音:肺含气量增多,如肺气肿、肺充气过度(哮喘发作)。③鼓音:叩诊部位下方为气体占据,主要见于气胸。

(四)听诊

1.异常呼吸音

呼吸音减弱:见于各种原因所致的肺泡通气量下降,如气道阻塞、胸膜病变(胸腔积液、气胸、胸膜肥厚)等。

2.啰音

(1)干啰音:发生机制为气管支气管或细支气管狭窄,包括炎症、平滑肌痉挛、黏稠分泌物。①高调性干啰音(哮鸣音或哨笛音):见于小支气管或细支气管病变。②低调性干啰音(鼾音):见于气管或主支气管病变。③喘鸣音:见于上呼吸道或大气道狭窄,如喉头痉挛、气管肿物。

(2)湿啰音:发生机制为气体通过呼吸道内存在的稀薄分泌物产生水泡,破裂后产生。主要见于支气管病变(COPD、支气管扩张)、感染性或非感染性肺部炎症、肺水肿、肺泡出血。

六、心脏检查

(一)视诊

1.正常心尖搏动

第5肋间,左锁骨中线内0.5~1.0cm,搏动范围直径2.0~2.5cm。

2.心尖搏动强度变化

①增强:见于心室肥大、运动、高热、严重贫血、甲状腺功能亢进症。②减弱:见于心肌梗死、扩张型心肌病、心肌炎。

(二)触诊

1.心前区震颤

①胸骨右缘第2肋间,收缩期震颤,见于主动脉瓣狭窄。②胸骨右缘第2肋间,收缩期震颤,见于肺动脉瓣狭窄。③胸骨右缘第3~4肋间,收缩期震颤,见于室间隔缺损。④胸骨右缘

第 2 肋间,连续性震颤,见于动脉导管未闭。⑤心尖部,收缩期震颤,见于重度二尖瓣关闭不全。⑥心尖部,舒张期震颤,见于二尖瓣狭窄。

2.心包摩擦感

心包腔内纤维素性渗出致心包表面粗糙,见于急性纤维素性心包炎。

(三)叩诊

1.叩诊顺序

叩诊顺序为先叩左界、后叩右界,由下而上、由外向内。

2.正常心浊音界

右界各肋间与胸骨右缘几乎一致;左界自第 2 肋间起向外逐渐形成一个外凸弧线直至第 5 肋间,第 3 肋间心界距前正中线距离是第 5 肋间的一半。

3.心浊音界改变及临床意义

①左心室增大:心界向下增大,呈靴形心,见于高血压病、主动脉瓣病变。②右心室增大:心界向两侧扩大,以向左显著,见于肺心病、二尖瓣狭窄。③心包积液:心界向两侧扩大,可随体位改变而变化,呈烧瓶样,见于心包积液。

(四)听诊

1.听诊顺序

从心尖部开始至肺动脉瓣区→主动脉瓣区→第二主动脉瓣区→三尖瓣区。

2.正常心音及特点

(1)第一心音:代表心室收缩开始。

特点:心尖部听诊最响,音调较低钝、强度较强、历时较长,与心尖搏动同时出现。

(2)第二心音:代表心室舒张开始。

特点:音调高脆、在心底部听诊最强。

(3)第三心音:心室快速充盈期末。

特点:低频低振幅,正常不能被人耳听到。

3.额外心音

(1)舒张早期奔马律:常见于心力衰竭、急性心肌梗死、重症心肌炎、心肌病等。

(2)舒张晚期奔马律:见于阻力负荷过重的心脏病,如高血压病、肥厚型心肌病、冠心病、主动脉瓣狭窄等。

4.心脏杂音

(1)二尖瓣区收缩期杂音:①功能性杂音:吹风样,见于运动、发热、贫血、甲状腺功能亢进症。②器质性杂音:粗糙、响亮,见于二尖瓣关闭不全。

(2)主动脉瓣区收缩期杂音:器质性杂音:喷射性、粗糙响亮,常伴有震颤,见于主动脉瓣狭窄。

(3)肺动脉瓣区收缩期杂音:①生理性杂音:多见,柔和、吹风样,见于青少年及儿童。②器质性杂音:喷射性、粗糙,见于肺动脉瓣狭窄。

(4)二尖瓣区舒张期杂音:器质性杂音:低调,隆隆样,见于二尖瓣狭窄。

(5)主动脉瓣区舒张期杂音:见于主动脉瓣关闭不全,杂音为舒张早期叹气样。

5.心包摩擦音

音质粗糙、高音调、搔抓样、与心搏一致,可发生在收缩期与舒张期,心前区易听到。见于急性心肌梗死、尿毒症等。

七、血管检查

(一)脉搏、脉率及脉律

1.脉搏

最常用检查部位为桡动脉。

脉率:正常为60~100次/分,脉率小于心率称为脉搏短绌,见于心房颤动、期间收缩等。

脉律:脉律完全不整见于心房颤动。

2.水冲脉

脉搏骤然起落,犹如潮水涨落,见于主动脉瓣关闭不全、甲状腺功能亢进症等。

3.奇脉

吸气时脉搏减弱,甚至不能触及,呼气时脉搏又可恢复触及的现象,见于心包积液、心脏压塞、缩窄性心包炎。

(二)周围血管征

毛细血管搏动:见于重度主动脉瓣关闭不全。

八、腹部检查

(一)腹部的分区

1.四区

右上腹部、左上腹部、右下腹部、左下腹部。

2.九区

右季肋部、心窝部、左季肋部、右中腹部、脐部、左中腹部、右髂部、下腹部、左髂部

3.七区

左上腹、左下腹、心窝部、脐部、耻骨上部、右上腹、右下腹。

(二)视诊

1.腹部外形,腹部增大时应测量腹围。

2.腹壁有无静脉曲张,注意其分布及血流方向。

3.有无胃型、肠型及蠕动波,注意蠕动波的部位及方向。

4.腹壁有无手术瘢痕、妊娠纹、阴毛分布和脐疝等。

5.呼吸运动是否存在。

(三)触诊

1.注意事项

患者取平卧位,双下肢屈曲,使腹肌放松后进行触诊。触诊应从正常部位开始,最后检查病变部位,检查压痛及反跳痛要放在最后进行。护士位于患者右侧。

2.肝

患者取仰卧位。检查者将手掌紧贴于患者腹壁,示指和中指末端与肝下缘平行。然后嘱患者行均匀而深的腹式呼吸。检查者的手随腹壁的上下起伏,呼气时由浅入深。

3.脾

患者取仰卧位。检查者先用单手从左下腹向肋缘触摸,如不能摸到可采用双手触诊法。

4.肾

患者取仰卧位。用双手触诊法,检查者的左手托住患者的肋脊角部位,右手放在季肋部脊柱稍外处,微弯的手指末端恰在肋弓下方。

5.肿块

触到肿块时,应注意其部位、大小、形态、硬度、压痛和移动性。

6.波动感

患者仰卧,检查者一手掌放在腹部的一侧,以另一手之手指快速轻打对侧腹部。

(四)即叩诊

1.移动性浊音

移动性浊音用于确定腹腔内有无游离液体。患者仰卧位,操作者立于患者右侧。如仰卧位左侧腹部或右侧卧位之浊音区变为鼓音或鼓音区在侧卧位叩诊时变为浊音区,提示浊音区随体位变动而变动,即存在移动性浊音。

2.肝区和肾区叩击痛

检查肝区叩击痛时,检查者将左手置于被检查的肝区,以右手握拳叩击左手背部,以同样方法检查肾区叩击痛。

(五)听诊

肠鸣音:注意是正常或有增强、减弱或消失。

九、脊柱、四肢检查

(一)脊柱

1.弯曲度

患者取立位,脱下衣服,暴露至臀裂,两臂自然下垂。

2.活动度

让患者做前弓、后仰、侧弯运动。

3.压痛和叩击痛

让患者略向前弯,检查者自上而下逐个按压或叩击棘突、棘突间隙、椎旁肌肉。

(二)四肢

1.四肢

注意有无四肢畸形、肌萎缩、静脉曲张、两侧长短和粗细不等。

2.关节

注意受累关节的范围、压痛、有无积液、有无关节畸形及脱位,注意有无杵状指、趾和反甲(匙状甲)。

十、神经系统检查

(一)意识

意识是中枢神经系统对内外环境的刺激所做出的有意义的应答能力,其构成包括意识内容和觉醒状态。

意识障碍是指机体对环境和自身的知觉发生障碍或人们赖以感知环境的精神活动发生了障碍。

当颅脑由于各种因素如颅内病变、系统性代谢障碍、感染中毒性疾病等受到损伤后。可出现意识改变,早期为嗜睡、朦胧、躁动、谵妄等,中晚期通常为昏迷状态。

目前,临床上常将意识障碍分为意识内容的变化、意识清晰度下降和意识范围改变。主要从发作性意识障碍的疾病、意识内容的障碍、意识水平下降、特殊类型的意识障碍等几个方面进行介绍。

1.发作性意识障碍

发作性意识障碍主要特征为意识改变持续时间较为短暂,一般为意识障碍突发突止。

(1)昏厥:常因短暂的全脑一时性、广泛性血流灌注不足,网状功能受抑制,表现为短暂的意识丧失和全身肌张力消失而跌倒,但又很快完全恢复的临床综合征。

(2)癫痫发作:大脑神经元异常同步放电引起的短暂神经功能紊乱。有意识改变的发作类型有失神发作、阵挛性发作、强直性发作、强直-阵挛性发作和复杂部分发作等。

(3)其他:如心因性意识模糊、睡行症、神游症、梦游症和发作性睡病等。

2.意识内容障碍

意识内容障碍主要特征为意识清晰度下降、刺激阈值下降、记忆力下降、定向力障碍等。

(1)谵妄:表现为意识水平明显波动和精神运动兴奋状态,症状昼轻夜重。通常自我定向保存,而地点、人物、时间定向障碍。行为无目的性,在恐怖的幻觉与妄想支配下可产生冲动性行为或自伤及伤人,梦境与现实相混淆。老、幼易发,可为感染中毒和代谢紊乱并发症。

(2)朦胧状态:表现为意识内容的缩窄。只注意目前关心的事物,对外界不能普遍关注,对总体的状况不能正确把握。可有幻觉、错觉,没有谵妄那样激烈的精神运动兴奋状态。常突发突止,历时数分钟至数日,甚至更长,发作后遗忘。

(3)精神错乱:类似于谵妄,特点是意识水平改变不明显,而思维混乱与定向力严重障碍,不能正确认识外界,持续兴奋骚动。

(4)酩酊状态:由于酒精等的作用而产生的各种各样的意识障碍。

(5)催眠状态:由施术者诱导出来的一种意识狭窄,常见于心理学治疗。

3.意识水平下降的意识障碍

意识水平下降的意识障碍为临床上最常见、最有意义的类型。常规分为嗜睡和昏迷。其中,昏迷又可分为浅昏迷、中昏迷、深昏迷三种,常用格拉斯哥昏迷评分法(GCS)观察。

4.特殊类型的意识障碍

(1)醒状昏迷:又称睁眼昏迷,患者表现为双目睁开,眼睑开闭自如,眼球无目的地活动,貌似意识清醒,但其知觉、思维、情感、记忆、意识及语言等活动均丧失,对自身及外界环境不能理解,对外界刺激毫无反应,不能说话,不能执行各种动作命令,肢体无自主运动,呈现无意识内容,而觉醒-睡眠周期保存。包括以下几种类型:①去大脑皮质状态:患者可以无意识睁、闭眼,眼球能活动,瞳孔对光反射、角膜反射存在,四肢肌张力高,病理反射阳性。多见于皮质损害较广泛的缺氧性脑病、脑炎、外伤等。②无动性缄默:患者能无目的注视检查者和周围的人,似觉醒状态,但缄默不语,肢体不能活动。③持续植物状态(PVS):因广泛脑损害后,患者丧失认知和智能活动,但保留间脑和脑干的自主神经功能的意识障碍。患者保存完整的睡眠—觉醒周期和心肺功能,眼球无目的转动;但可吞咽、咀嚼、磨牙、无语;随意运动丧失。

(2)闭锁综合征:又称去传出状态,此综合征不属于昏迷,也不是去皮质状态或无动性缄默。其特点为患者意识清醒,但除眼球能垂直运动外,四肢不能运动,睁闭眼受限,不能言语,眼球不能水平运动等。主要是双侧皮质脊髓束及支配脑桥、延髓的皮质核束受损所致。因病变部位仅累及脑桥腹侧部,故患者意识清醒,可用眼球向上、向下活动表达其意识活动。

(二)瞳孔

1.瞳孔大小

正常成人瞳孔直径 2~4mm,两眼对称,通常差异不超过 0.25mm:①瞳孔散大:动眼神经受压,多见于脑干损伤。②瞳孔缩小:多见于脑桥损伤。

2.瞳孔形状

①正常瞳孔:呈圆形,两眼瞪圆。②瞳孔出现三角形或多边形:多见于中脑损伤。

3.瞳孔多变

瞳孔多变如出现交替性瞳孔散大或缩小,多见于脑干损伤。

4.脑疝中瞳孔的变化

①小脑幕切迹疝:意识障碍进行性加重,同侧瞳孔散大,对侧肢体偏瘫,锥体束征阳性。②枕骨大孔疝:呼吸突然停止,然后出现瞳孔散大、心跳停止。

(三)语言

1.分类

(1)运动性失语:又称表达性失语,通俗讲患者不是哑巴,但不能言语。表现为患者对书写或口头的语言有理解力,但自主语言能力差。或无法复述,说话磕绊,发音含糊,无节律性。常会将句子缩短为几个词。主要是主侧半球额下回后部受损所致。

(2)感觉性失语:主要表现为患者语言理解能力缺失,虽然言语发音清晰,表达流利,但用词错乱,内容空洞、无目的。患者常常因别人不能理解其语言而烦恼。主要是主侧半球颞上回后部受损所致。

(3)命名性失语:又称遗忘性失语,是运动性失语的一种。表现为患者可对话,但对认识和熟悉的人和物不能命名,只知其人是谁,物品有何用,当别人说出名称也能复述出来,但即刻忘记。主要是颞叶后部和顶叶下部受损所致。

(4)完全性失语:又称混合性失语,是最严重的失语。表现为患者表达和理解言语的能力都丧失,既不能理解别人的话,也不能说出话来。阅读、书写、命名和复述的能力也受影响。见于 Broca 区和 Wernicke 区都受损或主侧半球外侧裂周围广泛受损的情况。

(5)失读:病变位于主侧半球顶叶的角回。表现为患者视力正常,但对书面语言的认识能力丧失,不能阅读,常伴有失写。

(6)失写:病变位于主侧半球额中回后部。表现为患者无手部肌肉瘫痪,但不能书写,或写出的文字非常杂乱无章,抄写能力则仍保存。纯粹的失写很少见,常合并有运动性失语和感觉性失语。

2.注意事项

检查前先了解患者哪侧是主势半球。右利手患者99％的主势半球在左侧,判断左、右利手时不仅要了解患者用哪只手写字,更要了解日常生活中哪只手使用筷子、刀及握球拍等。小儿在语言功能上非主势半球也有一定作用,但到8岁时语言功能区局限于主势半球。

3.检查方法

(1)运动性失语:①嘱患者模仿语言,看能否做到,是否准确。②嘱患者说出指定物体的名称及颜色等。③嘱患者独立叙述一件事,检查其随意语言的能力。

(2)感觉性失语:①与患者交谈,从其对话中即可判断出患者是否能听懂别人的语言。②嘱患者指出眼前看到的某个物件。③嘱患者完成某项动作,也可了解他是否理解别人的语言。

(3)完全性失语:运动性失语和感觉性失语的检查方法同时使用。

(4)失读和失写:嘱患者阅读、抄写、默写或随意书写。

(四)记忆

1.记忆障碍分类

(1)顺行性遗忘:主要忘记发生疾病之后的事,表现为近事记忆障碍,而对以往的事记忆犹新。

(2)逆行性遗忘:主要忘记疾病发生之前的事,且距离发病时间越近忘得越严重。

(3)错构:是一种记忆的错误。患者对过去生活中经历事件的时间、地点或人物回忆错误,并坚信是事实,并伴有相应的情感反应。

(4)虚构:也是一种记忆的错误。患者在遗忘的基础上,将过去事实上从未有过的经历说成是确有此事,以此来填补遗忘阶段回忆的空白。

2.检查方法

(1)故事记忆测验:检查者叙述简单的短故事,在肯定受试者听清楚之后再与受试者谈论其它事情,间隔5min后让受试者复述故事。正常人能够复述其主要内容。

(2)经历时间记忆测验:请受试者回忆近期和远期经历的生活和历史事件,如:结婚年月、子女生日、今晨吃的什么及众所周知的社会大事及其发生的时间顺序。请家属核实患者对于生活事件的回忆是否正确。

(五)失用症

1.分类

(1)运动性失用症:运动的观念虽然完整,但失去精巧运动能力。肢体运动笨拙,对医师指令的动作能理解,但做起来手不从心。

(2)观念性失用症:只能做简单的指令动作。如指令复杂,则按要求做运动的时间、程序和动作发生错误。

(3)观念运动性失用症:患者兼有上述两种失用。患者自发运动尚可,但对医师指令性动作不理解,也不能完成。

(4)结构性失用症:对绘画和建筑等有关功能的结构发生失用。

2.检查方法

(1)运动性失用症:让患者做精细动作,如划火柴或扣纽扣。

(2)观念性失用症:指令患者用火柴把烟点燃,他(她)会将香烟当火柴在火柴盒上擦火。

(3)观念运动性失用症:让患者举右手,再发出新的指令后均用已举右手作为应答。

(六)视神经

1.视野计检查

正常视野(白色试标)范围为颞侧 90°。粗试法:患者与医师相距约 60cm 对面端坐,双方各闭一只眼(即一方闭左眼另一方闭右眼),另一眼注视对方鼻尖或相互直视。医师平举双手,在两人距离间中点的平面上不断地由外周向中心移动,并不停地活动手指,至患者能看见医师的手指为度,同时与医师自己的视野进行比较,即可知其视野有无缺损。试验时最少应从鼻侧、颞侧的上、下 4 个方向进行。

2.眼底视盘

视盘呈圆形或卵圆形,橘红色,其颞侧部分较鼻侧稍淡些,边缘清楚,有时鼻侧边缘稍模糊,颞侧边缘常有色素环存在,视盘中央有一生理凹随,略成圆形,清晰,色稍淡。其中或可见到暗点,称为筛板。

3.眼底血管

中央动脉及中央静脉从筛板部出入,大致先分为上下两支,然后又分为颞、鼻侧各一支。动脉较细直,反光强,色鲜红,静脉则较粗而曲,色暗红。正常动脉和静脉管径之比约为 2:3。

4.眼底视网膜

眼底视网膜透明,色泽决定深层脉络膜的色素,常见者为棕红色或豹纹状。黄斑区位于视盘颞侧,约 2 个乳头直径的距离处,色较暗,无大血管,中央有明亮的反光点,称中央凹反射。

(七)反射

1.浅反射

(1)腹壁反射:患者仰卧,以棉签或叩诊锤柄自外向内轻划上、中、下腹壁皮肤,引起同侧腹壁肌肉收缩。

(2)提睾反射:以叩诊锤柄由下向上轻划股上部内侧皮肤,引起同侧睾丸上提。

2.深反射

(1)肱二头肌肌腱反射:前臂半屈,叩击置于肱二头肌腱上的拇指,引起前臂屈曲,同时感到肱二头肌肌腱收缩。

(2)肱三头肌肌腱反射:前臂半屈并旋前,托住肘部,叩击鹰嘴突上方肱三头肌肌腱,引起前臂伸展。

(3)桡骨膜反射:前臂半屈,叩击桡骨茎突,引起前部屈曲、旋前和手指屈曲。

(4)膝腱反射:坐位,两小腿自然悬垂或足着地;或仰卧,膝稍屈,以手托腘窝,叩击髌骨下缘股四头肌肌腱,引起小腿伸直。

(5)跟腱反射:仰卧,膝半屈,两腿分开,以手轻扳其足使稍背屈,叩击跟腱引起足跖屈。

3.病理反射

(1)巴宾斯基征:用叩诊锤柄端等物由后向前划足底外缘直到晦指基部,阳性者晦指背屈,余各趾呈扇形分开,膝、髋关节屈曲。刺激过重或足底感觉过敏时亦可出现肢体回缩的假阳性反应。

(2)霍夫曼征:为上肢的病理反射。检查时左手握患者手腕,右手食、中指夹住患者中指,将腕稍背屈,各指半屈放松,以拇指急速轻弹其中指指甲,引起拇指及其余各指屈曲者为阳性。

(3)戈登征:以手捏压腓肠肌,表现为拇指背屈,余四趾跖屈并呈扇形散开者为阳性。

(八)脑膜刺激征

1.颈强直

颈前屈时有抵抗,头仍可后仰或旋转。

2.凯尔尼格征

仰卧,屈曲膝髋关节呈直角,再伸小腿,因屈肌痉挛使伸膝受限,<130°并有疼痛及阻力者为阳性。

3.布鲁津斯基征

①颈征:仰卧,屈颈时双下肢屈曲者为阳性。②下肢征:仰卧,伸直抬起一侧下肢时,对侧下肢屈曲为阳性。

(九)共济失调运动

1.指鼻试验

嘱患者以食指的指端,从一定的距离处指触自己的鼻尖,可以不同方向以不同速度进行。注意动作的平稳、圆滑、精确的程度及指触鼻子的力量是否适当,如有障碍则表现为动作拙劣、摇晃、急促、不准,甚至根本指不着鼻尖。

2.指物试验

嘱患者伸直上肢,用示指去碰检查者放置其面前的手指或叩诊锤,然后闭目继续做动作,正常者极易准确做此动作。有前庭疾患时常常指向目的物的外侧。

3.跟膝胫试验

患者平卧,嘱其抬高一侧下肢,屈曲膝关节,将该足跟准确落于另一侧膝盖处,然后循胫骨嵴向下移动。其障碍表现同指鼻试验。

4.回击试验

可嘱患者用力屈肘,医师则握其腕部用力外拉,然后突然放松,如其前臂立即迅猛屈曲,以致打击患者自己的胸部和面部即为阳性。正常时全肌组的动作共济、协调准确,前臂仅稍有过屈动作,且立即被纠正。

(十)不自主运动

1.痉挛

痉挛是肌肉的强制性或阵挛性不随意收缩,可以是局部性的也可以是全身性的。大多数痉挛以器质性病变为基础,例如肌组织本身的功能障碍,周围神经以及脊髓至大脑皮质的有关功能紊乱,均可发生肌痉挛。痉挛常见于癫痫发作时。此外,癔症也可出现功能性的痉挛发作。

2.肌阵挛

肌阵挛是个别肌肉或肌群不规则的阵发性的急速抽动,大都不引起关节的活动。

3.抽搐

抽搐是一定肌群的急促而强迫的抽动,刻板地反复发生,类似有目的随意动作。虽可见全身任一部位,但以头面部最常见,如眨眼、牵嘴、皱鼻、皱额、耸肩、转头颈等不随意动作,入睡后消失。

4.舞蹈动作

舞蹈动作是骤起骤止的不规则动作,无目的、无定形,运动幅度有大有小,可固定发生于某些肢体,如半身跳跃或不固定,如小舞蹈症。

5.震颤

震颤是一种最常见的不自主运动,为主动肌和拮抗肌规律地交替收缩的结果,表现为肢体某一部分的节律性振动,常见于上、下肢,尤其是手部,其次是头部。震颤的幅度、频率各不相同,既可见于静止上时。也可见于运动时。震颤麻痹的震宣最为典型。静止时严重。运动时减轻,以在肢体远侧端为主,其手部的震颤往往如搓丸动作。小脑疾患也可出现震颤,当运动肢体越接近目标时越显震颤,即所谓意向性震颤;而广泛性的小脑病变则可能出现静止性震颤。所谓老年人震颤,则常表现在头部。如点头或摇头状。但无肌张力增高及其他震颤麻痹的体征。肝豆状核变性也有明显的所谓震颤,往往在运动时更显著,如双上肢同时做显著的耸落动作,很像鸟的拍翅动作,故也称之为拍翅样震颤。此外如甲状腺功能亢进症、尿毒症、某些金属中毒等都可发生震颤,称为中毒性震颤。正常人因极度疲劳。情绪过分紧张而出现某种程度的震颤,称为生理性震颤。

(十一)肢体活动障碍

肢体活动障碍是指随意动作的减退或消失,按照病变的解剖部位可分为上运动神经元瘫痪和下运动神经元瘫痪。

临床实践中常根据瘫痪肢体的部位和范围分为单瘫、偏瘫、截瘫及四肢瘫。

1.单瘫

单瘫表现为单个肢体出现瘫痪。急性发病者常由外伤引起,逐渐起病者见于肿瘤及颈肋压迫神经丛及神经根。中枢性单肢活动障碍病灶位于皮质或皮质下区,周围性单肢活动障碍病灶多位于脊髓前角、前根、周围神经。

2.偏瘫

偏瘫表现为一侧上、下肢及面、舌瘫痪。受损部位多位于皮质运动区、内囊、脑干及脊髓的病侧。

3.截瘫

截瘫一般指双下肢瘫痪,单纯双上肢瘫痪者称为颈性瘫痪,临床少见。受损部位多为脊髓胸段,可因外伤、感染、血管病、中毒、遗传性疾病、肿瘤等引起,还可见于脑性、外周性和癔症性截瘫。

4.四肢瘫

四肢瘫表现为四肢均瘫痪,可分为神经性或肌源性瘫痪。受损部位可为大脑或脊髓。还可见于多发性肌炎、肌营养不良症状、周期性瘫痪、重症肌无力等。

(十二)脑神经

1.嗅神经

检查嗅觉。

2.视神经

检查视力、视野和眼底。视力用视力表检查,在视力非常差的情况下采取竖指、手动以及光感检查。视野用床旁手试法粗测或视野计检查。眼底检查包括检查视盘边界,颜色形状,视网膜是否存在渗出及出血,动静脉的比例和反光。

3.动眼神经、滑车神经和展神经

双睑裂是否等大,有无上睑下垂,双眼球位置是否居中,各项运动是否充分,有无眼震、复视,双瞳孔是否等大等圆,直径多少毫米,瞳孔对光反应是否灵敏和调节反应是否正常。

4.三叉神经

双侧面部感觉是否减退、消失或过敏;可嘱检查者张口,以上下门齿中缝为标志,观察下颌有无偏斜;下颌反射和噘嘴反射。

5.面神经

静态的额纹和鼻唇沟是否对称和变浅,动态是否存在闭眼无力和睫毛征阳性,示齿口角有无偏斜,鼓腮是否有力。舌前 2/3 味觉是否正常。

6.听神经

是否存在听力减退,韦伯试验是否居中,林纳试验是否气导大于骨导,施瓦巴赫试验有无缩短。

7.舌咽和迷走神经

腭垂是否居中,软腭上抬是否充分,咽、腭反应是否对称。

8.副神经

转头和耸肩是否有力,胸锁乳突肌是否存在萎缩。

9.舌下神经

舌肌是否无力和萎缩,是否存在肌束震颤。

第二章　神经外科常用护理技术操作

一、心肺复苏术

(一)物品准备

胸外按压板、脚踏凳、纱布2块、手电筒、记录单、医疗垃圾桶、手消液、自备手表。

(二)操作步骤

1.双手轻拍患者双肩,于两耳边呼叫患者,判断意识,无反应。

2.通知医师,记录时间(计时开始),将患者置于复苏体位。

3.清除口鼻分泌物或异物,有义齿取下,开放气道。

4.判断颈动脉搏动,颈动脉无搏动胸外按压30次。

5.口对口人工呼吸:开放气道,送气时捏住患者鼻翼两侧呼气时松开,送气时间为1s,并观察送气时胸廓有无起伏。

6.胸外按压与人工通气比例为30∶2。

7.5个循环后判断患者呼吸及颈动脉搏动。

8.开放气道(仰头举颌法),同时触摸颈动脉搏动10s。

9.复苏指征:颈动脉有搏动,自主呼吸恢复,胸廓有起伏,口唇及颜面、甲床发绀减轻,皮肤色泽转为红润,观察瞳孔缩小,对光反射恢复。

10.报告:复苏成功(计时结束)。

11.记录与报告时间。

12.恢复舒适体位。

13.按六步洗手法洗手。

14.记录。

二、鼻饲术

(一)物品准备

治疗碗、压舌板、镊子、胃管、注射器、纱布、治疗巾、液状石蜡、棉签、胶布、别针、弯盘、听诊器、手电筒、温开水、水杯、鼻饲饮食、手消液。

(二)操作步骤

1.洗手,戴口罩,查对,告知。

2.协助患者取舒适体位,颌下放治疗巾,备胶布,治疗碗内放温水。

3.清洁鼻腔,检查胃管是否通畅,胃管放入弯盘置于患者颌下。

4.测量长度,做标记(鼻尖到耳垂到剑突长度),液状石蜡纱布润滑胃管前端。

5.右手纱布托住胃管前端沿一侧鼻孔缓缓插入,插至14~16cm时嘱患者吞咽。

6.插入45~55cm时用注射器抽吸胃液,确定胃管位置。

7.固定胃管。

8.一手反折胃管,一手用注射器抽吸少量温开水注入胃内。

9.缓慢注入药液或营养液。

10.再注入少量温开水(20~50mL)。

11.反折胃管末端,用纱布包好。

12.协助患者取舒适体位。

13.整理用物,洗手,摘口罩。

三、氧气吸入术

(一)物品准备

氧气装置(氧气表、湿化瓶、导管)、治疗盘、弯盘、纱布、鼻塞吸氧管、湿化瓶用水、小药杯1个(装湿化水)、棉签、胶布、记录单、别针、手消液。

(二)操作步骤

1.吸氧:洗手、戴口罩。

2.备齐物品端至床旁,查对解释,移凳,取湿化瓶用水倾倒于湿化瓶内。

3.检查有无胶圈并装湿化瓶,安装流量表,检查装置是否良好并报告。

4.检查鼻腔通气情况,清洁湿润鼻腔,备胶布。

5.连接鼻塞吸氧管于湿化瓶导管上,开流量表,检查氧气装置。

6.调至所需流量(常用 2~4L/min),湿润鼻塞吸氧管前端,插鼻塞吸氧管于鼻腔一侧,胶布固定鼻塞或吸氧管。

7.别针固定导管,记录吸氧时间及流量,并将记录单挂于氧气表上。

8.向患者交代注意事项,洗手。

9.停止吸氧:手托弯盘(内有纱布)至床旁,查对解释。

10.取下别针,拔出鼻塞吸氧管,分离鼻塞吸氧管,并放于弯盘中。

11.关流量表,记录停止吸氧时间,移回小凳。

12.撤离氧气装置并放于弯盘内。

13.整理用物,洗手。

14.口述:分离吸氧装置,湿化瓶初消后清水冲洗干净,待干备用,流量表酒精擦拭,待干备用。

四、雾化吸入术

(一)物品准备

治疗车、治疗本、一次性简易喷雾器、中心供氧装置(氧气流量表)、基础治疗盘(治疗巾、10mL注射器、雾化液、纱布、一次性压舌板)、手电筒、弯盘 2 个、一次性垫巾、漱口杯、生理盐水、初消桶、手消液、污物桶。

(二)操作步骤

1.洗手、戴口罩,检查物品有效期。

2.生理盐水倒于漱口杯内,备齐物品推车至患者床旁。

3.查对,向患者解释,移凳。

4.检查口腔(无红肿、无破溃),垫垫巾,协助患者漱口。

5.教会患者深吸气、换气(用口深吸气,停留 2s,用鼻腔均匀呼气)。

6.安装、检查氧气装置,打开一次性简易喷雾器并取出连接,取雾化吸入液,启开瓶盖,消毒瓶口,打开注射器,抽吸雾化吸入液10mL,将7～10mL雾化吸入液加入一次性简易喷雾器内。

7.与氧气装置相连接,打开氧气开关,调试氧气流量6～10L/min。

8.嘱患者将口含嘴含于口中,观察吸入情况。

9.查对并向患者交代注意事项,将凳移回原处。

10.整理用物,洗手,记录(雾化吸入的时间及吸入药物的名称)。

五、经口鼻吸痰术

(一)物品准备

中心负压吸引装置(负压表、导管、负压瓶,瓶内置有100mL初消液)或电动吸引器、生理盐水2瓶(无菌生理盐水与清洁生理盐水各1瓶)、注射器针头帽、治疗盘、弯盘、纱布、一次性吸痰管、启瓶器、初消桶、压舌板、开口器及舌钳、手消液。

(二)操作步骤

1.洗手,戴口罩。

2.取密闭无菌生理盐水瓶并检查瓶口有无松动,除尘,检查液体质量。

3.标明用途与开瓶日期(无菌生理盐水润滑用,开瓶后24h内有效),启开并去除铝盖,去除清洁生理盐水瓶塞。

4.备齐物品推车至患者床旁,呼叫患者,查对,解释。

5.安装负压吸引装置,检查负压吸引装置(范围0.04～0.06),用注射器针头帽封闭负压吸引管前端。

6.两瓶生理盐水置于床头桌上,无菌生理盐水放置远离患者端并取下瓶塞。

7.打开一次性吸痰管外包装,右手戴手套,取出吸痰管,吸痰管与负压导管相连接。

8.吸痰管浸入无菌生理盐水瓶内润滑前端,并试吸100mL生理盐水。

9.阻断吸力,缓缓将吸痰管插入患者鼻腔10～15cm,放开阻断,将吸痰管自下而上左右旋转、缓慢上提(时间小于15s)吸净痰液。

10.清洁生理盐水瓶内冲洗吸痰管,如病情需要,更换吸痰管,按上述方法重复吸痰。

11.分离吸痰管,脱手套(使手套反折将吸痰管包于手套内),手套和吸痰管放入黄色垃圾袋内,用注射器针头帽封闭负压吸引管前端。

12.擦拭患者鼻面部,交代注意事项,推车回治疗室,整理用物,洗手,记录吸出痰液的性质及量,操作完毕。

六、经气管切开处吸痰术

(一)物品准备

一次性垫巾、一次性吸痰管(粗细、长度适中,直径不超过气管套管内径的1/2,一般选择12号吸痰管)、无菌生理盐水和清洁生理盐水、无菌生理盐水或5%的碳酸氢钠注射液气管点药用、一次性注射器、负压吸引器和痰桶、垃圾桶(内套黄色垃圾袋)。

(二)操作步骤

1.洗手,戴口罩,检查吸痰管。

2. 取密闭无菌生理盐水,除尘,检查液体质量。

3. 标明液体用途与开瓶日期(24h 有效),启开并除去铝盖,去除清洁盐水瓶塞。

4. 备齐用物至患者床前,呼叫患者并解释。

5. 安装负压吸引装置,检查负压吸引装置,用注射器针头帽封闭负压吸引管前端。

6. 将两瓶生理盐水放置床头桌上,打开一次性吸痰管外包装。

7. 洗手,右手戴手套并取出吸痰管,吸痰管与负压吸引器相连接。

8. 吸痰管浸入无菌生理盐水瓶内润滑前端,并试吸 100mL 生理盐水。

9. 阻断吸力,缓慢将吸痰管插入气管切开内套管 5～7cm(插入鼻腔 10～15cm)吸净痰液放开阻断、将吸痰管自下而上左右旋转、缓慢上提吸净痰液,清洁盐水瓶内冲洗吸痰管(如有需要,更换吸痰管,按上述方法吸痰)。

10. 分离吸痰管,脱手套(使手套反折将吸痰管包于手套内)。

11. 手套和吸痰管放入黄色垃圾袋内,用注射器针头帽封闭负压吸引管前端。

12. 擦拭患者气管切口处皮肤,交代注意事项,推车回治疗室、整理用物,洗手。

七、胃肠减压术

(一)物品准备

治疗盘、治疗碗内盛生理盐水,治疗巾、一次性胃管、20mL 注射器、液状石蜡、纱布、棉签、胶布、镊子、止血钳、弯盘、压舌板、听诊器、胃肠减压器、手消液。

(二)操作步骤

1. 洗手,戴口罩,备齐用物推治疗车至患者床旁,查对,告知,移凳。

2. 检查一次性负压吸引器性能,保持负压状态,患者取坐位或仰卧位。

3. 颌下垫治疗巾,检查鼻腔,检查胃管,胃管放入弯盘置于患者颌下。

4. 测长度做标记(鼻尖到耳垂到剑突长度),液状石蜡纱布润滑胃管前端。

5. 右手用纱布托住胃管前端沿一侧鼻孔缓缓插入,插至 14～16cm 时嘱患者吞咽,插入 55cm 时用注射器抽吸胃液,确定胃管位置。

6. 固定胃管,胃管末端与一次性负压吸引器连接,固定导管。

7. 交代注意事项协助患者取舒适卧位,移凳,整理用物,洗手,摘口罩。

8. 停止胃肠减压,洗手,戴口罩。

9. 端治疗盘(弯盘、纱布、治疗本)至患者床旁,查对,解释,移凳。

10. 弯盘置于患者颌下,分离胃管与一次性负压吸引器。

11. 堵塞胃管末端及负压吸引器接头,去除胶布。

12. 纱布包裹鼻孔处胃管,边拔边擦胃管。

13. 胃管拔出到达咽部时嘱患者屏气快速拔出,放入弯盘,清洁面部,去除胶布痕迹,协助患者取舒适卧位,移凳,整理用物,洗手,摘口罩。

八、女患者导尿术

(一)物品准备

治疗车、导尿包、手消液、垃圾桶(内套黄色垃圾袋)、一次性垫巾。

（二）操作步骤

1.评估患者、告知，检查手消液的有效期，洗手、戴口罩。

2.检查导尿包外包装与有效期，备齐物品推车至患者床旁，遮挡患者。

3.取仰卧位，站在患者右侧，协助患者脱去对侧裤腿盖在近侧腿部。

4.暴露会阴部，双腿自然分开，垫一次性垫巾，打开导尿包外包装。

5.左手戴手套，用9个棉球自上而下、由外向内分别消毒阴阜及左右大腿内侧，大、小阴唇及前庭，尿道口至肛门。

6.将消毒所用物品放于黄色垃圾袋内，脱手套。

7.打开导尿包内层，戴无菌手套，铺洞巾，将导尿物品置于洞布上。

8.尿袋与尿管连接，润滑导尿管前端，用4个棉球由内向外再次消毒。

9.轻插导尿管6～8cm，直到尿液流出后再插入1～2cm。

10.确定导尿管插入后，向气囊内注入10mL生理盐水。

11.向外轻拉导尿管，确定气囊顶住膀胱出口，导尿管不会脱出。

12.撤洞巾，脱手套，撤垫巾，将尿袋固定在患者床旁。

13.协助患者穿好裤子。

14.整理床单，交代注意事项，整理用物，洗手，记录。

15.口述记录尿液的性质、量及导尿时间、尿袋的到期时间。

第三章　神经外科常见症状护理

一、头痛

(一)避免诱因

1.评估患者的一般情况,包括性别、年龄、个人生活习惯、长期生活地域及该地域气候、既往史及相关疫苗接种史、是否到过及在疫区生活。

2.评估患者头痛的性质、时间、程度、部位,是否伴有其他症状或体征,头痛性质一般为钝痛、胀痛、压迫感、麻木感和束带样紧箍感。

3.告知患者可能诱发或加重头痛的因素,如情绪紧张、进食某些食物与酒、月经来潮、用力性动作等;尽量保持环境安静、舒适、光线柔和。

4.头痛经常发生时,了解头痛发生的方式及经过,诱发、加重、减轻的因素。

(二)进行相关检查

进行相关检查以明确头痛的原因,如是否存在感染、肿瘤、外伤等。

(三)选择减轻头痛的方法

头痛发生时,可采取适当的方法来缓解,如指导患者缓慢深呼吸,听轻音乐和行气功、生物反馈治疗,引导式想象,冷、热敷以及理疗、按摩、指压止痛法等,注意饮食节制,不要饮酒和吸烟,卧床休息。

(四)用药护理

头痛剧烈、频繁呕吐、入睡困难者,可酌情给予镇痛、安眠药对症处理。口服药物治疗头痛时,应指导患者按医嘱服药,告知药物作用、不良反应,让患者了解药物依赖性或成瘾性的特点。如大量使用镇痛药,滥用麦角胺咖啡因可致药物依赖。

(五)心理护理

长期反复发作的头痛,可使患者出现焦虑、紧张心理。要合理安排好患者的工作与休息,关心体贴患者,帮助其消除发作因素。满足患者的身心需要,以有效缓解因剧烈头痛带来的巨大压力,减轻身心痛苦。要理解、同情患者的痛苦,耐心解释,适当诱导,解除其思想顾虑,训练身心放松,鼓励患者树立信心,积极配合治疗。

二、眩晕

(一)避免诱因

了解患者眩晕发作的类型、频率、持续时间,有无诱发因素及伴随症状,评估患者对疾病的认识程度,了解患者情绪状态及发作时受伤情况。

(二)预防受伤

1.眩晕发作时患者应尽量卧位,避免搬动。

2.保持安静,不要恐慌,尽量少与患者说话、减少探视。

3.在急性发作期间,应卧床休息,避免单独勉强起床行走,以免发生跌倒意外。

4.间歇期活动扭头或仰头动作不宜过急,幅度不要过大,防止诱发本病或跌伤。

5.发作时如出现呕吐,应及时清除呕吐物,防止误吸。

6.发作期可给予镇静药及血管扩张药,以起到稳定情绪及改善局部的血液循环作用。

(三)生活护理

(1)眩晕发作期间,患者应自选体位卧床休息。病室保持安静,光线尽量柔和,但空气要流动通畅,中午休息可戴眼罩。

(2)发作时如出现呕吐,应及时清除呕吐物,防止误吸;眩晕严重时额部可放置冷毛巾或冰袋,以减轻症状。

(3)发作期间由于消化能力减低,故应给予清淡、易消化的半流质饮食,同时还应协助做好进食、洗漱、尿便等护理,保持体位舒适。

(4)外出检查用轮椅外送,专人陪同。

(四)心理支持

反复发作眩晕会使患者及家属精神都十分紧张。医师和护士应态度亲切,给予必要的安慰。鼓励患者保持愉快心情,淡化患者角色,情绪稳定,避免过多操劳和精神紧张。

(五)健康教育

1.眩晕以原发病的防治为主。平时防止进食过饱,晚餐以八分饱为宜;日间多喝淡茶,对心脏有保护作用。注意多摄入含蛋白质、镁、钙丰富的食物,既可有效地预防心脑血管疾病,也可减少脑血管意外的发生。

2.避免空调冷风直吹颈肩部肌肉,注意保暖。居室宜安静,保证充足的睡眠。保持心情舒畅,情绪稳定。

3.平时应监测自己的血压,尽量不做快速转体动作,以免诱发眩晕。注意先兆症状,如发现突然眩晕、剧烈头痛、视物不清、肢体麻木等,及时去医院治疗。

4.杜绝刺激性饮食及烟、酒,宜用少盐饮食。平时应有良好的生活习惯,保持足够睡眠,避免过度紧张的脑力与体力劳动,以防止复发。

三、高热

(一)体温监护

定时测体温,观察热型并记录。高热患者每4h测量1次。给予降温后30min可复测,尤其伴有中枢神经系统或心、肝、肾疾病的高热或超高热,需24h连续体温监测。为防止加重主要脏器功能损害,高热应及时采取相应的降温措施。

(二)卧床休息

高热时机体代谢增加而进食少,尤其是体质虚弱者需绝对卧床休息,减少活动以减少机体消耗。

(三)维持营养及水、电解质平衡

高热时各种代谢功能的变化使机体热量消耗大,液体丢失多而消化吸收功能下降。故应多给予易消化、富营养的高热量、高蛋白、高维生素、低脂肪流质或半流质饮食,并鼓励患者多饮水,保持每日热量在 $1.25×10^4$J以上,液体摄入量 3 000mL 左右。必要时可给予静脉输液并补充电解质,以促进致病微生物及其毒素的排出。输液治疗时应注意严密观察,尤其对于心、脑疾患患者,应严格控制输液速度,以防止输液过快导致急性肺水肿、脑水肿。

(四)生活护理

高热患者唾液分泌减少,抵抗力下降,口腔内食物残渣是细菌的良好培养基。广谱抗生素的应用导致的菌群失调。易引起口腔炎或口腔黏膜溃疡。因此。口腔护理要每日 2 次。高热及退热过程中大量出汗易刺激患者皮肤,故应加强皮肤护理,注意随时更换汗湿的床单、被服,擦干汗液并擦洗局部,保持皮肤清洁,鼓励并协助患者翻身,按摩受压部位,尤其对于昏迷、惊厥等意识障碍患者,要加强保护措施,防止压疮、坠床等意外。

(五)降温处理

持续的高热可增加心、脑、肾等重要器官代谢,加重原有疾病,威胁患者生命,故应积极采取降温措施。

1.物理降温

物理降温常用的方法有:控制室温,夏季可用空调、电扇降低环境温度,必要时撤减被褥;冰敷,头部置冰帽或冰枕的同时,于腋下、腹股沟等大血管处置冰袋,冰敷时注意冰袋装入冰块量不超过 1/2,以使之与局部接触良好,并用双层棉布套包裹冰袋后使用,需每 30min 左右更换一次部位,防止局部冻伤,同时注意观察有无皮肤变色,感觉麻木等,持续冰敷者应及时更换溶化的冰块;擦浴,用 32~34℃温水或 30%~50%酒精擦浴以加快蒸发散热,酒精擦浴禁用于酒精过敏、体弱等患者,擦浴时应密切观察患者的反应,同时禁擦胸前、腹部、后项、足心、等处。当患者出现寒战、面色苍白、脉搏博及呼吸快时局立即停止擦浴并保暖;降温毯持续降温。此法为利用循环冷却水经过毯面直接接触,使热由机体传导至水流而降低体温,降温效果较好,每小时可降温 1~2℃。同时可据病情调节降低体温。尤其适用于持续高热的昏迷患者;;当患者降温过程中出现寒战时应加用冬眠药物,防止因肌肉收缩而影响降温效果,清醒患者使用降温毯时,难以耐受寒战反应。故不宜调温过低;冰盐水灌肠或灌胃,以 4℃左右冰盐水200mL 加复方乙酰水杨酸(APC)0.42g 灌肠或灌胃,必要时采用 4℃左右低温液体静脉输入,可达到降温效果。

2.药物降温

对于明确诊断患者,婴幼儿,高热伴头痛、失眠、兴奋症状者可适当使用药物降温,注意用量适宜。防止因出汗过多、体温骤降、血压降低而引起虚脱,且不可用于年老体弱者。用药过程中应加强观察,防止变态反应、造血系统损害及虚脱发生。

3.冬眠低温疗法

(1)首先使用适量的冬眠合剂,使自主神经受到充分阻滞,肌肉松弛,消除机体御寒反应,使患者进入睡眠状态。

(2)物理降温,根据具体条件使用半导体或制冷循环水式降温毯,或大冰袋、冰帽、酒精擦浴。

(3)降温以肛温维持在 32~35℃,腋温维持在 31~33℃为宜,肌肉放松时,可适当减少用量和减慢速度。

(4)当患者的颅压降至正常范围,维持 24h,即可停止亚低温治疗。一个疗程通常不超过 7d。

(5)缓慢复温,终止亚低温治疗时,应先停止物理降温。采用自然复温法使患者体温恢复至正常。若室温低时可采用空调辅助复温,一般复温速度24h回升2℃为宜,不可复温过快,防止复温休克。

(6)注意观察有无胃肠道功能紊乱如腹泻等。

(六)病情护理

密切观察病情,因高热造成脑代谢增加,易引起颅内压升高,故观察有无颅内高压现象。遵医嘱合理使用抗生素,高热伴有抽搐、昏迷者使用护栏,必要时约束患者肢体防止坠床。

四、昏迷

(一)病情动态观察

定时测量体温、呼吸、脉搏、血压和瞳孔,观察意识状况等,及时记录全身情况及神经系统体征变化。重症患者应配特别护理员守护在床旁,定时观察、记录并及时汇报,便于医师抢救。

(二)日常护理

保持呼吸道通畅,及时吸除口、鼻腔内分泌物,防止误吸及窒息。如患者呼吸急促,轻度发绀时,给予吸氧,并备好呼吸机、气管切开包等抢救物品。

(三)体位护理

平卧位,头偏向一侧或侧卧位。舌后坠者,应抬起下颌,必要时置口咽通气道,改善通气。

(四)生活护理

预防压疮,设置翻身记录卡,每2h翻身1次,用50%酒精轻柔按摩,定时温水擦浴,注意床位平整和干燥,受压部位应垫以软枕或海绵垫以减轻受压,有条件时配备气垫床,将手足置功能位。保持排便通畅,必要时应用缓泻剂。禁止清洁灌肠,以免增高颅压。

(五)口腔、眼的护理

对于张口呼吸的昏迷患者,应用两层湿纱布置于患者口鼻部以湿润吸入空气和滤过灰尘,有利于保护呼吸道黏膜上皮。昏迷患者丧失清除口腔分泌物的能力,易继发感染,应加强口腔护理;昏迷患者眼睑不能闭合时,可导致角膜损伤,可用眼药水、眼膏点眼,再用无菌纱布覆盖,严重者可行眼睑缝合。

(六)导尿管的护理

尿失禁患者应留置导尿管,每3~4小时排放1次,每日2次会阴护理及膀胱冲洗,以防逆行感染。

(七)静脉针和脑室外引流的护理

保持静脉输液的通畅,做好留置静脉针的护理;有脑室外引流时做好脑室外引流的护理。

(八)饮食护理

加强饮食的合理供给,如鼻饲灌食时食物温度要适宜,食物应清洁、新鲜、易消化,避免腹泻,正确记录出入量。

(九)安全护理

加强安全措施,对烦躁不安或有精神症状患者,应给予约束保护。抽搐发作患者应备舌钳、压舌板、纱布、牙垫等防止唇舌损伤。

(十)体温护理

体温不升者,应给予保暖,一般慎用热水袋,需用时,水温不得超过50℃,并加布套,以防止烫伤。高热患者给予冰袋、酒精擦浴等物理降温,出汗多时应及时更衣,避免着凉。

(十一)药物护理

观察胃肠道有无潜血及药物疗效、不良反应等反应,并观察长期应用抗生素后有无二重感染及使用大量脱水药后有无水、电解质平衡紊乱等。

五、语言障碍

(一)诱因评估

1.评估患者的一般状况,如出生地、生长地、有无方言、有无语言交流困难、言语是否含糊不清、发音是否准确,此外还应评估患者是否有孤独及悲观情绪。

2.评价患者是失语症还是构音障碍,评估患者精神状态及意识水平,能否理解他人言语,按照指令执行有目的的动作,是否能书写姓名、地址等,有无面部表情,口腔是否有食物滞留等。

3.通过进一步检查,明确患者语言障碍的原因。是否可以通过药物及手术方式改善患者言语困难,从而给患者治疗及康复增加信心。

(二)心理支持

心理护理:尊重、关心、体贴患者,鼓励其多与周围人交流,获得家属的支持,并鼓励家属有耐心地与患者交流,不歧视,从而营造良好的语言学习环境。

分析患者心理并给予帮助,交流过程中应选用患者易于理解的语言缓慢清楚地说明。提高与失语患者的沟通技巧,能缓解患者紧张烦躁情绪,有利于患者早日康复。

(三)康复训练

失语症患者的语言能力恢复依赖于左侧半球结构的修补、功能重组和右侧半球的功能代偿。了解影响失语症疗效的各种因素,对更好地促进失语症的恢复具有一定意义。由患者、家属及参与语言康复训练的医护人员共同制订言语康复计划,让患者、家属理解康复目标,既要考虑到患者要达到的主观要求,又要兼顾康复效果的客观可能性。

1.对于运动性失语者,训练重点为口语表达。

2.对于感觉性失语者,训练重点为听理解、会话、复述。

3.对于传导性失语者,重点训练听写、复述。

4.对于命名性失语者,训练重点为口语命名,文字称呼等。

5.失读、失写者,可将日常用语、短语、短句或词、字写在卡片上,让其反复朗读、背诵和(或)抄写、默写。

6.对于构音障碍的患者,训练越早,效果越好,重点是训练构音器官运动功能和构音。

7.根据患者情况,还可选择一些实用性的非语言交流,如手势的运用,利用符号、图画、交流画板等,也可利用电脑、电话等训练患者实用交流能力。

六、意识障碍

(一)体位护理

患者可取侧卧或头侧仰卧位,以利于口腔分泌物引流,意识障碍伴有窒息、严重出血、休克或脑疝者不宜搬动,以免造成呼吸心搏骤停;颅内高压无禁忌患者,给予抬高床头 $15°\sim30°$,以利于颅内静脉回流,减轻脑水肿;休克患者采取头低足高位,以保证脑的血液供应,定时翻身及改变头部位置,防止压疮形成。对于肢体瘫痪者,协助并指导家属进行肢体按摩和被动运动,并保持肢体功能位置,防止足下垂、肌肉萎缩及关节强直,一般被动运动及按摩肢体每日 2～3次,每次 15～30min。

(二)加强呼吸道管理

意识障碍时,呼吸中枢处于抑制状态,呼吸反射及呼吸道纤毛摆动运动减弱,使分泌物积聚,应保持呼吸道通畅及时给予氧气吸入,以减少、预防呼吸道并发症,保证脑的血氧供应。应及时取下义齿,清除口鼻分泌物、痰液或呕吐物,以免进入呼吸道造成梗阻或肺炎发生。吸痰尽可能彻底、操作轻柔、方法正确,防止损伤气管黏膜并使吸痰有效;舌根后坠患者使用口咽通气道,托起下颌或以舌钳拉出舌前端。深度昏迷患者应尽早行气管切开,必要时行机械通气并加强呼吸机应用的护理。

(三)生活护理

口腔护理每日 2 次,每次翻身时按摩骨隆突部并予以叩背。眼睑闭合不全患者,以0.25%氯霉素眼药水滴患眼每日 3 次,四环素眼膏涂眼每晚 1 次,并用眼垫遮盖患眼,必要时行上下眼睑缝合术,防止压疮、口腔感染、暴露性角膜炎发生。

(四)营养供给

遵医嘱静脉补充营养的同时,给予鼻饲流质饮食,不可经口喂饮食,以免发生窒息、吸入性肺炎等意外,鼻饲饮食应严格遵守操作规程,喂食每日 6～7 次,每次量不超过 200mL,对于胃液反流的患者,每次喂食量减少,并注意抬高床头 30°～60°,喂食时和喂食后 30min 内尽量避免给患者翻身、吸痰,防止食物反流,同时注意观察有无消化道应激性溃疡的发生。

(五)监测水、电解质,维持酸碱平衡

意识障碍尤其是昏迷患者遵医嘱输液,并应及时抽血查电解质,以防止因电解质平衡紊乱而加重病情,必要时记录 24h 出入量。

(六)安全护理

伴有抽搐、躁动、谵妄、精神错乱患者,应加强保护措施,使用床档,防止坠床;指导家属关心体贴患者,预防患者伤人或自伤;及时修剪患者指甲、防止抓伤,必要时予以保护性约束。

(七)尿便护理

便秘时可用开塞露或肥皂水低压灌肠,不可高压大量液体灌肠,以免反射性地引起颅压增高而加重病情。腹泻时,用烧伤湿润膏或氧化锌软膏保护肛周,防止肛周及会阴部糜烂。尿失禁、潴留而留置导尿管时,应严格按照无菌操作,尿道口每日消毒 2 次,女患者会阴部擦洗每日2 次。

七、感觉障碍

(一)诱因评估

评估感觉障碍的原因,注意感觉障碍的分布、性质、程度、频度,是发作性还是持续性,以及加重或减轻因素,注意患者主诉是否有感觉消退或消失、增强、异物感或疼痛、麻木,观察患者有无因自己感觉异常而出现的忧虑情绪。

(二)生活护理

患者卧床期间,协助其保持卧位舒适,做好晨晚间护理,满足患者生活上的合理需求。保持床单的整洁、干燥、无渣屑,防止感觉障碍的身体部位受压或受到机械性刺激;避免高温或过冷刺激,慎用热水袋或冰袋,防止烫伤或冻伤,肢体保暖需用热水袋时,水温不宜超过 50℃;对感觉过敏的患者应尽量避免不必要的刺激。

(三)安全护理

患者因感觉障碍,对冷热、疼痛感觉减退或消失,告知患者应避免高温或过冷刺激,慎用热水袋或冰袋,防止发生烫伤或冻伤;外出活动时专人看护,活动区域保持平整安全;床旁不能摆放各类利器,避免患者接触利器,防止发生意外;尽量穿平底软鞋,地面湿滑时不要行走,以免发生摔伤等意外。

(四)心理护理

主动关心患者,耐心倾听患者的主观感受,及时予以安慰,指导患者可采取听音乐等放松心情、转移注意力的方法,鼓励其以乐观的心态配合治疗和护理。

(五)症状护理

疼痛剧烈、频繁和入睡困难者,报告医师,酌情给予镇痛、催眠药对症处理,并注意观察药物疗效与不良反应,发现异常情况及时报告医师处理。

(六)皮肤护理

保持床单整洁、干燥、无渣屑,每 1～2h 翻身 1 次,消瘦的患者给予垫海绵垫或在骨隆突处贴防压疮膜,防止皮肤出现压疮;防止感觉障碍的身体部位受压或受到机械性刺激。

(七)饮食护理

协助患者进食,鼓励其多吃高蛋白、高热量、高维生素的饮食,增强机体的抵抗力。

(八)失用综合征、下肢静脉血栓的预防

协助患者进行功能锻炼,每日按摩、被动活动肢体 3 次,每次 30～60min,穿戴抗血栓压力带,防止下肢血栓形成。

(九)感知觉训练

每日用温水擦洗感觉障碍的身体部位,以促进血液循环和刺激感觉恢复;同时可进行肢体的被动运动、按摩、理疗及针灸。

八、运动障碍

(一)生活护理

指导和协助患者洗漱、进食、如厕、穿脱衣服及保持个人卫生,帮助患者翻身和保持床单整洁,满足患者的基本生活需要;指导患者学会配合和使用便器,注意动作要轻柔,勿拖拉和用力过猛。

(二)安全护理

运动障碍的患者要注意防止跌倒,确保安全。床铺要有护栏;走廊、厕所要装扶手;地面要保持平整干燥,做好防湿、防滑,去除门槛;呼叫器应置于床头患者随手可及处;患者的鞋最好使用防滑软橡胶底鞋;患者在行走时不要在其身旁擦过或在其面前穿过,同时要避免突然呼唤患者,以免分散其注意力;行走不稳或步态不稳者,选用三角手杖等合适的辅助具,并有人陪伴,防止受伤。

（三）肢体功能位的摆放

肢体功能位的摆放对于抑制肌肉痉挛、减少并发症、早期诱发分离运动均能起到良好的作用，同时也为进一步的康复训练创造了条件，是切实可行的护理干预措施。肢体的功能位是指关节强直固定后能发挥最大功能的位置，一般情况下，各关节的功能位为：

1.肩关节

外展 45°～75°，前屈 30°～45°，外旋 15°～20°。

2.肘关节

屈肘 90°。

3.尺桡关节

前臂中立位。

4.腕关节

背屈 30°，略偏尺侧（小指侧）。

5.髋关节

屈曲 5°左右或伸直 180°。

6.距小腿关节（踝关节）

跖屈 5°～10°。

（四）心理康复护理

1.建立良好的护患关系

良好的护患关系是心理护理的基础和保证。护士与患者接触时要以良好的形象、真诚的态度、娴熟的操作取得患者的信任，言语要谦逊，多予患者积极暗示，给患者带来积极的心理感受，有意识地与患者建立一种良好的人际关系。

2.支持性的心理护理

社会支持对心理健康具有积极的作用，患者所获得的社会支持越多，心理障碍的症状就越少。良好的家庭、社会支持系统对脑卒中幸存者的全面康复及回归社会具有明显的促进作用。应争取家属和单位的合作，鼓励他们给予患者积极的支持作用，如合理安排探视和陪伴，鼓励家属参与早期的康复训练等。

3.激励式心理护理

脑卒中患者往往难以接受卒中后的肢体残疾、生活不能自理、不能重返工作岗位等现实，产生各种负面情绪。此时应帮助患者树立战胜疾病、适应生活、早日重返工作岗位的信心。不定时地请已出院康复患者来康复室进行现身说法，从而激励他们树立起战胜疾病的信心。

4.音乐疗法

创造优美舒适的环境，在患者康复训练时放一些优美、舒畅、欢快、激昂的音乐来调节患者的情绪。

（五）生活护理

1.重视患侧刺激

通常患侧的体表感觉、视觉和听觉减退，应加强刺激，以对抗疾病所引起的感觉丧失。房间的布置应尽可能地使患侧在白天自然地接受更多的刺激。可将床头柜、电视机置于患侧；所有护理工作如帮助患者洗漱、进食、测血压、测脉搏等都应在患侧进行;家属与患者交谈时也应注意握住患侧手,引导偏瘫患者头转向患侧,避免忽略患侧身体和患侧空间;避免手的损伤,尽量不在患肢静脉输液;慎用热水瓶、热水袋等热敷。

2.正确变换体位

正确的体位摆放可以减轻患肢的痉挛、水肿、增加舒适感。

(1)床上卧位:床应放平,床头不宜过高,尽量避免半卧位,仰卧时身体应与床边保持平衡,而不是斜卧。

(2)定时翻身:翻身主要是躯干的旋转,能刺激全身的反应与活动,是抑制痉挛和减少患侧受压最具治疗意义的活动。患侧卧位是所有体位中最重要的体位,应给予正确引导(如指导患者肩关节向前伸展并外旋,肘关节伸展,前臂旋前,手掌向上放在最高处,患腿伸展、膝关节轻度屈曲等);仰卧位因为受颈牵张反射和迷路紧张反射的影响,异常反射活动增强,应尽可能少用。不同的体位均应备数个不同大小和形状的软枕以支持。

(3)避免不舒适的体位:避免被褥过重或太紧,患手应张开,手中不应放任何东西,以避免让手处于抗重力的体位,也不应在足部放置坚硬的物体,以试图避免足跖屈畸形,硬物压在足底部可增加不必要的伸肌模式的反射活动。

(4)鼓励患者尽早坐起:坐位时其上肢始终放置于前面桌子上,可在臂下垫一软枕以帮助上举;轮椅活动时,应在轮椅上放一桌板,保证手不悬垂在一边。

(六)康复训练方法

与患者、家属共同制订康复训练计划,并进行及时评价和修改;告知患者及家属早期康复锻炼的重要性,指导患者急性期床上的患肢体位摆放、翻身、床上的上下移动;协助和督促患者进行早期床上的桥式主动运动、十字交叉握手(Bobath 握手)、床旁坐起及下床进行日常生活动作的主动训练;鼓励患者使用健侧肢体从事自我照顾的活动,并协助患肢进行主动或被动运动;教会家属协助患者锻炼的方法和注意事项,使患者保持正确的运动模式;指导和教会患者使用自助具;必要时可选择理疗、针灸、按摩等辅助治疗。

1.上肢康复训练方法

上肢康复训练应遵循一定的规律,因肢体的运动功能恢复以先近端后远端的顺序出现,因此,在锻炼时以肩关节的活动恢复为先,逐渐地过渡到肘关节、腕关节的恢复,手指功能的恢复则相对较慢,其中拇指的功能恢复最慢。患者不可心急,应循序渐进。

(1)肩关节运动:患者双手十指交叉,患手拇指位于健手拇指之上置于腹部,用健侧上肢带动患侧上肢做上举运动,尽量举至头顶。

(2)肘关节运动:患者双手十指交叉(交叉方法同前),双侧上臂紧贴胸壁,在胸前做伸肘屈肘运动,屈肘时尽量将双手碰到胸壁。

(3)腕关节运动:患者双手十指交叉,患手拇指位于健手拇指之上,肘关节屈曲置于胸前,双侧上臂紧贴胸壁,用健手腕关节带动患侧做腕关节屈伸运动,先左后右。

(4)掌指关节运动:患手四指伸直并拢,用健手握住患手四指,拇指抵住手背近侧指关节处做掌指关节屈伸运动。

2.下肢康复训练方法

患者要重新站起来,腰背肌群的肌力锻炼和髋、膝、距小腿关节的功能康复运动就显得十分重要。

(1)桥式运动:患者仰 E 位,双手十指交叉(交叉方法同前)上举,双腿屈髋屈膝,双足踏床,慢慢地尽量抬起臀部,维持一段时间(5~15 秒)后慢慢放下。如果患者不能自动抬起臀部,家属可一手按住患者的两膝,另一手托起患者的臀部帮助患者完成此动作。

(2)抱膝运动:患者双手抱住患侧下肢,持续 2~3 分钟,如果不能自行完成,家属可协助完成此动作。该运动可防止肢体痉挛。

(3)夹腿运动:患者仰卧位,双手交叉至腹前,屈髋屈膝,足踏床面,然后做髋关节的外展内收运动。

(4)屈髋屈膝运动:双手交叉举至头的上方,家属一手扶持患侧膝关节,一手握住踝部,患者足部不离床向后方滑动,完成髋、膝关节屈曲运动,然后慢慢地将下肢伸直。

(5)距小腿关节运动:家属一手按住患侧小腿前部,另一手托住足跟,前臂抵住足掌加压做背伸,并维持数秒钟,手法要柔和,切忌粗暴。

以上动作每日做 2 次,每个动作做 10~20 遍。

九、癫痫

(一)安全防护

1.在生活中应注意消除某些能引起癫痫发作的刺激因素,如红光、刺激的颜色、突然意外的响声、惊吓等,以减少或避免反射性癫痫发作。

2.患者应保持良好的生活规律和饮食习惯,避免过饱、过劳、熬夜、饮酒、便秘和情感冲动,注意劳逸结合,禁止高空作业、攀登、游泳、驾驶车辆以及炉旁或电机旁等危险性的工作及活动。

3.根据癫痫发作类型合理选择用药,严密观察药物治疗时的反应,并且长期监控药物的不良反应,指导患者坚持长期、规律治疗。严格掌握停药时机及方法,不可任意减量、停药或间断不规则服药,以防引起持续状态发生。

(二)癫痫大发作的护理

1.抽搐发作时,将缠有纱布的压舌板或被角、手帕、小布卷置于口腔一侧上下磨牙之间(不能用硬金属猛撬门齿),防止舌咬伤;患者头偏向一侧,使口涎自动流出,及时清除口腔分泌物。

2.及时开放衣领,放松腰带,摘去眼镜,取下义齿,舌后坠严重者,将下颌角向前托起,给予纠正。

3.给予高流量吸氧,氧流量 6~8L/min。

4.立即遵医嘱注射地西泮、苯巴比妥钠等抗癫痫药。

5.不要用力压迫肢体,以免发生四肢或脊柱骨折、脱位。

6.医护人员应守护在床旁至患者清醒,密切观察,记录发作过程、发作时间、持续时间、抽搐开始的部位,观察肢体有无瘫痪、意识改变、尿便失禁等,给予禁食,并适当约束,防止发生意外。

十、脑脊液漏

1.严密观察生命体征,及时发现病情变化。

2.脑脊液漏患者应绝对卧床休息,取头高位,床头抬高30°,枕上垫无菌垫巾,保持清洁、干燥。耳漏患者头偏向患侧,维持到脑脊液漏停止后3～5日。

3.做好健康指导,禁止手掏、堵塞冲洗鼻腔和耳道,减少咳嗽、打喷嚏等动作,防止发生颅内感染和积气。

4.脑脊液鼻漏者禁止经鼻插胃管和鼻腔吸痰等操作,以免引起颅内感染。

5.遵医嘱按时使用抗菌药物,并观察用药效果。

十一、尿崩症

(一)病情监测

1.监测每小时尿量和尿比重,并观察尿色。当尿量明显增减、尿比重明显改变及尿色变白时都应提高警惕,通知医师。

2.详细认真地记录每小时及24小时出入量,是指导观察并及时采取措施的依据。

3.每隔4～6小时取血、尿标本,检查血、尿常规及血、尿渗透压。每日查血电解质1次。

4.排除引起多尿的因素,如脱水剂的应用,大量饮水,过量、过快地补液等因素而导致的尿量增多。

5.遵医嘱或按照神经外科护理常规观察生命体征,注意血压、脉搏、呼吸及神志的变化。注意患者出现的脱水症状,一旦发现要及早补液。

6.患者夜间多尿而失眠、疲劳以及精神焦虑等应给予护理照顾。

(二)区分不同类型的水电解质平衡紊乱

丘脑下部-垂体型主要表现为脑性盐耗综合征与尿崩症即低钠血症＋高钠尿症。脑性盐耗综合征多为反复使用降颅压药及利尿药所致,即高钠血症＋低钠尿症。观察患者的皮肤弹性和意识变化。低钠患者应进食含钠高食物,如咸菜、盐开水;高钠患者多饮白开水,利于钠离子排出。

(三)观察脱水症状

注意观察患者有无头痛、恶心、呕吐、昏迷。患者出现脱水症状,一旦发现要及早补液。在进行补钠治疗时要严格控制补钠速度,防止速度过快,而引起渗透性利尿,加重低钠血症。

(四)指导口服补液

选择含钾、钠的饮料,如橙子、香蕉或鲜榨果汁,给神志清醒患者口服和昏迷患者鼻饲。禁止经胃肠道或静脉摄入糖类(碳水化合物类)物质,以免血糖升高,产生渗透性利尿,加重尿崩症。

(五)药物护理

使用鞣酸加压素(长效尿崩停)、垂体后叶素等药物时注意剂量及使用方法和药效。药物治疗及检查时,应注意观察药物疗效及不良反应,遵医嘱准确用药。

(六)皮肤护理

经常更换体位,保持皮肤清洁,保持床褥平整、干燥。

（七）导尿管护理

对于留置导尿的患者,应做好留置导尿的护理。

十二、抽搐

（一）发作时的护理

1.防止继发性创伤,除去患者身边的危险物品,解开其衣服,就地仰卧,头偏向一侧。

2.防止咬伤,用一端包有纱布的压舌板放于患者上、下臼齿之间,以防咬伤。

3.保持呼吸道通畅,吸氧可减轻缺氧及脑损害,防止吸入性肺炎的发生。

4.减少刺激,环境尽量保持安静。

5.禁止向患者嘴里灌汤、灌药。

6.对抽搐肢体不能用暴力施压,以免造成骨折。

7.应有专人陪伴。

8.遵医嘱给予地西泮(安定)10mg 静脉缓注或地西泮 20mg 加入补液中静脉缓滴并观察用药后的反应。

（二）间歇期的护理

1.设床栏护架,床边留有一定的空间,忌放危险物品。

2.抗癫痫药应持续定时服用,不能擅自停药。

（二）观察要点

1.抽搐发作时间、持续时间、间歇时间、发作频数。

2.发作时意识是否丧失。

3.观察抽搐发作特点,是从身体何部位开始,是局灶性还是全身性,是大发作还是小发作,是持续状态还是阵发性。

4.伴随症状有无呕吐、尿便失禁、头痛、高热等。

5.观察生命体征的变化。

6.观察药物疗效及不良反应。定时测量苯妥英钠(大仑丁)血浓度,以调整药物剂量。

十三、面瘫

1.眼部护理

患者因为眼轮匝肌麻痹,眼睑闭合不全,护士应指导患者日间用眼药水,以生理盐水湿纱布覆盖;夜间涂抗生素软膏,必要时采用蝶形胶布固定,以防止干燥性角膜炎发生,勿用手去揉擦或触摸眼睛,否则容易感染结膜引起炎症。

2.口腔护理

患者因为颊肌和口轮匝肌麻痹,所以咀嚼食物后易存留于龈沟,护士应指导患者进食后及时清理口腔残留物,防止口腔感染。

3.面神经护理

患者因为面神经受累,可出现唾液分泌减少和味觉减退。护士应指导患者缓慢进食,给予易消化、高营养的半流质或软食,饮食不宜过热过凉,尽量避免用力咀嚼。嘱患者保暖,勿受凉,禁止用力擤鼻、打喷嚏、剧烈咳嗽等,以免增加头部振动。

4.防护护理

嘱咐患者面部不要受凉,不要着急,外出勿受凉感冒。

5.心理护理

面瘫患者因为口角歪斜、进食不便、流涎,且无特殊治疗方法,疗效慢,所以有悲观失望情绪。护士应针对这些心理特点,尊重、关心患者,与患者说话时不要长时间凝视其面部。在治疗护理操作前讲明治疗护理目的、意义,用成功病例鼓励患者,增加其治疗的信心。

6.面瘫的局部护理

热敷祛风:以生姜末局部敷在面瘫侧,每日 30 分钟,温湿毛巾热敷面部,每日 2～3 次,并于早晚自行按摩患侧,按摩时力度要适宜、部位准确;按摩的手法为额部为上下按摩,面部为水平按摩,每次按摩均应达到患侧风池穴。只要患侧面肌能运动就可自行对镜子做皱额、闭眼、吹口哨、示齿等动作,每个动作做 2 个八拍或 4 个八拍,每日 2～3 次,对于防止麻痹肌肉的萎缩及促进康复是非常重要的。

第四章 颅脑损伤的护理

第一节 头皮损伤

头皮是颅脑最表浅的软组织,由皮肤、皮下组织、帽状腱膜、腱膜下层和骨膜组成,颞部还有颞肌筋膜、颞肌覆盖。

头皮损伤是头部直接受暴力作用而产生的损伤。根据暴力作用方式(暴力的大小、速度、方向)的不同,可产生不同的头皮损伤,如头皮血肿、头皮裂伤和头皮撕脱伤等。

一、头皮血肿

头皮血肿是头皮被钝器撞击引起的头皮软组织闭合性损伤。头皮富含血管,遭受钝性打击或碰撞后可使组织血管破裂出血,而头皮仍属完整。按血肿形成部位不同分为皮下血肿、帽状腱膜下血肿和骨膜下血肿。

皮下血肿常见于产伤或撞击伤;帽状腱膜下血肿是头部受到斜向暴力,头皮发生剧烈滑动,撕裂该层间的血管所致;骨膜下血肿常是颅骨骨折或产伤所致。

(一)临床表现

1.皮下血肿

血肿体积小、张力高、压痛明显,周边较中心区硬,易被误认为颅骨凹陷性骨折。

2.帽状腱膜下血肿

因该处组织疏松,出血较易扩散,严重者血肿可蔓延至全头部,有明显波动。小儿及体弱者可致贫血甚至休克。

3.骨膜下血肿

血肿多局限于某一颅骨范围内,以骨缝为界,张力较高,可有波动。

(二)辅助检查

1.X 线片检查

可见软组织肿块影像。

2.CT 检查

在骨窗缘下可见头皮血肿影像。

(三)治疗原则

1.皮下血肿

早期应该冷敷局部或加压包扎头部限制其发展,24～48 小时以后可做局部热敷促进其消散吸收,一般不做穿刺抽血,较小的血肿可在数日内自行吸收消失。

2.帽状腱膜下血肿

出血量大时一定要注意全身情况,特别是发生在幼儿,应及时输血;因其出血量较大,一般不易自行吸收;穿刺抽血常不能一次将所有积血完全抽净,有时须多次方能完成;有时亦可用将连接无菌引流袋的粗针刺入血肿腔做持续外引流;有时血肿在血肿腔内凝集成块,穿刺和引流均不能奏效,需切开头皮将凝血块排出,然后加压包扎。

3.骨膜下血肿

常见于婴儿产伤,也见于幼儿跌伤。最好能够早做穿刺或引流,若待其自行吸收,常留下骨性钙化隆起,严重时使头颅变形。如头皮血肿发生感染,应早做切开引流,同时全身应用抗生素治疗。

(四)护理评估

1.健康史

(1)评估血肿部位、范围、张力及血肿波动情况,以判断血肿类型。

(2)评估包括患者年龄、性别、职业、家庭状况、文化程度、宗教信仰、入院方式等。了解受伤经过、受伤时间、原因,暴力大小、性质、方向、着力点及次数,头皮是静止还是运动状况下受伤;受伤后的表现,有无癫痫发作等。了解患者及家族是否有高血压、冠心病、短暂性脑缺血发作和癫痫等疾病,是否由此跌倒而引起脑损伤;患者有无各种血液病的出血史,其他脏器的严重疾病史。有无某种药物或食物过敏,有无家族遗传性疾病。是否服用过阿司匹林等抗凝血药,有无接受过治疗及具体用药情况。有无吸烟、饮酒史,饮食习惯及排泄状态。了解患者在疾病各个阶段的自理需要和自理能力,以便采取不同的连续的护理支持系统,满足其需要。

2.身体状况

评估疼痛的部位、性质、程度,生命体征是否平稳,特别是婴幼儿巨大帽状腱膜下血肿可引起休克发生。

3.心理-社会状况

(1)评估患者及家属对疾病发生后的心理反应和对疾病的认识程度。

(2)评估患者及家属是否得到相关的健康指导。

(3)评估费用支付方式,是否存在法律纠纷。

(4)评估有无良好的社会支持系统,以便调动一切有利患者康复的因素。

(5)评估患者的个性特征,患者角色是否正常,以便提供针对性的指导。

(五)护理诊断

1.急性疼痛

急性疼痛与头皮血肿有关。

2.潜在并发症

失血性休克。

(六)护理措施

1.体位护理

自动体位。有休克征象者取平卧位,疼痛剧烈者取头高卧位。

2.饮食护理

早期避免进食辛辣刺激性食物,以免扩张头部血管,加重出血。

3.心理护理

头皮血肿患者常因意外受伤,局部疼痛而产生焦虑、恐惧心理。①应热情接待患者,给予及时妥善的治疗处理,以减轻患者恐惧。②耐心倾听患者的主观感受,解释其发生的原因,因头皮富含血管、神经组织,受伤后易致血肿形成,且疼痛明显,但经治疗后能较快治愈,不会产生后遗症,以消除患者的焦虑、紧张心理。

4.疼痛的护理

疼痛常因头皮血管、神经受牵拉、刺激所致。

(1)伤后48小时内冷敷可减轻疼痛,可将小毛巾浸于冰水或冷水中,拧至半干,以不滴水为宜,敷于患处,每3~5分钟更换1次,持续15~20分钟,但应避免挤揉血肿,以免加重出血。

(2)疼痛剧烈者可遵医嘱适当给予镇痛药,但禁止使用吗啡类镇痛药,以免掩盖病情。

(3)主动向患者解释疼痛发生的机制,显示出理解患者的痛苦,并安慰患者。

5.休克的护理

婴幼儿巨大帽状腱膜下血肿可导致休克发生。

(1)密切观察病情变化,如患者出现面色苍白、皮肤湿冷、表情淡漠及血压下降、脉搏细数等表现提示休克发生,应报告医师并迅速建立静脉通路,遵医嘱补液及应用血管活性药物,必要时补充血容量。

(2)协助医师行血肿穿刺抽吸,并给予抗生素治疗,以防穿刺抽吸造成感染。

(3)同时做好休克相关护理,如平卧、保暖、吸氧等。

6.潜在并发症的护理

硬脑膜外血肿常因骨膜下血肿或合并有脑膜中动脉撕裂所致。

(1)骨膜下血肿忌用强力加压包扎,以防血液经骨折缝流向颅内;但婴幼儿患者宜及时穿刺抽吸后加压包扎,以免时间过长形成骨性包块,难以消散。

(2)严密观察病情,如出现剧烈头痛、呕吐、躁动不安,甚至出现意识障碍、一侧瞳孔散大、偏瘫等提示硬脑膜外血肿形成,应及时报告医师处理。

(3)及时协助患者行CT检查确诊,必要时行开颅探查血肿清除术。

(七)健康教育

1.注意休息,避免过度劳累。

2.限制烟酒及辛辣刺激性食物。

3.遵医嘱继续服用镇痛、抗菌药物。

4.如原有症状加重、头痛剧烈、频繁呕吐者应及时就诊。

二、头皮裂伤

头皮裂伤是由锐器或钝器直接作用于头皮所致的损伤。头皮血管丰富,头皮裂伤出血较多,不易自止,易导致血容量不足;头皮含有大量毛囊、汗腺和皮脂腺,容易隐藏污垢、细菌,损伤后容易导致感染。

(一)临床表现

头皮裂伤患者自觉局部剧痛、伴有不同程度的出血,出血量依裂伤大小及深浅有所不同。浅层裂伤,常因断裂血管不能随皮下组织收缩而自凝,故反较全层裂伤出血较多。

(二)辅助检查

1.X 线片检查

可见软组织肿块影像。

2.CT 检查

在骨窗缘下可见头皮血肿影像。

(三)治疗原则

头皮裂伤的紧急处理主要是止血。最常用的方法是加压包扎,然后在有条件的地方将伤口清创缝合。清创时要注意将帽状腱膜下的毛发等异物完全清除,否则容易导致其后的伤口感染。由于头皮血供丰富,愈合能力强,故头皮裂伤均应争取一期缝合。有的伤口在 3 日以内,只要无明显的化脓性感染,也应争取在彻底清创后一期缝合。

(四)护理评估

1.健康史

评估包括患者年龄、性别、职业、家庭状况、文化程度、宗教信仰、入院方式等。了解受伤经过、受伤时间、原因。暴力大小、性质、方向、着力点及次数,头皮是静止还是运动状况下受伤;受伤后的表现。有无癫痫发作等。了解患者及家族是否有高血压、冠心病、短暂性脑缺血发作和癫痫等疾病。是否由此跌倒而引起脑损伤;患者有无各种血液病的出血史。其他脏器的严重疾病史。有无某种药物或食物过敏。有无家族遗传性疾病。是否服用过阿司匹林等抗血凝药,有无接受过治疗及具体用药情况。有无吸烟、饮酒史,饮食习惯及排泄状态。了解患者在疾病各个阶段的自理需要和自理能力,以便采取不同的连续的护理支持系统,满足其需要。

2.身体状况

了解出血情况及患者生命体征的变化,以判断有无血容量不足。

3.心理-社会状况

(1)评估患者及家属对疾病发生后的心理反应和对疾病的认识程度。

(2)评估患者及家属是否得到相关的健康指导。

(3)评估费用支付方式,是否存在法律纠纷。

(4)评估有无良好的社会支持系统,以便调动一切有利患者康复的因素。

(5)评估患者的个性特征,患者角色是否正常,以便提供针对性的指导。

(五)护理诊断

1.疼痛

疼痛与头皮裂伤有关。

2.潜在并发症

感染。

3.血容量不足的危险

血容量不足的危险与头皮裂伤后大量出血,血量补充不及时有关。

4.自我形象紊乱

自我形象紊乱与脑损伤后皮肤组织完整性受损,肢体功能障碍及长期卧床有关。

（六）护理措施

1.饮食护理

给予营养丰富的普通饮食,限制烟酒、辛辣刺激性食物。

2.体位护理

采取自动卧位。

3.心理护理

患者常因出血较多、受伤当时情景的刺激而产生恐惧心理。

（1）迅速处理创口,及时清理血迹,使患者感到得到了妥善的治疗、护理。

（2）主动将可能给患者带来的痛苦和威胁作适当说明,并给予安全暗示和保证。

（3）指导患者学习身心放松、深呼吸并想象手心发热,以缓解恐惧心理。

（4）关心体贴患者,动作轻柔熟练,态度和蔼,使患者感到危险情境消除或减弱,增强安全感。

4.疼痛护理

观察伤口有无渗血、渗液及红肿热痛等感染征象。

（1）耐心听取患者的诉说,敏锐地观察患者的疼痛反应,脸色苍白、紧皱眉头、咬紧牙关、握紧拳头及深沉的呻吟等都提示疼痛显著。

（2）恰当地向患者解释疼痛的机制,并显示出理解患者的痛苦,安慰患者。

（3）对行为反应过激的患者,要进行耐心劝解,以防止影响其他患者;对强烈克制的患者,给予鼓励,并允许其呻吟;对疼痛强度突然改变,严重的持续疼痛的患者,应慎重对待,以免发生器质性改变。

（4）分散患者注意力,如听收音机、聊天、看电视等,以降低机体对疼痛的感受性。

（5）遵医嘱给予镇静、镇痛药,减轻疼痛。

5.伤口护理

（1）观察伤口,有无渗血、渗液及红肿热痛等感染征象。

（2）仔细清洗伤口及周围血迹,协助医师行清创缝合术。

（3）出血不止者予加压包扎止血,避免失血过多,必要时予补液、输血处理。

（4）遵医嘱及时注射破伤风抗毒素,按时使用抗生素。

6.潜在并发症——感染的护理

（1）密切观察患者感染的征象,遵医嘱合理使用抗生素。

（2）枕上垫无菌巾,保持伤口敷料干燥固定,如有渗湿、污染及时更换。

（3）监测体温,每 4～8 小时 1 次。

（4）鼓励患者进食营养丰富的食物,以增强机体抵抗力。

（5）指导患者避免搔抓伤口,不合作者适当约束四肢。

（六）健康教育

1.指导家属鼓励患者正视现实,并安慰、开导患者,鼓励其参加社会活动,消除负性心理。

2.加强营养,进食高热量、高蛋白、维生素丰富的饮食,增强机体抵抗力。

3.避免搔抓伤口,可用 75％酒精或络合碘消毒伤口周围,待伤口痊愈后方可洗头。

4.形象受损者,可暂时戴帽、戴假发修饰,必要时可行整容、美容术。

5.如出现伤口发红、渗液、积液,不明原因发热等情况应及时就诊。

三、头皮撕脱伤

头皮撕脱伤常因头发被卷入机器而使大块头皮自帽状腱膜下或连同颅骨骨膜一并撕脱。伤后可因大量出血及疼痛而发生休克,女性多见。

(一)临床表现

头皮撕脱伤是一种严重的头皮损伤,几乎都是因为留有长发辫的妇女不慎将头发卷入转动的机轮而导致。由于表皮层、皮下组织层与帽状腱膜3层紧密连接在一起,故在强力的牵扯下,常将头皮自帽状腱膜下间隙全层撕脱。有时连同部分骨膜也会被撕脱。使颅骨裸露。头皮撕脱的范围与受到牵排的发根面积有关。严重时可达整个帽状腱膜的覆盖区。

前至上眼睑和鼻根,后至发际,两侧累及耳郭,甚至面颊部。患者大量失血,可导致休克,但较少合并颅骨骨折或脑损伤。

(二)辅助检查

1.X 线片检查

可见软组织肿块影像。

2.CT 检查

在骨窗缘下可见头皮肿影像。

(三)治疗原则

头皮撕脱伤的处理原则与头皮裂伤相同。由于损伤范围太广,常常伴有头皮缺损,处理时应注意以下几点:

1.对部分撕脱伤的患者

要确认尚存的蒂部是否有足够的血流供应撕脱的皮瓣,如没有足够的血流,则应按完全性撕脱伤处理(但不要切断尚存的联系),否则术后会导致大片的头皮坏死。

2.对完全性撕脱伤的患者

应将撕下的头皮彻底清洗、消毒(不用碘酊)后,切除皮下组织制成皮片(越薄越好),紧贴于创口周边稀疏缝合还原(注意修复耳郭和眉毛)。

3.对头皮撕脱伤同时伴有头皮缺损的患者

可根据情况做减张切口或弧形皮瓣转移,尽量缩小头皮的缺损部分,然后再行身体其他部位(如腹部或大腿内侧)取皮覆盖伤口。

(四)护理评估

1.健康史

评估包括患者年龄、性别、职业、家庭状况、文化程度、宗教信仰、入院方式等。了解受伤经过、受伤时间及头皮创面情况,颅骨是否裸露,评估疼痛程度和全身情况。了解受伤原因,暴力大小、性质、方向、着力点及次数,头皮是静止还是运动状况下受伤;受伤后的表现,有无癫痫发作等了解患者及家族是否有高血压、冠心病、短暂性脑缺血发作和癫痫等疾病,是否由此跌倒而引起脑损伤;患者有无各种血液病的出血史,其他脏器的严重疾病史。有无某种药物或食物过敏,有无家族遗传性疾病。是否服用过阿司匹林等抗血凝药物。有无接受过治疗及具体用药情况。有无吸烟、饮酒史。饮食习惯及排泄状态了解患者在疾病各个阶段的自理需要和自理能力,以便采取不同的连续的护理支持系统,满足其需要。

2.身体状况

评估出血量,意识、生命体征是否正常,以判断有无休克及休克的类型。

3.心理-社会状况

(1)评估患者及家属对疾病发生后的心理反应和对疾病的认识程度。

(2)评估患者及家属是否得到相关的健康指导。

(3)评估费用支付方式,是否存在法律纠纷。

(4)评估有无良好的社会支持系统,以便调动一切有利患者康复的因素。

(5)评估患者的个性特征,患者角色是否正常,以便提供针对性的指导。

(五)护理诊断

1.恐惧

恐惧与不了解疾病的相关知识,缺乏疾病相关知识有关。

2.疼痛

疼痛与头皮损伤有关。

3.血容量不足的可能

血容量不足的可能与头皮撕脱伤后大量出血,血量补充不及时有关。

4.潜在并发症

感染与头皮开放性损伤有关;出血性休克与头皮损伤后引起大出血有关。

5.自我形象紊乱

自我形象紊乱与脑损伤后皮肤组织完整性受损,肢体功能障碍及长期卧床有关。

(六)护理措施

1.术前护理

(1)饮食护理:急行手术者应即刻禁食禁饮,饱胃患者应行胃肠减压,防止麻醉后食物反流引起窒息。

(2)体位护理:低颅压患者取平卧位,防止因头高位时颅压降低致头痛加重。②颅压增高时取头高位,以利于颅内静脉回流,降低颅压。③脑脊液漏时,取平卧位或头高位,以减轻脑脊液漏并促使漏口粘连封闭。④昏迷患者取平卧且头偏向一侧或侧卧、俯卧位,以利口腔与呼吸道的分泌物引流,保持呼吸道通畅。⑤休克时取平卧或头低仰卧位,以保证脑部血氧供给,但时间不宜过长,以免增加颅内淤血。

(3)心理护理:颅脑损伤对患者或家属都是意外打击。家属在患者病情危急时可能会有应对能力不足而产生感伤、无助或过度要求医护人员的举止;意识清醒的患者情绪上也会经历休克、退缩、认知与适应四期。①护士应理解患者及家属的行为,安排时间,引导患者及家属说出所担忧的事,并给予满意的解释。②对需要手术者如实向患者及家属介绍手术的必要性及可能出现的问题,鼓励患者及家属面对现实。③适当地介绍有关知识,如 CT 检查后结果,目前的病情进展,治疗措施,护理计划及预期的结果等。

(4)头痛、头昏的护理:①卧床休息,注意卧位的合理调整,避免过度劳累和精神紧张。

②去除诱发或加重头痛的因素,如创造安静环境,保持尿便通畅,减少或避免咳嗽、屏气、大幅度转头、突然的体位改变等。③重视患者主诉,严密观察意识、瞳孔、生命体征的变化。④适时向患者解释头痛主要是局部损伤使硬脑膜、血管及神经受到牵拉、刺激所致,理解、同情患者的痛苦,关心、安慰患者。⑤针对原因进行处理。

(5)休克的护理:对合并头皮裂伤或撕脱伤者,应立即包扎伤口,压迫止血,并妥善保护撕脱的头皮。若观察中发现血压下降,脉搏增快,面色苍白,肢端湿冷等休克征象,还应考虑是否有其他合并伤(如多发性骨折、内脏破裂等),需立即抗休克处理,并协助医师查找休克原因,必要时做好手术前准备工作。

(6)创面的护理:①在无菌、无水和低温密封下保护撕脱头皮。②伤后立即用大块无菌棉垫、纱布压迫创面,加压包扎,防止失血性休克。③协助医师迅速处理创面,将被撕脱头皮的毛发剃尽,争取手术时间,尽快完善术前准备,行头皮再植术。④常规注射破伤风抗毒素,遵医嘱使用抗生素。

2.术后护理

(1)饮食护理:给予高蛋白、高维生素、高热量、易消化吸收饮食,提高机体修复能力和抵抗力。

(2)体位护理:避免压迫创伤局部,头皮全部撕脱者,术后为保证植皮或皮瓣存活,除短暂俯卧位外,应整日端坐。

(3)心理护理:患者多为女性,伤后对容貌影响较大,直接影响患者的家庭生活和社会活动,从而造成患者心理创伤,多表现为焦虑、抑郁、悲观或情绪多变。①认真倾听其主诉,耐心解释所提出的问题,引导其阅读一些娱乐方面的书籍,观看令人快乐的电视节目。②多与患者及家属沟通,鼓励患者面对现实,解除思想顾虑,争取早日康复。③指导并协助患者进行修饰,保持较好的自我形象。④主动把可能给患者带来的痛苦和威胁作适当说明,并给予安全暗示和保证。⑤关心、体贴患者,满足其提出的合理要求,动作轻柔,操作熟练,减轻患者对疼痛的恐惧。

(4)疼痛护理:①耐心听取患者的诉说,敏锐地观察患者的疼痛反应,脸色苍白、紧皱眉头、咬紧牙关、握紧拳头及深沉的呻吟等都提示疼痛显著。②恰当地向患者解释疼痛的机制,并显示出理解患者的痛苦,安慰患者。③对行为反应过激的患者,要进行耐心劝解,以防止影响其他患者;对强烈克制的患者,给予鼓励、并允许其呻吟;对疼痛强度突然改变,严重的持续疼痛的患者,应慎重对待,以免发生器质性改变。④分散患者注意力,如听收音机、聊天、看电视等,以降低机体对疼痛的感受性。⑤遵医嘱给予镇静、镇痛药,减轻疼痛。

(5)潜在并发症——感染的护理:①密切观察患者感染的征象,遵医嘱合理使用抗生素。②枕上垫无菌巾,保持伤口敷料干燥固定,如有渗湿、污染及时更换。③监测体温,每4～8小时1次。④鼓励患者进食营养丰富的食物,以增强机体抵抗力。⑤指导患者避免搔抓伤口,不合作者适当约束四肢。

(七)健康教育

1.指导家属鼓励患者正视现实,并安慰、开导患者,鼓励其参加社会活动,消除负性心理。

2.食用高热量、高蛋白、维生素丰富的饮食,增强机体抵抗力。

3.避免搔抓伤口,可用 75％酒精或络合碘消毒伤口周围,待伤口痊愈后方可洗头。

4.形象受损者,可暂时戴帽、戴假发修饰,必要时可行整容、美容术。

5.如出现伤口发红、渗液、积液,不明原因发热等情况应及时就诊。

第二节　颅骨骨折

颅骨骨折是颅骨受外力作用所致的颅骨结构改变,骨折的形式通常与外力作用的方式和程度有关。外力的作用面积越大、速度越快,颅骨的损伤越重。一般按骨折的部位可以分为颅盖骨折和颅底骨折;按骨折形态可以分为线性骨折(包括骨缝分离)、凹陷骨折和粉碎骨折;按骨折与外界是否相通分为开放性与闭合性骨折,开放性骨折和累及鼻窦的颅底骨折有合并骨髓炎和颅内感染的可能,必须及时处理。

一、临床表现

(一)颅盖骨折

1.线性骨折

几乎均为颅骨全层骨折,骨折线多为单一,也可为多发。形状呈线条状,也有的呈放射状,触诊有时可发现颅骨骨折线。

2.凹陷骨折

绝大多数为颅骨全层凹陷骨折,个别情况下亦有内板单独向颅内凹陷入者。头部触诊可及局部凹陷,多伴有头皮损伤。

3.粉碎骨折

患者的头颅 X 线片显示受伤处颅骨有多条骨折线,可呈纵横交错状,并分裂为数块,同时合并头皮裂伤及局部脑挫裂伤。

(二)颅底骨折

1.颅前窝

骨折后可见球结膜下出血及迟发性眼睑皮下淤血,呈紫蓝色,俗称"熊猫眼"。常伴有嗅神经损伤,少数可发生视神经在视神经管部损伤。累及筛窝或筛板时,可致脑脊液鼻漏,早期多呈血性。

2.颅中窝

骨折可见耳后迟发性淤斑,常伴听力障碍和面神经周围性瘫痪,以及脑脊液耳漏。

3.颅后窝

骨折可见乳突和枕下部皮下淤血,前者又称 Battle 征,有时可见咽喉壁黏膜下淤血,偶见舌咽神经、迷走神经、副神经和舌下神经损伤以及延髓损伤的表现。

二、辅助检查

1.X 线检查

颅盖骨折依靠头颅 X 线片确诊,凹陷骨折者可显示骨折片陷入颅内的深度;颅底骨折 X 线片检查价值不大。

2.CT 检查

CT 检查有助于了解骨折情况和有无合并脑损伤。

三、治疗原则

(一)颅盖骨折

1.线形骨折

本身不需特殊治疗,应着重处理骨折可能引起的硬脑膜外血肿、脑脊液漏。

2.凹陷骨折

①凹陷程度轻、陷入深度小于 1cm 又无临床症状者不需手术治疗。②凹陷 1cm 以上或出现压迫症状者,行骨折片复位术。③有颅内高压者应对症处理。

3.粉碎骨折

行骨片摘除,必要时于 3～6 个月后行颅骨成形术。

(二)颅底骨折

1.颅前窝骨折

本身无须特殊处理,以防止感染为主。若发生脑脊液漏,应按开放性损伤处理,不可堵塞,适当取头高位并予抗感染治疗。经处理后,鼻漏多可在 2 周内自行封闭愈合,对经久不愈长期漏液长达 4 周以上,或反复引发脑膜炎及大量溢液的患者,则应实施手术。

2.颅中窝骨折

处理同上。若伴海绵窦动静脉瘘,早期可采用 Mata 试验,即于颈部压迫患侧颈总动脉,每日 4～6 次,每次 15～30 分钟,对部分瘘孔较小者有一定效果,但对为时较久、症状有所加重或迟发的动静脉瘘,则应及早手术治疗。

3.颅后窝骨折

急性期主要是针对枕骨大孔区及高位颈椎的骨折或脱位。若有呼吸功能紊乱或颈脊髓受压时,应及早行气管切开,颅骨牵引,必要时做辅助呼吸或人工呼吸,甚至施行颅后窝及颈椎椎板减压术。

四、护理评估

(一)健康史

评估包括患者年龄、性别、职业、家庭状况、文化程度、宗教信仰、入院方式等。了解受伤经过、受伤时间、原因,暴力大小、性质、方向、着力点及次数,头颅是静止还是运动状况下受伤;受伤后的表现,有无癫痫发作等。了解患者及家族是否有高血压、冠心病、短暂性脑缺血发作和癫痫等疾病,是否由此跌倒而引起脑损伤;患者有无各种血液病的出血史,其他脏器的严重疾病史。有无某种药物或食物过敏,有无家族遗传性疾病。是否服用过阿司匹林等抗血凝药物,有无接受过治疗及具体用药情况。有无吸烟、饮酒史,饮食习惯及排泄状态。了解患者在疾病各个阶段的自理需要和自理能力,以便采取不同的连续的护理支持系统,满足其需要。

(二)身体状况

1.评估颅盖骨折患者有无局部软组织挫伤、压痛、肿胀或血肿,有无骨片凹陷,以了解骨折类型及程度;评估颅底骨折患者有无皮下淤血及淤血部位,有无脑脊液鼻漏、耳漏及漏出液量、性质、部位,以判断骨折类型和部位。

2.评估颅盖骨折患者有无癫痫、偏瘫和其他神经系统阳性体征,以提供相应的治疗护理措施;评估颅底骨折患者意识状态、生命体征变化,评估有无失明、听力下降、面瘫等神经受损表现。

(三)心理-社会状况

1.评估患者及家属对疾病发生后的心理反应和对疾病的认识程度。

2.评估患者及家属是否得到相关的健康指导。

3.评估费用支付方式,是否存在法律纠纷。

4.评估有无良好的社会支持系统,以便调动一切有利患者康复的因素

5.评估患者的个性特征,患者角色是否正常,以便提供针对性的指导。

五、护理诊断

(一)焦虑/恐惧

焦虑/恐惧与患者对骨折的恐惧、担心预后有关。

(二)有受伤的危险

有受伤的危险与脑损伤引起癫痫、意识障碍、视力障碍等有关。

(三)有感染的危险

有感染的危险与脑脊液外漏有关。

(四)知识缺乏

缺乏疾病的相关知识。

(五)潜在并发症

①癫痫:与颅骨骨折致脑损伤有关。②颅内低压:与颅骨骨折致脑脊液漏出过多有关。③颅内高压:与颅骨骨折致继发性颅内出血或脑水肿有关。④感染:与颅骨骨折致颅底开放性损伤有关。

六、护理措施

(一)病情观察

1.严密观察生命体征,及时发现病情变化。

2.有癫痫发作的患者应注意观察发作前的征兆、持续时间及发作类型。

3.注意观察有无颅内低压症状。

4.早期发现继发性颅内出血和颅内高压,及时进行手术治疗。

5.早期发现继发脑神经损害,及时处理。

(二)预防颅内感染

1.体位护理

患者取半坐卧位,头偏向患侧,借重力作用使脑组织移至颅底,促使脑膜形成粘连而封闭漏口,待脑脊液漏停止 3～5 日后可改平卧位。如果脑脊液外漏多,应取平卧位,头稍抬高,以防颅压过低。

2.保持局部清洁

每日 2 次清洁、消毒外耳道、鼻腔或口腔,注意消毒棉球不可过湿,以免液体逆流入颅内。劝告患者勿挖鼻、抠耳。

3.预防颅内逆行感染

脑脊液漏者,禁忌堵塞、冲洗鼻腔、耳道和经鼻腔、耳道滴药,禁忌做腰椎穿刺。脑脊液鼻漏者,严禁从鼻腔吸痰或放置鼻胃管。注意有无颅内感染迹象,如头痛、发热等。遵医嘱应用抗生素和破伤风抗毒素。

4.避免颅压骤升

嘱患者勿用力屏气排便、咳嗽、擤鼻涕或打喷嚏等,以免颅压骤然升降导致气颅或脑脊液逆流。

(三)并发症的观察与处理

1.脑脊液漏

患者鼻腔、耳道流出淡红色液体,可疑为脑脊液漏。但需要鉴别血性脑脊液与血性渗液。可将血性液滴于白色滤纸上,若血迹外周有月晕样淡红色浸渍圈,则为脑脊液漏;或行红细胞计数并与周围血的红细胞比较,以明确诊断。另外,还应区别血性脑脊液与鼻腔分泌物。根据脑脊液中含糖而鼻腔分泌物中不含糖的原理,用尿糖试纸测定或葡萄糖定量检测以鉴别是否存在脑脊液漏。在鼻前庭或外耳道口松松地放置棉球,随湿随换,记录24小时浸湿的棉球数,以估计脑脊液外漏量。有时颅底骨折虽伤及颞骨岩部,且骨膜及脑膜均已破裂但鼓膜尚完整时,脑脊液可经耳咽管流至咽部进而被患者咽下,故应观察并询问患者是否经常有腥味液体流至咽部。

2.颅内继发性损伤

颅骨骨折患者可合并脑挫伤、颅内出血,继发脑水肿导致颅压增高。脑脊液外漏可推迟颅压增高症状的出现,一旦出现颅压增高的症状,救治更为困难。因此,应严密观察患者的意识、生命体征、瞳孔及肢体活动等情况,以及时发现颅压增高及脑疝的早期迹象。

3.颅内低压综合征

若脑脊液外漏多,可使颅压过低而导致颅内血管扩张,出现剧烈头痛、眩晕、呕吐、厌食、反应迟钝、脉搏细弱、血压偏低。头痛在立位时加重,卧位时缓解。若患者出现颅压过低表现,可遵医嘱补充大量水分以缓解症状。

(四)心理护理

做好心理护理,稳定患者情绪。有脑神经损伤导致视力、听力、嗅觉损害以及面部周围性瘫痪者,护理人员要关心、体贴患者,加强生活护理和健康指导。

七、健康教育

(一)饮食指导

卧位患者进食时,头应偏向一侧,食物不宜过稀,也不宜过硬过稠。指导患者吞咽动作和正确的咳嗽方法,以防误吸。

(二)心理指导

针对患者的性格特点帮助他们树立战胜疾病的信心,正确面对,积极配合康复训练,争取早日康复。

(三)出院宣教

根据体力,适当活动。根据康复医师的指导,循序渐进地进行各种功能锻炼及康复,充分发挥患者主动性,锻炼日常生活能力。

(四)预防护理

颅骨缺损者应避免局部碰撞,以免损伤脑组织,嘱咐患者在伤后半年左右做颅骨成形术。

(五)复诊随访

术后 3 个月门诊随访。

第三节　原发性闭合性脑损伤

一、脑震荡

脑震荡是头部受暴力作用后立即出现短暂的大脑功能障碍,但无明显的脑组织器质性损害。是原发性脑损伤中最轻的一种,其特点是头部外伤后短暂意识丧失,旋即清醒,除有近事遗忘(即对受伤经过及伤前近期事物不能记忆)外,无任何神经系统缺损表现,多数患者在 2 周内恢复正常,预后良好。

(一)临床表现

1.意识障碍

意识障碍多数程度较轻,可以有意识丧失或仅是一过性的神志恍惚,意识障碍可以短至数秒钟、数分钟,一般不超过 30 分钟,意识清醒后可以恢复正常。

2.遗忘症

遗忘症多表现为逆行性遗忘症,即伤员对受伤当时情况或受伤的经过不能记忆。

3.头痛、头昏

在受伤后数日内明显,以后逐渐减轻,有的患者自觉症状很重,头痛、头昏常持续很长时间。

4.恶心、呕吐

多数较轻,1～2 日内消失;小儿常较明显,有的甚至可以成为主要症状。

5.其他

可出现自主神经功能紊乱症状,表现为情绪不稳、易激惹、不耐烦、注意力不集中、耳鸣、心悸、多汗、失眠或噩梦等。

(二)辅助检查

1.脑脊液检查

无红细胞。

2.CT 检查

颅内无异常发现。

(三)治疗原则

脑震荡的患者大多可以不治而愈,一般不需住院。在家卧床休息,光线宜暗,环境安静,饮食清淡。休息时间为 7～10 日。有的伤员自觉症状很重,可以针对性地进行镇静、镇痛等药物处理。有条件的地方对脑震荡患者最好能够保持 3～5 日的医疗联系或观察,这样常可以发现一些有并发症的患者,尤其是合并迟发性颅内血肿者,常需要进行紧急医疗处理。

(四)护理评估

1.健康史

评估包括患者年龄、性别、职业、家庭状况、文化程度、宗教信仰、入院方式等。了解受伤经过、受伤时间、原因,暴力大小、性质、方向、着力点及次数,头颅是静止还是运动状况下受伤;受伤后的表现,有无癫痫发作等。了解患者及家族是否有高血压、冠心病、短暂性脑缺血发作和癫痫等疾病,是否由此跌倒而引起脑损伤;患者有无各种血液病的出血史,其他脏器的严重疾病史。有无某种药物或食物过敏,有无家族遗传性疾病。是否服用过阿司匹林等抗血凝药,有无接受过治疗及具体用药情况。有无吸烟、饮酒史,饮食习惯及排泄状态。了解患者在疾病各个阶段的自理需要和自理能力,以便采取不同的连续的护理支持系统,满足其需要。

2.身体状况

(1)评估患者有无意识障碍及意识障碍的持续时间,单纯脑震荡意识障碍一般不超过30分钟。

(2)评估患者的记忆有无近事遗忘现象;评估有无头痛、头昏、恶心呕吐、失眠等表现,以便提供针对性护理措施。

3.心理-社会状况

(1)评估患者及家属对疾病发生后的心理反应和对疾病的认识程度。

(2)评估患者及家属是否得到相关的健康指导。

(3)评估费用支付方式,是否存在法律纠纷。

(4)评估有无良好的社会支持系统,以便调动一切有利患者康复的因素。

(5)评估患者的个性特征,患者角色是否正常,以便提供针对性的指导。

(五)护理诊断

1.焦虑

焦虑与缺乏脑震荡相关知识、担心疾病预后有关。

2.急性疼痛

急性疼痛与脑震荡有关。

(六)护理措施

1.饮食护理

普通饮食。给予营养丰富、富含纤维素、健脑饮食。

2.体位护理

卧床休息1~2周。

3.心理护理

部分患者因担心颅内病情变化或自觉症状较重,而产生焦虑心理。

(1)应理解、同情患者的感受,耐心倾听患者的诉说。

(2)向患者及家属讲解可能出现的症状及产生原因是短暂的大脑功能障碍,经过治疗和休息可痊愈,以消除其思想顾虑。

(3)避免不良因素影响,如避免与其他焦虑患者接触。

（4）鼓励患者尽早自理生活，以免产生过分依赖心理。

4.症状护理

常见症状为头痛、头昏。①观察意识状况及自觉症状。②嘱卧床休息，提供安静、舒适的休息环境，避免不良外界刺激。③症状显著者可遵医嘱给予镇静、镇痛药，但禁用吗啡、哌替啶，以免影响病情观察。④分散患者注意力，如听轻音乐、聊天等，但禁止看书报、电视。⑤解释头痛非器质性损害所致，以消除思想顾虑，并指导患者身心放松的方法，如深呼吸、想象手心发热。

5.继发性脑损伤的护理

继发性脑损伤是脑震荡的潜在并发症。重度脑挫裂伤患者，常因脑膜、脑实质内血管损伤或术后颅内压增高、缺血缺氧而继发脑水肿、颅内血肿，使原有病情加重，甚至危及生命。①术后要加强动态病情观察，观察重点包括意识状态、瞳孔、生命体征、神经系统体征及头痛、呕吐或躁动不安等，因继发性脑损伤多在术后 3 日内出现。②重症患者使用颅内压监护仪连续观察和记录颅内压的动态变化，通常以 $0.7\sim2kPa$ 为正常颅内压，$2.1\sim2.7kPa$ 为轻度增高，$2.8\sim5.3kPa$ 为中度增高，$5.3kPa$ 以上为重度增高；如颅内压进行性增高，提示有血肿的可能，如经过相应治疗后颅压仍持续在 $5.3kPa$ 以上，提示预后较差。③按颅内高压症状护理。④观察中若发现有继发性脑损伤征象时，应立即报告医师，对于潜在脑疝危险（如颅内血肿、颅压进行性升高）或已存在脑疝的患者应积极做好再次手术准备，及时手术治疗，以挽救患者生命。

（七）健康教育

1.保证充足睡眠，适当进行体能锻炼（太极拳等），避免过度用脑和过度劳累。

2.保持室内空气清新，保持周围环境安静舒适。

3.解除思想上对所谓"后遗症"的紧张和忧虑，保持心情愉快。

4.加强营养，多食健脑食品（如动物脑、栗子、核桃等）。

二、脑挫裂伤

脑挫裂伤主要指暴力作用于头部，引起大脑皮质的可见性器质性损害，包括脑挫伤和脑裂伤。脑挫伤指脑组织遭受破坏较轻，软脑膜尚完整的损伤；脑裂伤指软脑膜、血管和脑组织同时有破裂的损伤，常伴有外伤性蛛网膜下隙出血。脑挫裂伤的继发性改变为脑水肿和血肿形成。

（一）临床表现

脑挫裂伤的临床表现比脑震荡严重，主要表现为：

1.意识障碍

脑挫裂伤的意识障碍一般比较严重，昏迷程度和持续时间与损伤程度和部位有关。昏迷可由数分钟至数十分钟不等，有的甚至长达数日或长期昏迷。

2.头痛

脑挫裂伤造成的蛛网膜下隙出血、脑水肿和脑肿胀，可引起较为严重的头痛并且持续时间较长。头痛的性质主要为全头部胀痛或跳痛，咳嗽时加重。

3.恶心、呕吐

脑挫裂伤时脑脊液对第四脑室的冲击、脑血管运动功能的紊乱、颅内压力的改变以及蛛网膜下隙出血的刺激等,都可引起恶心和呕吐。大多伤后立即出现,呕吐为喷射性,若患者处于昏迷状态,常造成严重的误吸。

4.癫痫

脑挫裂伤的早期癫痫发作多见于儿童,一般发生于伤后数小时或数日内,有的甚至发生在外伤的当时。发作形式多以大发作和局限性发作为主;晚发和局限性癫痫常要警惕颅内血肿的可能。

5.脑膜刺激征

脑挫裂伤造成蛛网膜下隙出血,后者引起项强直,直腿抬高试验阳性。若无新鲜出血,陈旧的蛛网膜下隙出血一般5～7日可被逐渐吸收。颈强直可随脑脊液中含血量的减少而逐渐减轻。

6.局灶性神经系统体征

依脑挫裂伤的发生部位而定,若损伤累及脑的功能区,常于伤后即刻出现相应肢体的单瘫、偏瘫或偏身感觉障碍,以及失语或偏盲等。

7.脑脊液

脑挫裂伤者早期腰椎穿刺即可发现肉眼或显微镜下血性脑脊液;压力一般高于正常,压力过高时不宜过多地放出脑脊液。

(二)辅助检查

1.影像学检查

CT检查是首选项目,可了解脑挫裂伤的部位、范围及周围脑水肿的程度,还可了解脑室受压及中线结构移位等。MRI检查有助于明确诊断。

2.腰椎穿刺检查

腰椎穿刺脑脊液中含大量红细胞,同时可测量颅压或引流血性脑脊液,以减轻症状。但颅压明显增高者禁忌腰穿。

(三)治疗原则

1.脑挫裂伤患者一般应该卧床休息2～3周;在伤后3～5日内应密切观察病情,注意血压、脉搏、呼吸、瞳孔和意识的变化,以便早期发现颅内血肿。

2.呕吐频繁的患者可暂禁食,每日补充液体2 000～2 500mL。

3.头痛严重者可适当选用镇静药物,有的尝试每日或隔日行腰椎穿刺术,放出部分血性脑脊液以减缓头痛,但颅内压力较高时不主张做腰椎穿刺。

4.脱水可用20％甘露醇、25％山梨醇、20％甘油果糖等药物进行治疗;其他可酌情使用止血药、抗生素等。

(四)护理评估

1.健康史

(1)受伤史及现场情况:详细了解受伤过程,如暴力大小、方向、性质、速度;患者受伤后有无意识障碍,其程度及持续时间,有无逆行性遗忘;受伤当时有无口鼻、外耳道出血或脑脊液漏发生;是否出现头痛、恶心、呕吐、呼吸困难等情况;了解现场急救和转送过程

(2)既往史:了解患者既往健康状况。

2.身体状况

(1)局部:了解患者头部有无破损、出血,呼吸道是否通畅。

(2)全身:检查患者生命体征、意识状态、瞳孔及神经系统体征的变化,了解患者有无颅压增高和脑疝症状。了解患者营养状况,如体重、氮平衡、血浆蛋白、血糖、血电解质等,以及时调整营养素的种类和量。

3.心理-社会状况

了解患者及家属的心理反应;了解家属对患者的支持能力和程度。

(五)护理诊断

1.清理呼吸道无效

清理呼吸道无效与脑损伤后意识障碍有关。

2.营养失调:低于机体需要量

营养失调:低于机体需要量与脑损伤后高代谢、呕吐、高热等有关。

3.有失用综合征的危险

有失用综合征的危险与脑损伤后意识和肢体功能障碍及长期卧床有关。

4.潜在并发症

颅压增高、脑疝、蛛网膜下隙出血、癫痫发作、消化道出血。

(六)护理措施

1.保持呼吸道通畅

(1)体位护理:意识清醒者取斜坡卧位,以利于颅内静脉回流。昏迷或吞咽功能障碍者取侧卧位或侧俯卧位,以免呕吐物、分泌物误吸。

(2)及时清除呼吸道分泌物:颅脑损伤患者常有不同程度的意识障碍,丧失正常的咳嗽反射和吞咽功能,不能有效排除呼吸道分泌物、血液、脑脊液及呕吐物。因此,应及时清除口腔和咽部血块或呕吐物,定时吸痰。呕吐时将头转向一侧以免误吸。

(3)开放气道:深昏迷者抬起下颌或放置口咽通气道,以免舌根后坠阻碍呼吸。短期不能清醒者必要时行气管插管或气管切开。呼吸减弱并潮气量不足不能维持正常血氧者及早使用呼吸机辅助呼吸。

(4)加强气管插管、气管切开患者的护理:保持室内适宜的温度和湿度,湿化气道,避免呼吸道分泌物黏稠,利于排痰。

(5)预防感染:使用抗生素防治呼吸道感染。

2.加强营养

创伤后的应激反应可产生严重分解代谢,使血糖增高、乳酸堆积,后者可加重脑水肿。因此,必须及时、有效补充能量和蛋白质以减轻机体损耗。早期可采用肠外营养,待肠蠕动恢复后,无消化道出血者尽早行肠内营养支持,以利于胃肠功能恢复和营养吸收。昏迷患者通过鼻胃管或鼻肠管给予每日所需营养,成人每日补充总热量约 8 400kJ 和 10g 氮。当患者肌张力增高或癫痫发作时。应预防肠内营养液反流导致误吸。

3.病情观察

(1)意识:意识障碍是脑损伤患者最常见的变化之一。观察患者意识状态,不仅应了解有无意识障碍,还应注意意识障碍程度及变化。意识障碍的程度可辨别脑损伤的轻重。意识障碍出现的迟早和有无继续加重可作为区别原发性和继发性脑损伤的重要依据。

(2)生命体征:为避免患者躁动影响结果的准确性,应先测呼吸,再测脉搏。最后测血压。①体温:伤后早期。由于组织创伤反应。可出现中等程度发热;若损伤累及间脑或脑干,可导致体温调节紊乱,出现体温不升或中枢性高热;伤后即发生高热。多系视丘下部或脑干损伤;伤后数日体温升高,常提示有感染性并发症。②脉搏、呼吸、血压:注意呼吸节律和深度、脉搏快慢和强弱以及血压和脉压变化。若伤后血压上升、脉搏缓慢有力、呼吸深慢。提示颅压升高,警惕颅内血肿或脑疝发生;枕骨大孔疝患者可突然发生呼吸心跳停止;闭合性脑损伤呈现休克征象时。应检查有无内脏出血。如迟发性脾破裂、应激性溃疡出血等。

(3)瞳孔变化:可因动眼神经、视神经及脑干部位的损伤引起。观察两侧睑裂大小是否相等。有无上睑下垂。注意对比两侧瞳孔的形状、大小及对光反后。伤后一侧瞳孔进行性散大、对侧肢体瘫痪、意识障碍,提示脑受压或脑疝;双侧瞳孔散大、对光反应消失、眼球固定伴深昏迷或去皮质强直,多为原发性脑干损伤或临终表现;双侧瞳孔大小形状多变、对光反应消失,伴眼球分离或异位,常是中脑损伤的表现;眼球不能外展且有复视者,多为展神经受损;眼球震颤常见于小脑或脑干损伤。

有无间接对光反应可以鉴别视神经损伤与动眼神经损伤。观察瞳孔时应注意某些药物、剧痛、惊骇等也会影响瞳孔变化,如吗啡、氯丙嗪可使瞳孔缩小,阿托品、麻黄碱可使瞳孔散大。

(4)神经系统体征:原发性脑损伤引起的偏瘫等局灶症状,在受伤当时已出现,且不再继续加重;伤后一段时间才出现一侧肢体运动障碍且进行性加重,同时伴有意识障碍和瞳孔变化,多为小脑幕切迹疝压迫中脑的大脑脚,损害其中的锥体束纤维所致。

(5)其他:观察有无脑脊液漏,有无剧烈头痛、呕吐、烦躁不安等颅压增高表现或脑疝先兆。注意 CT 和 MRI 扫描结果及颅压监测情况。

4.并发症的观察与护理

(1)昏迷患者易发生的并发症:昏迷患者生理反应减弱或消失,全身抵抗力下降,易发生多种并发症。

1)压疮:保持皮肤清洁干燥,定时翻身,尤应注意骶尾部、足跟、耳郭等骨隆突部位,不可忽视敷料覆盖部位。消瘦者伤后初期及高热者常需每小时翻身 1 次,长期昏迷、一般情况较好者可每 3~4 小时翻身 1 次。

2)呼吸道感染:加强呼吸道护理,定期翻身叩背,保持呼吸道通畅,防止呕吐物误吸引起窒息和呼吸道感染。

3)失用综合征:脑损伤患者因意识或肢体功能障碍,可发生关节挛缩和肌萎缩。保持患者肢体于功能位,防止足下垂。每日四肢关节被动活动及肌按摩 2~3 次,防止肢体挛缩和畸形。

4)泌尿系感染:昏迷患者常有排尿功能紊乱,短暂尿潴留后继以尿失禁。长期留置导尿管是引起泌尿系感染的主要原因。必须导尿时,严格执行无菌操作;留置尿管过程中。加强会阴部护理。夹闭导尿管并定时放尿以训练膀胱贮尿功能;尿管留置时间不宜超过 3~5 日;需长期导尿者,宜行耻骨上膀胱造瘘术,以减少泌尿系感染。

5)暴露性角膜炎:眼睑闭合不全者,角膜涂眼药膏保护;无须随时观察瞳孔时,可用纱布遮盖上眼睑,甚至行眼睑缝合术。

(2)蛛网膜下隙出血:因脑裂伤所致,患者可有头痛、发热、颈强直表现。可遵医嘱给予解热镇痛药物对症处理。病情稳定,排除颅内血肿及颅压增高、脑疝后,为解除头痛可以协助医师行腰椎穿刺,放出血性脑脊液。

(3)消化道出血:多因下丘脑或脑干损伤引起的应激性溃疡所致,大量使用皮质激素也可诱发。除遵医嘱补充血容量、停用激素外,还应使用止血药和抑制胃酸分泌的药物,如奥美拉唑、雷尼替丁等。及时清理呕吐物,避免消化道出血发生误吸。

(4)外伤性癫痫:任何部位的脑损伤均可能导致癫痫,尤其是大脑皮质运动区受损。早期癫痫发作的原因是颅内血肿、脑挫裂伤、蛛网膜下隙出血等;晚期癫痫发作主要是脑的瘢痕、脑萎缩、感染、异物等引起。可采用苯妥英钠预防发作。癫痫发作时使用地西泮 $10\sim30mg$ 静脉缓慢注射,直至控制抽搐为止。

(5)颅压增高:①严密观察并记录患者的意识、瞳孔、生命体征及头痛、呕吐情况。②抬高床头 $15°\sim30°$,以利颅内静脉回流,减轻脑水肿;氧气吸入改善脑缺氧,降低脑血流量。③控制液体摄入量,成人每日补液量不超过 $2\,000mL$。液体应在 24 小时内均匀输入。不可在短时间内过快或大量输入,以免加重脑水肿。④避免一切引起颅压增高的因素,如呼吸道梗阻、高热、剧痛、便秘、癫痫发作及情绪波动等。⑤遵医嘱适当应用镇静、镇痛药,但禁用吗啡、哌替啶。以免抑制呼吸中枢。⑥较长时间使用甘露醇应观察尿量及肾功能,以防发生急性肾衰竭。静脉输入脱水药降低颅压,应保证脱水药顺利快速输入,避免药物外渗引起组织坏死,一旦发现液体外渗应立即更换静脉穿刺部位,局部外涂达氢锌霜或给予 0.5% 普鲁卡因局部封闭。

(七)健康教育

1.轻型患者应鼓励其尽早自理生活和恢复活动,注意劳逸结合。瘫痪患者制定具体计划,指导协助肢体功能锻炼,尤应注意发挥不全瘫痪部位或肢体的代偿功能,为日后生活自理做准备,静止状态时瘫痪肢体应置于功能位,以防畸形造成日后生活障碍。

2.脑挫裂伤可留有不同程度的后遗症,某些症状可随时间的延长而逐渐消失。对有自觉症状(如头痛、头晕、耳鸣、记忆力减退,注意力分散等)的患者,应与患者及家属及时沟通,给予恰当的解释和宽慰;鼓励患者保持乐观情绪,主动参与社交活动和建立良好的人际关系,树立康复信心。

3.颅骨缺损的患者要注意保护缺损部位,尽量少去公共场所,外出戴安全帽,在手术后 3～6 个月做颅骨成形术。

4.有癫痫发作者不能单独外出、攀高、游泳、骑车,指导按医嘱长期定时服用抗癫痫药,随身携带疾病卡,并教给家属癫痫发作时的紧急处理方法。

5.对语言障碍者,有意识、有计划地进行语言功能训练,并教会非语言性沟通的方法。

6.如原有症状加重,头痛、头昏、呕吐、抽搐,手术切口发炎、积液等应及时就诊。

7.3～6 个月后门诊影像学复查。

三、脑干损伤

脑干损伤是指中脑、脑桥和延髓的损伤。脑干损伤分为原发性和继发性损伤。原发性损伤是指在外伤的当时,由外力所致的脑移位使脑干撞击在颅底斜坡或小脑幕裂孔边缘,或由外力所致的脑干本身的扭转、牵拉造成的损伤。原发性脑干损伤约占重型颅脑损伤的 5% ~ 7%，占颅脑损伤死亡病例的 1/3。损伤发生时，脑干在外力的作用下，与小脑幕游离缘或斜坡撞击，或受脑室内液体压力的冲击致伤。损伤多发生在一侧脑干背部或中央部，局部可见不同程度的挫裂伤、出血、水肿和缺血坏死、软化等病理变化。

(一)临床表现

脑干内有重要的脑神经核、网状结构和运动、感觉神经的传导束，所以脑干是生命的中枢，脑干受损以后会出现一系列威胁患者生命的临床症状和体征。

1.生命体征改变

脑干内呼吸中枢受损可出现呼吸表浅、不规则和呼吸暂停等呼吸功能衰竭的表现。心血管中枢受损可出现低血压、脉搏频数、心律失常。脑干损伤引起自主神经中枢功能障碍，体温调节失衡出现高热，体热不能及时发散，致使高热达 40℃持续不退。

2.意识障碍

意识障碍的程度与脑干受损的部位和程度有关，一般昏迷程度较深，而且持续时间较长。

3.眼球和瞳孔改变

脑干损伤常出现眼球分离、双眼同向凝视或同向运动障碍；瞳孔大小多变且形状不规则，双侧缩小如针或两侧散大固定，亦可双侧不等大；对光反射消失。

4.锥体束征

由于脑干内锥体束损伤，可出现肢体瘫痪、肌张力增高、腱反射亢进、浅反射消失，还可出现一侧或双侧的病理反射。若受伤后一切反应消失，肌张力由增高而变为松弛，则为死亡前征兆。

5.去大脑强

为中脑受损所特有的症状，全身肌张力增高，阵发性四肢过度伸直，头向后仰呈角弓反张，此强直发作受到刺激时更加明显。这种发作常预示伤者病情严重并且预后不良。

(二)辅助检查

1.MRI 检查

MRI 最能明确诊断，T2 加权图像上呈现为椭圆形或条状高信号，T1 加权图像上呈现低信号。

2.脑干听觉诱发电位(BAEP)检查

BAEP 可较准确地反映脑干损伤的平面及程度，通常在听觉通路病灶以下的各波正常，病灶水平及其上的各波则显示异常或消失。

3.颅压监测

可鉴别原发性或继发性脑干损伤；原发性脑干损伤其颅压正常，而继发性脑干损伤颅压明显升高。

(三)治疗原则

原发性脑干损伤的治疗基本上与重度脑挫裂伤相同。

1.保持呼吸道通畅

脑干损伤患者深度昏迷，呼吸不畅，应当早期行气管切开，从而减少呼吸道无效腔，有利于呼吸道排痰,保证氧气供给。也可采用高压氧舱治疗。

2.人工冬眠低温治疗

降低脑组织的新陈代谢,提高脑组织对缺氧的耐受力,从而保护受损的脑组织,减轻脑水肿。

3.控制脑水肿、脑肿胀

可用高渗性脱水药治疗常用的药物有 20%甘露醇、20%甘油果糖及利尿药等。

4.应用止痉药物

脑干损伤后出现的肌张力增高和去大脑强直、可用抗癫药物或镇静药物控制,常用的有苯巴比妥钠、地西泮、10%水合氯醛、苯妥英钠等。

5.应用改善脑组织代谢药物

可用能量合剂如腺苷三磷酸、胞磷胆碱、脑活素、脑多肽、神经节苷脂类等。

6.加强护理

防止出现肺炎、压疮、泌尿系感染、肢体挛缩等并发症。

(四)护理评估

1.健康史

评估包括患者年龄、性别、职业、家庭状况、文化程度、宗教信仰、入院方式等。了解受伤经过、受伤时间、原因、暴力大小、性质、方向、着力点及次数,头颅是静止还是运动状况下受伤;受伤后的表现,有无癫痫发作等。了解患者及家族是否有高血压、冠心病、短暂性脑缺血发作和癫痫等疾病,是否由此跌倒而引起脑损伤;患者有无各种血液病的出血史,其他脏器的严重疾病史。有无某种药物或食物过敏,有无家族遗传性疾病。是否服用过阿司匹林等抗凝血药,有无接受过治疗及具体用药情况。有无吸烟、饮酒史,饮食习惯及排泄状态。了解患者在疾病各个阶段的自理需要和自理能力,以便采取不同的连续的护理支持系统,满足其需要。

2.身体状况

(1)评估意识障碍的程度和持续时间;原发性脑干损伤一般表现为受伤后立即昏迷,持续时间长短不一。

(2)评估眼球和瞳孔的变化:患者常表现为瞳孔大小不一,形态多变且不规则,眼球偏斜或眼球分离。

(3)评估生命体征有无异常改变;脑干损伤可导致呼吸循环功能紊乱或呼吸循环衰竭。

(4)评估有无去皮质强直和锥体束征阳性表现:去皮质强直表现为四肢伸直,角弓反张;锥体束征阳性表现为肢体肌张力增高,腱反射亢进及病理征阳性。

3.心理-社会状况

(1)评估患者及家属对疾病发生后的心理反应和对疾病的认识程度。

(2)评估患者及家属是否得到相关的健康指导。

(3)评估费用支付方式,是否存在法律纠纷。

(4)评估有无良好的社会支持系统,以便调动一切有利患者康复的因素。

(5)评估患者的个性特征,患者角色是否正常,以便提供针对性的指导。

(五)护理诊断

1.意识障碍

意识障碍与原发性脑干损伤有关。

2.有失用综合征的可能

有失用综合征的可能与脑损伤后意识和肢体功能障碍及长期卧床有关。

3.体温过高

体温过高与脑干损伤引起自主神经中枢功能障碍,体温调节失衡有关。

4.潜在并发症

感染、应激性溃疡、角膜溃疡等。

(六)护理措施

1.饮食护理

给予高热量、高蛋白、高维生素、低糖、易消化饮食,昏迷患者伤后48小时给予鼻饲饮食,必要时辅以静脉营养,以满足机体需要。

2.体位护理、

取平卧或侧卧位,头偏向一侧,以利口腔与呼吸道的分泌物引流;生命体征平稳者可抬高床头15°～30°,以利颅内静脉回流,降低颅压;大脑强直的患者颈部垫软枕,勿强力约束四肢,以免造成损伤。

3.心理护理

因患者起病突然、病情严重且常存在不同程度的后遗症,患者家属产生焦虑、恐惧、急躁等不良心理。①迅速、热情地接诊,并亲切、耐心地询问患者情况。使患者家属感到医务人员可亲、可信。从而减轻恐惧,配合治疗。②待患者意识恢复时,无论预后如何,原则上都应给予肯定性支持和鼓励,尽量避免消极暗示,尤其是来自家属、病友方面的消极暗示,使患者能够身心放松,感到安全,增强康复的信心。③加强基础护理,协助完成日常生活,使患者感觉舒适,保持心理相应平衡。④对清醒患者应做适当解释,让患者知道有些症状是可以恢复的,以消除患者的思想顾虑。⑤对遗留后遗症的患者,应积极向患者及家属提出合理建议,鼓励患者面对现实,并指导家属安慰、开导患者。

4.中枢性高热的护理

脑干损伤合并下丘脑损伤或蛛网膜下隙出血可引起体温调节中枢功能失常,导致高热。降温处理措施:①每4小时测量1次体温,必要时持续体温监测。②根据病情选择适合的降温方法,如药物降温、酒精擦浴、冰敷、冰液体快速输入、冰盐水保留灌肠、降温毯降温或冬眠低温疗法等。③正确采集血培养标本。及时送检,④嘱多饮水。鼓励咳嗽排痰,保持呼吸道通畅,痰液黏稠时予雾化吸入,⑤记录24小时出入量,定时检测电解质,遵医嘱静脉补充丢失的水、电解质。⑥选择清淡、易消化的高热量、高蛋白流食或半流食。⑦加强口腔护理及皮肤护理,定时翻身叩背。为了降低中枢性高热。必要时采用半导体降温毯降温与冬眠药物相结合的方法进行控制。同时应注意;①严密观察患者的心率、心律、血压等,如有血压下降、心率缓慢等异常改变,应及时报告医师处理。②用药30分钟后使用降温毯,降温速度不宜过快。③持续体温监测,使患者肛温维持在32～35℃,持续3～5日。④加强呼吸道管理,定时翻身、叩背。

防止压疮和肺部感染发生。⑤因低温状态下胃肠道功能减弱,一般不从胃肠进食,予以静脉营养支持。

5.意识障碍的护理

(1)保持呼吸道通畅,预防肺部并发症。

(2)加强泌尿系统的护理,防止尿路感染。

(3)加强营养支持护理,防治胃肠系统并发症。

(4)定时翻身、按摩,便后及时处理,保持皮肤清洁干燥,预防压疮及皮肤破损。

(5)加强五官护理,口腔护理每日 2 次,常规予氯霉素眼药水滴眼,眼睑闭合不全者涂眼膏,防止口腔炎、角膜炎等并发症。

(6)注意保持肢体功能位,并进行早期功能锻炼,防止肢体失用性萎缩及关节挛缩、变形。

6.肢体活动障碍的护理

(1)保持患者舒适体位,保持肢体功能位置。

(2)定时变换体位,保持皮肤清洁干燥,预防压疮。

(3)对瘫痪肢体定时进行按摩和被动运动,由小到大活动肢体各关节,每次 30 分钟,每日 3～4 次,以防止肌肉萎缩和关节挛缩、变形。

(4)慎用热水袋,以免烫伤。

7.呼吸功能紊乱的护理

(1)动态监测呼吸节律、呼吸频率、氧饱和度及血气分析。

(2)保持呼吸道通畅,昏迷患者尽早行气管切开。

(3)下列情况应行呼吸机辅助呼吸:动脉血氧分压(PaO_2)<60mmHg 或动脉二氧化碳分压($PaCO_2$)>60mmHg;无自主呼吸或呼吸节律不规则,呼吸缓慢(每分钟小于 10 次)或呼吸加快(每分钟大于 35 次)。

8.潜在并发症——继发性脑损伤的护理

重度脑干损伤患者常因脑膜、脑实质内血管损伤或术后颅压增高、缺血缺氧而继发脑水肿、颅内血肿,使原有病情加重,甚至危及生命。

9.潜在并发症——上消化道出血的护理

(1)遵医嘱及早给予雷尼替丁、西咪替丁、氢氧化铝凝胶等药物,预防出血。

(2)鼻饲前抽吸胃内容物时发现有咖啡色液体,或出现柏油样便、腹胀、肠鸣音亢进等说明有上消化道出血。重者则可能有呕血或大量便血,面色苍白,脉搏快数,血压下降等休克征象。观察中若发现上述现象应立即报告医师。

(3)遵医嘱应用止血药和抑制胃酸分泌的药物,停用糖皮质激素如地塞米松。

(4)经胃管用冰盐水反复灌洗抽吸后,注入氢氧化铝凝胶、云南白药、三七粉、奥美拉唑等药物止血。

(5)必要时行胃肠减压,并做好大量失血的各项抢救准备工作。

10.潜在并发症——感染的护理

重症患者呼吸道分泌物增多及潴留、留置导尿管、机体防御能力降低等因素是引起感染的常见原因。

(1)注意体温变化,定期检测血液、体液常规及分泌物培养检查,以及时发现感染征象。

(2)尿潴留者宜先用针刺关元、气海、曲池、三阴交等穴位,并配合按摩膀胱等方法使患者排尿,如仍不能排出或残留尿较多时,可行留置导尿管;导尿过程均需严格无菌操作,并加强泌尿系统护理;留置时间较长者1～2周更换导尿管1次,膀胱冲洗已不作为常规预防措施,必要时可遵医嘱执行,防止泌尿系统感染。

(3)尿失禁的男性患者,可用男式接尿器或直接用尿壶接尿;女性患者则应根据排尿规律,经常主动用尿盆接尿或及时更换尿布,不可将留置导尿管作为解决尿失禁的常规方法。

(4)加强口腔护理,及时清除口腔内分泌物,防止发生口腔炎、口腔溃疡及化脓性腮腺炎等并发症。

(5)正确放置引流袋高度,避免逆行感染;枕上垫无菌巾,保持伤口敷料干燥固定,如有渗湿、污染及时更换。

11.肺部并发症的护理

重型颅脑损伤后因肺实质多有淤血、水肿,吞咽、咳嗽反射减弱或消失致误吸、呼吸道内分泌物不能排除,加上侵入性操作和机体免疫力下降等因素极易并发肺部感染,严重肺部感染可导致呼吸功能不全,危及患者生命。

(1)及时清除口腔及呼吸道的分泌物、呕吐物及血细胞凝集块等,以免呼吸道堵塞。

(2)昏迷患者及早行气管切开,吸痰管应分别从鼻腔、口腔或从气管切开处深入气管内吸引,以吸尽呼吸道分泌物,并避免将口鼻内细菌带入气管、肺部。

(3)患者采取侧卧和侧俯卧位,以利呼吸道分泌物引流,防止呕吐物误吸;按时翻身、叩背,以利痰液排出。

(4)患者表现为呼吸困难、发绀、大量血性泡沫样痰及肺泡布满湿啰音时提示急性肺水肿,应保持呼吸道通畅,给予高流量输氧,必要时间断性加压呼吸或高频通气,静脉滴注地塞米松或氢化可的松,以改善肺水肿。

12.潜在并发症——深静脉血栓的护理

昏迷患者长期卧床,肢体活动减少,易导致静脉血栓形成。应注意:

(1)严密观察肢体皮肤温度、色泽、弹性及肢端动脉搏动情况,如局部皮肤发绀、肿胀等提示有血栓形成,应及时报告医师处理。

(2)鼓励患者早期下床活动,卧床患者定时给予肢体按摩和被动运动,预防血栓形成。

(3)抬高下肢,给患者穿弹力袜,促进静脉血回流,减轻静脉血淤滞;弹力袜大小要合适,过紧反而会促进血栓形成,过松则起不到效果。

(4)一旦发生深静脉血栓,下肢应抬高制动,局部湿热敷,禁止按摩,防止栓子脱落随血液流动,导致心、脑、肺等重要器官栓塞。

(5)遵医嘱使用尿激酶等抗凝剂。

第四节　继发性脑损伤

继发性脑损伤系指在原发性脑损伤的基础上。随着伤后的组织反应、病理生理改变与出血等因素所发生的水肿、肿胀或颅内血肿。其中颅内血肿是最多见、最危险的继发性、致命性病变,其主要危害是压迫、推移脑组织,引起进行性颅压增高,形成脑疝,危及患者生命。按伤后至血肿症状出现的早迟可分为:急性血肿(3 日内);亚急性血肿(4～21 日);慢性血肿(22 日以上);根据血肿所在解剖部位不同又可分为:硬脑膜外血肿、硬脑膜下血肿、脑内血肿。

一、硬脑膜外血肿

血肿位于颅骨内板之下和硬脑膜之间,发生率占颅内血肿的 25％～30％,仅次于硬脑膜下血肿。其中以急性者为主,约占 85％,亚急性者约占 12％,慢性者极少。如及时治疗预后均良好。

(一)临床表现

主要表现为急性脑受压症状,症状出现的急缓与出血的速度、部位以及人体的代偿能力有关。出血越快,颅内代偿能力越差,急性脑受压的症状越重。血肿的部位与脑疝形成的关系;血肿位于颞部者。早期可表现为小脑幕切迹疝的症状;位于额叶或顶枕叶者。脑疝症状出现较晚;位于颅后窝者,少量出血即可导致枕骨大孔疝,后果严重。

1.意识障碍

分原发性和继发性意识障碍,前者的意识障碍发生于受伤的当时,此后意识可以完全清醒,即进入所谓中间清醒期,以后随着血肿的出现和增大,再次出现意识障碍;后者的意识障碍发生于伤后的一段时间内,表现为进行性加深,直至发展为脑疝甚至死亡。典型的硬脑膜外血肿的原发性意识障碍一般都比较轻微,多数是脑震荡的一过性脑功能障碍,有的甚至完全没有意识障碍。中间清醒期的长短取决于血肿形成的速度,可自数十分钟至数日不等,但约 90％的病例发生于外伤后的 8～18 小时。急性硬脑膜外血肿的患者约 70％表现有中间清醒期。其他非典型的患者可以表现为伤后持续昏迷,或昏迷由浅变深,直至出现脑疝症状。

2.头痛、恶心和呕吐

随着血肿的增大,颅内压力进行性增高,患者出现头痛、恶心和呕吐症状。有的患者头痛剧烈,在继发昏迷之前甚至出现频繁的躁动。

3.瞳孔改变

在受伤的当时,有的可以出现双侧瞳孔扩大,以后在中间清醒期恢复正常;在脑疝前期时,可以出现血肿侧的瞳孔稍有缩小,对光反射迟钝,此为动眼神经受刺激症状;出现脑疝时,血肿侧的瞳孔明显扩大,对光反射消失,眼球固定。此时动眼神经受压并瘫痪。

4.偏瘫

可有两种形式,一是因血肿在运动区附近,压迫运动区皮质出现对侧的锥体束征,肢体无力或瘫痪,上、下肢程度可不相等;另一种是脑疝时因大脑脚受压出现对侧肢体的偏瘫,上、下肢同时发生,且程度一致。

5.生命体征

随着颅内压力的不断升高和脑疝的形成,可出现脉搏变慢、血压升高、呼吸加深变慢等代偿现象。当脑疝继续发展加重时,脑干功能衰竭,则出现血压下降,脉搏、呼吸加快,最后呼吸停止、心脏停搏。

(二)辅助检查

1.X线检查

颅骨平片常显示有骨折。当骨折线通过脑膜中动脉沟或静脉窦时,要高度警惕硬脑膜外血肿的发生。

2.CT扫描

在颅骨内板的下方可以看到局限性梭形或半月形高密度区,CT值为40～100Hu,血肿的密度均匀一致;调骨窗显示时,常可见颅骨骨折。

3.超声波探测

可以发现中线波移位。

(三)治疗原则

1.非手术治疗

适应证:①意识无进行性恶化。②无继发性神经系统阳性体征出现或原有神经系统阳性无进行加重。③无进行性颅压增高征。④CT检查示幕上血肿<10mL,中线结构移位<5mm,环池和侧裂池>4mm。常采用脱水、激素、止血及活血化瘀药(丹参、川芎等)治疗,并严密观察患者临床表现,必要时行CT检查做动态监护。

2.手术治疗

手术方法:常用手术方法有骨窗开颅血肿清除术、骨瓣开颅血肿清除术或钻孔穿刺清除血肿术。手术适应证为:①有明显临床症状和体征。②CT检查提示明显脑受压。③幕上血肿>30mL,幕下血肿>10mL。④患者意识障碍进行性加重或出现再昏迷。

(四)护理评估

1.健康史

(1)评估患者有无诱发脑疝的因素存在:如呼吸道梗阻、尿潴留、便秘、剧烈咳嗽、癫痫等可诱发脑疝形成。

(2)个人史:评估包括患者年龄、性别、职业、家庭状况、文化程度、宗教信仰、入院方式等。了解受伤经过、受伤时间、原因,暴力大小、性质、方向、着力点及次数,头颅是静止还是运动状况下受伤;受伤后的表现,有无癫痫发作等。了解患者及家族是否有高血压、冠心病、短暂性脑缺血发作和癫痫等疾病,是否由此跌倒而引起脑损伤;患者有无各种血液病的出血史,其他脏器的严重疾病史。有无某种药物或食物过敏,有无家族遗传性疾病。是否服用过阿司匹林等抗凝血药,有无接受过治疗及具体用药情况。有无吸烟、饮酒史,饮食习惯及排泄状态。了解患者在疾病各个阶段的自理需要和自理能力,以便采取不同的连续的护理支持系统,满足其需要。

2.身体状况

(1)评估患者的意识状态:有无意识障碍由浅变深。硬脑膜外血肿具有典型的昏迷→清醒

→昏迷的过程(中间清醒期)。

(2)评估有无瞳孔改变:当血肿不断增大引起小脑幕切迹疝时,疝入的大脑后动脉及脑组织压迫动眼神经,将出现患侧瞳孔散大。

(3)评估患者有无颅内压增高症状:是否出现剧烈头痛、反复呕吐、烦躁不安,有无血压升高、脉搏压增大、脉搏及呼吸缓慢等血肿形成占位效应时导致的颅压增高。

3.心理-社会状况

(1)评估患者及家属对疾病发生后的心理反应和对疾病的认识程度。

(2)评估患者及家属是否得到相关的健康指导。

(3)评估费用支付方式,是否存在法律纠纷。

(4)评估有无良好的社会支持系统,以便调动一切有利患者康复的因素。

(5)评估患者的个性特征,患者角色是否正常,以便提供针对性的指导。

(五)护理诊断

1.意识障碍

意识障碍与颅内血肿、颅压增高有关。

2.清理呼吸道无效

清理呼吸道无效与脑损伤后意识不清有关。

3.营养失调:低于机体需要量

营养失调:低于机体需要量与脑损伤后高代谢、呕吐、高热等有关。

4.有失用综合征的危险

有失用综合征的危险与脑损伤后意识和肢体功能障碍及长期卧床有关。

5.潜在并发症

颅压增高、脑疝、术后血肿复发。

(六)护理措施

1.饮食护理

清醒患者给予高热量、高蛋白、高维生素、高纤维素、易消化饮食,意识障碍者伤后48小时予鼻饲流质。

2.体位护理

全身麻醉未清醒时取平卧位,头偏向一侧,清醒后血压平稳者可抬高床头 $15°\sim30°$,以利颅内静脉回流,降低颅压。

3.心理护理

(1)向患者或家属介绍目前的病情进展、治疗措施、手术的必要性及可能出现的问题,以取得患者或家属的理解和配合。

(2)当患者清醒后,应及时告知目前的状况,并以亲切和蔼的语气进行适当的解释和安慰,以减轻患者的恐惧。

(3)应多与患者及家属进行沟通,引导患者说出所担忧的事,并给予满意的答复,运用有利的社会支持系统,以消除其思想顾虑。

(4)让患者及家属参与制定护理计划,调动积极性。

(5)对机体的代偿功能和可逆性多做解释,经常给予鼓励和支持,帮助患者树立信心。

4.颅内高压的护理

(1)严密观察并记录患者的意识、瞳孔、生命体征及头痛、呕吐情况。

(2)抬高床头 15°～30°,以利颅内静脉回流,减轻脑水肿;氧气吸入改善脑缺氧,降低脑血流量。

(3)控制液体摄入量,成人每日补液量不超过 2 000mL,液体应在 24 小时内均匀输入,不可在短时间内过快或大量输入,以免加重脑水肿。

(4)避免一切引起颅压增高的因素,如呼吸道梗阻、高热、剧痛、便秘、癫痫发作及情绪波动等。

(5)遵医嘱适当应用镇静、镇痛药,但禁用吗啡、哌替啶,以免抑制呼吸中枢。

(6)较长时间使用甘露醇应观察尿量及肾功能,以防发生急性肾衰竭。静脉输入脱水药降低颅压,应保证脱水药顺利快速输入,避免药物外渗引起组织坏死,一旦发现液体外渗应立即更换静脉穿刺部位,局部外涂达氢锌霜或给予 0.5％普鲁卡因局部封闭。

5.躁动的护理

躁动不安是颅脑损伤急性期的常见表现之一,应注意:

(1)分析引起躁动的因素,包括额叶脑挫裂伤,合并颅内血肿、脑水肿和脑肿胀所致的颅内高压状态,呼吸道不畅所致的缺氧,尿潴留引起的膀胱过度充盈,粪便干结引起的强烈排便反射,呕吐物或尿便浸透衣服,瘫痪肢体受压以及冷、热、痛、痒、饥饿等因素。

(2)当患者突然由安静转入躁动,或由躁动转为安静嗜睡状态时,都应提高警惕,观察是否有病情恶化,特别应考虑是否存在颅内高压或呼吸道梗阻。

(3)勿轻率给予镇静剂,以防混淆病情观察,对确诊为额叶挫裂伤所致的躁动,可给予适量镇静剂。

(4)对于躁动患者不能强加约束,捆绑四肢,以免患者过度挣扎使颅压进一步增高及加重能量消耗。

(5)防止意外受伤,可加床栏以防坠床,必要时由专人守护。

(6)注射时需有人相助以防断针,勤剪指甲以防抓伤,保持床单平整以防皮肤擦伤。

6.癫痫的护理

癫痫是脑损伤常见的继发性病理综合征,频繁发作不但加重原有病情,而且使患者产生不同程度的精神或社会心理障碍,应积极预防和控制其发作。

(1)立即给予抗癫痫药或镇静剂如地西泮 10mg 肌内注射或静脉注射,或苯巴比妥 0.1g 肌内注射。

(2)立即帮患者松解衣扣和裤带,头偏向一侧,清除呼吸道分泌物,保持呼吸道通畅,并予氧气吸入。

(3)用纱布包裹的压舌板垫在患者上下牙齿之间,防止咬伤舌及颊部,同时必须避免舌后坠影响呼吸,发生窒息。

(4)注意保护患者,避免过度用力按压患者,以防患者碰伤、肌肉撕裂、骨折或关节脱位。

(5)注意观察意识、瞳孔及生命体征的变化。

7.高热的护理

(1)每4小时测量1次体温,必要时持续体温监测。

(2)根据病情选择适合的降温方法,如药物降温、酒精擦浴、冰敷、冰液体快速输入、冰盐水保留灌肠、降温毯降温或冬眠低温疗法等。

(3)正确采集血培养标本,及时送检。

(4)嘱多饮水,鼓励咳嗽排痰,保持呼吸道通畅,痰液黏稠时予雾化吸入。

(5)记录24小时出入量,定时检测电解质,遵医嘱静脉补充丢失的水、电解质。

(6)选择清淡、易消化的高热量、高蛋白流食或半流食。

(7)加强口腔护理及皮肤护理,定时翻身叩背。

8.呕吐的护理

(1)观察并记录呕吐的次数、性质及伴随症状,呕吐物的性状、量、色,为治疗提供依据。如颅压增高引起的呕吐应予脱水降颅压处理,中枢性呕吐可肌内注射甲氧氯普胺、氯丙嗪。

(2)应给予患者热诚的关怀、同情,及时安慰患者,解除其紧张情绪。

(3)协助患者侧卧,头偏向一侧,及时清理呕吐物,保持呼吸道通畅,防止窒息。

(4)及时更换污染的床单被服,清洁口腔及周围皮肤,使患者舒适。

(5)呕吐不止者,需暂停进食,呕吐缓解后,应及时补充水分和营养。

(6)正确记录24小时出入量,定时检测电解质,为补液提供依据,维持水、电解质平衡。

9.头痛、头昏的护理

(1)卧床休息,注意卧位的合理调整,避免过度劳累和精神紧张。

(2)去除诱发或加重头痛的因素,如创造安静环境,保持尿便通畅,减少或避免咳嗽、屏气、大幅度转头、突然的体位改变等。

(3)重视患者主诉,严密观察意识、瞳孔、生命体征的变化。

(4)适时向患者解释头痛主要是局部损伤使硬脑膜、血管及神经受到牵拉、刺激所致,理解、同情患者的痛苦,关心、安慰患者。

(5)针对原因进行处理。

10.意识障碍的护理

(1)保持呼吸道通畅,预防肺部并发症。

(2)加强泌尿系统的护理,防止尿路感染。

(3)加强营养支持护理,防治胃肠系统并发症。

(4)定时翻身、按摩,便后及时处理,保持皮肤清洁干燥,预防压疮及皮肤破损。

(5)加强五官护理,口腔护理每日2次,常规予氯霉素眼药水滴眼,眼睑闭合不全者涂眼膏,防止口腔炎、角膜炎等并发症。

(6)注意保持肢体功能位,并进行早期功能锻炼,防止肢体失用性萎缩及关节挛缩、变形。

11.潜在并发症——脑疝的护理

(1)严密观察意识、瞳孔、生命体征及肢体活动的变化,及时发现脑疝。一侧瞳孔散大。对光反射消失。对侧偏瘫及病理征阳性时常提示小脑幕切迹疝存在;如突然出现呼吸节律改变,呼吸缓慢甚至停止提示枕骨大孔疝。

（2）重视患者主诉和临床表现。当患者头痛剧烈、频繁呕吐或躁动不安时为脑疝先兆,需及时通知医师并遵医嘱给予脱水、降颅压处理。

（3）去除引起颅压骤然增高的不利因素,保持呼吸道通畅,保持尿便通畅,控制癫痫发作。

（4）脑疝发生时应迅速处理,大脑半球血肿引起小脑幕切迹疝时,应快速静脉滴注 20％甘露醇;颅后窝血肿引起的枕骨大孔疝应首先协助医师行侧脑室前角穿刺外引流,同时静脉滴注 20％甘露醇,并做好急诊手术准备。

二、硬脑膜下血肿

硬脑膜下血肿发生在硬脑膜与蛛网膜之间,在颅内血肿中约占 60％,是最为常见的颅内血肿。根据血肿症状出现的早晚,可以分为急性、亚急性和慢性硬脑膜下血肿。

(一)临床表现

1.急性硬脑膜下血肿

由于合并原发性脑挫裂伤,临床症状多较严重,而且发展迅速。伤后多持续昏迷。或昏迷不断加深。极少有中间清醒期。根据脑挫裂伤的不同部位,可以出现脑受损的局灶症状或抽搐。出现急性脑受压和脑疝时。瞳孔,和生命体征明显改变。危重患者常有夫大脑强直、双侧瞳孔散大、病理性呼吸等危急征象。

2.亚急性硬脑膜下血肿

伤后 3 日～3 周内出现症状,在硬脑膜下血肿中较少见。一般原发性脑损伤较急性者为轻,脑表面的挫裂伤损伤的仅是较小的静脉,出血缓慢,临床经过良性。常可出现中间清醒期,生命体征变化不明显,有充裕的时间进行术前检查和准备。

3.慢性硬脑膜下血肿

主要是慢性脑受压和脑的局灶性症状。

（1）原发损伤轻微:多数伤者的外伤并不严重,有些甚至是在出现症状以后自己也不能回顾最初是何时何地发生的损伤。

（2）慢性脑受压症状:头痛、头昏并不严重,多有注意力不集中、记忆力下降、嗜睡或失眠、视力减退、视盘水肿、精神疲惫等,工作效率明显降低。

（3）脑的局灶性症状:表现为偏侧肢体的肌力弱、轻瘫或锥体束征,一侧中枢性面瘫,运动性失语或混合性失语等。

(二)辅助检查

CT 检查可助诊断。

1.急性或亚急性硬脑膜下血肿

示颅骨内板与脑组织表面之间有高密度、等密度或混合密度的新月形或半月形影,多伴有脑挫裂伤和脑受压。

2.慢性硬脑膜下血肿

示颅骨内板下低密度的新月形、半月形或双凸镜形影。

(三)治疗原则

1.急性、亚急性硬脑膜下血肿

以手术治疗为主,辅以非手术治疗。手术方法:①钻孔冲洗引流术(适用于血肿呈液状)。

②骨窗或骨瓣开颅术(适用于血肿呈凝块状),③颞肌下减压或去骨瓣减压术。

2.慢性硬脑膜下血肿

应采取手术治疗。一旦出现颅压增高症状,即应施行手术治疗,首选方法是颅骨钻孔冲洗引流术,小儿前囟未闭者可经前囟行硬脑膜下穿刺抽吸积血,包膜较肥厚或已有钙化的慢性硬脑膜下血肿应选择骨瓣开颅血肿清除术。

(四)护理评估

1.急性、亚急性硬脑膜下血肿

(1)健康史

评估包括患者年龄、性别、职业、家庭状况、文化程度、宗教信仰、入院方式等。了解受伤经过、受伤时间、原因,暴力大小、性质、方向、着力点及次数,头颅是静止还是运动状况下受伤;受伤后的表现,有无癫痫发作等。了解患者及家族是否有高血压、冠心病、短暂性脑缺血发作和癫痫等疾病,是否由此跌倒而引起脑损伤;患者有无各种血液病的出血史,其他脏器的严重疾病史。有无某种药物或食物过敏,有无家族遗传性疾病。是否服用过阿司匹林等抗凝药物,有无接受过治疗及具体用药情况。有无吸烟、饮酒史,饮食习惯及排泄状态。了解患者在疾病各个阶段的自理需要和自理能力,以便采取不同的连续的护理支持系统,满足其需要。

(2)身体状况

①评估有无原发昏迷及进行性意识障碍加重:急性硬脑膜下血肿伤后意识障碍较为突出,原发昏迷时间长且进行性加重,无明显的中间清醒期,仔细观察,有时可发现短暂的中间好转期。②评估有无剧烈头痛、频繁呕吐或躁动不安等颅压增高或脑疝先兆症状;颅压增高和脑疝征象多在1～3日内进行性加重。③评估是否存在局灶性体征(如偏瘫、失语、癫痫)及发生时间:伤后即有相应的体征可因脑挫裂伤累及某些脑功能区;伤后逐渐出现新的体征或原有阳性体征明显加重则可能是颅内继发血肿所致。

(3)心理-社会状况

1)评估患者及家属对疾病发生后的心理反应和对疾病的认识程度。

2)评估患者及家属是否得到相关的健康指导。

3)评估费用支付方式,是否存在法律纠纷。

4)评估有无良好的社会支持系统,以便调动一切有利患者康复的因素。

5)评估患者的个性特征,患者角色是否正常,以便提供针对性的指导。

2.慢性硬脑膜下血肿

(1)健康史

1)个人史:评估包括患者年龄、性别、职业、家庭状况、文化程度、宗教信仰、入院方式等。了解受伤经过、受伤时间、原因,暴力大小、性质、方向、着力点及次数,头颅是静止还是运动状况下受伤;受伤后的表现,有无癫痫发作等。了解患者及家族是否有高血压、冠心病、短暂性脑缺血,发作和癫痫等疾病,是否由此跌倒而引起脑损伤;患者有无各种血液病的出血史,其他脏器的严重疾病史。有无某种药物或食物过敏,有无家族遗传性疾病。是否服用过阿司匹林等抗凝血药,有无接受过治疗及具体用药情况。有无吸烟、饮酒史,饮食习惯及排泄状态。了解患者在疾病各个阶段的自理需要和自理能力,以便采取不同的连续的护理支持系统,满足其需要。

2)外伤史:评估患者有无头部外伤史及受伤时间。多数患者有轻微的头部外伤史,常因当时无明显症状而被忽略。

(2)身体状况:①评估患者有无头痛、乏力、眼底水肿等表现;小儿有无嗜睡、头颅增大、顶骨膨隆、囟门凸出等特点。慢性硬脑膜下血肿造成占位效应可引起慢性颅压增高的上述表现。②评估患者有无精神症状:特别是老年人有无痴呆、精神异常等。③评估患者有无癫痫发作及局灶性神经功能缺损体征(如偏瘫、失语),是否进行性加重。

(3)心理-社会状况:①评估患者及家属对疾病发生后的心理反应和对疾病的认识程度。②评估患者及家属是否得到相关的健康指导。③评估费用支付方式,是否存在法律纠纷。④评估有无良好的社会支持系统,以便调动一切有利患者康复的因素。⑤评估患者的个性特征,患者角色是否正常,以便提供针对性的指导。

(五)护理诊断

1.意识障碍

意识障碍与颅内血肿、颅压增高有关。

2.潜在并发症

颅压增高、脑疝、术后血肿复发。

(六)护理措施

1.饮食护理

给予高热量、高蛋白、高维生素、易消化吸收的饮食。

2.体位护理

钻孔引流术后,为了利于脑组织复位和血肿腔闭合,常采用头低脚高卧位。

3.心理护理

①应鼓励家属陪伴在身边,同时建立良好的医患关系,减轻患者的恐惧心理。②应主动观察询问患者主观感受,并通过患者的肢体语言理解患者头痛、不适等主观感受。③主动将可能给患者带来的痛苦和威胁做适当说明,并给予安全暗示和保证。

4.偏瘫、偏身感觉障碍的护理

①加强安全防护措施,上床档,躁动不安者予适当约束肢体。②协助完成生活护理,定时翻身、按摩,防止压疮发生。③瘫痪肢体应进行被动运动、按摩,以免肌肉失用性萎缩。④指导患者慎用热水袋,以免发生烫伤。

5.失语的护理

①主动关心患者,细心观察,及时发现患者存在的问题。②指导并鼓励患者进行非语言性沟通,如固定手势、留言等。③同情、理解患者,对构音困难者应耐心倾听,并给予支持鼓励。④指导患者及家属进行语言训练,如教患者发单音字、数数等。

6.精神症状的护理

①做好保护性措施,上床档,适当约束四肢,防止坠床、自伤或伤及别人。②做好家属解释工作,并指导家属细心看护,避免发生意外。③遵医嘱使用抗精神失常药或镇静剂。④尊重患者人格,不可取笑、嘲弄患者。⑤加强自我保护意识,防止被患者抓伤、打伤。

7.硬脑膜下引流管护理

①患者平卧或头低脚高位,以利体位引流。②引流袋低于创腔 30cm,以较快引流出创腔内液体。③保持引流通畅,观察排液、排气情况,一般高位引流管排气,低位引流管排液,引流液多呈棕褐色陈血及碎血块,后期引流液减少。④拔管 48 小时内注意观察有无颅压增高表现。

8.潜在并发症——再发血肿的护理

①观察意识状态、瞳孔变化,小儿注意观察囟门张力情况和情绪变化。②观察神经功能缺损体征有无加重或缓解。③宜采取头低位,卧向患侧,利于脑组织复位和血肿腔闭合。④嘱患者多饮水,不使用强力脱水药,必要时适当补充低渗液体。⑤必要时做动态 CT 观察。

三、脑内血肿

脑内血肿是指头部外伤以后在脑实质内出血形成的血肿。脑内血肿的发生率约占闭合性颅脑损伤的 1%,占颅内血肿的 5%。多见于成人和老年伤者。可能与脑的血管脆性有关。脑内血肿多数伴有脑挫裂伤,常与硬脑膜下血肿并发;少数因凹陷骨折刺伤脑组织所致;部分因外伤时脑组织在颅内动荡引发脑内血管破裂出血。

(一)临床表现

以进行性加重的意识障碍为主,若血肿累及重要脑功能区,可能出现偏瘫、失语、癫痫等症状。

(二)辅助检查

常规做头部 CT 扫描,可见脑内不规则高密度区或混杂密度区,常伴有脑水肿、脑室系统的挤压变形和脑的移位。浅部血肿常合并硬脑膜下血肿,深部血肿要注意与有些自发性脑内血肿相鉴别。

(三)治疗原则

1.手术治疗

采用骨窗或骨瓣开颅血肿清除术,必要时去骨瓣减压,解除脑受压。

2.非手术治疗

若脑内血肿较小,患者无意识障碍和颅压增高症状,或症状已明显好转,可在严密观察病情下,采用脱水等非手术治疗。治疗期间一旦出现颅压进行性升高、局灶性脑损害、脑疝早期症状,应紧急手术。

(四)护理评估

1.健康史

评估包括患者年龄、性别、职业、家庭状况、文化程度、宗教信仰、入院方式等。了解受伤经过、受伤时间、原因,暴力大小、性质、方向、着力点及次数,头颅是静止还是运动状况下受伤;受伤后的表现,有无癫痫发作等。了解患者及家族是否有高血压、冠心病、短暂性脑缺血发作和癫痫等疾病,是否由此跌倒而引起脑损伤;患者有无各种血液病的出血史,其他脏器的严重疾病史。有无某种药物或食物过敏,有无家族遗传性疾病。是否服用过阿司匹林等抗凝血药,有无接受过治疗及具体用药情况。有无吸烟、饮酒史,饮食习惯及排泄状态。了解患者在疾病各个阶段的自理需要和自理能力,以便采取不同的连续的护理支持系统,满足其需要。

2.身体状况

(1)评估患者有无意识障碍及其程度,是否出现意识障碍进行性加重的脑内血肿主要表现。

(2)评估患者有无血压增高,脉搏、呼吸缓慢等颅压增高反应。

(3)评估患者有无偏瘫、偏盲、失语、癫痫等脑局灶性症状。

(4)评估患者营养状况能否满足机体需要,有无电解质及酸碱平衡紊乱。

3.心理-社会状况

(1)评估患者及家属对疾病发生后的心理反应和对疾病的认识程度。

(2)评估患者及家属是否得到相关的健康指导。

(3)评估费用支付方式,是否存在法律纠纷。

(4)评估有无良好的社会支持系统,以便调动一切有利患者康复的因素。

(5)评估患者的个性特征,患者角色是否正常,以便提供针对性的指导。

(五)护理诊断

1.意识障碍

意识障碍与脑内血肿、颅压增高有关。

2.潜在并发症

脑疝、昏迷、角膜溃疡、颅压增高、术后血肿复发。

(六)护理措施

1.病情监测

严密观察神志、瞳孔、生命体征的变化,若有异常及时报告医师给予对症处理。

2.保持呼吸道通畅

有意识障碍的患者要注意保持呼吸道通畅,及时吸痰,必要时行气管切开术。

3.安全护理.

躁动不安者,注意安全保护,适当约束患者,防止意外发生,必要时复查CT。

4.饮食护理

术后给予高蛋白、高热量、高维生素的饮食,以增加患者抵抗力。对于昏迷、吞咽困难者,术后给予鼻饲饮食。

5.脑内血肿位于额叶、颞叶的患者的护理

护理上应注意:

(1)偏瘫的患者定时翻身,同时按摩受压部位皮肤,床单保持清洁干燥,以防止压疮的发生。

(2)失语的患者,通过手势、笔写等方式与其进行有效的沟通,并注意语言功能训练。

(3)癫痫的患者,注意观察癫痫发作的先兆、类型、持续时间,遵医嘱按时给予抗癫痫药,防止因癫痫发作引起血肿增大。

6.高热护理

高热的患者,进行药物及物理,降温处理,必要时给予人工冬眠。

7.药物护理

遵医嘱按时给予脱水药,并定时巡视。

8.脑内血肿位于颅后窝的患者的护理

应严密观察呼吸变化及是否出现颈强直症状。因颅后窝空隙较小,少量血肿即可引起猝死。

9.并发症的预防护理

(1)肢体偏瘫者,要保持肢体功能位,防止足下垂。

(2)眼睑闭合不全者,注意护眼,可涂眼药膏,防止角膜溃疡。

(3)加强口腔护理,每日 2 次,防止口腔疾患的发生。

第五节　开放性颅脑损伤

开放性颅脑损伤是颅脑各层组织(头皮、颅骨、硬脑膜和脑组织)均开放的损伤,脑组织直接与外界相通。硬脑膜是保护脑组织的一层坚韧纤维屏障,此层破裂与否,是区分脑损伤为闭合性或开放性的标志,根据开放性颅脑损伤的原因不同可分为非火器性伤和火器性伤,皆伴有头皮裂伤、颅骨骨折、硬脑膜破裂和脑脊液漏,可发生失血性休克、颅内感染。

一、临床表现

(一)头部伤口

非火器所致开放性颅脑损伤,伤口往往掺杂有大量异物如头发、布片、泥沙和碎骨片等,有脑脊液和脑组织从伤口溢出,或脑组织由硬脑膜和颅骨缺损处向外膨出。火器所致开放性颅脑损伤可见弹片或弹头所形成的伤道。

(二)脑损伤症状

与闭合性脑损伤区别不大患者出现意识障碍、生命体征改变。伤及皮质功能区或其邻近部位时,局灶症状和体征明显,如瘫痪、感觉障碍、失语、偏盲等。外伤性癫痫发生率较高。

(三)颅压增高与脑疝

开放性颅脑损伤在一定程度上缓和了颅压增高,但大部分合并存在凹陷骨折,骨折片镶嵌重叠和硬脑膜裂口较小时,仍然会出现明显颅压增高甚至脑疝。

(四)失血性休克

伤口大量出血者,可出现休克征象。

二、辅助检查

(一)颅骨 X 线片检查

可明确是非贯通伤还是贯通伤,有助于了解骨碎片等异物在颅内的存留情况,对指导清创手术有重要作用。

(二)CT 检查

可确定脑损伤的部位和范围,以及是否有继发颅内血肿和脑水肿,对存留的骨折片和异物做出精确定位。

(三)脑血管造影

主要针对开放性颅脑损伤后期的并发症和后遗症,如外伤性动脉瘤或动静脉瘘。

(四)腰椎穿刺

了解颅内有无感染征象。

三、治疗原则

(一)现场紧急救治

积极抢救患者生命:①保持呼吸道通畅。②保持循环稳定,积极防治休克。③妥善保护伤口或膨出脑组织。

(二)彻底清除异物

争取在伤后 6～8 小时内施行清创术,在无明显污染并应用抗生素的前提下清创时限可延长到 72 小时。彻底清除异物,严密缝合硬脑膜。如有困难,可取自体帽状腱膜或颞肌筋膜修补。

(三)积极预防感染

应用抗生素及破伤风抗毒素预防感染。

四、护理评估

(一)健康史

评估包括患者年龄、性别、职业、家庭状况、文化程度、宗教信仰、入院方式等。了解受伤经过、受伤时间、原因,暴力大小、性质、方向、着力点及次数。头颅是静止还是运动状况下受伤;受伤后的表现,有无癫痫发作等。了解患者及家族是否有高血压、冠心病、短暂性脑缺血发作和癫痫等疾病,是否由此跌倒而引起脑损伤;患者有无各种血液病的出血史,其他脏器的严重疾病史。有无某种药物或食物过敏,有无家族遗传性疾病。是否服用过阿司匹林等抗凝药物,有无接受过治疗及具体用药情况。有无吸烟、饮酒史,饮食习惯及排泄状态。了解患者在疾病各个阶段的自理需要和自理能力。以便采取不同的连续的护理支持系统,满足其需要。

(二)身体状况

1.评估患者有无意识障碍及其程度、持续时间

如患者受伤当时无昏迷随后转入昏迷,或意识障碍呈进行性加重,都反映患者存在急性脑受压征象,在急性期可能为血肿或脑肿胀,慢性期可能为脓肿。

2.评估患者生命体征是否平稳

重伤者多数伤后立即出现呼吸、脉搏、血压的变化,大量失血可导致休克发生。

3.评估患者有无头痛、恶心、呕吐及脑膨出等颅内压增高症状

早期常因颅内血肿、急性脑水肿和脑内感染引起,晚期主要由于脑脓肿。

4.评估患者有无头痛、呕吐、颈强直、高热及脉速等颅内感染毒性反应。

5.评估患者有无偏瘫、失语、偏身感觉障碍及视野缺损等脑损伤症状。

当损伤位于脑功能区累及脑神经时,可引起不同程度的脑神经功能损害。

6.评估创伤局部情况

伤口的部位、大小、数目、性质,伤口是否整齐或参差不齐,是否存在静脉窦破裂引起大量出血,穿通伤出入口的连线是否横过重要结构,有无脑脊液外漏,是否粘有头发、泥沙及其他污

物,有无骨折片外露,有无致伤物嵌顿于骨折处或颅内。

(三)心理-社会状况

1.评估患者及家属对疾病发生后的心理反应和对疾病的认识程度。

2.评估患者及家属是否得到相关的健康指导。

3.评估费用支付方式,是否存在法律纠纷。

4.评估有无良好的社会支持系统,以便调动一切有利患者康复的因素。

5.评估患者的个性特征,患者角色是否正常,以便提供针对性的指导。

五、护理诊断

(一)意识障碍

意识障碍与脑损伤、颅压增高有关。

(二)潜在并发症

颅压增高、脑疝、颅内感染、失血性休克。

六、护理措施

(一)急救护理

1.紧急救治

首先争分夺秒地抢救心跳呼吸骤停、开放性气胸、大出血等危及患者生命的伤情。无外出血表现而有休克征象者,应查明有无头部以外部位损伤,如合并内脏破裂等,并及时补充血容量。

2.伤口处理

有脑组织从伤口膨出时,外露的脑组织周围用消毒纱布卷保护,再用纱布架空包扎,避免脑组织受压。对插入颅腔的致伤物不可贸然撼动或拔出,以免引起颅内大出血。遵医嘱使用抗生素和破伤风抗毒素(TAT)。

3.保持呼吸道通畅

及时清除口、鼻腔分泌物。禁用吗啡镇痛,以防抑制呼吸。

4.病情观察

密切观察病情变化,及时发现和处理并发症。如患者意识障碍进行性加重,出现喷射性呕吐、瞳孔散大,应警惕脑疝可能。

(二)手术前的护理

1.止血及补充血容量

创伤部位出血过多易造成失血性休克,应迅速控制出血,补充血容量。

2.病情观察

严密观察患者意识状态、生命体征、瞳孔、神经系统病症等,结合其他临床表现评估颅内血肿或脑水肿的进展情况。

3.完善术前准备

除按闭合性脑挫裂伤患者护理外,还应做好紧急手术准备。

3.手术后的护理

(1)术后送 ICU 病房严密监护。

（2）保持呼吸道通畅。

（3）继续实施降低颅压的措施。

（4）做好创口和引流管的护理，注意有无颅内再出血和感染迹象。

（5）加强基础护理。

七、健康教育

1.加强营养，进食高热量、高蛋白、富含纤维素、维生素丰富的清淡饮食，发热时多饮水。

2.遵医嘱按时、按量服药，不可突然停药、改药及增减药量（尤其是抗癫痫、抗菌药及激素治疗），以免加重病情。

3.生活有规律，注意气候变化，预防感冒，保持个人卫生，保持室内空气清新。

4.神经功能缺损者应坚持进行康复训练，可同时选择行辅助治疗（如高压氧、针灸、理疗、按摩、中医药、助听器等）。

5.癫痫患者不宜单独外出、登高、游泳、驾驶车辆及高空作业；发作时就地平卧，头偏向一侧，解开衣领及裤带，上下齿间放置手帕类物品，不强行按压肢体，不喂水和食物。

6.避免搔抓伤口，可用75％酒精或络合碘擦拭伤口，待拆线1个月后方可洗头。

7.颅骨缺损者注意保护骨窗局部，外出戴防护帽，尽量少去公共场所，一般术后半年可行颅骨修补术。

8.3～6个月门诊复查，如原有症状加重、头痛、呕吐、抽搐、不明原因发热、手术部位发红、积液、渗液等应及时就诊。

第六节　颅脑损伤后遗症及并发症

一、脑脊液漏

脑脊液漏是指脑脊液经由鼻腔或开放创口流出，是颅脑损伤的严重并发症，可导致颅内感染。脑脊液漏常见于颅底骨折、硬脑膜破裂，使脑脊液经鼻或耳流出。也可见于颅脑火器伤，尤其是脑室穿通伤，脑脊液常经伤口流出。脑脊液鼻漏多见于筛板骨折，少见于额窦后壁和蝶窦骨折。脑脊液耳漏多为岩骨骨折，如中耳鼓膜破裂，则经外耳道流出，也可经咽鼓管从鼻孔流出。脑室穿通伤脑脊液大量流失，极易导致颅内出血、气脑和颅内感染，或颅内低压。

（一）临床表现

通常于伤后立即出现脑脊液漏，少数颅底骨折后数日甚至数月后发生。这文是因硬脑膜裂口被凝血块或挫伤脑组织暂时填塞。日这些填塞物自溶后则出现脑脊液漏。昏迷患者易在一定体位时产生。因此较易忽略。伤后初期脑脊液常含血性。以后转为清亮。因脑脊液流失。患者出现头痛头昏。抬头症状加重等低颅压综合征。甚至因脑室塌陷等发生颅内血肿。颅底骨折常合并嗅觉或听力丧失、面神经麻痹等症状。

（二）辅助检查

1.实验室检查

（1）令患者低头、屏气或双侧颈静脉加压使颅内压力升高，可见液体流出加速。

(2)鼻孔流出的脑脊液糖定量在 1.9mmol/L 以上时,脑脊液干后不结痂。

2.头颅影像学检查

有时可显示颅内积气,上颌窦、蝶窦内液平面,甚至可见岩骨、筛板、筛窦、额窦等骨折线或骨缺损。

3.鼻内镜检查

可能找到瘘口部位并确定脑膜缺损范围。电鼻内镜可录像,找到脑脊液经鼻道出口。

4.腰穿或延髓池穿刺

注入靛胭脂 1mL,卧床头低位,10～20 分钟后可见滴出染色的液体。

5.其他

螺旋 CT 冠状增强扫描,或 MRI 检查。

(三)治疗原则

其原则是防止导入颅内感染,促进脑脊液漏自发停止,即促进瘘口愈合。

1.凡脑脊液漏的患者,均要预防性使用抗感染药物及破伤风抗毒素。

2.保持鼻腔、外耳道通畅清洁,但不可用填塞物,否则易导致感染源逆行导入颅内。

3.禁忌局部冲洗。尽量避免擤鼻、屏气、呛咳,避免使细菌逆行入颅内。急性期禁忌腰穿,以免增加逆行颅内感染和外伤性气颅的危险。严重脑脊液鼻漏者,安置鼻饲管时应慎重。

4.为促使脑脊液漏自发停止,宜抬高床头,并卧向患侧(如耳漏),令脑组织与撕裂脑膜处紧密贴附,以利于自行闭合。

5.若为脑室穿通伤、急性外伤后的严重脑脊液鼻漏、耳漏以及伴有较多破损脑白质自耳、鼻渗出,应考虑做急诊开颅、施行脑膜裂口修补术。

6.一般颅底骨折所引起的脑脊液鼻漏或耳漏多在 1 周内自行停止,超过 1 个月不愈者应考虑行手术修补。

(四)护理评估

1.健康史

评估包括患者年龄、性别、职业、家庭状况、文化程度、宗教信仰、入院方式等。评估脑脊液漏的原因、部位、程度及持续时间,漏出脑脊液的量、颜色、性状。判断有无出血、感染。了解是否存在加重或缓解脑脊液漏的因素。了解患者及家族是否有高血压、冠心病、短暂性脑缺血发作和频癫痫等疾病。是否由此跌倒而引起脑损伤;患者有无各种血液病的出血史,其他脏器的严重疾病史。有无某种药物或食物过敏,有无家族遗传性疾病。是否服用过阿司匹林等抗凝药物,有无接受过治疗及具体用药情况。有无吸烟、饮酒史,饮食习惯及排泄状态。了解患者在疾病各个阶段的自理需要和自理能力,以便采取不同的连续的护理支持系统,满足其需要。

2.身体状况

评估患者有无头痛、头昏等低颅压症状。

3.心理-社会状况

(1)评估患者及家属对疾病发生后的心理反应和对疾病的认识程度。

(2)评估患者及家属是否得到相关的健康指导。

(3)评估费用支付方式,是否存在法律纠纷。

(4)评估有无良好的社会支持系统,以便调动一切有利患者康复的因素。

(5)评估患者的个性特征,患者角色是否正常,以便提供针对性的指导。

(五)护理诊断

1.焦虑

焦虑与担心疾病预后有关。

2.知识缺乏

缺乏脑脊液漏的相关保健知识。

3.潜在并发症

颅内感染。

(六)护理措施

1.术前护理

(1)心理护理:耐心向患者解释手术的目的、配合方法,安慰开导患者。

(2)饮食护理:急行手术者应即刻禁食禁饮,饱胃患者应行胃肠减压,防止麻醉,后食物反流引起窒息。

(3)体位护理:卧床休息,取头高位,床头抬高30°,枕上垫无菌垫巾,保持清洁、干燥。耳漏患者头偏向患侧,维持到脑脊液漏停止后3~5日。

(4)潜在并发症——感染的护理

1)于鼻孔或外耳道口安放干棉球,浸透后及时更换,24小时计算棉球数,估计脑脊液漏出量。

2)及时清除鼻前庭或外耳道内污垢。用生理盐水棉球擦洗。酒精棉球消毒,防止液体引流受阻而逆流。禁忌做耳鼻道填塞、冲洗、滴药,脑脊液鼻漏者严禁经鼻插胃管或鼻导管,禁忌做腰穿。加强口腔护理,每日2次,防止继发颅内感染。

3)观察体温,每6小时1次,至脑脊液停止后3日,若体温仍异常,及时查找原因,分析是否继发颅内感染。

4)遵医嘱按时使用抗菌药物,并观察用药效果。

5)指导患者避免擤鼻涕、打喷嚏、屏气、剧烈咳嗽或用力排便,以免脑脊液压力突然升高后又降低而使脑脊液逆流。

2.术后护理

(1)心理护理:患者常因存在部分神经功能缺损或不同程度的后遗症,如头痛头昏、失眠、躯体移动障碍、失语等而产生悲观、焦虑;特别是重症患者恢复时间长,进展缓慢,使患者及家属缺乏信心。护士应多与患者及家属进行沟通,关心体贴患者,及时发现情绪变化并进行安慰和开导。对机体的代偿功能和可逆性多做解释,多给予鼓励和支持,帮助患者树立信心;调动一切有利的社会支持系统,解除患者的思想顾虑和对生活、工作的担忧。

(2)饮食护理:①麻醉清醒后4~6小时无呕吐,吞咽功能良好者可予流质,并逐渐过渡到普食。②术后24~48小时未清醒者应尽早给予鼻饲流质,国内外报道均认为尽早实施胃肠营养能维持肠黏膜结构的完整性,防止或减轻高代谢,减少内源性感染。③胃肠内营养不能满足机体需要时,应静脉补充营养,如脂肪乳剂、氨基酸等。

（3）体位护理：全身麻醉未清醒时取平卧位，头偏向一侧，清醒后血压平稳者可抬高床头15°～30°以利静脉回流；意识不清或，伴有呼吸道不畅、呕吐、咳嗽、吞咽障碍者，宜取头侧卧位，以利咽喉部及口腔分泌物的引流，防止误吸和窒息。

（4）症状护理：主要是针对颅内高压、躁动、癫痫、高热、呕吐、头痛头昏、意识障碍等症状的护理。

（5）管道护理

对各种管道应妥善固定。保持通畅。加强观察、巡视。术后患者常有氧气管、创腔引流管、气管插管、导尿管，应保持各种管道的通畅，防止外源性感染的发生。

1）气管插管：①应随时吸痰保持呼吸道通畅。②预防和减轻拔管后喉头水肿，予以生理盐水 20mL＋糜蛋白酶 5mg 雾化吸入每日 2 次。

2）创腔引流管：引流袋内口应低于引流管出口位置，以免逆行感染；适当制动头部，防止引流管扭曲、脱出，注意引流管是否通畅，观察量、颜色并记录；引流管一般术后第 3 日即拔管，以免引起感染。注意伤口渗血、渗液，一旦发现头部伤口渗湿，应及时报告医师处理。

3）留置导尿管：①原则上应尽早拔除导尿管。②留置导尿管期间以 0.1％苯扎溴铵溶液消毒尿道口 2 次/日。③神清合作者先夹管 3～4 小时，患者有尿意即可拔管。④如为气囊导尿管，拔管时需先放气囊，以免损伤尿道。

（6）潜在并发症的护理

主要是针对继发性脑损伤、上消化道出血、感染、肺部并发症、深静脉血栓等并发症的护理。

（七）健康教育

1.告诉患者如何摆放体位，维持特定体位至停止漏液后 3～5 日，借重力作用使脑组织移至颅底硬脑膜裂缝处，促使局部粘连而封闭漏口。

2.劝告患者勿挖鼻、抠耳，勿用力屏气排便、咳嗽、擤鼻涕或打喷嚏等。

3.勿做耳鼻道填塞、滴药，保持口腔清洁。

4.如出现颅内低压综合征可补充大量水分缓解症状。

二、颅骨缺损

颅骨缺损属于外伤后遗症，大都因开放性颅脑损伤所致，也有部分患者是术中去骨瓣减压所致。

（一）临床表现

颅骨缺损范围小而硬脑膜完整者，很少出现症状。较大的颅骨缺损可能产生颅骨缺损综合征，表现为头痛、头晕，体位变动时缺损部位的不适感（低头时隆起，立位时凹陷）加重，有恐惧感，往往给患者造成严重的精神负担。

（二）辅助检查

1.X 线片检查。

可见颅骨缺损位置、范围、形状及大小等情况，有助于手术准备工作。

2.CT 及 CT 三维成像检查

骨窗位 CT 扫描可显示颅骨缺损位置、范围及大小，有助于确定缺损范围，更重要的是了解颅内的整体情况。通过三维成像以备计算机塑形,实现数字化修补颅骨。

(三)治疗原则

一般颅骨缺损直径>3cm者,可做修补术。但是在前额部的颅骨缺损影响美观者,虽然其直径不到3cm,也可以修补。颞肌下减压者,因有较厚的颞肌保护,若无症状,可以不修补。

1.手术修补的目的

(1)消除或缓解症状。

(2)保护脑组织。

(3)美容,解除患者精神负担。

2.禁忌证

(1)颅压增高未解除者。

(2)意识不清或一般情况差者。

(3)颅内残存异物可能会造成感染者。

3.手术时间

无感染伤口,伤后1~3个月可做颅骨修补术。感染伤口者,要等伤口痊愈后半年进行修补。

(四)护理评估

1.健康史

评估包括患者年龄、性别、职业、家庭状况、文化程度、宗教信仰、入院方式等。了解患者及家族是否有高血压、冠心病、短暂性脑缺血发作和癫痫等疾病,是否由此跌倒而引起脑损伤;患者有无各种血液病的出血史,其他脏器的严重疾病史。有无某种药物或食物过敏,有无家族遗传性疾病。是否服用过阿司匹林等抗凝血药,有无接受过治疗及具体用药情况。有无吸烟、饮酒史,饮食习惯及排泄状态。了解患者在疾病各个阶段的自理需要和自理能力,以便采取不同的连续的护理支持系统,满足其需要。

2.身体状况

(1)评估局部情况:评估颅骨缺损的部位、大小及有无脑组织膨出,缺损局部有无感染征象;评估颅骨缺损的原因、时间,颅骨缺损3~6个月以上方可行修补术。

(2)评估全身情况:评估患者的主诉,有无头昏、头痛、呕吐等表现,是否存在神经功能缺损如偏瘫、失语、癫痫等。

3.心理-社会状况

评估患者的心理状况及对手术的要求、目的。

(五)护理诊断

1.有受伤的危险

有受伤的危险有受伤的危险与颅骨缺损脑组织外露有关。

2.自我形象紊乱

自我形象紊乱与颅骨缺损影响美观有关。

3.知识缺乏

缺乏颅骨缺损后的自我保健知识。

4.潜在并发症

神经功能缺损。

(六)护理措施

1.术前护理

(1)体位护理:行健侧卧位,慎行患侧卧位,防止脑组织受压。改变体位时勿过于剧烈,避免劳累。

(2)心理护理:因脑组织可随颅内压及体位的改变而膨出或凹陷,患者感到恐惧。应向患者详细解释其发生原因是颅内压力改变,理解患者的感受,关心体贴患者。向患者进行自我保护教育:早期应避免抓挠手术切口,以防感染;避免碰撞缺损区域,防止脑组织损伤。介绍不同修补材料的优缺点,根据患者或家属的需求和经济状况,指导其选择适合的修补材料。

(3)病情观察:如用原有颅骨行修补术者,应了解颅骨是否妥善保存(常用75%酒精浸泡并加盖密封,每月更换酒精1次,至手术前1日再消毒灭菌备用)。随时观察缺损区情况,如脑膨出时的大小、硬度;同时注意观察有无头痛、呕吐等颅压增高表现,必要时给予降颅压处理。术后应注意切口有无肿胀及植片的浮动。术后严密观察意识、瞳孔及肢体活动情况,严防并发硬脑膜外血肿。

2.术后护理

(1)心理护理:患者常因存在部分神经功能缺损或不同程度的后遗症,如头痛头昏、失眠、躯体移动障碍、失语等而产生悲观、焦虑;特别是重症患者恢复时间长,进展缓慢,使患者及家属缺乏信心。护士应多与患者及家属进行沟通,关心体贴患者,及时发现情绪变化并进行安慰和开导。对机体的代偿功能和可逆性多做解释,多给予鼓励和支持,帮助患者树立信心;调动一切有利的社会支持系统,解除患者的思想顾虑和对生活、工作的担忧。

(2)症状护理:主要是针对颅内高压、躁动、癫痫、高热、呕吐、头痛头昏、意识障碍等症状的护理。

(3)潜在并发症的护理:主要是针对继发性脑损伤、上消化道出血、感染、肺部并发症、深静脉血栓等并发症的护理。

(4)管道护理:对各种管道应妥善固定,保持通畅,加强观察、巡视。术后患者常有氧气管、创腔引流管、气管插管、导尿管,应保持各种管道的通畅.,防止外源性感染的发生。

1)气管插管:①应随时吸痰保持呼吸道通畅。②预防和减轻拔管后喉头水肿,予以生理盐水 20mL＋糜蛋白酶 5mg 雾化吸入每日 2 次。

2)创腔引流管:引流袋内口应低于引流管出口位置,以免逆行感染;适当制动头部,防止引流管扭曲、脱出,注意引流管是否通畅,观察量、颜色并记录;引流管一般术后第 3 日即拔管,以免引起感染。注意伤口渗血、渗液,一旦发现头部伤口渗湿,应及时报告医师处理。

3)留置导尿管:①原则上应尽早拔除导尿管。②留置导尿管期间以 0.1%苯扎溴铵溶液消毒尿道口 2 次/日。③神清合作者先夹管 3~4 小时,患者有尿意即可拔管。④如为气囊导尿管,拔管时需先放气囊,以免损伤尿道。

(七)健康教育

1.神经功能缺损者继续坚持康复训练。

2.嘱患者健侧卧位,防止脑组织受压,变换体位时勿过于剧烈。

3.注意保护骨窗局部,外出戴防护帽,尽量少去公共场所,一般于术后可行颅骨修补术。

4.伤口拆线后1个月方可洗头,避免搔抓伤口,以免头皮破损造成感染。

第五章　头皮和颅骨疾病的护理

第一节　头皮疾病

一、头皮感染

头皮感染多为伤后初期处理不当所致,常在皮下组织层发生感染。若处理不善,患者头皮可发生坏死,或向深部侵袭引起颅骨骨髓炎、硬脑膜外积脓,甚至导致硬脑膜下积液和脑脓肿。

(一)临床表现

头皮感染表现为局部红、肿、热、痛,耳前、耳后或枕下淋巴结肿大及压痛,由于头皮有纤维隔与帽状腱膜相连,故炎症区张力较高,患者常伴有全身畏寒、发热等中毒症状,严重感染可通过血管侵入颅骨和(或)颅内。

(二)辅助检查

1.血常规检查

结果可见白细胞增多,局部积液及脓液细菌培养结果呈阳性。化脓菌多为葡萄球菌、链球菌及厌氧菌。

2.影像学检查

可明确有无颅内受损及有无颅内脓肿形成,有无颅骨骨折。

(三)治疗原则

1.非手术治疗

早期予以抗生素及局部热敷,对常见感染细菌敏感的抗生素静脉滴注,局部伤口用含有抗生素的生理盐水冲洗。以后根据药敏试验结果选择敏感抗生素。

2.手术治疗

患者一旦有脓肿形成,均应及时切开排脓。

(四)护理评估

1.健康史

了解患者一般情况,包括患者年龄、职业、民族、嗜好、有无呕吐,饮食是否符合营养要求,有无食物过敏,睡眠是否正常,有无尿便异常,日常生活是否能自理。了解患者起病情况,患者的起病方式或首发症状,头部是否受过外伤,局部伤口有无经过清创处理,是否接受破伤风抗毒素注射。患者是否曾患结核、肝炎等传染病,是否到过或生活在疫区,有无高血压、心脏病、糖尿病,是否曾进行或正在进行治疗,用药情况如何,有无手术禁忌,家庭成员的健康状况。

2.身体状况

(1)观察患者的意识、瞳孔、生命体征:头皮浅层感染时,患者意识、瞳孔正常;当患者出现意识障碍、瞳孔改变,则提示颅内感染。单纯头皮感染对患者的体温、脉搏、呼吸、血压无明显影响;有脓肿形成时,患者体温升高,脉搏、呼吸加快,血压升高。患者如体温不升、脉搏呼吸浅快、血压偏低常提示感染性休克。

(2)评估患者局部情况:观察患者局部伤口,评估创面大小,局部有无脓肿形成,有无红、肿、热、痛,耳前、耳后淋巴结有无肿大及压痛。患者出现眼睑水肿时可提示帽状腱膜下脓肿形成。

3.心理-社会状况

了解患者文化程度、居家环境、宗教信仰、住址、家庭成员,患者在家中的地位和作用,了解患者的经济情况及费用支付方式,患者家庭成员以及患者对疾病的认识和对康复的期望值,以便进行心理疏导和鼓励。

(五)护理诊断

1.恐惧

恐惧与担心疾病的预后有关。

2.舒适的改变

舒适的改变与头部外伤带来的局部不适有关。

3.体温异常

体温异常与感染有关。

4.知识缺乏

缺乏头皮感染相关的自我保健知识。

(六)护理措施

1.术前护理

(1)饮食护理:患者因发热机体代谢加快,消耗增加,应给予高热量、高蛋白饮食,如禽、蛋、鱼、肉类,以补充热量、加快伤口愈合。并注意保证食物新鲜、清洁、易消化。

(2)体位护理:①术前应保证充足的睡眠,以利于增进食欲,恢复体力,增强机体抵抗力,患者睡眠休息时应尽量减少探视。②颅压增高患者需绝对卧床休息,卧床时抬高床头 15°～30°,以利颅内静脉回流,降低颅压。避免导致颅压增高的因素,如咳嗽、用力排便、情绪激动等。无颅内压增高患者可取自由卧位。③有癫痫发作史的患者服药不可中断,发作时四肢关节处加以保护以防脱臼、骨折,拉好床档,以防坠床。④训练床上排便,避免术后因不习惯在床上排便而引起便秘、尿潴留。

(3)心理护理:头部外伤史、局部红肿热痛、对预后的担心等因素导致患者产生恐惧的心理反应。应通过与患者及其家属的交流,观察了解其心理反应,针对不同的原因给予相应的心理指导。①应同情关心并细心照顾患者。②耐心倾听患者的主观感受,头痛不能忍受者遵医嘱予以镇痛药如罗通定 60mg 口服。③宣教本病相关知识如感染发热的原因、抗生素治疗的作用等。④提供本病治愈病例的相关信息,激发患者的自信心。

(4)症状护理

1)头痛:头痛是头皮纤维隔与帽状腱膜相连,使炎症区张力较高所致。①予以局部冷敷或镇痛药减轻疼痛。②剧烈头痛伴有恶心呕吐等表现时应及时报告医师,进一步了解是否有颅内感染。

2)发热:患者体温升高是病原菌毒性产物作用于机体所致,可伴有全身畏寒等中毒症状。应做到:①及时采用冰敷、温水擦浴等物理降温措施,并指导患者不可自行移动冰敷位置,以免影响降温效果。及时更换冰袋,定期测量体温,以观察降温效果。降温期间患者如有畏寒或寒战,应及时报告医师做好对应处理。②高热使患者食欲差、抵抗力低,应做好口腔护理,维持口腔正常功能、防止口腔感染。③做好皮肤护理,以维持皮肤完整性,防止压疮形成。④正确采集标本送检,观察药物效果及药物对患者有无毒副作用,为医师选择药物提供准确的临床资料。

(5)术前准备

常规术前准备如下所述,备头皮时保护创面。

1)皮肤准备:剃光头后用肥皂水和热水洗净并用络合碘消毒,以免术后伤口或颅内感染;天冷时,备皮后戴帽,防感冒。

2)下列情况暂不宜手术:术前半月内服用阿司匹林类药物、女性患者月经来潮,以免导致术中出血不止,术后伤口或颅内继发性出血;感冒发热、咳嗽,使机体抵抗力降低,呼吸道分泌物增加,易导致术后肺部感染。

3)术晨准备:取下活动义齿和贵重物品并妥善保管;指导患者排空尿便;术前 30 分钟给手术前用药;备好术中用药、病历等用物;有脑室引流者进手术室前要关闭引流管。并包以无菌纱布。进手术室途中不要随意松动调节夹,以免体位改变造成引流过量、逆行感染或颅内出血。

2.术后护理

(1)饮食护理:头皮感染手术多在局部麻醉下进行,对胃肠道功能影响很小,故术后 2 小时即可进食,应给予高热量、高蛋白饮食,以补充热量,促进伤口愈合。

(2)体位护理:①麻醉未清醒前去枕平卧,头偏向健侧,以防呕吐物吸入呼吸道。②清醒后,血压平稳者抬高床头 15°～30°,以利颅内静脉回流。

(3)心理护理:患者术后会因手术创伤、伤口疼痛、伤口引流等被限制活动,而产生孤独、无助感。①应指导患者正确配合,向患者解释各种管道的作用,保持管道的通畅。②安排亲友探视,指导其安慰、鼓励患者,使之消除孤独感。③告诉患者头痛是伤口疼痛,不要紧张,必要时给予镇痛药。

(4)管道护理:向患者做好健康宣教,保持引流管通畅,防止引流管在患者翻身时扭曲、脱出;同时应注意引流袋悬挂的位置与高度,以防止逆行感染;观察引流情况,及时发现管腔堵塞,并报告医师遵医嘱进行相应处理。冲洗引流时注意无菌操作,保持冲入量与引流量一致;4～6日拔管,拔管后观察局部有无渗液、渗血。

(七)健康教育

1.指导患者进食高蛋白、高热量、易消化的食物,以增强其机体抵抗力,促进康复。

2.宣教患者保护局部皮肤,新愈创面不可抓挠,防止感染。

3.出现原有症状或原有症状加重,应及时就诊。

4.出院后 3 个月复查。

二、头皮良性肿瘤

头皮良性肿瘤是指发生于头皮各层结构的良性肿瘤,包括血管瘤、神经纤维瘤等。血管瘤起源于血管,常在出生后出现或被发现,随小儿成长而增大,压之褪色,松手后恢复原状,蔓状血管瘤宜尽早手术;神经纤维瘤可发生在头皮各部分。或发自神经干或起源于其末稍。但均依附于神经。男性发病率略高于女性,除神经红维瘤病外,肿瘤多为单个。生长缓慢。凡局部有疼痛或位于颞部影响功能和容貌者宜早日施行切除术。头皮神经纤维瘤切除时因无顾及功能障碍之忧,因此一般能彻底切除,对巨大肿瘤则应尽量减少术中失血,并需行植皮手术。

(一)临床表现

1.头皮血管瘤

(1)毛细血管瘤:又称草莓状痣,多见于女婴。表现为大小及形状各异的红斑,高出皮肤,呈草莓状分叶,边界清楚,质软,为葡萄酒色或鲜红色,压之色褪。部分在出生后 1 年内自动消失。

(2)海绵状血管瘤:常在出生时或出生后不久发生,成人少见。血管瘤多位于头皮深部,呈球状隆起于头皮表面,大小与形状各异,头皮颜色可正常或呈紫蓝色。肿瘤边界不清,触之柔软有弹性感,头低位时较易充盈、隆起,抬头后消失。

(3)蔓状血管瘤:青壮年多见,常有外伤史。肿瘤为局限性色块,由较粗大的迂曲血管构成,外观呈蚯蚓状或条索状,多属静脉血管。病变多位于皮下或肌肉内,也可侵及颅骨,范围广,可触到连珠状迂曲而粗大的血管及搏动。

2.头皮神经纤维瘤

(1)神经纤维瘤:常为单发,瘤体较小,边界清楚,肿瘤质韧、光滑,可在皮下活动。肿瘤为实质性,圆形或梭形,多见于上颈段神经的分布区。有自发性疼痛或触压引起相应神经分布区的麻木感及传导性疼痛。

(2)神经纤维瘤病:为散布全身各处、大小不一的皮下、沿神经干分布的无痛性结节,肿瘤多呈梭形,有传导性疼痛。神经纤维瘤病在头皮常见于三叉神经和枕大神经的分布区。常有家族史。

(3)神经鞘瘤:沿周围神经或脑神经分布,多为单发,常见于头皮和四肢皮下,偶见于躯干和内脏。

(二)辅助检查

应了解辅助检查情况,以评估患者心、肺、肾功能及是否有手术禁忌证;明确肿瘤的部位,较大血管瘤宜先做血管造影,自供血动脉内或局部注入造影剂,以了解其确切范围,利于术中控制出血和彻底清除病灶。

(三)治疗原则

1.手术治疗

巨大血管瘤或头皮血管瘤影响容貌宜手术治疗,神经纤维瘤局部有疼痛或影响功能和美容者宜早日手术。蔓状血管瘤必要时先行一侧颈外动脉结扎或在瘤周围行头皮全层缝扎。

2.非手术治疗

血管瘤术后若留有残余,可辅以放疗和局部注射硬化剂。

(四)护理评估

1.健康史

了解患者的文化程度、居家环境、宗教信仰、住址、家庭成员及以往病史。

2.身体状况

(1)询问患者起病情况、起病方式或首发症状:毛细血管瘤多见于女婴,一般出现在出生后数日,逐渐增大,1 年内可长到极限,之后常停止生长。损害多为 1 个到数个、直径 2~4cm、高出皮肤、呈草莓状分叶、边界清楚、质软、呈葡萄酒色或鲜红色、压之褪色,生长在发际内者可因密集的毛囊影响呈暗色。海绵状血管瘤多发生在出生时或出生后不久,成人较少见,损害多见于睑裂附近,随小儿成长而增大,局部呈隆起肿块,边界不清楚,质软有弹性,呈紫红色,手压后可缩小,放手后恢复原状,瘤体较大时可有沉重感或隐痛。神经纤维瘤常为单发,瘤体较小,边界清楚,可在皮下活动,实质性,有弹性,呈圆形或梭状,长轴与神经干方向一致,表面皮肤一般正常。

(2)观察患者的意识、瞳孔、生命体征:头皮血管瘤和单纯神经纤维瘤未侵犯颅内组织不会引起意识和瞳孔的改变。但当患者出现面色苍白、脉搏快、血压低等出血征象或硬物刺伤肿块引起出血,应及时报告医师并遵医嘱进行相应处理。

3.心理-社会状况

了解患者的经济情况及费用支付方式,患者家庭成员以及患者对疾病的认识和对康复的期望值,以便有针对性地进行心理疏导和鼓励。

(五)护理诊断

1.恐惧

恐惧与担心疾病的预后有关。

2.知识缺乏

缺乏头皮肿瘤的相关知识。

3.潜在并发症

感染。

(六)护理措施

1.术前护理

(1)饮食护理:①进食鱼、蛋、肉等高蛋白、高热量、富营养、易消化的清淡饮食。以提高机体抵抗力和术后组织修复能力。②术前 2 周戒烟酒。以避免烟酒刺激呼吸道黏膜,引起上呼吸道感染,使呼吸道分泌物增加而影响手术和麻醉。③术前禁食 10~12 小时。禁饮 6~8 小时。以免麻醉后呕吐造成误吸,引起窒息。

(2)心理护理:患者可因头皮肿块影响容貌而产生自卑心理,同时因知识的缺乏及对术后情况的未知等因素而产生焦虑、恐惧的心理反应。应通过与患者及家属的多方面交流,观察了解其心理状况,并针对不同的原因进行相应的心理护理,应做到:①同情并关心患者,耐心倾听患者的主诉。②宣教手术切除肿瘤有关知识。③为患者提供本病治愈病例的信息,激发其自信心,消除负面心理反应对患者的影响。

2.术后护理

(1)心理护理:患者可因术后手术创伤、伤口疼痛、导尿管、静脉输液等各种管道而被限制活动,会产生孤独、恐惧的心理反应,在护理工作中应做到:①应指导患者正确配合,并及时了解患者的心理状况,安排亲友探视,必要时陪护患者,指导其亲友鼓励安慰患者,分担患者的痛苦,使之消除孤独感。②保持各种管道的通畅,防止折叠、脱出,以减少插管、穿刺等物理刺激给患者造成的恐惧,并宣教各种管道的自我护理方法。③患者伤口疼痛时应关心体贴患者,消除紧张、恐惧感,并指导患者通过与亲友交谈、听音乐、保证充足睡眠等方式分散注意力,减轻疼痛。必要时遵医嘱给予镇痛药减轻疼痛。

(2)饮食护理:①局部麻醉患者4小时后可进食流质,并逐渐过渡到普通饮食。②全身麻醉患者麻醉清醒后4～6小时内禁食,以免引起呕吐。患者口渴时应做好解释,并用棉签蘸水湿润嘴唇,以缓解渴感。③麻醉清醒4～6小时后无呕吐者可进食少量不产气流质,如米汤、菜汤,不宜进食牛奶以免引起肠胀气,如无不适,次日可进食少油汤类、牛奶,并逐渐过渡到半流食、软食、普食。

(3)潜在并发症——感染的护理:注意患者的体温变化,当患者出现发热,伤口红、肿、热、痛等炎症反应,提示伤口感染。当伤口感染未及时控制,患者出现意识、瞳孔改变,提示并发颅内感染,应报告医师并协助其及时处理。

(七)健康教育

1.心理指导

巨大头皮血管瘤切除术后有可能遗留瘢痕,影响美容,少数神经纤维瘤病和神经鞘瘤有恶变的可能,这些因素都会给患者带来负面的心理反应。

(1)应通过和患者及家属的交流了解患者的心理状况,以针对不同情况进行心理指导。

(2)指导患者留长发或戴假发,修饰自身形象,必要时指导患者去美容科或美容医院行头皮移植术。

(3)开导患者正视所患疾病恶变的可能性存在,但较少见,积极乐观的情绪有利于康复,而消极情绪是恶变的诱因之一。

2.饮食指导

进食高蛋白"富含营养"易消化的饮食,以增强机体抵抗力,促进康复。

3.就诊及复查

出现原有症状或手术部位红、肿、热、痛、积液、积脓应及时就诊。术后3～6个月门诊复查。

三、头皮恶性肿瘤

头皮恶性肿瘤有黑色素瘤、基底细胞癌、鳞状细胞癌、肉瘤。黑色素瘤多发生于皮肤或接近于皮肤的黏膜,好发于成年人,并随年龄增长发病数增加。基底细胞癌又称基底细胞上皮瘤、侵蚀溃疡,是皮肤癌肿最常见类型之一,好发于头面部外露部位,多见于户外工作者和老年人,其特点是发展缓慢,呈浸润性生长,但很少有血行或淋巴转移。鳞状细胞癌简称鳞癌。起源于表皮或其附件如皮脂腺导管、毛囊。多见于老年男性。头皮肉瘤起源于皮下软组织。包括纤维肉瘤、横纹肌肉瘤、脂肪肉瘤。纤维肉瘤一般来自皮下纤维组织或筋膜,枕颈部和眼眶部多见,患者多为成年人,开始为局部出现硬而无痛的结节,生长迅速,隆起明显并压迫头皮,使其萎缩发生溃疡。横纹肌肉瘤仅见于颞部和枕部。脂肪肉瘤较少见。头皮恶性肿瘤以手术治疗为主,预后欠佳。

(一)临床表现

1.黑色素瘤按其形态分为两型

(1)结节型黑色素瘤:病变呈结节状高出皮肤表面,颜色多为黑色,也可以为褐色、蓝黑色、灰白色或淡红色。周围绕以红晕,表面光滑,呈息肉状或菜花样,发展迅速可自行溃破而渗血。此型很早便可发生转移,5 年生存率仅为 $50\%\sim60\%$。

(2)浅表型黑色素瘤:或称湿疹样癌,生长较慢,转移较迟,5 年生存率为 70%。

2.基底细胞癌

肿瘤初发时为有光泽或花纹状结节,表面逐渐破溃成边缘不整齐的溃疡,易出血,创面不易愈合肿瘤生长缓慢,可向深部浸润发展,常破坏颅骨。肿瘤极少发生远处转移。

3.鳞状细胞癌

肿瘤发展缓慢,病程较长,早期为一疣状突起,逐渐形成硬结,并发展成乳头状。癌肿表面易出血,常感染化脓。肿瘤常浸润至周围正常组织,深部可达肌层和颅骨。

4.肉瘤

起源于皮下软组织,分为三类。

(1)纤维肉瘤:一般来自皮下纤维组织或筋膜,多见于四肢和躯干。枕颈部和眼眶部多见,开始为局部出现硬而无痛的结节,生长迅速,隆起明显并压迫头皮,使其萎缩发生溃疡。触之瘤质较硬,不活动,无痛,有胀感。

(2)横纹肌肉瘤:肿瘤质硬不活动,发展迅速,常侵袭颅骨,肿瘤血液供应丰富。

(3)脂肪肉瘤:常无明显症状,或偶有压痛。肿瘤呈浸润性生长,瘤质较软,不活动,可累及头皮和颅骨。

(二)辅助检查

影像学检查:以明确肿瘤的部位、性质、大小。

(三)治疗原则

1.手术治疗

手术是治疗头皮恶性肿瘤的主要方法。①黑色素瘤与头皮鳞癌采用次性手术切除。②肉瘤多采用根治术。

2.非手术治疗

(1)放射治疗:基底细胞癌一般采用放射治疗。黑色素瘤浅表型和早期病变术后辅以放射治疗。不适宜手术或有手术禁忌的鳞癌也用放射治疗。可用 X 线治疗,根据病灶大小深浅决定剂量与疗程。

(2)化学药物治疗:黑色素瘤已转移者化疗可延缓病情恶化。无淋巴转移的头面部基底细胞癌多应用局部涂敷抗癌药。

(3)冷冻、激光治疗:适用于富于纤维成分、病灶不大的基底细胞癌。

(4)免疫治疗:应用自身肿瘤制成的疫苗行皮内注射,选用白介素-2、卡介苗接种、转移因子、淋巴因子激活的细胞(LAK cell)等以提高患者机体抵抗力。

(四)护理评估

1.健康史

了解患者文化程度、居家环境、宗教信仰、住址、家庭成员及以往病史,了解患者在家中的地位和作用。

2.身体状况

(1)询问患者起病方式和首发症状:黑色素瘤患者病变部位如有黑色素斑或黑痣,可因理发、洗发、瘙痒的反复刺激或长期戴帽压迫、摩擦,表皮糜烂,依附的毛发脱落,并逐渐增大发生瘤变。基底细胞癌早期表现为局部皮肤略呈隆起,淡黄色或粉红色小结节,仅有针头或绿豆大小,有蜡涂光泽,质较硬,伴有毛细血管扩张,无压痛或疼痛。病变位于深层者,表皮皮肤略凹陷,失去正常皮肤的光泽和纹理。鳞癌多为继发,常在原有头皮的慢性溃疡、瘢痕等损害基础上癌变。

(2)了解有无神经功能受损:一般头皮恶性肿瘤未侵犯颅内组织无神经功能受损表现。

(3)了解有无肿瘤转移表现:结节型黑色素瘤很早发生转移,出现区域性淋巴结肿大。并常转移到肺、脑、肝等器官,浅表型黑色素瘤则转移较迟。深在型鳞癌病变发展较快并向深层浸润可大颅骨。可有早期区域性淋巴结转移,也有经血行转移者,但罕见。收集这些资料,可为制定和选择治疗护理方案提供重要依据。

3.心理-社会状况

了解患者的经济情况及费用支付方式,患者家庭成员以及患者对疾病的认识和对康复的期望值,以便进行心理疏导和鼓励。

(五)护理诊断

1.恐惧

恐惧与担心疾病的预后有关。

2.知识缺乏

缺乏头皮恶性肿瘤的相关知识。

3.潜在并发症

感染、营养不良。

(六)护理措施

1.术前护理

(1)体位护理:取自由卧位,晚期患者应协助改变卧位,每两小时翻身1次,防止压疮形成。

(2)症状护理:患者肿瘤局部出现糜烂、溃疡、感染,或局部淋巴结肿大,提示病情加重,应及时报告医师处理。保持皮肤清洁,必要时局部换药,每日1～2次,防止感染。

(3)心理护理:局部肿块、疼痛、肿块性质未定、高额的医疗费用和手术的威胁及术后情况的未知使患者产生恐惧、焦虑的心理反应,应通过与患者及家属多方面的交流了解其心理特点,对不同原因进行心理指导。

(4)饮食护理:患者可由于焦虑、恐惧及肿瘤对机体的影响,食欲下降,或肿瘤后期、肿瘤转移患者呈恶病质。①鼓励患者进食高营养、富含蛋白质、易消化的食物,以保证机体需要量的供给及提高机体对手术和放疗、化疗的耐受力。②根据患者的饮食习惯制作色、香、味俱佳的菜肴。③消化吸收差的患者宜采用少食多餐的方法进食。④严重恶病质不能经口进食者，遵医嘱静脉补充营养，并做好口腔护理。

2.术后护理

(1)心理护理

1)患者可因麻醉后反应、手术创伤、伤口疼痛等原因出现呕吐、头痛等表现，同时因各种管道限制了躯体活动，这些因素使患者产生恐惧、孤独的心理反应，应加强头痛、呕吐的护理，指导患者采取半坐卧位，防止管道脱出，主动关心患者，以缓解其恐惧的不良心理反应。

2)患者常因对肿瘤性质的猜疑而感到焦虑不安，应根据患者的文化程度、心理耐受能力等各方面因素确定是否如实告知，认为术后暂不宜告之者，应告诉患者信赖的亲友，以取得亲友的理解和配合。

3)安排家人和亲友陪伴或探视，指导其鼓励安慰患者，分担患者的痛苦，消除患者孤独无助感，增强其战胜疾病的信心。

4)耐心倾听患者的主诉，遵医嘱给予镇痛药。

(2)症状护理

1)密切观察头痛的性质、部位，伤口疼痛时，常不伴有呕吐，可遵医嘱适当镇痛。

2)观察伤口敷料情况，伤口敷料渗血，提示活动性出血，伴意识、瞳孔、生命体征异常，常见于侵及颅骨的头皮肿瘤切除术后，提示脑水肿或硬膜外血肿，应立即报告医师处理。

3)呕吐时将头偏向一侧防止误吸，及时处理呕吐污物，更换污染被服，减少感官刺激，呕吐后用温开水漱口。呕吐频繁者可肌内注射甲氧氯普胺 10mg。

(3)放疗化疗护理

1)鼓励患者正视现实，为患者提供本病治疗效果较好的病例信息，帮助其树立战胜疾病的信心。

2)静脉注射化疗药物时应确保针头在血管内方可注入药物，防止皮肤损伤，同时应从小静脉开始，以保护血管。

3)定期抽血进行血常规、肝功能、肾功能检查，并做好化疗、放疗的必要性及有关不良反应的相关知识宣教。

(七)健康教育

1.心理指导

心理指导与患者积极沟通交流，了解其心理状态，鼓励其树立战胜疾病的信心，增强生活的勇气。

2.饮食指导

进食高蛋白富含营养易消化的饮食，以增强机体抵抗力，促进康复。

3.就诊及复查

出现原有症状或手术部位红、肿、热、痛、积液、积脓应及时就诊。术后 3～6 个月门诊复查。

第二节　颅骨疾病

一、颅骨骨髓炎

颅骨骨髓炎是指颅骨因细菌感染而产生的一种化脓性炎症,常因葡萄球菌等化脓性细菌由伤口或邻近组织的感染蔓延侵入颅骨,引起炎症导致,其感染范围可以局限在一块颅骨上,也可超过骨缝侵及多个颅骨。常见于儿童和青壮年,虽然抗生素广泛应用,但头部软组织感染引起者仍不少见。颅骨骨髓炎的炎症极易向周围扩散,使病情加重,如诊断治疗不及时,可导致不良后果,但早期诊断,积极治疗,尤其是在发生颅内并发症之前采取有效措施则预后良好。

颅骨骨髓炎的病因包括:在开放性损伤过程中颅骨直接被污染,而伤后清创又不够及时或在处理中不够恰当;头皮损伤合并伤口感染经血管蔓延至颅骨,或头皮缺损使颅骨长期外露坏死而感染;开放性颅骨骨折,累及鼻窦、中耳腔和乳突。

(一)临床表现

1.急性期

局部头皮出现炎性反应,如红、肿、压、痛等,远处头皮可有水肿,邻近淋巴结肿大,且伴有全身感染症状,如发热、倦怠、乏力、食欲缺乏、寒战等。在外周血中白细胞可增多,如治疗不及时或炎症没有得到控制,感染可向颅内或颅外扩展,在颅外可形成骨膜下脓肿,在颅内可形成硬脑膜外脓肿、脑膜炎或脑脓肿、感染性静脉窦栓塞等。

2.慢性期

颅骨感染迁延未愈可转成慢性骨髓炎,局部表现为头皮下积脓或反复破溃而形成窦道。窦道有时闭合,有时破溃流脓,脓液中可伴有坏死的小骨块,当排脓不畅时,局部及全身感染症状也随之加剧。

(二)辅助检查

1.脓液培养

结果多为阳性。

2.脑脊液常规检查

色混浊,白细胞、蛋白明显增多,糖及氯化物降低。

3.颅骨X线片检查

一般在颅骨感染后2～3周才能在X线上呈现改变,可见有单发或多发边缘不整的低密度骨缺损或椭圆形地图状或虫蚀或低密度区,颅骨边缘有明显的反应性骨质增生的高密度骨硬化带。

4.颅脑CT扫描

有助于颅内脓肿的诊断,合并硬脑膜外或硬脑膜下脓肿时表现为颅骨内板下方脑外出现菱形低密度区,增强检查内缘有均一明显带状强化,同时伴有邻近脑组织水肿。

(三)治疗原则

1.急性期

应用大剂量广谱抗生素治疗。已形成头皮下或骨膜脓肿则应早期拆除伤口缝线或切开引流,并注意伤口深处有无污物,同时将已失去活力和血供的游离感染之骨片取出。

2.慢性期

已发展有慢性窦道及颅骨缺损的患者应尽早采取手术治疗。一般做直线或S形切口,全部切除病灶颅骨、异物、死骨和肉芽组织,直至正常颅骨为止,术中以抗生素溶液冲洗。缝合头皮伤口或大部缝合,皮下引流,术后抗生素治疗,直至伤口愈合。若合并硬脑膜下脓肿应同时引流处理。

(四)护理评估

1.健康史

(1)个人史:了解患者的文化程度和家庭背景,如患者的居家环境、家庭住址、家庭成员,患者在家庭中的地位、经济情况以及以往病史等。

(2)询问患者起病方式或首发症状:了解患者是否头部有伤口或头面部疖肿、鼻窦炎、口腔咽喉炎及身体其他部位化脓性感染。

2.身体状况

(1)观察患者有无意识障碍:观察患者瞳孔大小与对光反射是否异常。颅骨骨髓炎如控制不及时则可穿破硬脑膜,向颅内蔓延,引起颅内并发症,据文献报道约占30%,其中主要并发症为脑脓肿,可因其侵犯的部位、范围及严重程度而引起不同的神经系统症状与体征,如头痛、呕吐、高热、谵妄、抽搐、昏迷等。

(2)评估患者有无神经功能受损:当颅骨骨髓炎并发脑脓肿时,可因其部位不同引起不同的神经系统症状和体征,如肢体瘫痪、失语等。

3.心理-社会状况

了解患者及患者家庭成员对疾病的认知和对康复的期望值,以便有针对性地进行心理疏导和鼓励。

(五)护理诊断

1.体温异常

体温异常与疾病引起的全身感染有关。

2.自理能力缺陷

自理能力缺陷与疾病引起的自理能力下降有关。

3.知识缺乏

缺乏颅骨骨髓炎相关的自我保健知识。

4.潜在并发症

颅内感染。

(六)护理措施

1.术前护理

(1)心理护理:体温异常、自理能力下降、对手术的恐惧、术后情况的未知等因素导致患者产生焦虑、恐惧的心理,应通过与患者及家属的交流、及时观察了解其心理反应,针对不同的原因进行心理护理,同情、关心患者,激发患者的自信心。

(2)症状护理:高热多由致病力强的细菌感染引起,起病快,全身中毒症状重,体温可高达38~40℃,需及时降温。

1)体温监护:一般测体温4次/日,如持续高热,尤其伴有中枢神经系统或心、肝、肾疾病的高热或超高热,需24小时连续体温监测,为防止加重主要脏器功能损害,高热应及时采取相应的降温措施。

2)卧床休息:高热时机体代谢增加而进食少,尤其是体质虚弱者需绝对卧床休息,以减少机体消耗。

3)营养及水、电解质平衡的维持:高热时各种代谢功能的变化使机体热量消耗大,液体丢失多而消化吸收功能下降。应给予高热量、高蛋白、高维生素、低脂肪等易消化、富营养的流质或半流质饮食,鼓励患者多饮水,保持每日热量在 1.25×10^4 J 以上,液体摄入量 3 000mL 右。必要时给予静脉输液并补充电解质。以促进致病微生物及其毒素的排出。输液治疗时应严密观察。尤其对于心、脑疾病患者,应严格控制输液速度,以防止输液过快导致急性肺水肿、脑水肿。

4)生活护理:高热患者唾液分泌减少,抵抗力下降,口腔内食物残渣是细菌的良好培养基,广谱抗生素的应用导致菌群失调。易引起口腔炎或口腔黏膜溃疡。因此,做好口腔护理,2~3次/日。高热及退热过程中大量出汗易刺激患者皮肤。需加强皮肤护理。随时更换汗湿的床单、被服,擦干汗液并擦洗局部,以保持皮肤清洁,同时鼓励并协助患者翻身、按摩受压部位。尤其对于昏迷、惊厥等意识障碍患者。加强保护措施,防止压疮、坠床等意外。

5)降温处理:持续高热可增加心、脑、肾等重要器官代谢,加重原有疾病,威胁患者生命,故应积极采取降温措施。

①物理降温:常用的物理降温方法有:控制室温,夏季可用空调、电扇降低环境温度。必要时撤减被褥。冰敷。头部置冰帽或冰材的同时。于腋下、腹股沟等大血管处置冰袋;冰敷时注意冰袋装入冰块量不超过 1/2,以以使沙与局部 B 接角良好。并用双层棉布套何裹冰类后使用。需每 30 分钟左右更换 1 次部位。防止局部冻伤,同时注意观察有无皮肤变色。感觉麻木等;持续冰敷者应及时更换溶化的冰块。擦浴,用 32~34℃温水或 30％~50％酒精擦浴以加快蒸发散热;酒精擦浴禁用于酒精过敏、体弱等患者;擦浴时应密切观察患者的反应,同时禁擦胸前、腹部、后项、足心等处。当患者出现寒战、面色,苍白、脉搏及呼吸快时应立即停止擦浴并保暖;降温毯持续降降温。此法为利用循环冷却水经过毯面直接接触。使热由机体传导至水流而降低体温,降温效果较好,每小时可降温 1~2℃,同时可据病情调节降低体温。尤其适用于持续高热的昏迷患者。当患者降温过程中出现寒战时加用冬眠药物。防止因肌肉收缩而影像降温效果;清醒患者使用降温毯时。难以耐受寒战反应,故不宜调温过低。冰盐水灌肠或灌胃,以 4℃左右等渗盐水 200mL 加复方乙酰水杨酸(APC)0.42g 灌肠或灌胃。必要时采用 4℃左右低温液体静脉输入。也可达到降温效果。

②药物降温:对于明确诊断患者,婴幼儿,高热伴头痛、失眠、兴奋症状者可适当使用药物降温但注意用量适宜,防止因出汗过多、体温骤降、血压降低而引起虚脱。日不可用于年老体

弱者。用药过程中应加强观察,防止变态反应、造血系统损害及虚脱发生。

③冬眠低温疗法:a.首先使用适量的冬眠合剂,使自主神经受到充分阻滞,肌肉松弛,消除机体御寒反应,使患者进入睡眠状态。b.物理降温。根据具体条件使用半导体或制冷循环水式降温毯。或大冰袋、冰帽、乙醇擦浴。c.降温以肛温维持在 $32\sim35℃$,腋温维持在 $31\sim33℃$ 为宜,肌肉放松时,可适当减少用量和减慢速度。d.当患者颅压降至正常范围。维持 24 小时即可停止亚低温治疗。一疗程通常不超过 7 日。e.缓慢复温,终止亚低温治疗时,应先停止降温措施。多采用自然复温法使患者体温恢复至正常。若室温低时可采用空调辅助复温,一般复温速度 24 小时回升 $2℃$ 为宜,不可复温过快,防止复温休克。

6)密切观察病情,遵医嘱合理使用抗生素,高热伴有抽搐、昏迷者使用护栏,必要时约束患者肢体防止坠床。

2.术后护理

(1)饮食护理:①麻醉清醒后 6 小时,如无吞咽障碍即可进食少量流质饮食。②术后早期胃肠功能未完全恢复,尽量少进牛奶、糖类等易产气食物,防止其消化时产气过多,引起肠胀气。以后逐渐过渡到高热量、高蛋白、富营养、易消化饮食。

(2)体位护理:①麻醉未清醒前去枕平卧,头偏向健侧,以防呕吐物吸入呼吸道。②清醒后,血压平稳者,抬高床头 $15°\sim30°$,以利颅内静脉回流。

(3)心理护理:患者可因麻醉后反应、手术创伤、伤口疼痛、头痛、呕吐,加之伤口引流管、导尿管、静脉输液等管道被限制了躯体活动,从而产生孤独、恐惧的心理反应,应指导患者正确配合,解释相关知识,以缓解患者的孤独恐惧心理。加强巡视,及时询问患者,早期即根据病情安排亲人探视或陪伴,指导其鼓励、安慰患者,分担患者的痛苦,使之消除孤独感。同时告知手术和麻醉顺利,术后如能积极配合能很快愈合,以增强其自信心。

(4)症状护理:应密切观察意识、瞳孔、生命体征,必要时 24 小时连续监测并及时记录。①呕吐时头偏向一侧,同时协助患者排出呕吐物,不可咽下,以避免呕吐物误入气管或反流入胃内加重呕吐,需及时清理呕吐物,更换污染衣物、被单,避免感官刺激;呕吐频繁时可遵医嘱肌内注射甲氧氯普胺 10mg。②头痛者应注意观察头痛的性质、部位,同时伴呕吐者,观察呕吐是否为喷射性,并加强意识、瞳孔的观察,以及时发现颅内血肿;抬高床头,以利静脉回流减轻脑水肿,必要时快速静脉滴注 20% 甘露醇,如有不能耐受的伤口疼痛可遵医嘱予以镇痛药。

(5)管道护理

应妥善固定好各种管道,保持管道通畅,以防止折叠、压迫、弯曲、脱落或非计划性拔管而造成意外,更换引流袋时应注意无菌操作,防止逆行感染的发生。

(6)潜在并发症

1)脑脓肿:当炎症扩散引起头皮下脓肿破溃后形成慢性窦道,可向下扩散形成硬脑膜外脓肿,硬脑膜被侵蚀穿破即引起脑脓肿,多为单发,也有多发。①密切观察患者意识瞳孔、肢体活动情况及早发现异常。②先行 CT 或 MRI 检查,可了解脓肿的位置及大小。③穿刺抽脓,如经多次抽脓无效,应行开颅脓肿切除术。

2)化脓性脑膜炎:由炎症扩散、硬脑膜被穿破引起,患者可有头痛、颈部抵抗感等脑膜刺激征并高热等症状,除积极降温、全身应用大剂量抗生素外,应每 $2\sim3$ 日行腰椎穿刺,了解脑脊液压力及细胞计数,并于鞘内注射抗生素,同时指导患者注意腰椎穿刺后平卧 4～6 小时。

(七)健康教育

1.多进食高蛋白、高营养、易消化饮食,以促进愈合,增强机体抵抗力。

2.颅骨缺损者指导其如何保护骨缺损区域,以防止硬物刺伤。告诉患者颅骨缺损对患者生活起居没有太大影响,影响美容者可戴帽或假发适当掩盖。

3.如出现原有症状或伤口部位红、肿、热、痛等异常应及时就诊。

4.术后 3 个月复查,颅骨缺损者可于 1 年后行修补术。

二、颅骨良性肿瘤

颅骨良性肿瘤较少见,常见的颅骨良性骨肿瘤生长在颅盖部。多数起源于外板,向外生长,也有少数起源于板障与内板,出现颅压增高与脑的局灶症状。常见的颅骨良性肿瘤有:骨瘤、血管瘤和淋巴管瘤、胚胎性颅骨肿瘤、软骨瘤、巨细胞瘤、动脉瘤性骨囊肿、脂肪瘤等。本病好发于 20～40 岁成年男女,也有少数见于儿童和老人。一般予手术切除,较少复发,反复复发者预后不良,其中巨细胞瘤易恶变。

(一)临床表现

1.骨瘤

最常见,瘤体多不大,局部隆起,患者多无自觉症状,为生长缓慢的无痛肿块,多单发,常见的额窦骨瘤多表现为反复发作的鼻窦炎。

2.血管瘤和淋巴管瘤

部分患者会有头痛的症状,肿物增大且有搏动感,但杂音和震颤少见。大部分为单发。

3.胚胎性颅骨肿瘤

临床表现取决于肿瘤的部位,病变位于板障者主要表现为皮下肿物,偶尔有头痛症状;病变位于眼眶部的患者通常表现为无痛性眼球突出,或因眼外肌功能改变而有所表现;板障内上皮样囊肿极少数会侵蚀鼻窦,表现为张力性气颅。

4.软骨瘤

较少见,肿瘤发生在软骨连接处,肿瘤生长缓慢,较大的软骨瘤可引起颅内压及相应部位的神经系统症状,常受侵及的部位为颅中窝和脑桥小脑三角。

5.巨细胞瘤

偶见,肿瘤生长缓慢,常位于蝶骨及额、颞、顶部,早期无症状,较大肿瘤可引起相应的症状,如神经功能障碍和颅压增高等。

6.动脉瘤性骨囊肿

好发于 20 岁以下。可能表现为疼痛的肿块,或颅内病变,也可能表现为脑出血,症状的持续时间一般不到 6 个月,内板的肿物有可能导致颅压增高和局部神经损害。

(二)辅助检查

1.X 线片检查

显示骨瘤呈现为圆形或椭圆形,局限性高密度影,巨细胞瘤在 X 线片上有 3 种表现:单囊型、多囊型、单纯骨破坏型。

2.CT 检查

软骨瘤提示颅底高密度肿块,呈分叶状,边界清,有钙化,肿块基底宽且与颅骨相接。巨细胞瘤在 CT 扫描呈无明显强化的均匀一致高密度影。

3.MRI 检查。

可见 T_1 加权为低信号, T_2 加权为高信号。

(三)治疗原则

1.骨瘤

小骨瘤用骨凿切除,累及颅内的骨瘤需行骨瓣切除,再行颅骨修补,鼻窦内的骨瘤经颅或鼻切除。

2.血管瘤和淋

手术是最有效的治疗方法。

3.胚胎性颅骨肿瘤

对于胚胎来源的肿瘤的治疗是采用手术切除。肿瘤切除后很少有复发,除非无法鞍区切除。

4.软骨瘤

软骨瘤位于颅底,基底宽,部分切除以达到减压的目的,岩骨和颅中窝底的行颞下入路,必要时切除部分颞叶。

5.巨细胞瘤

巨细胞瘤由于肿瘤多位于颅底,血运较丰富,很难全切除,易恶变。治疗上采用根治性切除术,但因为颅骨的巨细胞瘤所在的位置及,浸润周围骨质,常很难根治。这种情况下很容易复发,最好的治疗就是反复的手术切除。对于残余的巨细胞瘤可以行放射治疗。

(四)护理评估

1.健康史

(1)个人史:了解患者的文化程度和家庭背景,如患者的居家环境、家庭住址、家庭成员,患者在家庭中的地位、经济情况以及以往病史等。

(2)询问患者起病方式或首发症状:颅骨骨瘤一般都较小,无明显症状者,易被忽视,个别与外伤有关;板障型骨瘤多膨胀性生长,范围较广时可出现相应部位的局部疼痛;颅骨软骨瘤多见于颅中窝底,蝶鞍旁或岩骨尖端的软骨联合部,可出现眼球运动障碍、面部感觉减退等第Ⅲ～第Ⅵ对脑神经受压症状;巨细胞瘤早期局部可有胀感和疼痛感,如发生在鞍区附近或蝶骨,可出现视力、视野障碍,或有动眼神经、展神经及三叉神经症状,侵入颅内及生长较大时可出现相应部位的神经系统体征及颅压增高症状。

2.身体状况

(1)观察患者意识、瞳孔及生命体征:观察患者有无意识障碍及其程度,瞳孔是否等大等圆,对光反射是否灵敏。颅骨良性肿瘤多生长缓慢,如不向颅内发展,患者多意识清楚,瞳孔大小及对光反射正常;如巨细胞瘤位于鞍区附近影响动眼神经,可出现瞳孔不等大,对光反射迟钝或消失;大的软骨瘤可引起颅压增高从而导致意识障碍。

(2)评估患者有无神经功能受损:①观察患者是否视力视野障碍。发生于蝶骨的巨细胞瘤影响视交叉致视力减退,视野缺损。②观察患者有无眼球运动障碍、面部感觉减退,软骨瘤位于颅中窝底、岩骨尖、蝶枕骨的软骨结合部,可出现该部位神经功能障碍导致上述症状。

3.心理-社会状况

了解患者家庭背景,如文化程度、家庭成员、患者及家属对疾病的认知程度及对疾病治疗的期望值,以便有针对性地进行心理疏导及护理。

(五)护理诊断

1.恐惧

恐惧与担心肿瘤恶化有关。

2.脑组织灌注不足

脑组织灌注不足与肿瘤引起的局部压迫有关。

3.知识缺乏

缺乏颅骨肿瘤的相关自我保健知识。

4.潜在并发症

颅内出血、感染。

(六)护理措施

1.术前护理

(1)心理护理:患者可因局部疼痛、舒适的改变、肿瘤对其生命的威胁、脑神经受损所引起的功能障碍等因素而产生恐惧、焦虑的心理反应、应多与患者交流,针对不同原因进行心理疏导,同时讲解手术相关知识,提供本病治愈信息,增强患者信心。

(2)视力、视野障碍的护理:视力、视里野障碍可影响患者的日常生活自理能力,患者常因此而产生自卑心理和封闭情绪,在护理上应注意:①开导患者,并加强巡视,及时提供帮助,热情耐心地照顾患者,以消除患者无助感。②协助患者的日常生活,除去房间、通道上的障碍物,同时避免地面湿滑,防止患者摔倒。③患者日常用物放在患者视力好或视野健侧,热水瓶应妥善放置,防止患者发生烫伤。④指导患者不单独外出。⑤及时接应红灯。

(3)头痛、呕吐的护理头痛、呕吐常为手术创伤及麻醉反应。患者出现剧烈头痛、呕吐,甚至伴随意识、瞳孔、生命体征的改变,提示脑水肿或继发性颅内出血。应注意:①密切观察意识、瞳孔、生命体征及头痛的性质、部位,呕吐是否喷射性,以及时发现脑危象。②抬高床头$15°\sim30°$,以利颅内静脉回流。③不能耐受的头痛,遵医嘱予以罗通定 60mg 口服,呕吐频繁者予以甲氧氯普胺 10mg 肌内注射;必要时予以 20% 甘露醇 100mL 静脉滴注,脱水降低颅压,密切观察用药后头痛呕吐是否缓解,必要时配合 CT 检查,以排除颅内血肿形成。

(4)咳嗽、吞咽功能受损的护理:由于颅后窝巨大软骨瘤对邻近组织的压迫,术后患者可能出现后组脑神经受损,表现为咳嗽、吞咽障碍,护理上应注意:①做好心理指导,消除患者紧张情绪。②鼓励患者咳嗽排痰,排痰不畅时可辅以叩背、体位引流、雾化吸入等方法,必要时行负压吸痰,及时清除呕吐物及呼吸道分泌物,防止窒息。③有吞咽功能障碍的患者,术后暂缓经口进食,予以留置胃管,同时应注意保持口腔清洁,口腔护理2~3次/日,防止口腔感染。

2.术后护理

(1)心理护理:患者可因麻醉后反应,手术创伤,各种管道等被限制躯体活动,从而产生孤独无助心理,护士应指导患者正确配合,及时清理呕吐物及污染被服,多倾听患者主诉,加强巡视,关心体贴患者,适时安排患者家属及亲友探视,必要时陪护,指导其安慰、鼓励患者,以分担患者的痛苦,消除其孤独的心理反应。

(2)饮食护理:可按常规由流质过渡到普通饮食,应多进食高蛋白、高热量、易消化的食物,以增强机体的修复能力,颅后窝巨大软骨瘤侵犯后组脑神经致吞咽困难者应予胃管鼻饲流质,防止其发生呛咳、窒息及营养不良。

(3)体位护理:麻醉未清醒前去枕平卧位,头偏向健侧以利呕吐物及呼吸道分泌物排出;麻醉清醒后血压平稳者应抬高床头 15°～30°,以利静脉回流和消除脑水肿及颜面部水肿;同时应注意翻身 1 次/2 小时,防止压疮形成,翻身时保护好各种管道。防止脱出和折叠:拔除创口引流后患者应尽早离床活动,先在床上坐起,如无不适再双腿下床,然后在床边适度活动,逐渐扩大活动范围,并应有人专人陪护,防止因久未下床活动及术后体虚引起虚脱、昏厥。

(七)健康教育

1.心理指导

护士应加强与患者交流,鼓励患者建立健康的人格,树立其战胜疾病的信心。

2.饮食指导

多进食高蛋白饮食,以利机体康复。

3.活动指导

劳逸结合,加强体育锻炼,增强体质。

4.安全指导

有视力障碍者应防止烫伤及摔伤。

5.就诊指导

如出现原有症状或症状加重,应及时就诊。局部伤口如出现红、肿、热、痛、流液、流脓及时就诊。

6.复查

术后 3 个月门诊复查。

三、颅骨恶性肿瘤

颅骨恶性肿瘤预后差,临床多见于多发性骨髓瘤、成骨细胞瘤、网织细胞肉瘤,纤维肉瘤和转移瘤。除多发性骨髓瘤外,均好发于青壮年,其中成骨细胞瘤较常见,网织细胞肉瘤和纤维肉瘤较少见。

(一)临床表现

1.颅骨多发性骨髓瘤

肿瘤为多发性,好发部位除颅骨外,尚有肋骨、胸骨、锁骨、椎体、骨盆和长骨两端。多见于 40 岁以上成年人,肿瘤为实质性,呈暗红色或灰色,质脆,富含血管。头部出现扁平或半球形肿物,生长快,有间歇性或持续性自发性疼痛。高球蛋白血症是本病的主要表现,患者可有血钙增高。

2.颅骨成骨细胞瘤

好发于青少年,肿瘤多发于颅盖部,生长迅速,血运丰富,局部可有搏动及血管杂音。颅盖部可见肿块,局部有压痛,头皮紧张发亮呈青紫色。

3.颅骨网织细胞肉瘤

肿瘤来源于骨髓造血组织,较少发生在颅骨,见于青少年。颅骨局部肿块,生长缓慢,可有自发性疼痛,一般多向颅外生长。

4.颅骨纤维肉瘤

肿瘤起源于骨膜或颅骨板障,好发于青壮年,位于颅盖或颅底部,病程发展迅速。早期表现为疼痛性肿块,生长迅速,侵入颅内时常引起颅压增高及其他神经症状。

5.颅骨转移瘤

颅骨转移瘤以癌为主,常见原发灶为肺癌、乳腺癌、膀胱癌、肾癌、前列腺癌、子宫癌等。多数经血行转移,以顶骨发生率高。颅盖骨发生单一或多发性肿块,质稍硬,不活动,早期症状不明显。中期和晚期常有局部疼痛。肿瘤增大并向颅内发展者,可有颅压增高症状。

(二)辅助检查

1.血液检查

多发性骨髓瘤呈进行性贫血,血红蛋白低,血小板减少(一般在 $100\times10^9/L$ 以下)白细胞数目变化不明显,但淋巴细胞比例相对增高,并出现高球蛋白血症,清蛋白与球蛋白比例倒置。

2.骨髓检查

表现为细胞生长活跃,少数患者有大量未成熟的浆细胞。成骨细胞瘤患者亦常有贫血,血清碱性磷酸酶常增高。

3.影像学检查

多发性骨髓瘤 X 线片检查可见多数散在、大小不一的低密度区,多数患者同时侵犯肋骨、脊柱椎体。成骨细胞瘤患者颅骨平片可见大小不等边缘不清的骨质破坏,局部有软组织影。纤维肉瘤患者 X 线片早期仅有外板的破坏,晚期可见骨质大量破坏,内无放射状骨针,CT 扫描可见颅底骨质破坏及肿瘤影像,增强不明显。

(三)治疗原则

1.手术治疗

手术切除病变组织并适当扩大范围,较大的骨髓瘤单发病灶和未转移的颅盖部恶性肿瘤应尽早行手术切除,多发性骨髓瘤或已转移的恶性肿瘤及恶病质患者不宜手术。成骨细胞瘤因血运丰富,为防止术中大出血,术前需行动脉造影以了解肿瘤的血运情况,必要时先行颈外动脉结扎,以减少术中失血。

2.非手术治疗

化学药物治疗以烷化剂治疗为主。如洛莫司汀口服,环磷酰胺静脉滴注,博来霉素静脉滴注,化疗的同时予适量激素短期应用,可缓解病情。

(四)护理评估

1.健康史

(1)个人史:了解患者的文化程度和家庭背景,如患者的居家环境、家庭住址、家庭成员,患者在家庭中的地位、经济情况以及以往病史等。

(2)询问患者起病方式及首发症状;不同类型肿瘤各有其特点。多发性骨髓瘤可同时发生在颅骨、肋骨、椎体、胸骨、骨盆等处,从发病到就诊一般 3 个月到 1 年,疼痛为主要症状,头部可出现扁平形稍隆起的肿物,压疼明显;成骨细胞瘤在颅盖骨发现肿块,因肿瘤生长迅速头皮多紧张发亮,并与肿瘤粘连,肿瘤及周围皮下有静脉曲张,有时可摸到搏动或听到血管杂音;纤维肉瘤进展较快易向肺部转移,颅盖部的肿瘤早期局部可出现肿块及疼痛,位于眶顶的可出现突眼,位于颅底的则出现相应的脑神经症状;颅骨转移瘤多来源于肺癌、乳腺癌等,常伴有原发部位的症状和体征。

2.身体状况入

评估患者有无神经功能受损:颅骨纤维肉瘤如发生在颅底,可引起相应的脑神经症状和神经系统体征。

3.心理-社会状况

了解患者家庭背景,如文化程度、家庭成员、患者及家属对疾病的认知程度及对疾病治疗的期望值,以便有针对性地进行心理疏导及护理。

(五)护理诊断

1.恐惧

恐惧与担心肿瘤恶化有关。

2.舒适的改变

舒适的改变与头部外伤带来的局部不适有关。

3.自理能力缺陷

自理能力缺陷与疾病引起的自理能力下降有关。

4.知识缺乏

缺乏颅骨肿瘤的相关自我保健知识。

5.营养失调:低于机体需要量

与脑损伤后头痛、呕吐、贫血等有关。

(六)护理措施

1.术前护理

(1)饮食护理:多进食优质蛋白,提供高热量、易消化食物,增强患者体质,提高手术耐受力。

(2)体位护理:采取自主卧位。

(3)心理护理:局部疼痛、肿瘤性质对生命的威胁、昂贵的医疗费用、手术对生命的威胁等因素导致患者产生恐惧、焦虑的心理反应。应通过与患者及家属的交流,及时发现患者不良心理反应,针对各种原因进行心理疏导。同情并细心照顾患者,加强巡视,认真倾听患者主诉,讲解手术相关知识,提供本病治愈信息,增强患者信心。

(4)症状护理:贫血:多发性骨髓瘤和成骨细胞瘤患者常伴有贫血。①应注意防止感冒与出血。②观察皮肤、黏膜是否有出血点。③加强饮食指导。④必要时遵医嘱输血治疗。

2.术后护理

(1)心理护理:麻醉后反应,手术创伤,各种管道限制患者的躯体活动,使患者产生孤独无助心理,应指导患者正确配合,及时清理呕吐物及污染被服,倾听患者主诉,加强巡视,关心体贴患者,适时安排患者家属及亲友探视,必要时陪护,指导其安慰、鼓励患者,分担患者的痛苦,消除其孤独的心理反应。

(2)饮食护理:补充高热量、优质蛋白饮食以利组织修复。贫血者指导进食动物肝、菠菜等含铁丰富的食物。

(3)症状护理:贫血:多发性骨髓瘤和成骨细胞瘤患者常伴有贫血。①应注意防止感冒与出血。②观察皮肤、黏膜是否有出血点。③加强饮食指导。④必要时遵医嘱输血治疗。

(七)健康教育

1.心理护理

提供本病效果好的病例信息,鼓励患者继续治疗,树立患者生活的信心。

2.饮食护理中

进食高热量、高蛋白食物,加强营养,增强机体抵抗力,促进组织修复。

3.体育锻炼

加强体育锻炼,劳逸结合,增强体质。

4.治疗护理

遵医嘱继续行放疗、化疗。

5.复查随诊

术后 3 个月复查,如发现原有症状再发或加重,手术部位异常应及时就诊。

四、颅骨海绵状血管瘤

颅骨海绵状血管瘤是常见的颅骨良性肿瘤,占颅骨良性肿瘤的 10%,好发于顶骨,其次为额骨及枕骨,肿瘤多为单发,生长缓慢,没有明显的年龄差异,多见于青少年、男女之比为1∶3,为颅骨内多数扩张的血窦及窦间疏密不等的纤维组织。本病以手术治疗为主,不能全切者加用小剂量的放射治疗,多数预后良好。

(一)临床表现

大多数患者无症状,少数患者轻微头痛可能是其唯一主诉,常因此或体检做影像学检查而发现本病。本病病程较长,多表现为头痛和局部包块,依据部位不同而出现相应神经功能缺失,可合并病理性骨折、出血或癫痫发作。

1.癫痫

癫痫占 40%～100%,见于大多数幕上脑内海绵状血管瘤,表现为各种形式的癫痫。其中约 40% 为难治性癫痫。海绵状血管瘤比发生于相同部位的其他病灶更易于发生癫痫,原因可能是海绵状血管瘤对邻近脑组织的机械作用(缺血、压迫)及继发于血液漏出等营养障碍,病灶周边脑组织常因含铁血黄素沉着、胶质增生或钙化成为致痫灶。

2.出血

出血与颅内动静脉畸形(AVM)出血不同,海绵状血管瘤的出血一般发生在病灶周围脑组织内,较少进入蛛网膜下隙或脑室,出血预后较 AVM 好,但首次出血后再次出血的可能性增加。女性患者,尤其是妊娠的女性海绵状血管瘤患者的出血率较高。反复出血可引起病灶增大并加重局部神经功能缺失。

3.局部神经功能缺失

局部神经功能缺失占 15.4％～46.6％。急性及进行性局部神经功能缺失常继发于病灶出血,症状取决于病灶部位与体积。可表现为静止性、进行性或混合性。大量出血引起严重急性神经功能症状加重较少见。

(二)辅助检查

1.X 线检查

X 线切线位片上可见放射状骨针,血管压迹加深表明有恶变。

2.CT 检查

CT 扫描可见到明显增强的肿块。

3.MRI 检查

具体诊断海绵状血管瘤最敏感的方法。T_1 加权像呈低信号肿瘤影,T_2 加权像肿瘤周围是含铁血黄素的低信号"黑环"。

4.血管造影检查

有时可看到肿瘤染色。

(三)治疗原则

本疾病首选手术治疗。早期病变局限、手术难度小,预后好,大的肿瘤因出血多不能全切,可加用小剂量放疗。较大的肿瘤术前行脑血管造影,了解肿瘤供血情况,必要时阻断供血动脉,以减少术中失血。手术方法包括肿瘤全切术、部分切除或活检术和颅骨成形术。

1.肿瘤全切术

适应较小的肿瘤,尽量全切肿瘤组织。

2.部分切除或活检术

适应较大的肿瘤,以免强行全切肿瘤使术中失血过多。

3.颅骨成形术

适应颅骨缺损较大者。

(四)护理评估

1.健康史

了解患者的文化程度和家庭背景,如患者的居家环境、家庭住址、家庭成员,患者在家庭中的地位、经济情况以及以往病史等。

2.身体状况

(1)询问患者起病方式或首发症状:本病发展较慢,除局部肿胀感和可能触及肿块外,多无其他症状。如在局部触及非骨性肿块,压之变小或有压缩性,头低位时肿大,张力增高,头高位时反之,说明外板已破坏。

(2)了解意识、瞳孔、生命体征:尽管本病很少累及颅内,但合并严重感染时可引起意识、瞳孔、生命体征的改变。

3.心理-社会状况

了解患者家庭背景,如文化程度、家庭成员、患者及家属对疾病的认知程度及对疾病治疗的期望值,以便有针对性地进行心理疏导及护理。

（五）护理诊断

1.恐惧

恐惧与担心肿瘤恶化有关。

2.脑组织灌注不足

脑组织灌注不足与肿瘤引起的局部压迫有关。

3.知识缺乏

缺乏颅骨肿瘤的相关自我保健知识。

4.潜在并发症

颅内出血、感染。

（六）护理措施

1.术前护理

（1）心理护理：患者可因局部疼痛、舒适的改变、肿瘤对其生命的威胁、脑神经受损所引起的功能障碍等因素而产生恐惧、焦虑的心理反应、应多与患者交流，针对不同原因进行心理疏导，同时讲解手术相关知识，提供本病治愈信息，增强患者信心。

（2）视力、视野障碍的护理：视力、视里野障碍可影响患者的日常生活自理能力，患者常因此而产生自卑心理和封闭情绪，在护理上应注意：①开导患者，并加强巡视，及时提供帮助，热情耐心地照顾患者，以消除患者无助感。②协助患者的日常生活，除去房间、通道上的障碍物，同时避免地面湿滑，防止患者摔倒。③患者日常用物放在患者视力好或视野健侧，热水瓶应妥善放置，防止患者发生烫伤。④指导患者不单独外出。⑤及时接应红灯。

（3）头痛、呕吐的护理头痛、呕吐常为手术创伤及麻醉反应。患者出现剧烈头痛、呕吐，甚至伴随意识、瞳孔、生命体征的改变，提示脑水肿或继发性颅内出血。应注意：①密切观察意识、瞳孔、生命体征及头痛的性质、部位，呕吐是否喷射性，以及时发现脑危象。②抬高床头15°～30°，以利颅内静脉回流。③不能耐受的头痛，遵医嘱予以罗通定60mg口服，呕吐频繁者予以甲氧氯普胺10mg肌内注射；必要时予以20％甘露醇100mL静脉滴注，脱水降低颅压，密切观察用药后头痛呕吐是否缓解，必要时配合CT检查，以排除颅内血肿形成。

（4）咳嗽、吞咽功能受损的护理：由于颅后窝巨大软骨瘤对邻近组织的压迫，术后患者可能出现后组脑神经受损，表现为咳嗽、吞咽障碍，护理上应注意：①做好心理指导，消除患者紧张情绪。②鼓励患者咳嗽排痰，排痰不畅时可辅以叩背、体位引流、雾化吸入等方法，必要时行负压吸痰，及时清除呕吐物及呼吸道分泌物，防止窒息。③有吞咽功能障碍的患者，术后暂缓经口进食，予以留置胃管，同时应注意保持口腔清洁，口腔护理2～3次/日，防止口腔感染。

2.术后护理

（1）心理护理：患者可因麻醉后反应，手术创伤，各种管道等被限制躯体活动，从而产生孤独无助心理，护士应指导患者正确配合，及时清理呕吐物及污染被服，多倾听患者主诉，加强巡视，关心体贴患者，适时安排患者家属及亲友探视，必要时陪护，指导其安慰、鼓励患者，以分担患者的痛苦，消除其孤独的心理反应。

（2）饮食护理：可按常规由流质过渡到普通饮食，应多进食高蛋白、高热量、易消化的食物，以增强机体的修复能力，颅后窝巨大软骨瘤侵犯后组脑神经致吞咽困难者应予胃管鼻饲流质，防止其发生呛咳、窒息及营养不良。

（3）体位护理：麻醉未清醒前去枕平卧位，头偏向健侧以利呕吐物及呼吸道分泌物排出；麻醉清醒后血压平稳者应抬高床头15°～30°，以利静脉回流和消除脑水肿及颜面部水肿；同时应注意翻身1次/2小时，防止压疮形成，翻身时保护好各种管道。防止脱出和折叠：拔除创口引流后患者应尽早离床活动，先在床上坐起，如无不适再双腿下床，然后在床边适度活动，逐渐扩大活动范围，并应有人专人陪护，防止因久未下床活动及术后体虚引起虚脱、昏厥。

（七）健康教育

1.心理指导

护士应加强与患者交流，鼓励患者建立健康的人格，树立其战胜疾病的信心。

2.饮食指导

多进食高蛋白饮食，以利机体康复。

3.活动指导

劳逸结合，加强体育锻炼，增强体质。

4.安全指导

有视力障碍者应防止烫伤及摔伤。

5.就诊及复查

如出现原有症状或症状加重，应及时就诊。局部伤口如出现红、肿、热、痛、流液、流脓及时就诊。术后3个月门诊复查。

第三节　先天性颅骨疾病

一、寰枕部畸形

寰枕部畸形也称枕骨大孔区畸形，主要是指枕骨底部及第1、2颈椎发育异常，此病包括多种多样的畸形，除骨骼为主的发育异常外还合并有神经系统和软组织发育异常。其中包括有扁平颅底、颅底际入、寰枕融合、颈椎分节不全（klippel-Feil综合征）、寰枢椎脱位及小脑扁桃体下疝畸形（Arnold-Chiari畸形）。该疾病颈部的起源与颅骨不同，其发育过程复杂，在胎儿发育过程中，受到某些因素影响而形成上述各种畸形。

（一）临床表现

1.颈神经根的刺激症状

一般可见头颈部偏斜、面部不对称、颈短、后发际低及脊柱侧凹，常见有颈神经根的刺激症状，出现颈项疼痛、活动受限及强迫头位，部分患者可出现上肢麻木、疼痛、肌肉萎缩及腱反射减低等。在第Ⅸ～Ⅺ对脑神经受累时，表现为声音嘶哑、吞咽困难、进食发呛、舌肌萎缩等，严重者可以累及Ⅴ、Ⅵ、Ⅶ脑神经，出现面部感觉减退、眩晕、听力下降等症状。

2.颈部脑组织受累

可以出现颈髓、延髓及小脑受压迫、牵拉。此多合并有小脑扁桃体下疝畸形。可出现四肢乏力或瘫痪、感觉障碍、呼吸和吞咽困难、尿潴留、眩晕、共济失调、眼球震颤、步态蹒跚，指鼻试验及跟膝试验不准。晚期可出现颅压增高,表现为头痛、恶心呕吐、眼底水肿,甚至发生枕骨大孔疝,突然呼吸停止而死亡。

(二)辅助检查

1.颅颈部 X 线检查

颅底陷入患者的颅颈部 X 线检查可见,枢椎齿状突上移,在矢状位可清楚地看到导水管。还可见第四脑室及脑干的改变,以及小脑扁桃体下疝的程度及受压的情况。

2.CT 扫描

寰枢椎脱位在侧位片上,尤其是断层片上,寰椎前弓与枢椎齿状突前面的距离>2.5mm,儿童>4.5mm。

3.MRI 检查

可清楚地看到小脑扁桃体下疝畸形的具体部位,有无延髓及第四脑室下疝,脑干的移位,有无脊髓空洞及脑积水等。

(三)治疗原则

单纯扁平颅底、颅底陷入、寰枕融合和颈椎分节不全如没有明显神经系统症状和体征,无须特殊治疗;如多种畸形同时存在,产生压迫症状时则应行相应的手术治疗;寰枢椎轻度半脱位的患者,多无神经系统体征或有轻微的体征,可行颈椎牵引,一般可使用颌枕带牵引。对有先天性齿状突分离或发育不全的患者应采用颅骨牵引,病情严重者则需手术治疗。小脑扁桃体下疝畸形以手术治疗为主要手段,其目的是解除枕骨大孔及颈椎对小脑、脑干、脊髓、第四脑室及其他神经组织的压迫。

(四)护理评估

1.健康史

(1)个人史:了解患者的文化程度和家庭背景,如患者的居家环境、家庭住址、家庭成员,患者在家庭中的地位、经济情况以及以往病史等。

(2)询问患者起病方式:患者出现颈项部疼痛,活动受限及强迫头位为颅底陷入时颅底骨组织内翻,寰椎向内陷入,颅后窝体积缩小使神经根受压表现。患者可出现声音嘶哑、吞咽困难、饮水呛咳、舌肌萎缩,为颅底陷入或小脑扁桃体下疝畸形使第Ⅸ~Ⅻ对脑神经受损所致。患者出现步态不稳,眼球震颤等为小脑扁桃体下疝畸形累及小脑所致症状。

2.身体状况

(1)评估意识、瞳孔、生命体征:患者出现生命体征异常或意识瞳孔改变,提示小脑扁桃体下疝畸形引起脑脊液循环受阻。晚期患者可出现颅压增高,表现为头痛、恶心、呕吐、眼底水肿,甚至发生枕骨大孔疝,突然呼吸停止而死亡。

(2)评估有无神经功能受损:①有无咳嗽吞咽异常,患者出现声音嘶哑、饮水呛咳、舌肌萎缩、吞咽困难等提示小脑扁桃体下疝畸形或颅底陷入累及第Ⅸ~Ⅻ对脑神经。②面部感觉减退、眩晕、视力下降提示颅底陷入累及第Ⅴ、第Ⅶ、第Ⅷ对脑神经。③有无肢体运动障碍,患者出现肢体运动障碍、偏瘫或四肢瘫、腱反射亢进、排便障碍说明小脑扁桃体下疝畸形使延髓和脊髓上段受压。

3.心理-社会状况

了解患者家庭背景,如文化程度、家庭成员、患者及家属对疾病的认知程度及对疾病治疗的期望值,以便进行心理疏导和鼓励。

(五)护理诊断

1.焦虑/恐惧

焦虑/恐惧与患者对手术的恐惧、担心预后有关。

2.呼吸型态改变

呼吸型态改变与饮水呛咳引起的不适有关。

3.舒适的改变

舒适的改变与头痛、眩晕、恶心、呕吐等有关。

4.有外伤的危险

有外伤的危险与疾病累及神经导致步态不稳有关。

5.知识缺乏

缺乏与寰枕部畸形相关的自我保健知识。

6.自理能力缺陷

自理能力缺陷与乏力、瘫痪及疼痛引起的活动受限有关。

7.有皮肤完整性受损的危险

有皮肤完整性受损的危险与瘫痪有关。

8.潜在并发症

颅压增高、脑疝。

(六)护理措施

1.术前护理

(1)饮食护理:轻度吞咽困难,无进食及饮水呛咳者,少食多餐,选用易消化、富含优质蛋白质、维生素的流质或半流质饮食,严重者禁止从口进食,防止呼吸道梗阻、窒息,采取鼻饲流质提供营养,以保证机体需要量,提高机体对手术的耐受性。

(2)体位护理:患者一般取自主体位,但要防止颈部外伤,禁忌做颈部按摩及强制性的颈部旋转活动,以防止出现,延髓压迫,呼吸中枢衰竭,行牵引治疗的患者应注意保持正确牵引姿.势,头颈部制动。

(3)心理护理:患者可因颈项部疼痛、活动受限、强迫头位等出现自理能力下降,还可因头颈部偏斜、面部不对称等产生自卑心理,以及手术对生命的威胁等因素产生焦虑、恐惧的心理反应。应通过与患者及家属沟通交流,观察了解其心理反应,并给予针对性的心理指导。向患者宣教手术知识及手术的必要性;提供日常生活的护理支持;提供本病治愈病例的信息,增强患者自信心,拟行气管切开者,向患者宣教术后沟通的方式,如手势、写字等以适于手术后交流。

(4)症状护理

1)吞咽困难:①观察患者吞咽情况,如严重吞咽困难者,禁止经口进食,予鼻饲饮食。②加强饮食护理,给予色、香、味俱全的易消化饮食,及时漱口,保持口腔清洁。

2)颅内高压危象:①密切观察病情变化,防止脑疝及呼吸衰竭的发生。②患者出现剧烈头痛,喷射性呕吐,血压升高,呼吸深慢,心跳减慢,瞳孔散大等颅内高压危象时,应及时报告医师,并做好急诊手术准备。

(5)术前准备

1)常规术前准备:①皮肤准备:剃光头后用肥皂水和热水洗净并用络合碘消毒,以免术后伤口或颅内感染;天冷时,备皮后戴帽,防感冒。②下列情况暂不宜手术:术前半个月内服用阿司匹林类药物、女性患者月经来潮,以免导致术中出血不止,术后伤口或颅内继发性出血;感冒发热、咳嗽,使机体抵抗力降低,呼吸道分泌物增加。易导致术后肺部感染。③术晨准备:取下活动义齿和贵重物品并妥善保管;指导患者排空尿便;术前 30 分钟给手术前用药;备好术中用药、病历等用物;有脑室引流者进手术室前要关闭引流管,并包以无菌纱布,进手术室途中不要随意松动调节夹,以免体位改变造成引流过量、逆行感染或颅内出血。

2)麻醉需行气管插管时颈部过度后仰可因局部受压造成呼吸困难甚至呼吸停止,必要时先做气管切开。

2.术后护理

(1)心理护理:患者可因麻醉不适、手术创伤等出现疼痛、呕吐等反应,加之伤口引流管、导尿管、静脉输液等限制了患者的躯体活动,使患者产生孤独,恐惧的心理反应。因此,护理工作中应做到:①及时了解患者的心理状态,指导患者正确配合,告知患者手术成功,适当安排患者家人或朋友探视,必要时陪护,指导其安慰、鼓励患者,分担患者的痛苦,使之消除孤独感。②呕吐时应协助患者侧卧,将呕吐物及时清除,更换污染的衣服,减少感官刺激;同时应避免患者吞下呕吐物加重呕吐,或呛入气管引起窒息。③指导患者保持正确体位,以防止颈项屈曲,引起呼吸中枢损伤导致呼吸衰竭。④有气管切开时,需以与患者约好的沟通方式,及时交换护患信息,消除患者孤独、恐惧感。

(2)饮食护理:麻醉清醒后 4~6 小时内不可进食、喝水,以免引起呕吐,进食时应缓慢,避免呛咳而引起窒息。因术前用药阿托品的作用,患者常口渴,应做好解释工作,并用棉签蘸水湿润唇舌,可缓解渴感。麻醉清醒 4~6 小时后患者如无呕吐,无气管切开者可进食少量流质,如米汤;避免进产气食物,如牛奶,以免引起肠胀气;进食时应密切观察患者有无吞咽困难,有无呛咳,如有上述情况出现应暂缓进食;术后 48 小时吞咽困难、呛咳明显、行气管切开者,应鼻饲流质,以保证机体营养供给。

(3)体位护理:患者卧硬板床,颈部制动。麻醉未清醒患者去枕平卧,出现呕吐时应协助患者侧身将呕吐物吐出,禁止将头颈扭曲,以免延髓脑干受压导致呼吸骤停。麻醉清醒后生命体征平稳时翻身 1 次/2 小时,翻身时应注意保持头、颈、躯干一致,呈卷席样翻身;侧卧时,应将头与肩垫高,避免头下垂使颈呈过伸位,同时注意保护引流管,防止其脱落折叠。使用呼吸机者应注意妥善保护,以防止管道脱落。

(4)症状护理

1)头痛、呕吐:手术创伤及麻醉反应等均可引起头痛、呕吐,当脑水肿严重继发颅内高压时患者可出现剧烈头痛、呕吐,甚至伴有呼吸、血压的改变。护理中应注意:①密切观察头痛的性质、部位、呕吐是否为喷射性,并加强生命体征及意识、瞳孔的观察,及时发现脑危象。②不能耐受的头痛、呕吐，可给予药物处理，必要时遵医嘱给予脱水药降颅压，并密切观察用药后效果。

2)呼吸困难:术后可由于脑水肿或手术对延髓脑干不可避免的牵拉出现呼吸困难。护理时应注意:①严密观察病情变化,尤其注意呼吸情况。②及时正确执行医嘱,使用脱水药减轻脑水肿。③正确翻身,以防止颈部扭曲使延髓脑干损伤。④做好解释工作,以取得患者及家属正确配合。⑤备气管切开包、呼吸机、各种抢救药物及其他抢救设备于床旁。⑥使用呼吸机者应正确记录 24 小时出入量,监测生化、血气指标,根据结果随时调节呼吸机参数及输液速度。⑦及时清除呕吐物及呼吸道分泌物,排痰不畅时可用叩背、超声雾化、负压吸引等方法保持呼吸道通畅。

(5)潜在并发症的护理

1)肺部感染:肺部感染多与气管切开、进食呛咳有关,护理要点有:①及时清除呼吸道分泌物。②吸痰时注意无菌操作,吸痰盘每日更换,气管切开处每日消毒并更换无菌纱布 4 次。③做好物理治疗,如定时翻身叩背,雾化吸入等。④防止进食呛咳与食物反流。

2)压疮:压疮多与患者术后卧床时间长、被动体位有关,在护理中应注意:①定时翻身,并按摩受压部位。②骨突处应垫软枕或海绵垫。③侧卧时注意耳郭、局部头皮等受压部位皮肤情况。④保持床单整洁、干燥、平整。

(6)管道护理:术后患者常有创腔引流、导尿管、输氧管、输液管,甚至气管导管,应妥善固定好各种管道,保证通畅,以防止非计划性拔管造成意外或外源性感染的发生。

(七)健康教育

1.心理指导

及时与患者沟通交流,观察了解其心理反应,对遗留有尿便障碍或瘫痪患者应加强心理开导,同时鼓励患者及家属积极进行康复训练,建立健康的人格,以提高生活质量。

2.饮食指导

多进食高蛋白、富含营养的饮食,以增强机体抵抗力。

3.日常护理

应指导佩戴颈托患者坐位或离床活动时不可取下颈托,同时应坚持佩戴 3 个月以上,以防止颈椎移位造成呼吸中枢受压,颈托应定时清洁,避免对局部皮肤压迫及引起皮肤损伤。

4.就诊及复查

出现原有症状或原有症状加重,或局部伤口异常者及时就诊。术后 3～6 个月门诊复查。

二、颅裂及脑膜脑膨出

颅裂系先天性颅骨发育异常,表现为颅缝闭合不全而遗留一个缺口。颅裂一般发生在颅骨中线部位,少数可偏于侧。颅穹隆部、颅底部均可发生。发生于颅穹隆部者,可自枕、后区、顶骨间、前区、额骨间或颞部膨出。发生于颅底部者,可自鼻根部、鼻腔、鼻咽腔或眼眶等部位膨出。有颅内组织从缺损处膨出则称为囊性或显性颅裂,为较常见的先天畸形。

目前尚不清楚病因,可能与胚胎时期神经管发育不良有关。

(一)临床表现

隐形颅裂多无明显症状和体征。少数病例到达一定年龄后,可能有相应的局部及神经、脑的受损表现。囊性颅裂的临床表现如下：

1.局部症状

可见头颅某处囊性膨出包块,大小各异,包块表面软组织厚薄相差悬殊。薄者可透明,甚至破溃,引起脑脊液漏反复感染。厚者软组织丰满,触之软而有弹性,其基底部蒂状或广阔基底;有的可触及骨缺损边缘。

2.神经系统症状

轻者无明显症状。重者可出现智力低下、抽搐、不同程度瘫痪,腱反射亢进,不恒定的病理反射。另外,视发生部位可出现该处脑神经受累表现。

3.邻近器官的受压表现

膨出发生的部位不同,可有头形的不同改变。如发生在鼻根部出现颜面畸形、鼻根扁宽,眼距加大,眶腔变小,有时出现"三角眼"。

(二)辅助检查

1.CT 检查

CT 检查可显示颅骨缺损及由此向外膨出具有脑脊液同样密度的囊性肿物,脑膜脑膨出则可见与脑同样密度的表现,可见脑室的大小、移位、变形等。

2.MRI 检查

MRI 检查可见颅骨缺损及由此膨出的脑脊液、脑组织、脑血管及硬脑膜组织信号的肿物,可见颅内其他结构的改变及畸形的表现。

(三)治疗原则

1.单纯颅裂一般无须特殊治疗。

2.合并膨出者一般均需手术治疗,手术目的是切除膨出囊,还纳膨出的脑组织等内容物,修复不同层次的裂孔,一般应在出生 6～12 个月内施行修补术。

3.如膨出之囊壁浅薄欲破或者已破裂有脑脊液溢出而无感染者,需急诊手术。

4.如巨型脑膜脑膨出或脑膜脑室膨出,合并神经系统症状,智力低下及明显的脑积水者,无须手术治疗。

(四)护理评估

1.健康史

询问患儿年龄、胎次、产时有无产伤、喂养方式及是否符合营养要求,有无尿便异常,家长对患儿的关爱程度与疾病知识了解情况,以便提供相应的指导。

2.身体状况

(1)评估患儿局部情况:观察患儿局部包块大小,覆盖物厚薄,一般多为圆形或椭圆形等囊性膨出包块。如位于鼻根部则为扁平包块,其大小各异,覆盖之软组织厚薄亦各异,薄者可透明,甚至破溃而致脑脊液漏导致反复感染。厚者软而有弹性。触压时有波动感。患者哭闹时包块增大且张力增高。

(2)评估患儿有无神经系统症状:观察患儿有无智力低下,询问有无抽搐,观察有无瘫痪、腱反射亢进,不恒定的病理反射等。评估有无嗅觉丧失,有无皮质性视觉障碍及小脑受损的表现,轻者无明显神经系统症状,重者可出现上述症状和体征,是膨出脑组织受损所致。

（3）评估有无邻近器官受压表现：观察患儿有无颜面畸形、鼻根扁宽、眼眶加大、眶腔变小、眼呈三角形、双眼球被挤向外侧等，出现上述体征时说明膨出位于鼻根部；观察呼吸是否通畅，膨出物突入鼻腔时可影响呼吸；观察患儿有无舟状头，枕部巨大膨出时，患儿被迫长期侧卧导致头的前后径明显加大而形成舟状头。

3.心理-社会状况

观察了解患儿在家庭的地位，家长对患儿的关爱程度，对疾病的认识和对康复的期望值，以便进行心理疏导。

（五）护理诊断

1.焦虑/恐惧

焦虑/恐惧与患者对手术的恐惧、担心预后有关。

2.生活自理缺陷

生活自理缺陷与瘫痪有关。

3.自我形象紊乱

自我形象紊乱与头形改变、颜面部畸形有关。

4.体温过高

体温过高与脑脊液漏、颅内感染有关。

（六）护理措施

1.术前护理

（1）心理护理：患儿因陌生环境，面对陌生人群，产生恐惧的心理反应；对手术的扣心与未知、医疗费用的支付。使患儿家长产生焦虑不安的心理反应应让父母陪伴患儿，医务人员的语调应亲切和蔼，并创造良好的治疗环境，消除患儿恐惧心理；通过与患儿家长及时沟通交流，了解其心理特点，进行有针对性的指导，如讲解手术的重要性、必要性及相关知识，提供本病治愈病例的信息等。

（2）饮食护理：进高蛋白饮食，未断乳患儿提倡母乳喂养，以提高机体耐受力应注意饮食卫生，防止腹泻。

（3）体位护理：采取自主卧位，但应注意膨出部位勿受压，保持床单平整无杂物，以防硬物刺穿较薄的囊壁引起脑脊液漏及感染。

2.术后护理

（1）心理护理：各种管道限制了患儿躯体活动，加上疼痛、手术创伤使之产生孤独、恐惧情绪，为了让患儿安静，配合治疗，应安排家长陪护，以鼓励、安抚患儿。

（2）饮食护理：麻醉清醒后4～6小时内原则上不进食，但由于患儿年龄小，耐受饥饿能力差，应用棉签蘸水或奶给患儿吸吮，减少患儿哭闹。麻醉清醒4～6小时后可进流质，如母乳。

（3）体位护理：麻醉未清醒前取去枕平卧，头偏向健侧，防止呕吐物误入气管或反流入胃内。麻醉清醒后，生命体征平稳，应抬高床头15°～30°，颈下不宜垫枕，以利静脉回流，减轻脑水肿，翻身1次/2小时，以防压疮形成，翻身时注意保护各管道，不合作患儿应适当约束，防止管道脱出等意外。拔除引流管后，年幼患儿可由家长搂抱，以增强孩子的安全感。

（4）症状护理：①严密观察患儿生命体征、意识、瞳孔变化。②患儿哭闹时应查明原因，分清是脑水肿导致头痛引起哭闹,还是饥饿或不安全感所致,并针对原因予以对症处理,使患儿安静合作以利治疗及病情观察。

(七)健康教育

1.向家长讲解预后,如未合并其他器官的畸形及神经系统症状,患儿的智力不会受到影响,使家长放心。

2.注意饮食卫生,多进高蛋白、多维生素及微量元素的饮食,以促进患儿的生长发育。

3.患儿可像正常儿童一样玩耍、学习,但应注意保护手术区域。

4.需做二期整容术者 3～6 个月后复诊。

5.手术部位出现红、肿、热、痛、流液、流脓者及时复诊。

三、狭颅症

狭颅症又称颅缝早闭或颅缝骨化症,指在生长发育过程中颅缝过早闭合,以致颅腔狭小不能适应脑的正常发育。可表现为颅压升高、发育迟缓、智能低下、精神活动异常、癫痫发作等症状。狭颅症多见于男孩,发病率男女为 3:1。首选手术治疗,一般于生后 6 个月至 1 岁时手术。

(一)临床表现

1.头颅畸形

头颅畸形有各种类型,因受累颅缝的不同而异。如所有颅缝均过早闭合,形成尖头畸形或塔状头;如为矢状缝过早闭合,形成舟状头或长头畸形;两侧冠状缝过早闭合,形成短头或扁头畸形;一侧冠状缝过早闭合,形成斜头畸形。

2.颅内压增高

颅缝早期骨化闭合,颅腔的容积变小不能适应脑组织生长发育的需要,而产生颅压高,颅腔越小,颅压高就越明显。

3.眼部症状

眼球突出、视力下降和视神经萎缩,常见于冠状缝早闭的患者,这主要是颅压高和眼眶发育异常所致,另外,有合并面部畸形的患者可有眼距的改变及斜眼。

4.精神障碍

脑组织发育受阻,受压和慢性颅压增高均可产生精神障碍,特别是额叶,发育受限者更易出现。

(二)辅助检查

1.体检

颅缝早闭处可有骨性隆起;拇指轻压骨缝不能使两侧颅骨活动。

2.X 线片检查

发现骨缝过早消失,代之以融合处骨密度增加,并有脑回压迹增多、鞍背变薄等颅压增高征象。

(三)治疗原则

目的为扩大颅腔,缓解颅压使脑组织能够正常发育,保护视力。均应尽早手术治疗。生后 6 个月～1 岁内施行手术效果较好,脑功能障碍和头颅畸形均可有明显改善。手术有两种方式：

1.颅缝再造术

切除过早闭合的颅缝,宽度达 1～1.5cm,同时切除旁边的骨膜,骨边缘可用聚乙烯膜或其他异物包裹以阻止骨缝过早愈合。

2.颅骨切开术

对全颅缝过早闭合者效果较好。手术在左右两侧分两期进行。不按颅缝广泛切开颅骨,咬除颅骨宽 1.5cm,基底部留一宽约 1cm 的骨桥,形成一个较大的浮动骨瓣,骨缘处理同上。半月至 1 个月后再行另外一侧的同样手术。术后需定时摄片复查,必要时再次施行上述的同样手术。

(四)护理评估

1.健康史

询问患儿年龄、胎次、产时有无产伤、有无合并身体其他部位畸形,如最常见的对称性并指(趾)症、唇裂、先天性心脏病等,喂养方式是否符合营养要求,患儿有无尿便异常,家长对患儿的关爱程度及其对疾病知识的了解情况,以便提供相应的指导。

2.身体状况

(1)评估患儿头颅外形:观察患儿有无头颅畸形。矢状缝早闭呈现舟状头或称楔状头,沿矢状缝可触及隆起的骨嵴。左右冠状缝同时早闭表现为短头或扁头畸形,闭合的冠状缝上可触及骨峰。单侧冠状缝及人字缝早闭,可出现斜头畸形,一侧冠状缝早闭可在额骨中部扪及骨嵴。额缝早闭可致三角头畸形,可扪及额部正中早闭颅缝嵴。全颅缝早闭表现为小头畸形,颅顶扁平。

(2)评估患儿有无颅压增高:颅缝早期骨化闭合,颅腔的容积变小不能适应脑组织生长发育的需要,而产生颅压高,颅腔越小,颅压高就越明显。

(3)评估患儿有无神经系统症状:观察患儿有无智力发育迟缓,有无精神障碍,脑组织发育受阻、受压或慢性颅压增高均可产生精神障碍,特别是额叶发育受限者更易出现。

3.心理-社会状况

观察了解患儿在家庭的地位,家长对患儿的关爱程度,家长对疾病的认识和对康复的期望值,以便进行心理疏导。

(五)护理诊断

1.焦虑/恐惧

焦虑/恐惧与患儿对环境感到陌生,害怕疼痛,家属担心手术预后有关。

2.自我形象紊乱

自我形象紊乱与头颅畸形有关。

3.舒适的改变

舒适的改变与颅压增高、手术切口引起疼痛有关。

4.潜在并发症

脑疝。

5.有受伤的危险

有受伤的危险与视力下降、眼距改变有关。

(六)护理措施

1.术前护理

(1)心理护理:向患儿家属解释手术的必要性、手术方式、注意事项,取得配合。

(2)病情观察及护理:①观察并记录患者神志、瞳孔和生命体征。②观察颅压增高的征象,警惕脑疝的发生。③遵医嘱定时使用脱水药,注意观察出入量、电解质和脱水效果。

(3)术前常规准备:①术前行抗生素皮试,术晨遵医嘱带入术中用药。②协助完善相关术前检查:心电图、B超、出凝血试验等。③术前禁食禁饮8小时。④术晨更换清洁病员服。⑤术晨剃头。⑥术晨与手术室人员进行患者、药物核对后,送入手术室⑦麻醉后置尿管。

2.术后护理

(1)全麻术后护理常规:了解麻醉和手术方式、术中情况、切口情况,持续低流量吸氧,持续心电监护,床档保护防坠床,严密观察神志、瞳孔变化,监测生命体征。

(2)伤口观察及护理:观察伤口有无渗血渗液,若有,应及时通知医师并更换敷料。

(3)各管道观察及护理:输液管保持通畅,留置针妥善固定,注意观察穿刺部位皮肤,尿管按照尿管护理常规进行。

(4)疼痛护理:评估患者疼痛情况,警惕颅内高压的发生,遵医嘱给予脱水药或镇痛药物,提供安静舒适的环境。

(5)基础护理:做好口腔护理、尿管护理、定时翻身、雾化、患者清洁等工作。

(6)饮食护理:婴幼儿的代谢明显高于成人,能量消耗大且体内储备少,手术后为促进机体康复和防止婴幼儿营养不良,需及时指导合理喂养。患儿麻醉清醒后4~6小时即可先试进少量的温开水,观察半小时,如患儿无恶心、呕吐,则可母乳喂养但仍须注意观察有无恶心、呕吐、腹痛、腹胀等胃肠道反应;若母乳不足或没有母乳,则可喂养牛奶、配方奶粉、面汤、果汁等。

(7)体位与活动护理:全麻清醒前,患者采取去枕平卧位,头偏向一侧;全麻清醒后,患者抬高床头 15°~30°;病情稳定后,患者早期可进行康复锻炼。

(七)健康教育

1.体育锻炼

患儿病情平稳后,为了增强四肢的肌力,可在家长的搀扶下锻炼行走及进行上肢的功能训练。

2.语言锻炼

可先教单音字、多音字的发音,以后逐渐将其连成句子,逐步达到能够正确进行语言交流的程度。

3.智力锻炼

可根据不同的智商进行。各种功能锻炼一定要遵守循序渐进的原则,持之以恒。

第六章　颅内肿瘤的护理

第一节　鞍区肿瘤

一、垂体腺瘤

垂体位于颅内蝶鞍的垂体窝内,呈卵圆形,约 1.2cm×1.0cm×0.5cm 大小。平均重量为 750mg。周围有硬脑膜包围,上面以鞍膈与颅腔隔开垂体又分前后两叶,前叶为腺垂体,后叶为神经垂体。

腺垂体分泌 6 种激素,这些激素具有明显的生理活性,因此按垂体腺瘤有无分泌功能分为两类共 7 种腺瘤。即:①非功能性垂体腺瘤。②功能性垂体腺瘤:催乳素(PRL)腺瘤;生长激素(GH)腺瘤;促肾上腺皮质激素(ACTH)腺瘤;促甲状腺素(TSH)腺瘤;促性腺激素(GTH)腺瘤;多分泌功能腺瘤。

垂体腺瘤是颅内最常见的肿瘤之一,发病率占颅内肿瘤的 8.5%～13%,近年来有上升趋势。垂体腺瘤大多为良性肿瘤,生长缓慢,易诊断,疗效好。

垂体腺瘤好发于青壮年,20～45 岁居多,约占 85%,童年和青春期约占 10%,男性多于女性。垂体腺瘤可引起垂体激素分泌异常,对患者的生长、发育、劳动能力、生育功能有严重的损害,并造成一系列社会心理影响。

(一)临床表现

1.内分泌功能紊乱

(1)功能性垂体腺瘤:①催乳素腺瘤:表现为闭经、溢乳、不育。②生长激素腺瘤:表现为巨人症、肢端肥大。③促肾上腺皮质激素腺瘤:表现为库欣综合征。多见于青年女性,患者体重增加,呈向心性肥胖,水牛背,满月脸,皮下紫纹,容易出现淤斑、糖尿病、继发心脏病变,常伴有高血压。④促甲状腺素腺瘤:患者有甲亢的症状和体征。⑤促性腺激素腺瘤:早期可无症状,晚期有性功能减低、闭经、不育、阳痿、睾丸萎缩。

(2)非功能性垂体腺瘤:症状出现较晚,主要表现为压迫症状,可有视力降低、视野缺陷、尿崩症、性欲降低等。

2.头痛

约有 2/3 患者有头痛症状,主要位于眶后、前额和双颞部,程度较轻,呈间歇性发作。多系肿瘤直接刺激或鞍内压增高,引起垂体硬膜囊及鞍膈受压所致。

3.视力视野障碍

60%～80%可因压迫视通路不同部位而致不同视功能障碍。

4.其他神经和脑损害

肿瘤向前方伸展至额叶引起精神症状、癫痫、嗅觉障碍。向后长入脚间池、斜坡压迫脑干。

可出现交叉性麻痹。昏迷等。向后上发展压迫垂体柄和下丘脑可以出现尿崩症和下丘脑功能障碍。向下突入蝶窦、鼻腔和鼻咽部,可出现鼻出血、脑脊液漏,引起颅内感染。向侧方侵入海绵窦,可发生Ⅲ、Ⅳ、Ⅴ、Ⅵ脑神经麻痹。

(二)辅助检查

1.内分泌检查

应用内分泌放射免疫检查测定垂体和下丘脑多种内分泌激素,以确定肿瘤性质、判定疗效及预后。

(1)催乳素(PRL):PRL>100μg/L(正常最大值:女性为30μg/L,男性为20μg/L),为垂体腺瘤所致,典型的PRL腺瘤PRL>300μg/L。

(2)生长激素(GH):5～10μg/L(正常值2～4μg/L),多为GH腺瘤所致,且葡萄糖抑制试验多呈不能抑制现象(正常人口服葡萄糖100g 2小时后GH低于正常值,3～4小时后回升)。

(3)促肾上腺皮质激素(ACTH):垂体ACTH细胞分泌ACTH,ACTH很不稳定,进入血浆中迅速分解,含量极少。ACTH腺瘤患者血浆中ACTH中度或正常,ACTH刺激试验阳性。

(4)促甲状腺激素(TSH):垂体TSH腺瘤时TSH增高。

(5)促性腺激素(GTH):促卵泡素(FSH)腺瘤/促黄体素(LH)腺瘤患者FSH/LH水平高。

(6)促黑素(MSH):增高提示垂体功能低下。

(7)其他:甲状腺蛋白结合碘、甲状腺素、17-酮、17-羟、尿游离皮质醇均低下,睾酮、雌激素低下,精子数目减少;阴道涂片雌激素低于正常水平。

2.影像学检查

以明确肿瘤部位、性质、大小。

(1)颅骨X线片:可见蝶鞍扩大或骨质破坏。

(2)脑血管造影:当肿瘤突破鞍膈时,可见颈内动脉向外推移等改变。

(3)CT检查:多数表现为鞍内低密度区>3mm的直接征象,少数呈高密度或等密度的微腺瘤;间接征象示垂体高度超过7mm且鞍膈饱满,不对称。垂体卒中者瘤内可见出血灶。

(4)MRI检查:鞍内垂体腺瘤常为短T_1及长T_2,周边的海绵窦、大血管、视神经、视交叉、脑实质、鞍上池、脑脊液等结构清晰可见

(三)治疗原则

1.手术治疗

手术治疗是治疗垂体腺瘤的首选。主要有经额颞入路垂体腺瘤切除术和经口鼻蝶入路垂体腺瘤切除术。慢性鼻窦炎的患者,经蝶入路手术为禁忌证。

2.放射疗法

放射疗法对垂体腺瘤有一定效果,可以控制肿瘤发展。适用于手术不彻底或可能复发的垂体腺瘤及原发腺癌或转移病例。

3.药物治疗

有溴隐亭、生长抑素、雌激素或者双苯二氯乙烷等,但用药量大,疗效不理想。

4.免疫治疗

采用微生物或合成制剂接种,改善机体的免疫力。常用的有卡介苗、淋巴素、干扰素等。

(四)护理评估

1.健康史

询问患者一般情况,包括患者年龄、职业、民族、饮食营养是否合理,有无烟酒嗜好,有无尿便异常,睡眠是否正常,生活是否能自理,有无接受知识的能力。评估患者既往有无癫痫发作、家庭史、健康史、过敏史、用药史。询问患者是否有颅脑外伤和病毒感染史。

2.身体状况

(1)评估患者起病方式、首发症状:是否出现视力、视野改变,是否有头痛,呕吐、尿崩症、癫痫、下丘脑功能障碍、闭经溢乳或性功能低下,是否有肢端肥大、巨人症及库欣综合征,以了解肿瘤的类型及脑组织和神经受损的程度。

(2)评估患者有无颅压增高表现:垂体瘤早期约 2/3 患者有头痛,其发生原因为肿瘤直接刺激或颅压增高导致鞍膈硬膜受压。头痛剧烈,伴有呕吐为巨大腺瘤造成室间孔和导水管梗阻使颅压增高。突发剧烈头痛、并伴有其他神经系统表现提示垂体卒中。

(3)评估患者是否有视力视野障碍:双颞侧偏盲为肿瘤压迫视交叉所致视功能障碍的表现,占垂体腺瘤的 $60\% \sim 80\%$。当肿瘤不断增大可依次出现颞侧下、鼻侧下、鼻侧上象限受累,以致全盲。单眼偏盲或全盲多为腺瘤偏向一侧生长的表现。视力视野障碍提示肿瘤向鞍后上方发展。晚期肿瘤使视神经萎缩将致严重视力障碍。

(4)评估患者有无内分泌功能改变:不同类型肿瘤具体表现各异。①闭经、溢乳、不育为PRL 腺瘤表现。②巨人症、成人肢端肥大症提示 GH 腺瘤。③高血压、向心性肥胖、满月脸提示 ACTH 腺瘤。④饥饿、多食多汗、畏寒、易激惹是 TSH 腺瘤表现。⑤促性腺激素腺瘤表现为性欲下降。

(5)评估患者有无其他神经和脑损害表现:尿崩症和下丘脑功能障碍提示肿瘤压迫垂体柄和下丘脑;精神症状、癫痫及嗅觉障碍说明肿瘤侵犯额叶;脑脊液漏、鼻出血等提示肿瘤向下突入蝶窦、鼻腔和鼻咽部。

3.心理-社会状况

了解患者文化程度或生活环境、宗教信仰、住址、家庭成员,患者在家中的地位和作用,陪护和患者的关系,经济状况及费用支付方式。了解患者及家庭成员对疾病的认识和期望值。了解患者的个性特点,有助于对患者进行针对性的心理指导和护理支持。

(五)护理诊断

1.舒适的改变

头痛与颅压增高或肿瘤压迫垂体周围组织有关。

2.自我形象的紊乱

自我形象的紊乱与功能垂体瘤分泌过多激素有关。

3.有体液不足的危险

体液不足与呕吐、尿崩症和进食有关。

4.有受伤的危险

受伤与意识程度的改变、视野障碍、共济失调等有关。

5.语言沟通障碍

语言沟通障碍与听、视神经减退或消失、声音嘶哑、舌肌运动障碍性萎缩等有关。

6.感知的改变

视力障碍与肿瘤压迫视神经、视交叉及视束有关。

7.活动无耐力

活动无耐力与肢体瘫痪、营养摄入不足有关。

8.躯体移动障碍

躯体移动障碍与肿瘤压迫神经系统有关。

9.潜在并发症

尿崩症与垂体功能异常、视丘下部功能受损有关；失用综合征与肢体偏瘫、意识障碍有关。

10.焦虑、恐惧

焦虑、恐惧与疾病过程导致健康改变及不良预后有关。

11.知识的缺乏

缺乏相关疾病及康复锻炼知识。

12.自卑

自卑与性功能紊乱、溢乳、闭经有关。

(六)护理措施

1.术前护理

(1)心理护理：当患者出现头痛、呕吐、视力障碍、容貌和体型改变时，患者产生恐惧、自卑心理，而难以接受的医疗费用及手术对生命的威胁又加重患者的恐惧，甚至产生绝望的心理。①应主动关心安慰患者，与患者及家属及时交流，了解患者的心理反应。②针对不同的原因给予相应的心理干预。如提供本病治愈病例的相关信息，激发患者治愈疾病的信心。③对患者出现的不适感，给予相应的治疗护理，以减轻不适反应。

2.视力视野障碍的护理

视力视野障碍影响患者的日常生活自理能力，易发生摔倒，烫伤等意外。应做到：①协助患者刷牙洗脸、如厕等日常生活。除去通道上的障碍物，避免潮湿；将便器放置在患者能取得到的范围内。②不可将日常用物放置于视野障碍患者的盲侧。③指导患者不单独外出，防止摔倒。④患者按信号灯时，立即查看患者。

3.尿崩症的护理

尿崩症常因肿瘤或手术操作累及下丘脑或视上核到神经垂体的纤维束所致。应准确记录24 小时出入量，当患者连续 2 小时每小时尿量超过 300mL/h(儿童超过 150mL/h)、尿比重＜1.005 时，应通知医师并遵医嘱用药、观察用药后效果，以及时控制尿崩症。常用加压素 12U深部肌内注射或垂体后叶素 12～15U 加入 500mL 液体中静脉滴注。低钠血症时，鼓励患者多饮盐开水及食用含钾、钠高的食物，如橙汁、咸菜，以补充丢失的钾、钠和水分。禁止经胃肠道或静脉摄入糖类物质，以免血糖增高，产生渗透性利尿，加重尿崩症。密切观察患者意识、生命体征及皮肤弹性,保持静脉输液通畅,以及早发现及防止脱水。当患者出现意识淡漠时,及时抽血监测血生化,以了解是否出现高钠血症或低钠血症。根据血生化结果,及时补充水分或电解质,鼓励并指导低钠血症患者饮盐开水或进食高钠食物如咸菜,高钠血症患者应喝白开水。同时正确记录 24 小时的出入量,监测尿比重。

4.术前准备

经蝶入路手术者,术前 3 日应用抗生素液(0.25%氯霉素)滴鼻,清洁口腔,术前 1 日剪鼻毛。

2.术后护理

(1)心理护理:在与患者沟通交流时委婉告诉患者遗留的视力障碍、生长迟缓、性器官发育不全等不能完全恢复,但通过锻炼或药物治疗可部分改善,亲友应加强心理开导,多鼓励患者积极主动地进行康复训练,建立健康的人格,以提高生活质量,树立其生活信心。

(2)体位护理:①麻醉未清醒患者去枕平卧,头侧向健侧,防止呕吐物、分泌物引起误吸、窒息。麻醉清醒后,血压平稳患者取抬高床头 15°～30°,头下不宜垫枕头,以利颅内静脉回流,减轻术后脑水肿。体积较大的肿瘤切除术,手术切口应保持在头部上方,以免脑组织突然移位。早期注意避免引流管受压,以免引流不畅。协助患者翻身 1 次/2 小时,翻身时应扶托患者头部防止头部突然移位或扭转。②术后 3～4 日,拔除引流管后,患者可半坐卧位,如无不适 5～6 日后下床,鼓励并协助患者下床活动。活动方法为先坐在床沿,足下置一小凳(每日 2～3 次),待适应后协助室内走动,以后逐渐增加活动范围。不可突然离床活动,以免引起虚脱等意外。③术后经蝶入路手术患者或有脑脊液鼻漏者,全身麻醉清醒后,采用半坐卧位,防止脑脊液反流导致颅内感染。

(3)饮食护理:①麻醉清醒后 4～6 小时内不可饮水,以免进食引起呕吐,呕吐时头偏向一侧,排出呕吐物,不可咽下呕吐物,避免呕吐物进入气管或反流入胃内加重呕吐。患者感到口渴时,应做好解释并用棉签蘸水湿润唇舌,以缓解渴感,同时根据尿量多少及电解质情况,从静脉补充水分和电解质。②麻醉清醒 4～6 小时后,无呕吐者可少量进食流质。由于术后胃肠功能未完全恢复,宜先进食米汤,不宜进食牛奶等产气食物,以免引起肠胀气,以后逐渐过渡到去油汤类、牛奶,2 日后逐渐过渡到半流、软食、普食。手术 48 小时后有意识障碍者鼻饲流质,以保证机体营养供给。③观察患者是否出现腹胀、呃逆、呕吐、呕吐物是否为咖啡色,粪便颜色是否正常,防止胃肠道出血。

(4)精神障碍的护理:巨大肿瘤侵犯额叶和(或)手术后常伴有精神障碍,患者可出现兴奋、易激惹、欣快感等表现。①指导家属陪伴不让患者独处,防止单独外出、走失。②患者周围无伤人物品,防止自伤或伤人。③必要时氟哌啶醇 10mg 肌内注射。④避免频繁干扰或刺激患者,让患者心情平静。

(5)视力、视野障碍的护理:垂体腺瘤手术过程中易损伤视通路,以致术后可遗留视力障碍或原有视力障碍加重。护理的重点是:①向患者解释视力障碍发生的原因以取得理解和配合。②开导患者正视现实,以尽快适应术后生活方式。③协助患者进行日常个人活动。④对于可能为术后脑水肿引起的暂时性视力障碍,遵医嘱使用甘油果糖 200mL 静脉滴注,2 次/日,并观察患者的视力是否有改善。

(6)尿崩症、高钠血症/低钠血症的护理尿崩症易诱发高钠血症/低钠血症。①应准确记录24小时出入量,当患者连续2小时尿量>300mL/h(儿童>150mL/h)、尿比重<1.005应通知医师遵医嘱用药控制尿量。②区分不同类型的水电解质平衡紊乱。丘脑下部——垂体型主要表现为脑性盐耗综合征与尿崩症即低钠血症+高钠尿症。脑性盐潴留综合征多为反复使用降压药及利尿药所致,即高钠血症+低钠尿症。③观察患者皮肤弹性,严密观察意识、生命体征变化。患者表现为意识淡漠,系出现低钠血症或高钠血症所致。④鼓励低钠血症患者进食含钠高食物,如咸菜、盐开水;高钠血症患者多饮白开水,利于钠离子排出。⑤按时输液,禁止摄入含糖液体,防止渗透性利尿,加重尿崩。

(7)管道护理:术后患者常有氧气管、创腔引流管、气管插管、导尿管,应保持各种管道的通畅,防止外源性感染的发生。

1)气管插管:①应随时吸痰保持呼吸道通畅。②预防和减轻拔管后喉头水肿,予以生理盐水20mL+糜蛋白酶5mg雾化吸入每日2次。

2)创腔引流管:引流袋内口应低于引流管出口位置,以免逆行感染;适当制动头部,防止引流管扭曲、脱出,注意引流管是否通畅,观察量、颜色并记录;引流管一般术后第3日即拔管,以免引起感染。注意伤口渗血、渗液,一旦发现头部伤口渗湿,应及时报告医师处理。

3)留置导尿管:①原则上应尽早拔除导尿管。②留置导尿管期间以0.1%苯扎溴铵溶液消毒尿道口2次/日。③神清合作者先夹管3~4小时,患者有尿意即可拔管。④如为气囊导尿管,拔管时需先放气囊,以免损伤尿道。

(8)脑脊液漏的护理:经蝶入路手术或肿瘤侵犯硬脑膜易发生脑脊液鼻漏。①密切观察脑脊液鼻漏量性质、色,并及时报告医师处理。②病情允许时,抬高床头30°~60°,使脑组织移向颅底封闭漏口。③及时以盐水棉球擦洗鼻腔血迹,不冲洗鼻腔防止逆行感染。④指导患者保暖,避免咳嗽、打喷嚏,防止高压气流的冲击加重漏口损伤。⑤避免用力排便以免使颅压升高。⑥防止感染。监测体温6次/日,口腔护理2~3次/日,限制探视人员。遵医嘱合理使用抗生素。

(9)颅内出血的护理颅内出血是术后最严重的并发症,未及时发现和处理可导致患者死亡。术后48小时内特别注意患者的意识、瞳孔、生命体征,如患者出现瞳孔不等大、偏瘫或颅压显著升高表现,应立即报告医师,行脱水治疗的同时及早行CT复查,及时发现颅内出血,及早手术处理。

(10)中枢性高热的护理:下丘脑严重损伤时,可引起中枢性体温调节失常,患者表现为高热,体温可超过40℃,高热增加脑耗氧代谢,加重脑水肿,应及时采取物理或药物降温。

(七)健康教育

1.多讲食高蛋白、富含营养饮食以增强机体抵抗力。促进康复。

2.鼓励患者劳逸结合,加强体育锻炼,以促进骨骼的生长发育,增强体质。

3.视力障碍者注意防止烫伤。

4.垂体功能障得患者遵医嘱坚持激素替代治。切不可随意漏服更改剂量及间隔时间,更不可因症状好转而自行停药。

5.患者如出现原有症状加重或头痛、呕吐、抽搐、肢体麻木、尿崩症等异常,应及时就诊。

6.术后 3～6 个月患者应到门诊行 CT 或 MRI 复查。

二、颅咽管瘤

颅咽管瘤是一种良性的先天性颅内肿瘤,起源于原始口腔外胚层所形成的颅咽管残余上皮细胞。好发部位主要发生在鞍上、第三脑室内,也可发生在鞍内。发病率占颅内肿瘤的 $1\%\sim6.5\%$。本病是儿童最常见的先天性肿瘤,占鞍区肿瘤的第一位,可发在任何年龄,但 70%发生于 15 岁以下的儿童和少年。男性与女性之比约为 2:1。

(一)临床表现

根据肿瘤所在部位、生长快慢、发展方向及患者年龄的不同,其临床表现也不同。常见的可出现:视力视野改变、颅压增高、内分泌功能障碍和意识变化等。

1.视力视野改变

以视力视野障碍为首发症状者并不少见,约占颅咽管瘤的 18%左右。肿瘤位于鞍上,常因直接压迫视神经,视交叉及视束,有 70%～80%的患者出现视力、视野障碍。

2.颅压增高

颅压增高多见于儿童,也常常为患者的就诊原因。其发生原因多为肿瘤体积较大,阻塞脑脊液的循环通路。在临床上表现为头痛、恶心、呕吐、视盘水肿、复视和颈痛等。

3.垂体功能障碍

在颅咽管瘤患者中 2/3 出现内分泌紊乱症状。表现为性功能减退,第二性征发育迟缓,水、脂肪代谢障碍。

4.下丘脑损害

由于肿瘤向鞍上发展增大至第三脑室底部,下丘脑受压,其结果可出现体温调节障碍,表现为高热或体温低于正常,嗜睡,尿崩症。当肿瘤侵犯灰结节及漏斗,表现为向心性肥胖,少数可极度消瘦。

5.邻近症状

颅咽管瘤可向四周生长,引起各种邻近症状。向鞍旁生长可产生海绵窦综合征,可引起Ⅲ、Ⅳ、Ⅵ脑神经障碍等。向颅前窝生长可产生精神症状,如记忆力减退、定向力差、尿便不能自理、癫痫等。向颅中窝生长可产生颞叶癫痫和幻嗅、幻味等精神症状。少数患者可向后生长产生脑干症状,甚至长到颅后窝引起小脑症状。

(二)辅助检查

1.颅骨 X 线片

颅骨 X 线片表现为鞍区有钙化灶,钙化的形态多种多样,斑点状或团块状,有时沿肿瘤囊壁钙化呈蛋壳状。钙化是鞍内颅咽管瘤与垂体腺瘤的鉴别要点之一。X 线片还可见蝶鞍扩大、变形及前床突、鞍背骨质破坏等。

2.头颅 CT 检查

CT 扫描可以很好地反映骨质、肿瘤及其他组织的密度情况,显示蝶鞍、颅底及蝶骨的骨性解部。对手术入路的选择很有帮助。CT 扫描有助于对实性肿瘤和囊性肿瘤进行分类,对颅咽管瘤的诊断十分重要。

3.MRI 检查

MRI 检查可以很好地显示肿瘤与周围结构的关系。

4.内分泌功能测定

颅咽管瘤的血清 GH、LH、FSH、ACTH 等可以减低,有时 PRL 增高。

(三)治疗原则

1.手术治疗

首选治疗方法为全切除术。颅咽管瘤为良性肿瘤,手术切除后可望治愈。在肿瘤周围组织内肿瘤细胞依然有残留的可能,全切除数年又可能复发。手术效果与以下条件有关:①肿瘤的大小。②肿瘤的形状,囊性还是实性。③肿瘤与周围结构的关系,粘连程度。④患者一般情况。⑤手术医师的显微操作技术和手术经验。

2.放射治疗

颅咽管瘤术后应进行立体放射治疗,包括术中肿瘤全切的患者。行肿瘤次全切除后如不辅以放射治疗,结果不甚乐观,5 年复发率可到 75%,10 年生存率仅为 25%,而佐以放射治疗后肿瘤的复发率明显下降,10 年生存率可到 75%～80%。

3.内放射治疗

颅咽管瘤的内放射治疗是一种行之有效的治疗方法。主要药物有^{198}金、^{32}磷、^{90}钇等,产生组织穿透性较弱但具较强瘤壁杀伤作用的放射线,放射性损伤囊性颅咽管瘤的内壁。

4.内化疗

采用博莱霉素等药物行内化疗也是治疗颅咽管瘤的方法之一,主要针对囊性颅咽管瘤。

(四)护理评估

1.健康史

询问患者一般情况,包括患者年龄、职业、民族、饮食营养是否合理,有无烟酒嗜好,有无尿便异常,睡眠是否正常,生活是否能自理,有无接受知识的能力。评估患者的既往有无癫痫发作、家庭史、健康史、过敏史、用药史。询问患者是否有颅脑外伤和病毒感染史。

2.身体状况

(1)询问患者起病方式或首发症状:是否出现视力、视野障碍,头痛,多饮、多尿,身高体重异常。儿童出现轻微视力减退和视野缺损时常因表达能力限制不被发现,随着病程逐渐进展,出现视物、阅读费力、坐姿改变或频繁眨眼甚至易摔跤才引起重视。

(2)观察患者有无意识障碍及其程度:瞳孔是否等大等圆,对光反射是否灵敏。颅咽管瘤生长缓慢,早期一般无颅压增高,而当患者出现剧烈头痛、呕吐、视盘水肿、外展麻痹,甚至意识障碍时,说明肿瘤累及第三脑室并闭塞室间孔,引起脑积水而导致颅压增高。巨大肿瘤可沿斜坡向颅后窝发展,伸入额叶或颞叶使脑受压,患者表现为意识障碍,一侧瞳孔散大,对光反射迟钝或消失,呼吸深慢,血压升高。如未及时发现和处理,则可能导致脑疝。

(3)评估患者有无神经功能受损:①患者是否有视力视野障碍:视力减退、视野障碍为肿瘤压近视神经、视交叉或视束所致,视盘长时间水肿而继发视神经萎缩时引起失明;肿瘤压迫视交叉则导致双颞侧偏盲,压迫一侧视束出现双眼同向性偏盲。②患者是否有下丘脑损害的表现:尿崩症、体温过低或过高、基础代谢率低下、意识淡漠或嗜睡、无月经、溢乳过多提示下丘脑受压。③患者有无侏儒症；患者身材矮小，貌似成人体型却如儿童，青春期性器官发育迟缓，第二性征缺乏；成人表现为性功能减退，男性阳痿、女性月经失调或停经等，为肿瘤压迫腺垂体使分泌的生长激素及促性腺激素不足所致。④患者是否出现精神异常，步态不稳等表现：患者出现精神异常，眼球运动障碍提示肿瘤累及脚间池，颅后窝受累则出现共济失调，患者表现为步态不稳。

　　3.心理-社会状况

　　了解患者文化程度或生活环境、宗教信仰、住址、家庭成员，患者在家中的地位和作用，陪护和患者的关系，经济状况及费用支付方式。了解患者及家庭成员对疾病的认识和期望值。了解患者的个性特点。有助于对患者进行针对性的心理指导和护理支持。

(五)护理诊断

　　1.感知的改变：视力障碍

　　视力障碍与肿瘤压迫视神经、视交叉及视束有关。

　　2.脑组织灌注不足

　　脑组织灌注不足与疾病引起的局部压迫有关

　　3.体温异常

　　体温异常与下丘脑损伤有关。

　　4.舒适的改变：头痛

　　头痛与颅压增高有关。

　　5.有体液不足的危险

　　体液不足与呕吐和进食有关。

　　6.有受伤的危险

　　受伤与意识程度的改变、视野障碍、共济失调等有关。

　　7.自我形象的紊乱

　　自我形象的紊乱与垂体功能障碍，导致面貌及体形改变有关。

　　8.焦虑/恐惧

　　焦虑/恐惧与疾病过程导致健康改变及不良预后等有关。

　　9.知识的缺乏

　　缺乏相关疾病知识、康复锻炼知识及自我护理知识。

　　10.自卑

　　自卑与性功能紊乱、溢乳、闭经有关。

(六)护理措施

　　1.术前护理

　　(1)心理护理：头痛、呕吐、视力下降、幼年身材、第二性征改变、难以承受的医疗费用及手术对生命的威胁，这些因素导致患者产生焦虑、恐惧甚至绝望的心理反应。应通过与患者及其家属的交流，观察了解其心理反应，针对不同的原因给予相应的心理干预。同情关心患者并细心的照顾。提供本病治愈病例的相关信息。激发患者的白信心。

　　(2)术前准备：①皮肤准备：剃光头后用肥皂水和热水洗净并用络合碘消毒，以免术后伤口或颅内感染；天冷时，备皮后戴帽，防感冒。②连续3日测量24小时出入量及基础代谢率。③检查视力视野，抽血作为分泌功能检查。小儿患者测量身高、体重、骨骼及第二性征及性器官发育情况，成人行性腺功能检查，以了解垂体下丘脑功能是否正常。④常规给予地塞米松口服。

2.术后护理

(1)心理护理：术后麻醉反应、手术创伤、伤口疼痛及脑水肿，使患者出现头痛、呕吐、头面部肿胀等表现，加之伤口引流管、导尿管、静脉输液等各种管道限制了患者的躯体活动，使患者产生孤独、恐惧的心理反应。应指导患者正确配合，及时了解患者的孤独恐惧心理。①每1～2小时改变患者头部位置并向患者解释头痛的原因。必要时给予镇痛药减轻头痛。②术后早期及病重期间安排亲友探视，必要时陪护患者，指导其亲友鼓励、安慰患者，分担患者的痛苦，使之消除孤独感。③减少插管、穿刺等物理刺激给患者造成的恐惧，并宣教各种管道的自我护理方法。

(2)体位护理：①麻醉未清醒患者去枕平卧，头侧向健侧，防止呕吐物、分泌物引起误吸、窒息。麻醉清醒后，血压平稳患者取抬高床头15°～30°，头下不宜垫枕头，以利颅内静脉回流，减轻术后脑水肿。体积较大的肿瘤切除术，手术切口应保持在头部上方，以免脑组织突然移位。早期注意避免引流管受压。以免引流不畅。协助患者翻身1次/2小时。翻身时应扶托患者头部防止头部突然移位或打转。②术后3～4日，拔除引流管后。患者可半坐臣位，如无不适5～6日后下床，鼓励并协助患者下床活动。活动方法为先坐在床沿，足下置一小凳(每日2～3次)，待适应后协助室内走动，以后逐渐增加活动范围。不可突然离床活动，以免引起虚脱等意外。

(3)视力、视野障碍的护理：颅咽管瘤手术过程中易损伤视通路，以致术后可遗留视力障碍或原有视力障碍加重。护理的重点是：①向患者解释视力障碍发生的原因以取得理解和配合。②开导患者正视现实，以尽快适应术后生活方式。③协助患者进行日常个人活动。④对于可能为术后脑水肿引起的暂时性视力障碍，遵医嘱使用甘油果糖200mL静脉滴注，2次/日，并观察患者的视力是否有改善。

(4)管道护理：妥善固定好各种管道，保持管道通畅，防止非计划性拔管造成意外或外源性感染的发生术后患者常有氧气管、创腔引流管、气管插管、导尿管，应保持各种管道的通畅，防止外源性感染的发生。

1)气管插管：①应随时吸痰保持呼吸道通畅。②预防和减轻拔管后喉头水肿，予以生理盐水20mL＋糜蛋白酶5mg雾化吸入每日2次。

2)创腔引流管：引流袋内口应低于引流管出口位置，以免逆行感染；适当制动头部，防止弓1流管扭曲，脱出。注意引流管是否通畅，观察量、颜色并记录；引流管一般术后第3日即拔管，以免引起感染。注意伤口渗血、渗液，一旦发现头部伤口渗湿，应及时报告医师处理。

3)留置导尿管：①原则上应尽早拔除导尿管。②留置导尿管期间以0.1％苯扎溴铵溶液消毒尿道口2次/日。③神清合作者先夹管3～4小时，患者有尿意即可拔管。④如为气囊导尿管，拔管时需先放气囊，以免损伤尿道。

(5)潜在并发症——中枢性高热的护理：下丘脑严重损伤时，可引起中枢性体温调节失常，患者表现为高热,体温可超过 40℃,高热增加脑耗氧代谢,加重脑水肿,应及时采取物理或药物降温。

(6)潜在并发症——垂体功能低下的护理:注意保暖,防止受凉感冒,遵医嘱给予激素治疗,并观察用药后的反应,指导患者应严格遵医嘱按时服用甲状腺素等激素类药物,不可自行停药、改药,以免加重病情。

(7)潜在并发症——颅内出血的护理:颅内出血是术后最严重的并发症,未及时发现和处理可导致患者死亡。术后 48 小时内特别注意患者的意识、瞳孔、生命体征,如患者出现瞳孔不等大、偏瘫或颅压显著升高表现,应立即报告医师,行脱水治疗的同时及早行 CT 复查。及时发现颅内出血,及早手术处理。

(七)健康教育

1.心理指导

在与患者沟通交流时委婉告诉患者遗留的视力障碍、生长迟缓、性器官发育不全等不能完全恢复,但通过锻炼或药物治疗可部分改善,亲友应加强心理开导,多鼓励患者积极主动地进行康复训练,建立健康的人格,以提高生活质量,树立其生活信心。

2.饮食指导

多进食高蛋白、富含营养饮食,以增强机体抵抗力,促进康复。

3.安全指导

视力障碍者注意防止烫伤。

4.康复指导

鼓励患者劳逸结合,加强体育锻炼,以促进骨骼的生长发育,增强体质。

5.用药指导

垂体功能障碍患者遵医嘱坚持激素替代治疗,切不可随意漏服,更改剂量及间隔时间,更不可因症状好转而自行停药。

6.就诊指导

患者如出现原有症状加重或头痛、呕吐、抽搐、肢体麻木、尿崩症等异常,应及时就诊。

7.复查

术后 3～6 个月患者应到门诊行 CT 或 MRI 复查。

三、鞍区脑膜瘤

鞍区脑膜瘤系指发生于鞍区脑膜及脑膜间隙肿瘤,包括起源于鞍结节、前床突、鞍膈和蝶骨平台的脑膜瘤。本病占颅内肿瘤的 4%～10%,多见于女性,男女比例为 1：1.7,发病年龄21～68岁。肿瘤血供丰富,为良性。生长慢。偶有恶变者。肿瘤早致密的灰色或暗红色。膨胀性生长,与脑组织边界清楚。常见的病理类型有内皮型、成纤维型、血管型、沙粒型、混合型、恶性型。手术切除肿瘤术后部分视力障碍好转,但仍有视力恶化的报道。由于肿瘤大小、部位、组织学特点,未全切肿瘤、肿瘤变性、术前患者手术一般情况差等是手术后死亡主要原因。对于不能全切的肿瘤辅以放射治疗,可延缓肿瘤复发。

(一)临床表现

1.初期和症状前期,由于肿瘤体积较小,无明显症状表现。

2.当脑膜瘤体积增大压迫视神经和视交叉时可有视力减退,视物范围缺损等。视力减退多先由一眼开始,以后另一眼也出现障碍,两眼同时出现障碍者少,两眼视力减退的程度不同。

3.肿瘤继续增大压迫其他结构时,可出现尿崩症、嗜睡、眼肌麻痹、不全偏瘫、脑积水和颅压增高等。

4.最后视力完全丧失,颅压增高明显,甚至出现明显的脑干受损表现。

5.鞍膈脑膜瘤因较容易压迫下视丘,尿崩症状出现较早。

(二)辅助检查

1.头颅 X 线片检查

可见鞍结节及其附近的蝶骨平台骨质增生,偶可见垂体窝变大。

2.脑血管造影

典型征象为大脑前动脉抬高,合成半圆形的双侧前动脉起始段,可见向上放射状的异常血管分布于肿瘤处。

3.CT 或 MRI 检查

CT 可见鞍上等密度或高密度区,CT 或 MRI 清晰显示肿瘤与视神经、颈内动脉及颅骨之间的关系。

(三)治疗原则

行肿瘤切除术,常见的手术入路为左或右额开颅、经蝶入路。无绝对禁忌证,肿瘤与视神经、颅内动脉粘连紧密,患者全身情况差或主要器官功能障碍则不应勉强全切肿瘤。

(四)护理评估

1.健康史

询问患者一般情况,包括患者年龄、职业、民族、饮食营养是否合理,有无烟酒嗜好,有无尿便异常,睡眠是否正常,生活是否能自理,有无接受知识的能力。评估患者的既往有无癫痫发作、家庭史、健康史、过敏史、用药史。询问患者是否有颅脑外伤和病毒感染史。

2.身体状况

(1)询问患者起病方式和首发症状:头痛是鞍区脑膜瘤的常见症状,约80%以上患者首发症状为视力障碍。部分患者因精神障碍、内分泌功能改变而就诊,极少数患者因嗅觉丧失、动眼神经麻痹、癫痫,甚至出现锥体束征而就诊。

(2)评估患者有无颅压增高表现:头痛、呕吐、视力和眼底改变是鞍区脑膜瘤常见表现,疼痛以额部为多见,也可见于眼眶、双颞部。评估有无意识障碍及其程度、瞳孔、生命体征是否正常。少数患者可伴有精神障碍,表现为记忆力减退、焦虑,其发生原因可能与额叶底面受压有关。

(3)评估患者有无内分泌及其他神经功能受损:①内分泌功能障碍表现为性欲减退、阳痿、闭经,其发生原因是肿瘤压迫腺垂体使分泌的激素不足。②其他神经功能障碍如视力下降、视野缺损、眼球突出、嗅觉丧失、癫痫、动眼神经麻痹、锥体束征等相应神经功能受损表现。

3.心理-社会状况

了解患者文化程度或生活环境、宗教信仰、住址、家庭成员,患者在家中的地行利作用。医护和患者的关系。经济状况及费用支付方式。了解患者及家庭成员对疾病的认识和期望值。

了解患者的个性特点。有助于对患者进行针对性的心理指导和护理支持。

(五)护理诊断

1.恐惧

恐惧与担心疾病预后有关。

2.脑组织灌注异常

脑组织灌注异常与颅内压增高有关。

3.自理缺陷

自理缺陷与疾病引起的视力下降、视野缺陷及眼球运动障碍有关。

4.潜在并发症

颅内出血、癫痫、脑脊液漏、中枢性高热、消化道出血。

(六)护理措施

1.术前护理

(1)心理护理:由于视力下降、视野缺陷、眼球运动障碍,导致个人自理能力受限,颅压增高症状、癫痫发作以及肢体运动障碍造成的身心痛苦,患者产生恐惧、孤独消沉的心理反应,加之渴望早期手术但又担心手术预后不佳的焦虑心理,患者无法安静休息甚至加重病情。护士应通过体检、交谈、与家属的交流,观察了解其心理反应,针对不同原因给予相应的心理干预和支持,主动关爱患者,耐心倾听患者主诉,激发患者的自信心,鼓励配合治疗和护理。

(2)视力视野障碍的护理:视神经受压、视力下降、甚至失明,系起源于前床突的脑膜瘤导致视路受压所致。①协助患者日常生活,防止摔倒、烫伤等意外损伤。②观察视力视野障碍的程度,患者出现视力进行性下降,视野障碍加重的神经明显受压表现,提示颅压进一步增高、病情加重应报告医师及早手术。

(3)癫痫的护理:约 1/4 的鞍区脑膜瘤患者早期表现为癫痫,应注意:①了解患者以前是否有癫痫发作史。每次发作表现有何异同。用药情况如何,以便判断癫痫类型。合理使用药物控制发作②立即给予抗癫痫药或镇静剂如地西泮 10mg 肌内注射或静脉注射,或苯巴比妥0.1g肌内注射。③立即帮患者松解衣扣和裤带,头偏向一侧,清除呼吸道分泌物,保持呼吸道通畅,并予氧气吸入。④用纱布包裹的压舌板垫在患者上下牙齿之间,防止咬伤舌及颊部,同时必须避免舌后坠影响呼吸,发生窒息。⑤注意保护患者,避免过度用力按压患者,以防患者碰伤、肌肉撕裂、骨折或关节脱位。⑥注意观察意识、瞳孔及生命体征的变化。

(4)颅压增高的护理:持续颅压增高,可加重脑水肿、加剧颅压增高表现,导致脑疝发生。应做好以下护理减轻或控制颅压增高。①患者保持安静、睡眠充足,卧床休息时抬高床头15°~30°以利颅内静脉回流,减轻脑水肿。②睡眠充足。重视患者的主诉,头痛影响睡眠和休息时遵医嘱给予罗通定 60mg 口服。③剧烈头痛、呕吐频繁者予以脱水降颅压治疗。④密切观察颅压增高表现及用药后症状是否缓解,防止脑危象发生。

2.术后护理

(1)心理护理:术后麻醉反应、手术创伤、伤口疼痛及脑水肿,使患者出现头痛、呕吐、头面部肿胀等表现,加之伤口引流管、导尿管、静脉输液等各种管道限制了患者的躯体活动,使患者产生孤独、恐惧的心理反应。应指导患者正确配合,及时了解患者的孤独恐惧心理。①每1～

2 小时改变患者头部位置并向患者解释头痛的原因,必要时给予镇痛药减轻头痛。②术后早期及病重期间安排亲友探视,必要时陪护患者。指导其亲友鼓励、安慰患者,分担患者的痛苦,使之消除孤独感。③减少插管、穿刺等物理刺激给患者造成的恐惧,并宣教各种管道的自我护理方法。

(2)管道护理:保护各种管道,保持管道通畅,防止非计划性拔管或感染发生。①全身麻醉未清醒或不合作患者,适当约束四肢,并注意使用专用约束带,松紧以容纳 1～2 指为宜,防止造成肢体损伤。②静脉留置针或深静脉插管患者。连续输液过程中,观察穿刺部位若出现外渗及红、肿、热、痛等炎症反应应立即拔除,留置针保留时间不宜超过 1 周,防止静脉血栓及静脉炎发生。③气管插管。应随时吸痰保持呼吸道通畅。预防和减轻拔管后喉头水肿,予以生理盐水 20mL＋糜蛋白酶 5mg 雾化吸入每日 2 次。④创腔引流管:引流袋内口应低于引流管出口位置。以免逆行感染;适当制动头部,防止引流管扭曲、脱出,注意引流管是否通畅,观察量、颜色并记录;引流管一般术后第 3 日即拔管,以免引起感染。注意伤口渗血、渗液,一旦发现头部伤口渗湿,应及时报告医师处理。⑤留置导尿管:原则上应尽早拔除导尿管。留置导尿管期间以 0.1％苯扎溴铵溶液消毒尿道口 2 次/日。神清合作者先夹管 3～4 小时,患者有尿意即可拔管。如为气囊导尿管,拔管时需先放气囊,以免损伤尿道。

(3)潜在并发症护理

1)尿崩症:见"一、垂体腺瘤"的相关内容。

2)中枢性高热:下丘脑严重损伤时,可引起中枢性体温调节失常,患者表现为高热,体温可超过 40℃,高热增加脑耗氧代谢,加重脑水肿,应及时采取物理或药物降温。

3)垂体功能低下:注意保暖,防止受凉感冒,遵医嘱给予激素治疗,并观察用药后的反应,指导患者应严格遵医嘱按时服用甲状腺素等激素类药物,不可自行停药、改药,以免加重病情。

4)颅内出血:颅内出血是术后最严重的并发症,未及时发现和处理可导致患者死亡。术后 48 小时内特别注意患者的意识、瞳孔、生命体征,如患者出现瞳孔不等大、偏瘫或颅压显著升高表现,应立即报告医师,行脱水治疗的同时及早行 CT 复查,及时发现颅内出血,及早手术处理。

(七)健康教育

1.心理指导

指导患者保持良好的精神状态,坚持康复训练,以恢复最好的生活状态,逐渐提高生活质量,才能以乐观情绪,积极投入到社交活动中。

2.饮食指导

进食高蛋白,富含维生素、纤维素食物以促进体能的恢复,增加机体抵抗力,避免进食烟、酒、辛辣刺激的食物。

3.生活指导

参加适度的家务劳动,注意劳逸结合。

4.病情监测

教会患者观察记录出入量的方法,以及时发现尿崩。

5.用药指导

遵医嘱按时服药,不可擅自停药、改药、增减药量,以免诱发癫痫、加重病情。

6.就诊指导

若出现头痛、呕吐、视力下降、尿量增加等表现及时到医院就诊。

7.复查

3～6个月门诊复查,指导患者复诊时间,登记患者联系方式,便于疾病得到很好的随访和治疗。

四、鞍区脊索瘤

脊索瘤是指起源于胚胎脊索结构残余组织的良性肿瘤。肿瘤生长缓慢,病程在 3 年以上,本病男性比女性多见,其比例为 3:2。发病年龄为 10 岁以上,高峰年龄男 30～40 岁。国内资料提示,该病发生率占颅内肿瘤的 0.65％～0.67％,占颅内先天性肿瘤的 6.49％～8.07％。肿瘤好发于蝶骨枕骨底部及其软骨结合处周围(约 35)、骶尾部(约占 50％),脊柱部(占 15％),肿瘤可有或无纤维包膜,晚期与正常组织界限不清,易浸润破坏颅底骨质及其邻近的脑神经和脑实质。肉眼可见脊索瘤呈白色半透明的明胶状;镜下以富有染色质核的小泡性细胞构成,其特征表现为细胞内泡样坚壁化即囊泡状细胞。鞍区脊索瘤手术次全切除肿瘤加放射治疗,5年存活率约 51％,10 年存活率约 35％。

(一)临床表现

1.鞍部脊索瘤

垂体功能低下,主要表现为阳痿、闭经、体重增加等。视神经受压产生原发性视神经萎缩、视力减退以及双颞侧偏盲等。

2.鞍旁部脊索瘤

主要表现为Ⅲ、Ⅳ、Ⅵ脑神经麻痹,其中,以展神经受累较为多见。这可能因为展神经行程过长,另外,展神经的近端常是肿瘤的起源部位,以致其发生率较高。一般均潜在缓慢进展,甚至要经历 1～2 年。脑神经麻痹可为双侧,但常为单侧,难以理解的是往往在左侧。

3.斜坡部脊素瘤

主要表现为脑干受压症状,即步行障碍,锥体束征,展、面神经功能损害。肿瘤发生于颅底可造成交通性脑积水,如肿瘤向脑桥小脑三角发展,出现听觉障碍,耳鸣,眩晕;若起源于鼻咽壁远处,常突入到鼻咽造成鼻不通气、疼痛,可见脓性或血性分泌物。

(二)辅助检查

1.内分泌功能检查

腺垂体受压可导致生长激素及促性腺激素分泌不足。

2.头颅 X 线片检查

可见斜坡、蝶鞍、岩骨、眼眶、颅中窝底、颈静脉孔、鼻窦等广泛的骨质破坏及肿瘤钙化和软组织阴影。

3.CT 及 MBI 检查

CT 可显示低密度,34％～86％可见结节钙化,肿瘤外缘有增强的效果。MRI 检查可见 T_1 加权像显示等信号区,T_2 加权像示中强度高信号。

4.脑血管造影

鞍上肿瘤可见大脑中动脉向上移位,颈内动脉虹吸段抬高拉直。

(三)治疗原则

1.手术治疗

脊索瘤原则上以手术治疗为主,但全切除肿瘤有导致死亡和致残的危险,因此主张手术行次全切除。以缓解症状或特殊紧急病情,术后辅以放射治疗。出现明显神经功能障碍、颅压增高、鼻咽部阻塞的肿瘤均为手术适应证,但靠近脑干的肿瘤不易暴露,预后较差,应慎重。手术方法:①肿瘤切除术。②脑脊液分流术。

2.放射治疗

肿瘤切除术后采用大剂量放射治疗,可明显缓解病情,延长患者生命,但不能根治肿瘤。对于复发肿瘤,重复放射治疗预后不佳,且易导致放射性损害。

(四)护理评估

1.健康史

询问患者一般情况,包括患者年龄、职业、民族、饮食营养是否合理,有无烟酒嗜好,有无尿便异常,睡眠是否正常,生活是否能自理,有无接受知识的能力。同时评估患者的既往有无癫痫发作、家庭史、健康史、过敏史、用药史。了解患者是否有颅脑外伤和病毒感染史。

2.身体状况

(1)询问患者起病方式或主要症状:询问患者是否有头痛、阳痿、闭经、体重增加、视力减退、偏盲等。了解患者发病后进行了何种检查及检查后的诊断,是否进行过相关治疗,具体治疗或服药方法,治疗后效果如何。

(2)观察患者头痛情况:脊索瘤生长缓慢,病程较长,头痛为最常见症状,其发生原因是缓慢而持久的颅底骨浸润。询问时应注意头痛的性质、部位。患者常常表现为向后枕部或颈部扩展的持续性钝痛,头痛多无明显的昼夜变化,故可影响患者的休息与睡眠,如有颅压增高则头痛加重。

(3)评估神经功能:了解患者是否有阳痿、闭经、体重增加等肿瘤浸润、压迫导致垂体功能低下表现。视力减退以及双颞侧偏盲等多为视神经受压时原发性视神经萎缩所致,患者出现周围性眼肌麻痹即上睑下垂,瞳孔散大,对光及调节反射消失,眼球固定于中间位置,向各方向运动均不能,多由鞍旁肿瘤使第Ⅲ、第Ⅳ、第Ⅵ对脑神经麻痹引起。鼻通气不畅、阻塞或疼痛,鼻腔分泌物为脓性或血性,甚至从鼻咽腔可见突出的肿块,是向鼻咽部发展的肿瘤突入鼻咽或浸润鼻窦的表现。肿瘤增大导致下丘脑受压可出现嗜睡、尿崩症,向鞍上发展的肿瘤可引起脑脊液循环梗阻引起颅压增高。患者可表现为步行障碍,锥体束征及第Ⅵ、第Ⅶ对脑神经障碍,提示肿瘤压迫脑干向斜坡发展。

3.心理-社会状况

了解患者的文化程度或生活环境、宗教信仰、住址、家庭成员及患者在家中的地位和作用,陪护和患者的关系,经济状况及费用支付方式。了解患者及家庭成员对疾病的认识和康复的期望值。了解患者的个性特点,有助于对患者进行针对性的心理指导和护理支持。

（五）护理诊断

1.疼痛

疼痛与肿瘤向颅底骨浸润及压迫有关。

2.自理缺陷

自理缺陷与疾病引起的神经功能障碍有关

3.知识缺乏

缺乏脊索瘤的相关自我保健知识。

4.潜在并发症

出血、高热、脑脊液漏、颅压增高。

（六）护理措施

1.术前护理

（1）饮食护理：①进食高蛋白、高热量、富营养、易消化的清淡饮食，以提高机体抵抗力和术后组织修复能力。②术前 2 周戒烟酒，避免烟酒刺激呼吸道黏膜。引起上呼吸道感染，使呼吸道分泌物增加而影响手术和麻醉。③术前禁食 10～12 小时，禁饮 6～8 小时，以免麻醉后呕吐造成误吸。持续头痛影响患者食欲，先予以镇痛处理。

（2）心理护理：持续性全头痛，使患者无法正常睡眠、休息，视力视野障碍及阳痿、闭经等表现严重影响患者日常生活。加之难以承受的医疗费用及手术对生命的威胁，导致患者产生焦虑、恐惧甚至绝望的心理反应。应了解产生心理反应的原因，主动关爱安慰患者，并针对不同原因给予相应的心理干预，提供本病相关信息，激发患者的自信心。

（3）头痛的护理：头痛是脊索瘤的常见表现，系肿瘤缓慢而持久的颅底浸润所致。除了耐心倾听患者感受、并给予关爱外，应注意加强镇痛处理，使患者头痛缓解。①给患者创造一个安静舒适的环境，避免频繁干扰患者的休息与睡眠。②治疗护理尽量集中时间，减少对患者的不良刺激。③遵医嘱予以罗通定 60mg 口服 1～3 次/日，对于颅压增高引起的剧烈头痛，予以脱水治疗。④指导患者避免感冒咳嗽，用力排便等加重头痛的诱因。⑤抬高床头 15°～30°以利颅内静脉回流。

（4）视力、视野障碍的护理：脊索瘤手术过程中易损伤视通路，以致术后可遗留视力障碍或原有视力障碍加重。护理的重点是：①向患者解释视力障碍发生的原因以取得理解和配合。②开导患者正视现实，以尽快适应术后生活方式。③协助患者日常个人生活。④对于可能为术后脑水肿引起的暂时性视力障碍，遵医嘱使用甘油果糖 200mL 静脉滴注，2 次/日，并观察患者的视力是否有改善。

（5）鼻通气不畅的护理患者出现鼻部通气不畅、有阻塞感、疼痛，甚至鼻腔有血性或脓性分泌物，为脊索瘤向鼻咽腔发展或浸润鼻窦所致。应注意：①指导患者及时用无菌棉签清理鼻腔分泌物。②遵医嘱使用抗生素滴鼻液。③指导患者取半坐卧位以减轻阻塞感，并防止感冒。

2.术后护理

（1）心理护理术后麻醉反应、手术创、伤、伤口疼痛及脑水肿，使患者出现头痛、呕吐、头面部肿胀等表现，加之伤口引流管、导尿管、静脉输液等各种管道限制了患者的躯体活动，使患者产生孤独、恐惧的心理反应。应指导患者正确配合，及时了解患者的孤独恐惧心理。①每 1～

2 小时改变患者头部位置并向患者解释头痛的原因,必要时给予镇痛药减轻头痛。②术后早期及病重期间安排亲友探视,必要时陪护患者,指导其亲友鼓励、安慰患者,分担患者的痛苦,使之消除孤独感。③减少插管、穿刺等物理刺激给患者造成的恐惧,并宣教各种管道的自我护理方法。

(2)饮食护理:①麻醉清醒后 4~6 小时内不可饮水,以免进食引起呕吐,呕吐时头偏向一侧,排出呕吐物,不可吞下呕吐物,避免呕吐物进入气管或反流入胃内加重呕吐。患者感到口渴时,应做好解释并用棉签蘸水湿润唇舌,以缓解渴感,同时根据尿量多少及电解质情况,从静脉补充水分和电解质。②麻醉清醒 4~6 小时后,无呕吐者可少量进食流质。由于术后胃肠功能未完全恢复,宜先进食米汤,不宜进食牛奶等产气食物,以免引起肠胀气,以后逐渐过渡到去油汤类、牛奶,2 日后逐渐过渡到半流、软食、普食。手术 48 小时后意识障碍者,鼻饲流质,以保证机体营养供给。③观察患者是否出现腹胀、呃逆、呕吐、呕吐物是否为咖啡色,粪便颜色是否正常,防止胃肠道出血。经鼻咽手术者术后早期(48~72 小时内)宜进食冷流质饮食,以减轻鼻部充血、水肿。意识障碍需留置胃管者不可经鼻插胃管以防引起逆行感染,应经口插胃管。

(3)体位护理:①麻醉未清醒患者去枕平卧,头侧向健侧,防止呕吐物、分泌物引起误吸、窒息。麻醉清醒后,血压平稳患者取抬高床头 15°~30°,头下不宜垫枕头,以利颅内静脉回流,减轻术后脑水肿。体积较大的肿瘤切除术,手术切口应保持在头部上方。以免脑组织突然移位。早期注意避免引流管受压,以免引流不畅。协助患者翻身 1 次/2 小时,翻身时应扶托患者头部防止头部突然移位或扭转。②术后 3~4 日,拔除引流管后,患者可半坐卧位,如无不适 5~6 日后下床,鼓励并协助患者下床活动。活动方法为先坐在床沿。足下置一小凳(每日 2~3 次)。待活应后协助室内走动。以后逐渐增加活动范围。不可突然离床活动。以免引起虚脱等意外。③经鼻咽手术者,术后血压平稳后,取抬高床头 30°~60°卧位,以利手术切口闭合,减少脑脊液漏发生。

(4)脑脊液鼻漏的护理:术后患者出现脑脊液鼻漏,系肿瘤浸润生长造成颅底硬脑膜破坏以及经鼻咽腔、经蝶入路手术对硬脑膜损伤所致。密切观察鼻腔是否有液体流出,流出液体的量、色。做好相应的护理处理。

(5)视力障碍加重的护理:视力障碍加重因术中不可避免的牵拉损伤及术后脑水肿所致。①应注意观察患者视力情况并与术前对比,是否视力障碍加重。②出现视力障碍加重及时报告医师。③耐心倾听患者主观感受,并给予心理安慰。④遵医嘱予以脱水药,以减轻对视路的压迫,并观察用药效果。⑤指导患者避免摔倒、烫伤等意外。⑥患者产生悲观绝望心理时予以耐心开导,防止意外发生。

(6)管道护理:术后患者常有氧气管、创腔引流管、气管插管、导尿管,应保持各种管道的通畅,防止外源性感染的发生。

1)气管插管:①应随时吸痰保持呼吸道通畅。②预防和减轻拔管后喉头水肿,予以生理盐水 20mL+糜蛋白酶 5mg 雾化吸入每日 2 次。

2)创腔引流管:引流袋内口应低于引流管出口位置,以免逆行感染;适当制动头部,防止引流管扭曲、脱出,注意引流管是否通畅,观察量、颜色并记录;引流管一般术后第 3 日即拔管,以免引起感染。注意伤口渗血、渗液。一旦发现头部伤口渗湿。应及时报告医师处理。

3）留置导尿管；①原则上应尽早拔除导尿管。②留置导尿管期间以 0.1% 苯扎溴铵溶液消毒尿道口 2 次/日。③神清合作者先夹管 3～4 小时,患者有尿意即可拔管。④如为气囊导尿管,拔管时需先放气囊,以免损伤尿道。

第二节　大脑半球肿瘤

一、胶质细胞瘤

脑胶质细胞瘤是由神经外胚叶衍化而来的胶质细胞发生的肿瘤,占脑肿瘤总数的 40%～50%,是一种最常见的颅内恶性肿瘤。发病年龄在 20～50 岁间,以 30～40 岁为发病最高峰,男性多见。本类肿瘤包括星形细胞瘤、多形性胶质母细胞瘤、少枝胶质细胞瘤、室管膜瘤、髓母细胞瘤、松果体瘤、脉络丛乳头状瘤、胶样囊肿及神经节细胞瘤。

本病发生原因可能是：①遗传因素。②胚胎原基的发育异常。③生物化学因素。表现为头痛、呕吐、视盘水肿、癫痫、精神障碍及局灶定位症状。手术治疗为主,术后辅以放射治疗、化学药物治疗、免疫治疗等可延缓复发及延长生存期。恶性程度高的肿瘤常于短期内复发。

（一）临床表现

1.星形细胞瘤

（1）良性星形细胞瘤：生长缓慢,病程较长。肿瘤位于幕上的患者多以头痛及癫痫为首发症状,其次表现为精神疲惫、乏力,再次表现为面肌及肢体肌力减退,颅压增高出现较晚。本疾病中肿瘤位于小脑半球的患者出现头昏眩晕、活动减少、步态不稳及肢体的共济失调颇为多见。

（2）间变型（恶性）星形细胞瘤：生长迅速,临床症状较重,以颅压增高、头痛以及局灶性神经功能障碍为主要表现。

（3）胶质母细胞瘤；起病常比较突然,病情进展快,以神经功能障碍为最初症状。以后相继出现颅压增高及头痛的症状。约 1/3 的患者有癫痫发作,部分患者表现为明显智力减退、表情淡漠、反应迟钝、认识障碍及记忆力衰退。

（4）多型性黄色星形细胞瘤：多见于青少年及儿童。

（5）室管膜下巨细胞性星形细胞瘤；有时可造成脑积水。

（6）毛细胞性星形细胞瘤；主要发生于儿童,偶见于成人。病程较为缓慢。临床表现根据不同肿瘤部位略有不同,表现为头痛、颅压增高、脑积水等,少数患者可有抽搐。位于前视路的肿瘤病例临床特征为单侧突眼伴视力损害及斜视。脑干部肿瘤病例可表现为头晕、患侧脑神经麻痹和对侧轻偏瘫,也有的以脑积水表现为主。

2.少枝胶质细胞瘤

病程长,除颅压增高症状外常有继发性癫痫发作。

3.室管膜瘤及间变型(恶性)室管膜瘤

临床表现取决于肿瘤的发生部位。主要症状为恶心、呕吐、头痛、眩晕、颈后部疼痛、行走不稳定等。

4.混合性胶质瘤

临床表现取决于肿瘤发生部位。

(二)辅助检查

1.CT 和 MRI 扫描

CT 和 MRI 扫描是最有诊断价值的项目,显示肿瘤的部位、性质、大小及与周围组织的关系等。

2.腰椎穿刺检查

压力大多增高。

3.脑电图检查

90%可出现异常脑电波,相对良性的星形细胞瘤、少数胶质细胞瘤等主要表现为局限性 δ 纹,有的可见棘波或尖波等癫痫波形。

4.放射性核素扫描定位诊断

正确率可达 80%以上。如多形性胶质细胞瘤显示放射性核素浓集影像,中间可有由于坏死囊变的低密度区。

(三)治疗原则

以手术治疗为主,术后辅以放射治疗、化学药物治疗、免疫治疗。

1.手术治疗

在保存神经功能的前提下尽可能切除肿瘤,解除脑脊液循环障碍,缓解和降低颅压。手术方法:肿瘤切除术。

2.非手术治疗

(1)放射治疗:对手术不能彻底切除、术后易复发的肿瘤,因部位深在而不易手术或因肿瘤侵及重要功能区而无法手术的肿瘤,患者全身状况不允许手术且肿瘤对放射线敏感者可为首选方法。

(2)化学药物治疗:原则上用于恶性肿瘤术后并与放疗协同进行,复发性恶性肿瘤亦可进行化疗,而对髓母细胞瘤的播散种植转移为首选治疗方法。常用药物有替尼泊苷(VM-26)、洛莫司汀(OCNU)。

(3)免疫治疗:常用免疫制剂有卡介苗、云芝多糖 K、左旋咪唑、干扰素等。

(四)护理评估

1.健康史

进行个人史评估,包括患者年龄、职业、民族、饮食营养是否合理,有无烟酒嗜好,有无尿便异常,睡眠是否正常,生活是否能自理。评估其家族史,胶质细胞瘤的家族发生率很低,但近年来报道有遗传倾向。

2.身体状况

(1)询问患者是否有头痛、呕吐等首发症状;是否有性格改变、淡漠、言语及活动减少,注意力不集中,不知整洁等精神异常现象,精神异常多为进行性颅内压增高和脑实质受肿瘤的压迫和破坏所致。

(2)评估患者有无视盘水肿:视盘水肿是颅压增高的一个重要征象,可致视神经继发萎缩,视力下降,原发性视神经萎缩为肿瘤压迫视神经所致,亦致视力下降。

(3)评估患者有无癫痫:发作的原因多为肿瘤的直接刺激或压迫,运动区及其附近的肿瘤以及星形细胞瘤和少枝胶质细胞瘤癫痫发生率高。

(4)评估患者是否有共济失调:共济失调患者表现为身体平衡障碍,走路及站立不稳,提示肿瘤压迫小脑蚓部所致。

3.心理-社会状况

了解患者文化程度或生活环境、宗教信仰、住址、家庭成员,患者在家中的地位和作用,陪护和患者的关系,经济状况及费用支付方式了解患者及家庭成员对疾病的认识和期望值。了解患者的个性特点。有助于对患者进行针对性的心理指导和护理支持。

(五)护理诊断

1.恐惧

恐惧与担心疾病预后有关。

2.意识障碍

意识障碍与脑损伤、颅压增高有关。

3.自理缺陷

自理缺陷与疾病引起的视力下降、视野缺陷及眼球运动障碍有关。

4.预感性悲哀

预感性悲哀与疾病晚期对疾病治疗丧失信心及担心预后有关。

5.潜在并发症

癫痫。

(六)护理措施

1.术前护理

(1)心理护理:胶质细胞瘤往往采取综合性治疗,疗程长,化疗、放疗不良反应多,应加强与患者及家属的交流,详细做好健康宣教,使患者、家属积极配合,克服费用、家庭琐事带来的困扰。

(2)头痛的护理:头痛是早期常见症状之一。性质多为跳痛、胀痛,呈阵发性或持续性,主要在患侧,多发生于清晨。大多为肿瘤增长使颅压逐渐增高所致,注意头痛性质、部位,尽量避免引起颅压增高的因素,保持环境安静、患者睡眠充足等以利于减轻头痛。

(3)呕吐的护理:呕吐是延髓呕吐中枢或迷走神经受刺激所致,常伴发于严重头痛时,一般与饮食无关。应注意呕吐时头偏向一侧,及时清除呕吐物防止窒息。

(4)视盘水肿的护理:视盘水肿为颅压增高所致,持续颅压增高可致视神经继发萎缩,视力下降。应给予日常生活照顾,防止摔倒。

(5)癫痫的护理

1)一般护理:保持环境安静安全,室内热水壶、火炉、锐利器械等应远离患者,避免强光刺激。癫痫发作时应有专人护理,并加以防护,以免坠床及碰伤。间歇期可以下床活动,出现先兆即刻卧床休息。

2)饮食护理:饮食以清淡为宜,少食辛辣食物,避免过饱,戒除烟、酒。因发作频繁不能进食者,给鼻饲流质,每日应供给 12500kJ(3000kcal)热量。食盐摄入应偏低,限制饮水量,24 小时内不得超过 1500mL。

3)症状护理:①抽搐发作时迅速解开衣领、衣扣,头偏向一侧保持呼吸道通畅,及时给氧。尽快地将外裹纱布的压舌板或筷子、毛巾、小布卷等置于患者口腔的一侧上、下臼齿之间,以防咬伤舌和颊部。对抽搐肢体不能用暴力按压,以免骨折、脱臼等。②如有呼吸困难,及时给低流量吸氧,无自主呼吸者应做人工呼吸,必要时行气管切开术。

4)用药护理:①有些抗癫痫药对肝、肾功能有损害,如苯巴比妥、苯妥英钠、丙戊酸钠等,在按医嘱服药后,护理人员应观察患者有无药物的不良反应,如有无恶心、呕吐、食欲下降、全身不适、无力、昏睡等,疑有肝脏受损,应及时抽血检查肝功能。②抗癫痫药物多是工业合成的有机化合物,可在服药后 1～2 周出现皮疹,以面部较多见,发痒、发红、压之褪色;重者可发生变态反应,低热、白细胞减少,甚至出现剥脱性皮炎。对于上述情况应密切观察,及时通知医师处理。③癫痫持续状态治疗时,地西泮 10～20mg 静脉注射,其速度不超过 2mg/min 或用 100～200mg 溶于 5‰葡萄糖盐水 500mL 中缓慢静脉滴注,维持 12 小时。儿童一次静脉注射量为 0.25～1mg/kg,一般不超过 10mg。地西泮可抑制呼吸,注射时应注意有无呼吸抑制和血压降低情况,在给药的同时,必须保持呼吸道通畅,经常吸引痰液,必要时气管切开,发现换气不足时,行人工呼吸。患者伴有高热时应采取物理降温,血液酸碱度和电解质紊乱要及时纠正,并用甘露醇和呋塞米防治脑水肿,同时还要重视预防和控制感染。

5)心理护理:癫痫患者常为服药而苦恼,若少服一次药有可能发病,而突然反复发作常使患者无法正常生活和工作,故精神负担加重,患者感到无能为力。护理人员应了解患者的心理状态,有针对性地提供帮助。向患者介绍癫痫疾病的有关知识,让患者面对现实,做好长期同疾病做斗争的思想准备,鼓励患者正确认识疾病,具备良好的心理素质,努力消除诱发因素,以乐观心态接受治疗。

(6)精神障碍的护理:进行性颅压增高及脑实质受肿瘤的压迫和破坏可导致精神障碍,肿瘤位于额叶者易出现。患者表现为性格改变、淡漠、言语及活动减少、注意力不集中、记忆力减退、对事物不关心等。应注意采取保护措施,并指导家属不让患者独处及单独外出。

2.术后护理

(1)心理护理:①了解患者的心理状态,针对存在的心理问题,给予心理疏导和精神上的安慰,耐心讲解疾病的有关知识,稳定患者的情绪,鼓励患者增强战胜疾病的信心,使之积极配合治疗。②采取保护性医疗措施。在严格执行医疗保护制度的前提下,对一些心理适应能力较差、反应敏感者,应重视患者主观感受,在护患沟通时认真倾听、耐心解释、态度可亲,给患者以心理安慰,取得患者的信任与合作。

(2)饮食护理:①麻醉清醒后 6 小时,无吞咽障碍即可进食少量流质饮食。②术后早期胃肠功能未完全恢复,尽量少进牛奶、糖类食物,防止其消化时产气过多,引起肠胀气。以后逐渐过渡到高热量、高蛋白、富营养、易消化饮食。

（3）体位护理：①麻醉未清醒前去枕平卧，头偏向健侧，以防呕吐物吸入呼吸道。②清醒后血压平稳者，抬高床头 15°～30°，以利颅内静脉回流。③较大肿瘤切除术后，局部留有较大腔隙时，应禁患侧卧位，以防脑组织移位及脑水肿发生。

（4）精神症状的护理：患者对外界反应较为敏感，在交谈中态度要诚恳、和蔼，做好耐心、细致的解释，以建立良好的护患关系。患者兴奋、狂躁时避免环境不良的刺激，如保持病室安静，安排陪护，同时加强巡视，并指导陪护注意安全防护措施，防止患者自伤及伤人。

（5）营养不良的护理：营养不良和水电解质紊乱是颅压增高引起频繁呕吐与脱水治疗所致。营养不良降低患者对手术的耐受力，并影响组织的修复，从而使手术的危险性增加。因此，手术前后应指导患者进食营养丰富、易消化的高蛋白、高热量饮食如鸡、鱼等，必要时静脉补充营养液，如静脉滴注脂肪乳剂和复方氨基酸。

（6）化疗反应的护理术后行化学药物治疗应注意：①静脉滴注 VM-26 时可抑制骨髓，引起低血压，要注意治疗前后查血常规，静脉滴注时监测血压。②服用 CCNU 有胃肠道反应，应指导患者饭后服药，并加强观察，饮食以易消化无刺激食物为宜。

（7）管道护理：需在颅内置放管道行放疗者，除操作者严格无菌操作及管道消毒外，应保持置管的密闭性，防止感染；指导患者勿牵拉管道，防止滑脱。

1）气管插管：①应随时吸痰保持呼吸道通畅。②预防和减轻拔管后喉头水肿，予以生理盐水 20mL＋糜蛋白酶 5mg 雾化吸入每日 2 次。

2）创腔引流管：引流袋内口应低于引流管出口位置，以免逆行感染；适当制动头部，防止引流管扭曲、脱出，注意引流管是否通畅，观察量、颜色并记录；引流管一般术后第 3 日即拔管，以免引起感染。注意伤口渗血、渗液，一旦发现头部伤口渗湿，应及时报告医师处理。

3）留置导尿管：①原则上应尽早拔除导尿管。②留置导尿管期间以 0.1％苯扎溴铵溶液消毒尿道口 2 次/日。③神清合作者先夹管 3～4 小时。患者有尿意即可拔管。④如为气囊导尿管。拔管时需先放气囊。以免损伤尿道。

（8）放射治疗的护理

1）延迟性颅内高压：放射治疗引起颅压增高是因为治疗对周围正常脑组织损害而产生脑水肿，比肿瘤切除后颅压增高发生时间晚。肿瘤切除术后，脑水肿常在术后 3～4 日出现，而放疗后的患者产生脑水肿常在术后 8～10 日，3～4 周后缓慢消失。①应注意观察患者是否有头痛、呕吐等颅内高压表现。②遵医嘱使用脱水疗法，时间相应延长，应注意有计划安排输液，妥善保护外周静脉，以保证脱水治疗计划的实施。

2）伤口灼痛；放疗患者切口无红肿，但有头皮肿胀感，甚至疼痛难以忍受，是头皮放射性损伤所致。在排除颅压增高的情况下，应主动关心患者，遵医嘱定时给予镇痛药。

3）伤口愈合不良：伤口周围皮肤血运变差、愈合不佳，伤口易感染，甚至出现脑脊液漏，是因为放射线对组织损伤。应保持伤口敷料干燥固定，包扎不宜过紧，并注意防止伤口受压，遵医嘱合理使用抗生素。

4）视力下降：视力下降是由于颅压增高持续时间长，压迫视神经或放射线损伤视神经。护理上注意观察患者视力情况，与术前对比；遵医嘱早期采用降颅压措施，以减轻视神经受压与损伤。

(9)潜在并发症的护理

1)神经功能缺失:由于肿瘤压迫或手术中牵拉可引起肢体活动障碍等神经功能缺失,应遵医嘱服用促进神经功能恢复的药物,并进行辅助治疗(如高压氧、针灸、理疗等)。

2)肺部感染:合理使用抗生素;鼓励患者咳嗽排痰,以增加肺活量并随时清除口鼻腔分泌物,保持呼吸道通畅;对咳嗽反射减弱或消失,痰多且黏稠不易抽吸的患者,吸痰前先行雾化吸入;动脉血氧饱和度(SaO_2)<90%的患者应做气管切开。

3)颅内出血:颅内出血是术后最严重的并发症,未及时发现和处理可导致患者死亡。术后48小时内特别注意患者的意识、瞳孔、生命体征,如患者出现瞳孔不等大、偏瘫或颅压显著升高表现,应立即报告医师,行脱水治疗的同时及早行 CT 复查,及时发现颅内出血,及早手术处理。

4)失语:①遵医嘱使用促脑功能恢复的药物。②进行语言、智力训练,促进康复。③语言训练时从教发单音节开始由简单到复杂、循序渐进、发声练习多次重复进行。④智力训练从数数训练开始,不可急于求成。

(七)健康教育

1.心理护理

患者在住院期间受到医护人员全方位的治疗、护理和照顾,易产生依赖心理,但出院后,观察病情和自理生活要靠自己,在取得家属的密切配合下,必须进行心理调整,主动适应术后生活;保持积极、乐观的心态,积极自理个人生活。

2.饮食护理

进食下列饮食以增强机体的抵抗力,促进康复。①进食高热量、高蛋白(鱼、肉、鸡、蛋、牛奶、豆浆等)、富含纤维素(韭菜、麦糊、芹菜等)、维生素丰富(新鲜蔬菜、水果)、低脂肪、低胆固醇饮食。②少食动物脂肪、腌制品。③限制烟酒、浓茶、咖啡、辛辣等刺激性食物。

3.药物护理

遵医嘱按时、按量服药,不可突然停药、改药及增减药量(尤其是抗癫痫、抗感染、脱水及激素治疗),以免加重病情。

4.康复护理

(1)适当休息1～3个月后可恢复一般体力活动。

(2)坚持体能锻炼(如散步、太极拳等),劳逸结合,避免过度劳累。

(3)肢体活动障碍者,加强肢体功能锻炼。①瘫痪肢体应保持功能位置,防止足下垂。②按摩、理疗患肢,针灸疗法,2次/日。③练习行走,以减轻功能障碍,防止肌肉萎缩。

(4)指导家属经常鼓励患者树立信心、保持情绪稳定;鼓励适当参加社会活动,消除思想顾虑,但行动不便者需有人陪伴,防止跌伤。

(5)保持个人卫生,每日开窗通风,保持室内空气清新。

5.特别护理指导

(1)癫痫:进食宜清淡,避免过饱;不宜单独外出、登高、游泳、驾驶车辆及高空作业;随身带有疾病卡(注明姓名、诊断);发作时就地平卧,头偏向一侧,解开衣领及裤带,上下齿间放置手帕类物品,不强行按压肢体,不喂水和食物;坚持服抗癫痫药2年以上。

(2)意识障碍:预防压疮(定时翻身按摩,在骨突处垫软枕,有条件可卧气垫床);保持皮肤、口腔、会阴部清洁;留置胃管者,管喂流质 6～7 次/日,加强营养供给,活动肢体大小关节 2～3 次/日,30 分钟/次。

(3)神经功能缺损:患者可进行辅助治疗(如高压氧、针灸、理疗、按摩、中医药、助听器等)。

(4)复查:术后 3 个月复查,并行化疗一疗程,化疗前后检查血常规,以了解化疗药物对骨髓造血功能抑制程度。

6.及时就诊指征

①原有症状加重。②头痛、头昏、恶心、呕吐。③抽搐。④不明原因持续高热。⑤肢体乏力、麻木。⑥手术部位发红、积液、渗液等。

二、脑膜瘤

脑膜瘤系起源于脑膜的中胚层肿瘤,属于良性肿瘤。发病高峰年龄为 30～50 岁,女性多于男性为 2:1。发病可能与颅脑外伤、病毒感染等因素有关。肿瘤多呈不规则球形或扁平形生长,包膜完整,良性,偶有恶性者。大脑半球脑膜瘤好发部位依次为矢状窦旁、大脑镰、大脑凸面、外侧裂等。脑膜瘤主要接受颈外动脉系统如脑膜动脉,板障血管供血,也可接受颈内动脉系统如大脑前动脉及大脑中动脉供血,或椎动脉系统的分支供血,故血供非常丰富。手术原则是控制出血、保护脑功能,力争全切。脑膜瘤绝大多数为良性,总体上预后好;脑膜肉瘤是脑膜瘤的恶性类型,约占 5%,肿瘤切除后易复发,预后差。

(一)临床表现

脑膜瘤病程长、生长慢,因肿瘤呈膨胀性生长,患者往往以头痛和癫痫为首发症状。根据肿瘤位置不同,还可以出现视野、视力、嗅觉、听觉障碍及肢体运动障碍等。对于老年人,尤以癫痫发作为首发症状。颅压增高症状多不明显,尤其在高龄患者。许多患者仅有轻微头痛,甚至经 CT 扫描偶然发现为脑膜瘤。因肿瘤生长缓慢,所以肿瘤往往长得很大,而临床症状并不严重。邻近颅骨的脑膜瘤常可造成骨质的变化。

(二)辅助检查

1.头颅 X 线片检查

头颅 X 线片检查显示慢性颅压增高征象,可见脑膜中动脉沟增宽,局部颅骨变薄或被侵蚀而缺损。

2.脑血管造影

脑血管造影可显示瘤周呈抱球状供应血管和肿瘤染色。

3.CT 及 MRI 检查

扫描 CT 显示脑实质外圆形或类圆形高密度,或等密度肿块,边界清楚,瘤内可见钙化、出血或囊变。MRI 见肿瘤多数与脑灰质等信号或斑点状,少数瘤内有隔,呈特征性轮辐状。

(三)治疗原则

1.手术治疗

颅压增高显著者需尽早手术。肿瘤与外侧裂血管等重要结构粘连紧密,则不宜强行全切肿瘤。若患者全身情况差或重要器官有严重器质性疾病,则需经治疗后方可手术。术前适当应用脱水及激素类药物,以减轻术后反应。术前晚上服用镇静药,术前 1 日使用抗生素。

手术方法:行气管插管全身麻醉下肿瘤切除术。根据肿瘤所在位置、发展方向及手术者操作习惯选择适宜的入路。

2.放射治疗

放射治疗适用于恶性脑膜瘤切除后、未能全切的脑膜瘤,以及术后复发再手术困难者或无法手术切除的肿瘤。

(四)护理评估

1.健康史

询问患者一般情况,包括患者年龄、职业、民族、饮食营养是否合理,有无烟酒嗜好,有无尿便异常,睡眠是否正常,生活是否能自理,有无接受知识的能力。评估患者的既往有无癫痫发作、家庭史、健康史、过敏史、用药史。询问患者是否有颅脑外伤和病毒感染史。

2.身体状况

(1)询问患者起病方式:是否以头痛、呕吐、视力减退等为首发症状,因脑膜瘤生长较慢,数年或十余年后当肿瘤达到一定体积时才引起头痛、呕吐及视力改变。

(2)评估患者有无颅压增高:头痛、呕吐、视力和眼底改变是脑膜瘤常见的症状,头痛可分为阵发性、持续性、局限性和弥散性等不同类型。一般早期为阵发性头痛,病程进展间隔时间短,发病时间延长,最后演变为普遍性。高龄患者可表现为严重眼底水肿,甚至继发视神经萎缩,而无剧烈头痛和呕吐,颅压增高症状可不明显。

(3)评估患者是否有癫痫发作:颅盖部脑膜瘤经常表现为癫痫,其中额叶较为多见,其次为颞叶、顶叶。为全身阵发性大发作或局限性发作。老年人常为首发症状。

(4)评估患者是否有视野损害:枕叶及颞叶深部肿瘤累及视辐射,从而引起对侧同象限性视野缺损或对侧同向性偏盲。

(5)评估患者有无运动和感觉障碍:病程中晚期,随着肿瘤的不断生长,患者常出现对侧肢体麻木和无力,上肢常较下肢重,中枢性面瘫较为明显。感觉障碍为顶叶肿瘤常见症状。表现为两点辨别觉、实体觉及对侧肢体的位置觉障碍。

(6)评估患者是否有精神症状和失语症:痴呆和个性改变提示额叶受累;优势半球肿瘤可表现为命名性失语、运动性失语、感觉性失语和混合性失语等。

3.心理-社会状况

了解患者文化程度或生活环境、宗教信仰、住址、家庭成员,患者在家中的地位和作用,陪护和患者的关系,经济状况及费用支付方式。了解患者及家庭成员对疾病的认识和期望值。了解患者的个性特点,有助于对患者进行针对性的心理指导和护理支持。

(五)护理诊断

1.疼痛

疼痛与手术创伤有关。

2.恐惧

恐惧与疾病引起的不适及担心预后有关。

3.自理缺陷

自理缺陷与疾病引起的头痛、呕吐及视力下降等有关。

4.潜在并发症

癫痫、颅内出血、感染。

5.营养失调——低于机体需要量

低于机体需要量与术中机体消耗及术后禁食有关。

6.清理呼吸道无效

清理呼吸道无效与咳嗽反射减弱或消失或呼吸道梗阻导致呼吸道分泌物积聚有关。

(六)护理措施

1.术前护理

(1)心理护理:头痛、呕吐、视力下降使患者自理能力受限,感到痛苦、恐慌,患者多为家中顶梁柱,而手术备血量大,治疗费用高,对疾病知识的缺乏,手术对生命的威胁,使患者焦虑、缺乏安全感。应耐心细致与患者沟通,详细介绍脑膜瘤的预后,鼓励安慰患者战胜疾病。使患者安心接受手术,家属积极配合做好充分准备。

(2)颅内压增高的护理:患者头痛、呕吐时,头偏向一侧,应注意呕吐的次数、呕吐物性状、量、色等。颅压增高出现严重阵发性黑朦,视力障碍时,必须尽快采取降低颅压的措施,防止失明,并给予日常生活护理。

(3)精神异常的护理:患者出现欣快、不拘礼节、淡漠不语、甚至痴呆、性格改变时,应留陪护,指导陪护守护患者,不让其单独外出,并在患者衣服上贴以特殊标志,包括患者姓名、年龄、所在医院及科室、联系电话等,以防患者走失。

(4)肢体运动障碍的护理:患者出现对侧肢体偏瘫,其发展过程由一侧足部无力开始,逐渐发展至下肢,继而上肢,最后累及到头面部,是肿瘤压迫所致。①应加强功能锻炼,被动活动肢体3～4次/日,15～30分钟/次,防止肢体萎缩。②勤翻身,1次/2小时,防压疮。

(5)术前准备

1)皮肤准备:剃光头后用肥皂水和热水洗净并用络合碘消毒,以免术后伤口引起颅内感染;天冷时,备皮后戴帽,防感冒。

2)下列情况暂不宜手术:术前半个月内服用阿司匹林类药物、女患者月经来潮,以免导致术中出血不止,术后伤口或颅内继发性出血;感冒发热、咳嗽,使机体抵抗力降低。呼吸道分泌物增加。易导致术后肺部感染。

3)术晨准备:取下活动义齿和贵重物品并妥善保管;指导患者排空尿便;术前30分钟给手术前用药;备好术中用药、病历等用物;有脑室引流者进手术室前要关闭引流管,并包以无菌纱布,进手术室途中不要随意松动调节夹,以免因体位的改变造成引流过量、逆行感染或颅内出血。

2.术后护理

(1)心理护理:手术创伤、麻醉反应、疼痛刺激、头面部肿胀、监护室无亲人陪伴、担心疾病的预后等使患者产生恐惧、孤独无助感。应主动与患者交流,并针对原因进行护理干预。①头痛时,耐心倾听患者主观感受,告诉患者头痛是因为术后伤口疼痛或暂时性脑水肿。遵医嘱使用镇痛药物。颅脑手术后的头痛一般不使用吗啡类药物,因其不仅可使瞳孔缩小,不利于术后的病情观察,更重要的是还有抑制呼吸中枢的作用。可用罗通定60mg口服,严重时肌内注射布桂嗪 100mg。②呕吐时,指导患者不要紧张,协助患者头偏向一侧,随时清除呕吐物,使患者感觉舒适。③保持环境安静,减少外界不良刺激,适当安排探视,使患者感受到亲人的关心。④头面部肿胀及各种管道的约束,使患者不舒适,应告诉患者各种管道的作用。如头部引流管是为了防止手术部位积血积液,消除患者顾虑。抬高床头 15°～30°。协助生活护理并指导患者不牵拉各种管道,必要时予以约束肢体。

(2)饮食护理:①麻醉清醒后 6 小时,无吞咽障碍即可进食少量流质饮食。②术后早期胃肠功能未完全恢复,尽量少进牛奶、糖类食物,防止其消化时产气过多,引起肠胀气。以后逐渐过渡到高热量、高蛋白、富营养、易消化饮食。

(3)体位护理:①麻醉未清醒前去枕平卧,头偏向健侧,以防呕吐物吸入呼吸道。②清醒后、血压平稳者,抬高床头 15°～30°,以利颅内静脉回流。③较大脑膜瘤切除术后,局部留有较大腔隙时,应禁患侧卧位,以防脑组织移位及脑水肿发生。

(4)脑水肿的护理:术后出现不同程度的脑水肿,常为手术创伤后反应。①密切观察意识、瞳孔、生命体征及肢体活动情况,出现异常及时报告医师处理。②给予 20％甘露醇 100mL 静脉滴注 1 次,地塞米松 5mg 静脉注射 1 次/8 小时,可以减轻和消除脑水肿。③控制输液速度,有条件者使用微电脑输液泵,控制输液速度,既节省人力、时间,又能达到效果。

(5)癫痫的护理:癫痫常发生于肿瘤位于或靠近大脑中央前后区的患者,特别是术前有癫痫发作的患者。①术后应给予抗癫痫治疗,术后麻醉清醒前苯巴比妥 0.1g 肌内注射,直至患者能口服抗癫痫药。②癫痫发作时加强护理,防止意外损伤。

(6)精神症状的护理:应适当约束,充分镇静,并妥善保护各种管道,防止患者坠床,自行拔管,自伤或伤人。

(7)管道护理:术后患者常有氧气管、创腔引流管、气管插管、导尿管,应保持各种管道的通畅,防止外源性感染的发生。

1)气管插管:①应随时吸痰保持呼吸道通畅。②预防和减轻拔管后喉头水肿,予以生理盐水 20mL＋糜蛋白酶 5mg 雾化吸入每日 2 次。

2)创腔引流管:引流袋内口应低于引流管出口位置,以免逆行感染;适当制动头部,防止引流管扭曲、脱出,注意引流管是否通畅,观察量、颜色并记录;引流管一般术后第 3 日即拔管,以免引起感染。注意伤口渗血、渗液,一旦发现头部伤口渗湿,应及时报告医师处理。

3)留置导尿管:①原则上应尽早拔除导尿管。②留置导尿管期间以 0.1％苯扎溴铵溶液消毒尿道口 2 次/日。③神清合作者先夹管 3～4 小时,患者有尿意即可拔管。④如为气囊导尿管,拔管时需先放气囊,以免损伤尿道。

(8)潜在并发症的护理

1)肺部感染:合理使用抗生素;鼓励患者咳嗽排痰,以增加肺活量并随时清除口鼻腔分泌物,保持呼吸道通畅;对咳嗽反射减弱或消失,痰多且黏稠不易抽吸的患者,吸痰前先行雾化吸入;SaO_2＜90％的患者应做气管切开。

2)颅内出血:颅内出血是术后最严重的并发症,未及时发现和处理可导致患者死亡。术后 48 小时内特别注意患者的意识、瞳孔、生命体征,如患者出现瞳孔不等大、偏瘫或颅压显著升高表现,应立即报告医师,行脱水治疗的同时及早行 CT 复查,及时发现颅内出血,及早手术处理。

3)失语:①遵医嘱使用促脑功能恢复的药物。②进行语言、智力训练,促进康复。③语言训练时从教发单音节开始由简单到复杂、循序渐进、发声练习多次重复进行。④智力训练从数数训练开始,不可急于求成。

第三节　颅底肿瘤

一、脑干肿瘤

脑干位于颅后窝,由中脑、脑桥、延髓三部分组成,是生命中枢的所在,主管呼吸、心跳、意识、运动、感觉等。

脑干肿瘤是指发生于脑干的具有占位效应的病变。包括星形细胞瘤、血管网状细胞瘤、室管膜瘤及海绵状血管瘤,前一种多发生于成年人,而后一种易发生于儿童及青年。脑干肿瘤占颅内肿瘤的 $1\%\sim7\%$。预后与肿瘤的性质、部位及其他因素有关。脑干肿瘤发生的原因尚不清楚,目前认为肿瘤与病毒感染、化学因素、放射因素有关。

脑干肿瘤分类如下。

(1)脑干星形细胞瘤:多见于儿童、青年人,可发生于脑干的任何部位。肿瘤可向脑干任何方向生长。

(2)血管网状细胞瘤:多见于成年人,为颅内真性血管性的肿瘤,多发生在小脑。

(3)室管膜瘤:多见于成年人,多发生于第四脑室底部或发生颈髓中央管向延髓发展。

(4)海绵状血管瘤:多见于成年人,几乎所有海绵状血管瘤患者均伴亚临床型微出血。

脑干肿瘤可发生于任何部位。Epstein 等把脑干肿瘤分为弥散型、局限型和颈脊髓型三种。其中,弥散型多为恶性,如星形细胞瘤,在脑干内呈浸润性生长,恶性呈度高,生长快。局限型多为良性,如脑干海绵状血管瘤、血管网织细胞瘤等。

(一)临床表现

1.脑神经损害

一支或多支脑神经麻痹常为脑干肿瘤的重要特征。根据肿瘤生长部位不同,可表现有眼球运动障碍、嘴歪、吞咽困难。

2.锥体束征

锥体束征可作为首发症状,表现为一侧肢体肌力弱,偏瘫或截瘫。锥体束征多在脑神经损害的对侧,这种交叉性麻痹是脑干病变的典型表现。

3.小脑体征

小脑体征是肿瘤侵犯小脑、齿状核、红核、丘脑束所致。多数表现为走路不稳和闭目难立。

4.颅压增高

脑干肿瘤多数没有颅压增高,或颅压增高在晚期出现。多为肿瘤向背侧突出,造成第四脑室或导水管的狭窄或闭锁所致。

5.其他

如精神、智力改变,晚期有意识、呼吸改变。

(二)辅助检查

1.腰椎穿刺

对脑干肿瘤的诊断帮助不大,脑脊液蛋白含量不高时不能排除本病。

2.脑干听觉诱发电位(BAEP)

脑干听觉诱发电位结合其他听觉功能检查对更准确地诊断肿瘤部位有所帮助。

3.头部 CT 检查

以脑胶质细胞瘤,特别是星形细胞瘤多见。平扫不论其恶性程度如何,均表现为低或等密度病灶,亦可有混杂密度病灶。增强检查可为不规则局部或不均匀强化。

4.头部 MRI 检查

脑干脑胶质细胞瘤呈长 T_1 和长 T_2 改变,多无囊变或出血,肿瘤边界不清。形态不规则。MRI 较 CT 更能准确显示肿瘤的部位及其与周围的关系。一般除极个别低恶性度的星形细胞瘤外,多有增强改变。

(三)治疗原则

1.手术治疗

脑干肿瘤切除术。

2.放疗、化疗

术后可根据肿瘤的性质进行放射治疗或化学药物治疗。

(四)护理评估

1 健康史

(1)了解患者既往健康状况:是否患有慢性病及传染病,有无手术、外伤及住院史。对何种药物、食物过敏。过敏时的身体为何种表现。询问患者家族成员的健康状态,有无患有同类疾病的人员。以了解遗传、环境、既往状况对目前健康状况的影响。

(2)询问患者日常生活是否自理:自感身体状况有何种不适,患病前饮食、睡眠、排泄习惯,出现疾病后有无改变。

2.身体状况

(1)了解患者出现症状的时间、表现:有无头痛、吞咽困难、饮水发呛,是否出现呼吸困难、耳鸣、面肌麻痹、感觉功能减退及运动困难,有无嗜睡、心动过速的表现。

(2)评估呼吸功能:脑桥和延髓为呼吸、心血管、吞咽等重要中枢。延髓下端的前内侧部和后外侧缘与呼吸运动相关。刺激内侧部时吸气,刺激后外侧缘时呼气,两部位交替刺激时产生正常型呼吸。呼吸功能障碍提示延髓出现损伤,需认真评估呼吸的频率、节律、幅度,尤其注意有无睡眠呼吸的存在。

(3)评估意识状态:患者意识障碍甚至出现昏迷是肿瘤发展造成脑干网状结构受累的表现。

(4)评估神经功能:早期患者出现复视是中脑肿瘤累及动眼神经和滑车神经核团所致。患者出现眼球外展运动障碍、面神经周围性瘫和面部感觉减退,提示脑桥肿瘤累及展神经核团、滑车神经核、面神经核和部分三叉神经核;当病变累及前庭神经时,出现听力减退、眼球震颤和眩晕。延髓肿瘤可累及后组脑神经核,出现声音嘶哑、吞咽困难和舌肌瘫痪的表现。当肿瘤向脑干腹侧发展时,出现脑干长束损伤的症状,表现为对侧肢体瘫痪。

3.心理-社会状况

了解患者患病后的心理应激反应,家人的关爱程度,家庭成员的关系是否融洽,患者在家庭、工作单位所处的地位。家庭居住环境、工作环境是否存在有空气、水源的污染,有无流行病的接触史。家庭的经济状况,支付医疗费用的方式,高额的医疗费用对于患者是否造成巨大的压力。

(五)护理诊断

1.焦虑/恐惧

焦虑/恐惧与患者担心预后与害怕手术有关。

2.生活自理能力缺陷

生活自理能力缺陷与头痛、头晕、交叉性瘫痪有关。

3.清理呼吸道低效

清理呼吸道低效与呼吸中枢、后组脑神经受损有关。

4.体温过高

肿瘤影响体温调节中枢所致。

5.潜在并发症

胃肠道出血、感染、呼吸障碍等。

6.意识障碍

手术创伤导致脑干水肿所致。

7.皮肤完整性受损的危险

皮肤完整性受损的危险与肢体瘫痪有关。

(六)护理措施

1.术前护理

(1)心理护理:脑干是机体生命中枢所在,患者对疾病本身以及手术后的效果产生顾虑与恐惧。应耐心地讲解脑干疾病相关知识,向患者传达积极的疾病信息。如介绍相关的病例。寻找相同疾病手术后的患者互相进行交流使患者对显微外科技术有初步的感性认识。讲述手术前后的必要准备以及必要性,使患者理解和配合。

(2)饮食护理:指导并协助进食,在患者进食时不可催促患者,防止误吸。患者存在吞咽障碍,需严格限制饮食的范围,以流质及半流质为主。必要时给予鼻饲饮食。

(3)体位护理:当患者存在严重的呼吸障碍时,指导患者抬高床头 15°～30°,头颈在同一轴线上去枕或低枕卧位,保持呼吸道的通畅。

(4)颅压增高的护理:①严密观察意识、瞳孔、生命体征的变化,尤其是呼吸节律、幅度、频率的变化,注意患者皮肤黏膜的颜色,判断血氧浓度是否正常②遵医嘱及时给予脱水药并观察使用后的效果。

(5)头痛的护理:①耐心听取患者的诉说,恰当地解释疼痛是伤口疼痛或术后反应性脑水肿使颅内疼痛结构(脑膜、血管、神经)受到牵拉、刺激所致,显示出理解患者的痛苦,并安慰患者。②去除诱发或加重头痛的因素,创造安静的休息环境,保持排便通畅,减少或避免咳嗽、屏气、大幅度转头、突然的体位改变。③对疼痛强度突然改变,严重的持续疼痛的患者,应慎重对待,以防发生器质性改变。④分散患者注意力,如听收音机、聊天、看电视等,以降低机体对疼痛的感受性。⑤局部冰敷、热敷及按摩,早期应用镇痛药。

(6)面瘫的护理:①观察患者能否完成皱眉、上抬前额、闭眼、露齿、鼓双颊等动作,并注意双侧颜面是否对称。②根据患者不良心理特征,做好耐心解释和安慰工作,缓解其紧张的心理状态。③加强眼部保护,防止暴露性角膜炎。④勿用冷水洗脸,避免直接吹风。⑤给予生姜末局部敷贴(30分钟)或温湿毛巾热敷面瘫侧(2~3次/日),以改善血液循环。⑥加强口腔护理,保持口腔清洁,随时清除口角分泌物,防止口腔感染。⑦指导患者进行自我按摩,表情动作训练,并配合物理治疗,以促进神经功能恢复。

(7)平衡功能障碍的护理:①嘱患者不要单独外出,防止摔伤。②主动关心、照顾患者,给予必要的解释和安慰,加强心理护理。③保持房间地面清洁、干燥,清除障碍物,避免摔伤。④指导患者进行平衡功能训练,应循序渐进,从坐位→站立平衡→行走训练,并给予支持和鼓励,增进患者康复的信心。

2.术后护理

(1)心理护理:术后并发症多、恢复时间漫长给患者造成巨大的压力,患者往往表现为烦躁不安甚至拒绝治疗。护士在为患者进行精心护理的同时,要鼓励患者增强战胜疾病的决心。通过严密观察病情变化,积极预防和处理并发症,指导患者进行手术后的康复,逐渐恢复其生活自理能力,使病情出现好的预后,增加患者的信心。

(2)体位护理:手术伤口在后枕部,患者只能取侧卧位。为患者摆放卧位时,于患者肩下放一软枕,使颈部伸直,以保持呼吸道的通畅,减少呼吸困难。翻身时保持头、颈、躯干在同一水平线上,防止扭曲颈部,导致呼吸困难或停止。协助患者翻身1次/1~2小时,防止压疮形成。

(3)饮食护理

1)早期禁食:脑干手术后肿瘤的影响及手术的创伤造成后组脑神经麻痹或损伤,患者可能存在吞嚼困难及咳嗽反射降低,易出现严重的误吸甚至窒息,加之手术当日麻醉药物的作用,造成患者的呕吐,更加重了误吸的危险性,手术当日要严格禁食禁饮。

2)鼻饲流质:术后第2日,如患者不能自行进食,应给予患者以鼻饲饮食,以提高机体的抵抗能力,促进身体的早日康复。颅脑手术后的应激反应易导致消化道的溃疡及出血,要严格限制鼻饲饮食的范围、①术后第2日试喂少量米汤,形成对胃黏膜的保护,不可鼻饲牛奶以免造成腹泻与肠胀气的发生。②第3~4日试喂牛奶进行观察,以后可逐渐增加鼻饲食物的类型。③目前临床广泛使用的胃肠内营养液含多种营养物质,可以通过肠道直接吸收,对疾病的恢复极为有利。④手术后可造成胃肠蠕动的减慢,食物潴留于胃内,再次鼻饲时可出现反流,造成误吸。在进行鼻饲操作时,必须回抽胃液,若胃内容物为未消化食物或潴留量大于前次喂食量的50%不可喂饮食。⑤开始鼻饲时不可在短时间灌入大量食物,应遵循少量多餐、循序渐进的原则,先喂50~100mL,2小时后无消化不良及胃潴留方可逐渐增加饮食量及次数。

3)自行进食:对于症状较轻或吞咽反射恢复者,指导患者掌握进食的每一步骤,即患者进食时采取坐姿进食,头部自中线向前弯曲45°。进食时注意力集中,将食物吞咽完再进食下一口食物,要观察患者的整个吞咽过程,检查食物是否完全吞咽。进食后保持坐姿10～15分钟。

4)加强观察:术后应激性溃疡常发生于手术48小时以后,应密切观察患者是否出现恶心、呕吐、腹胀及呕吐物与粪便的颜色,以及时发现应激性溃疡出血。

(4)呼吸道梗阻的护理:①观察呼吸频率、幅度、节律,注意患者皮肤黏膜的颜色,有无发绀,初步判断血氧含量,必要时遵医嘱留取血气分析标本,检测血氧分压变化。②保持呼吸道通畅。由于咳嗽反射差,加之手术后气管插管、麻醉药物的刺激引起呼吸道分泌物增多,患者不能自行排痰,极易导致窒息的发生。应加强吸痰,及时清除口、鼻腔分泌物,吸痰时避免长时间激刺,导致气管痉挛而出现化氧血症,加重吸床难。③叩背。翻身叩背1次/1～2小时,以刺激痰液排出。④常规给予持续吸氧,防止低氧血症的发生,如出现三凹征、嘴唇青紫等需及时吸痰并加大给氧量4～6L/min。⑤血气分析结果,$PaCO_2 > 5.98kPa(45mmHg)$、$PaO_2 < 7.98kPa(60mmHg)$时,应嘱患者深呼吸,给予面罩吸氧。患者出现自主呼吸浅快或浅慢,需采用间断呼吸机辅助通气,并根据血气分析PaO_2及$PaCO_2$水平,调整给氧浓度,加强排痰措施有效防止CO_2潴留。⑥当延髓血管中枢受损时,可出现血压下降、脉搏细数、呼吸浅而慢,应同时密切观察生命体征的变化。

(5)高热的护理:①严密观察体温变化。②高热患者身体虚弱,药物降温易造成出汗而致血容量降低,出现虚脱甚至休克。应慎用药物降温,最好采用物理降温的方法,以减轻脑组织的耗氧量,临床上经常使用的方法有冰袋、冰毯、酒精擦浴、温水擦浴等方法。

(6)肢体功能障碍的护理:肿瘤造成交叉性麻痹,即病变侧的脑神经损害、对侧长束功能障碍,患者一般卧床时间长,易出现肌力减退、肌肉萎缩以及深静脉血栓的发生。①术后2日即可进行肢体功能锻炼,活动大小关节3～4次/日。15～30分钟/次。②卧位时肢体保持功能位。③对于能够下床活动进行康复锻炼的患者,叮嘱其穿橡胶底的布鞋,增加摩擦力,防止滑倒受伤。④检查病房、走廊、卫生间内扶手的牢固性,保持地面的整洁、干燥,清洁地面时嘱患者待地面干燥后方可下地活动。外出检查需有专人陪同。

(7)语言交流障碍的护理:与患者交谈时尽量减少室内噪声,利用书写、接触或手势帮助交流。

(8)面神经麻痹的护理:患者表现为眼睑闭合不全、口角歪斜等症状。应评估面神经麻痹的程度,采用物理疗法帮助面神经功能恢复,如使用无光型红外线照射、电刺激、脸部按摩等。患侧眼睑闭合不全,无眨眼反射,易引起眼睑干涩、角膜炎等,应指导并协助患者使用眼药水、眼药膏,并用纱布覆盖,严重者用蝶形胶布将上下眼睑黏合。

(9)管道护理:加强气管内插管或气管切开套管、呼吸机、鼻饲等管道的护理。

1)气管套管护理:尤其是延髓肿瘤术后,患者存在呼吸困难、咳嗽反射降低或消失时,需行气管切开术,为此需进行精心护理,防止肺部感染的发生。①雾化吸入1次/4小时。②气管灌洗,以防结痂的痰液堵塞套管。灌洗液为生理盐水及4%碳酸氢钠各50mL,注入3～5毫升/次,灌洗总量不超过100mL/d。③消毒内套管4次/日,并进行伤口换药。④放置入工鼻(湿化球)增加呼吸道的湿润度,并定期更换。⑤吸痰时,实行一管一吸,吸后的管道需要进行浸泡消毒,同时不可混用气管、口腔、鼻腔吸痰使用的弯盘。

2)鼻饲管护理:术后吞咽困难的患者,需放置鼻饲管,给予胃肠内营养,鼻饲管 1 次/15～30 日,并固定好鼻饲管,在进行鼻饲前检查管道是否移位。叮嘱患者不能擅自拔管,必要时约束患者双上肢防止自行拔管。

(10)潜在并发症的护理

1)呼吸障碍:脑干是重要的呼吸中枢,肿瘤浸润及手术的牵拉损伤可造成呼吸功能障碍,患者表现为呼吸慢而浅,从而导致缺氧。在护理过程中,需严密监护呼吸及血氧分压的变化。当患者呼吸出现异常或血氧分压降低时,应嘱患者进行深呼吸,或给予间断的人工辅助呼吸,尤其是术后前几日内,由于夜间迷走神经兴奋,可导致睡眠呼吸不畅甚至暂停,应立即给予纠正。严重呼吸障碍的患者,若呼吸不规律,潮气量不足则应用呼吸机进行机械辅助呼吸。在呼吸机辅助呼吸期间要加强呼吸机管理。

2)胃肠道出血:患者出现消化道溃疡出血,常为手术应激反应,可发生于术后 24 小时内,多数患者在术后 4～5 日出现。轻者 24 小时左右自动停止,重者可持续 2～3 个月,严重者因大出血导致休克或胃穿孔,死亡。①为防止胃肠道出血的发生,术后常规给予抑制胃酸分泌的药物,如奥美拉唑注射液 40mg 静脉滴注每日 1～2 次/日。②应密切观察消化道情况。如患者出现恶心、呕吐、腹胀,甚至呕吐物及粪便为咖啡色或鲜血样应立即报告医师。③遵医嘱予以促凝血药物如酚磺乙胺、凝血酶等。④冰盐水 200mL 加去甲肾上腺素 2mg 洗胃后,以氢氧化铝凝胶 30～50mL 灌胃保护胃黏膜。

(七)健康护理

1.心理指导

出院时护士首先要祝贺患者疾病得到了很好的治疗能够顺利出院,同时指导并鼓励患者保持健康的心态,学会利用各种方式调剂自己的精神、情绪,积极进行康复锻炼,逐步增强自理能力,提高生活质量。

2.饮食指导

带鼻饲管出院者,指导患者家属如何进行鼻饲以及选择营养丰富、高蛋白、高维生素的鼻饲食物,如牛奶、鸡汤、鱼汤、新鲜的果汁等。

3.用药指导

遵医嘱定时服药,不可擅自停药、改药,以免加重原有症状。

4.安全指导

指导患者家属做好家庭安全保护,以防止患者摔倒等外伤的发生。

5.治疗指导

胶质细胞瘤的患者应带好疾病的相关资料,进行放射治疗。

6.就诊指导

嘱患者如出现吞咽困难,呼吸节律不齐、肢体运动及构音障碍等症状加重的现象及时到医院就诊,避免延误病情。

7.复查

嘱患者术后 3～6 个月到医院进行复查。

二、脑桥小脑三角区肿瘤

脑桥小脑三角区位于颅后窝的前外侧，上界位于天幕，下界由脑桥延髓外侧膜与小脑延髓池相隔，位于前庭蜗神经与舌咽神经之间。此区的重要性在于集中了听神经、面神经、三叉神经及岩静脉、小脑前上动脉等，若出现肿瘤，便会逐渐损害上述组织而产生脑桥小脑三角区综合征。

脑桥小脑三角区肿瘤多为良性，最常见的是听神经瘤，约占该区肿瘤的 76%，其次是脑膜瘤和表皮样瘤。其病因尚不明确，可能诱因有遗传因素、物理和化学因素以及生物因素等。

(一)临床表现

最常见的症状为肿瘤压迫前庭神经的耳蜗部造成缓慢进展的单侧感觉性听力丧失。典型的临床表现特点如下。

1.耳鸣或发作性眩晕

耳鸣多为首发症状，继而出现一侧听力进行性减退、失聪。

2.同侧角膜反射减退或消失

继听力减退之后，常伴一侧面部麻木和角膜反射减退或消失。

3.小脑症状

眼球水平震颤，向病侧注视更为明显，肢体肌张力减低，共济障碍。

4.后组脑神经麻痹

进食呛咳、咽反射消失、声音嘶哑等。

5.锥体束征

常为病变同侧肢体无力、反射亢进和病理征。

6.其他

颅内高压症状、面瘫。

(二)辅助检查

诊断首选 MRI 或 CT 等影像学检查，如患侧残留有听力时，可行听力测定及耳科学检查。

(三)治疗原则

1.随访观察

对于年龄较大(大于 70 岁)或寿命有限者，或有同侧听力丧失但没有脑干压迫或脑积水症状的患者，可定期行 CT 或 MRI 随访，并密切观察症状，反复神经系统查体。症状和体征因肿瘤增大加重或肿瘤生长每年＞2mm 的患者需要积极治疗。

2.外科手术治疗

脑桥小脑三角区的肿瘤多为良性肿瘤，治疗的主要方法为手术治疗，尽可能安全彻底地切除肿瘤。

3.放射治疗

可单独治疗或作为外科手术的辅助性治疗。多用于直径小于 3cm 的肿瘤，还可用于不愿意进行显微手术、一般状况不稳定、有症状的老年患者，显微手术切除后复发和手术再次全切除后有残余病变的患者。

(四)护理评估

1.健康史

询问患者一般情况,包括患者年龄、职业、民族、饮食营养是否合理,有无烟酒嗜好,有无尿便异常,睡眠是否正常,生活是否能自理有无接受知识的能力。评估患者的家庭史、健康史、过敏史、用药史,询问患者是否有颅脑外伤和病毒感染史。

2.身体状况

(1)询问患者起病方式:是否患侧耳鸣、耳聋为首发症状,多为听神经受累的刺激症状或破坏症状。少数患者可伴有发作性眩晕,恶心、呕吐,自发水平型眼球震颤等前庭症状。

(2)评估患者有无小脑体征:表现为共济失调、步态蹒跚、站立不稳、患侧肌张力下降、腱反射减弱和眼球震颤等,是肿瘤向后发展使小脑和小脑中脚受压所致。

(3)评估患者的神经功能:面神经受压和牵张,一部分患者可出现周围性面瘫或舌前2/3味觉消失。累及三叉神经,出现患侧的角膜感觉迟钝或消失,颜面部麻木或感觉异常,累及运动根时可出现颞肌和咀嚼肌的肌力减弱和萎缩。累及后组脑神经,主要是舌咽、迷走神经,出现声音嘶哑、饮水呛咳或吞咽困难,患侧的咽反射减弱或消失,软腭上举无力,腭垂偏向健侧等。

(4)评估患者有无颅压增高:颅压增高症状或早或晚出现,但一般发生较晚。

3.心理-社会状况

了解患者文化程度或生活环境、宗教信仰、住址、家庭成员,患者在家中的地位和作用,了解陪护和患者的关系,经济状况及费用支付方式。了解患者及家庭成员对疾病的认识和期望值。了解患者的个性特点,有助于对患者进行针对性的心理指导和护理支持。

(五)护理诊断

1.舒适的改变

舒适的改变与耳鸣或发作性眩晕有关。

2.潜在并发症

角膜溃疡与角膜反射减退或消失有关。

4.有窒息的危险

窒息与疾病引起的呕吐、饮水呛咳有关。

3.知识缺乏

缺乏疾病相关知识。

5.焦虑/恐惧

焦虑/恐惧与患者担心疾病预后有关。

6.自我形象紊乱

自我形象紊乱与面肌瘫痪、口角歪斜有关。

(六)护理措施

1.术前护理

(1)心理护理:劝慰患者面对现实,正确对待疾病。针对个体情况进行针对性的心理护理。鼓励患者家属和朋友给予患者关心和支持。

(2)饮食护理:尽量选择患者喜爱的食物。提供良好的进食环境,促进患者的食欲。给予营养丰富、易消化吸收、不易误咽的糊状食物。术前 8 小时禁食禁饮。

（3）病情观察及护理：①观察患者有无头昏、眩晕及平衡障碍。嘱患者尽量卧床休息，不单独外出，病房设置简洁，保持地面干燥，避免大幅度的摆动头部。②观察患者有无耳鸣及听力下降。保持环境安静，与患者交谈时应有耐心，尽量靠近患者，并站在健侧；关心、安慰患者，主动与患者进行交流。③观察患者有无颅压增高。注意密切观察患者的病情动态变化，监测意识、瞳孔、生命体征，如有变化及时报告医师进行处理；合理使用脱水药；避免剧烈咳嗽，防止便秘等使颅压增高的因素。

（4）术前准备：①交叉配血或自体采血，以备术中用血。②进行抗生素皮试，以备术中、术后用药。③剃头、备皮、剪指甲、更换清洁病员服。④遵医嘱带入术中用药。⑤监测生命体征，如有异常或患者发生其他情况，及时与医师联系。⑥遵医嘱予术前用药。⑦准备好病历、CT片、MRI 片等，带入手术室与手术室人员进行患者、药物核对后，送入手术室。

2.术后护理

（1）全麻术后护理常规：①了解麻醉和手术方式、术中情况、切口和引流情况。②持续吸氧 2～3L/min。③持续心电监护。④床档保护防坠床，必要时进行四肢约束。⑤严密监测生命体征。

（2）饮食护理：①术后暂禁食，待患者完全清醒后，检查无后组脑神经损伤时分次少量缓慢进食流质，若无呛咳再逐渐过渡到普食。②若有吞咽困难患者应给予鼻饲流质，并注意观察胃液，以便及时发现应激性溃疡。③若有轻微呛咳者，应选择健侧进食，并给予糊状食物。

（3）体位与活动：全麻清醒前去枕平卧位，头偏向一侧。全麻清醒后抬高床头 15°～30°。

（4）引流管的护理：①引流管的高度：创腔引流管术后 24～48 小时内与创腔位置一致，手术 48 小时后可将引流袋逐渐放低，以充分引流创腔内液体，若是与脑室相通，则应适当提高引流袋 10～15cm，以免脑脊液引流过快、过多。②保持引流管通畅，避免扭曲、受压、脱落，躁动的患者适当约束四肢。③观察并记录引流的量、性状。④搬动患者或拔管时应夹闭引流管，以免引起颅内感染。⑤早期禁忌引流过快，必要时适当挂高引流瓶，以免引起硬脑膜下或硬脑膜外血肿、瘤腔出血形成脑疝。⑥拔管前应夹闭引流管，并密切观察病情，若出现颅压增高症状，立即通知医师开放引流管。

（七）健康教育

1.嘱患者加强营养，进食高热量、高蛋白、富含纤维素、维生素饮食，避免食用过硬或易致误咽的食物，不用吸管进食、饮水，以免误入气管引起呛咳、窒息。

2.合并神经功能缺损的患者，术后半年至 1 年可有部分恢复，可选择必要的辅助治疗，如针灸、理疗、中医药等。

3.听力障碍的患者尽量不单独外出，以免发生意外，必要时可配备助听器。

4.步态不稳者应进行平衡功能训练，外出需有人陪同，防止摔伤。

5.眼睑闭合不全患者外出时需佩戴墨镜或眼罩保护，夜间睡觉时用干净毛巾覆盖或涂眼膏，以免眼睛干燥。

6.有面瘫、声音嘶哑而产生悲观心理的患者，家属及朋友应安慰、开导，鼓励其参加社会活动。

7.术后 3～6 个月门诊复查。

第七章 脑血管疾病的护理

第一节 颅内动脉瘤

颅内动脉瘤是颅内动脉壁的囊性膨出,多因动脉壁局部薄弱和血流冲击而形成,极易破裂出血,是蛛网膜下隙出血最常见的原因。以40~60岁人群多见,在脑血管意外的发病率中,仅次于脑血栓形成和高血压脑出血。动脉瘤破裂出血病死率很高,初次出血病死率为15%,再次出血病死率为40%~65%,再次出血最常出现在7日之内。出血的诱因大致为各种运动后、情绪激动、排便用力、分娩等。预后与患者年龄,以往的健康状态,动脉瘤的大小、部位、性质,术前的临床分级状态,手术时间的选择,有无血管痉挛及其严重程度有关,动脉瘤患者蛛网膜下隙出血后伴有血管痉挛和颅内血肿均是影响预后的重要因素,预后也与手术者的经验和技术娴熟程度有关。

一、临床表现

(一)局灶症状

小的动脉瘤可无症状。较大的动脉瘤可压迫邻近结构出现相应的局灶症状,如动眼神经麻痹,表现为病侧上睑下垂、瞳孔散大,眼球不能向上、下、内转动,眼球处于外下斜位,直接和间接对光反应消失。

(二)动脉瘤破裂出血症状

多突然发生,患者可有运动、情绪激动、用力排便、咳嗽等诱因,部分患者则无明显诱因或在睡眠中发生。一旦破裂出血,血液流至蛛网膜下隙,患者可出现剧烈头痛、呕吐、意识障碍、脑膜刺激征等,严重者可因急性颅压增高而引发枕骨大孔疝,导致呼吸骤停。

多数动脉瘤破口会被凝血封闭而出血停止,病情逐渐稳定。如未及时治疗,随着破口周围血块溶解,动脉瘤可能于2周内再次破溃出血,再出血率为15%~20%。

蛛网膜下隙内的血液可诱发脑动脉痉挛,发生率为21%~62%,多发生在出血后3~15日。局部血管痉挛只发生在动脉瘤附近,患者症状不明显;广泛脑血管痉挛可致脑梗死,患者出现意识障碍、偏瘫、失语甚至死亡。

二、辅助检查

(一)腰椎穿刺检查

怀疑蛛网膜下隙出血时,常需行腰穿检查。脑脊液呈粉红色或血色,红细胞在每立方毫米几十至几十万不等,甚至高达百万。无红细胞者亦不能完全除外动脉瘤的出血存在。注意腰穿前应首先确定患者是否存在颅压增高及脑疝,以免行腰穿检查造成病情恶化而死亡。腰椎穿刺可能诱发动脉瘤破裂出血,故不再作为确诊蛛网膜下隙出血(SAH)的首选。

(二)CT 检查

可明确有无蛛网膜下隙出血,是确诊 SAH 首选。

(三)MRI 检查

可初步了解动脉瘤的大小及位置。

(四)脑血管造影

脑血管造影是确诊颅内动脉瘤的金标准,对判明动脉瘤的准确位置、形态、内径、数目、血管痉挛和确定手术方案都十分重要。

(五)其他检查

经颅多普勒超声(TCD)、MRA、CT 血管成像(CTA)等。

三、治疗原则

(一)非手术治疗

主要是防止出血或再出血,控制动脉痉挛。卧床休息,对症处理,控制血压,降低颅压。经颅多普勒超声监测脑血流变化,发现脑血管痉挛时,早期使用钙通道阻滞药等扩血管药物治疗。使用氨基己酸抑制纤溶酶的形成,预防再次出血。

(二)手术治疗

开颅动脉瘤蒂夹闭术是首选方法,既不阻断载瘤动脉,又完全彻底消除动脉瘤也可采用颅内动脉瘤介入栓塞治疗,具有微创、简便、相对安全、恢复快等优点。

四、护理评估

(一)健康史

1.了解患者一般情况,如有无特殊嗜好与宗教信仰,饮食、睡眠、排便习惯,评估患者自理能力。

2.询问患者既往是否患有原发性高血压、糖尿病、心脏病等慢性病及肝炎、结核等传染性疾病。是否有手术、外伤及住院史,有无药物、食物的过敏史。患者家族成员中有无患有同类疾病的人员。

(二)身体状况

1.询问患者症状出现的时间及原因

小而未破裂的动脉瘤无症状,但有 71％的患者发生颅内出血,表现为突起头痛、呕吐、意识障碍、癫痫发作、脑膜刺激症状等。32％的患者出血前有运动、情绪激动、排便、咳嗽、头部创伤、性交或分娩等明显的诱因,在向患者了解疾病发生的原因时,应详细询问患者是否是以上原因造成症状出现。

2.意识、瞳孔、生命体征的评估

大多颅内动脉瘤都因为破裂引起急性蛛网膜下隙出血才发现此病,颅内出血或部分巨大动脉瘤本身的占位效应可造成颅压增高,严重者可出现脑疝,威胁患者生命安全。通过对意识、瞳孔、生命体征的监测可以对疾病发展以及患者目前的病情变化有所了解。

3.神经功能的评估

临床上将动脉瘤的症状和体征分为五级。Ⅰ级:无症状,或轻微的头痛及轻度颈强直;Ⅱ级;中度至重度的头痛、颈强直,除有神经麻痹外,无其他神经功能缺失;Ⅲ级;嗜睡、意识模糊,或轻微的局灶性神经功能缺失；Ⅳ级；木僵。中度至重度偏身不全麻痹，可能有早期的去脑强直及自主神经系统功能障碍；Ⅴ级；深昏迷，去脑强直，濒死状态。此外，少数出血的动脉瘤因影响到邻近的神经或脑部结构而产生特殊的综合征，主要的神经损害与动脉瘤的部位有着密切的关系，常见的症状有眼眶、额部疼痛、复视、双侧瞳孔不等大、垂体功能不全、视力视野障碍、言语困难、动眼神经麻痹等。进行体查评估时应判断患者出现了哪些中枢神经受损的症状，进而能够初步了解到患者病变的部位，便于进行针对性的观察及处理。

（三）心理-社会状况

评估患者家庭生活是否和谐，家庭成员对患者关爱程度，患者对卫生及疾病知识期望了解的程度，患病后患者的心理应激反应。是否对支付医疗费用感到难以承受。

五、护理诊断

1.舒适的改变

舒适的改变与疼痛有关。

2.焦虑/恐惧

焦虑/恐惧与患者对疾病的恐惧、担心预后有关。

3.知识缺乏

缺乏颅内动脉瘤破裂的防治知识。

4.潜在并发症

颅内动脉瘤破裂、颅压增高、脑血管痉挛、脑缺血。

六、护理措施

（一）预防出血或再次出血

1.卧床休息

抬高床头 $15°\sim30°$ 以利静脉回流，减少不必要的活动。保持病房安静，尽量减少外界不良因素的刺激，稳定患者情绪，保证充足睡眠，预防再出血。

2.保持适宜的颅压

①预防颅压骤降：颅压骤降会加大颅内血管壁内外压力差，诱发动脉瘤破裂，应维持颅压在 $100mmH_2O$ 左右；应用脱水药时，控制输注速度，不能加压输入；脑脊液引流者引流速度要慢，脑室引流者引流瓶位置不能过低。②避免颅压增高的诱因，如便秘、咳嗽、癫痫发作等。

3.维持血压稳定

动脉瘤破裂可因血压波动引起，应避免引发血压骤升骤降的因素。一旦发现血压升高，遵医嘱使用降压药，使血压下降 10% 即可。用药期间注意血压的变化，避免血压偏低造成脑缺血。

（二）术前护理

1.心理护理

①安慰患者，嘱患者不可过度紧张，保持情绪稳定、以利于控制病情。②向患者介绍相关的疾病知识，解释出现头痛、呕吐等症状是动脉瘤出血所致。③交谈时语言简练、温和、轻松、不要夸大病情，避免造成或加重患者焦虑、恐惧的心理。④提供真实、准确的医疗程序信息（包括主观信息、客观信息）。

2.体位护理

①为防止动脉瘤破裂,指导并监督患者绝对卧床休息。②脑血管造影后嘱患者患肢制动平卧 6 小时,防止穿刺处出血。③由于动脉瘤破裂出血造成肢体偏瘫的患者,尽量避免患侧卧位,患肢摆放功能位,加放床档并及时予以翻身,防止压疮形成。④颅压增高患者,呕吐时侧卧位或平卧位,头偏向一侧。

3.饮食护理

给予清淡、低盐、富含纤维素饮食,保证营养供给,防止便秘。

4.症状护理

颅压增高者:①巡视病房 1 次/15～30 分钟,观察患者的精神、情绪状态,询问患者有无头痛、眼眶疼痛的表现,及时发现动脉瘤破裂的先兆。②遵医嘱定时观察与记录意识、瞳孔、生命体征,当患者出现呕吐时,观察呕吐特点、时间,呕吐物的性质、颜色、量并记录。③注意患者排便是否顺利,防止因便秘造成患者的出血或再出血。④观察临床症状的改变,如视、听、运动等功能有无逐渐下降的趋势。⑤观察患者有无癫痫发作。⑥动脉造影术后密切观察足背动脉的搏动、患肢皮肤的温度及血运以及穿刺肢体伤口敷料颜色情况。⑦遵医嘱控制性降血压时,监测用药效果与反应,一般将收缩压降低 10％～20％ 即可,原发性高血压患者则降低收缩压30％～35％,防止血压过低造成脑供血不足而引起脑缺血性损害。正确使用甘露醇以达到脱水降颅压的作用,了解用药的效果,使用药物 30 分钟后注意观察患者症状有无改善。

(三)术后护理

1.心理护理

向患者讲述手术的过程,以及术后的确切诊断,告诉患者动脉瘤手术治疗后可治愈。向患者讲解手术后的康复及神经功能恢复的知识,鼓励患者坚持进行锻炼,逐步达到生活自理,最终回到工作岗位。

2.饮食护理

术后当日禁食,次日给予流质或半流饮食连续 3 日,观察患者无异常反应后,改为普食,饮食以清淡、营养丰富、富含纤维素的食物为主。意识障碍、吞咽困难的患者要保证机体的营养需要,给予鼻饲饮食。

3.体位护理

①麻醉未清醒前去枕平卧,头偏向健侧,以防呕吐物吸入呼吸道。②清醒后,血压平稳者,抬高床头 15°～30°,以利颅内静脉回流。头部应处于中间位,避免转向两侧。

4.潜在并发症的护理

(1)继发性出血:①观察意识、瞳孔、血压、呼吸、脉搏 1 次/2 小时并及时记录,尤其需要注意血压的变化。②观察临床症状的改变,如视、听、运动等功能有逐渐地下降趋势,提示有脑水肿或再出血。③避免一切导致出血的诱发因素,防止出血或再出血的发生。④遵医嘱正确使用药物控制血压及镇静。⑤限制探视人员,保持病房安静。告诫家属不要刺激患者,以免造成患者情绪波动。⑥鼓励患者多饮水、多食新鲜的蔬菜、水果,保证排便的通畅。⑦尽量将治疗和护理时间集中,保证患者充分的睡眠。

(2)脑缺血及脑动脉痉挛:蛛网膜下隙出血、穿刺脑动脉、注射造影剂、手术器械接触动脉等均可诱发脑动脉痉挛,动脉痉挛是动脉瘤破裂出血后发生脑缺血的重要原因。①密切观察病情变化,如患者出现头痛、失语、偏瘫等表现,及时报告医师处理。②遵医嘱使用钙通道阻滞药、升压、扩容、稀释血液、控制性降血压等有效的方法,防治脑血管痉挛和缺血。

七、健康教育

(一)心理指导

多鼓励患者坚持进行康复训练,保持乐观的情绪和心态的平衡。无功能障碍或轻度功能障碍的患者,尽量要从事一些力所能及的工作,不要强化患者角色。

(二)用药指导

嘱患者坚持服用抗高血压、抗癫痫、抗痉挛等药物,不可擅自停药、改药,以免病情波动。

(三)病情监测

应教会患者测量血压,便于血压的观察和控制。

(四)饮食指导

宣教患者饮食要清淡、少盐、富含纤维素,保持排便通畅。

(五)就诊指导

嘱患者若再次出现症状,及时就诊。

(六)复查

嘱患者每3~6个月复查1次。

第二节　颅内血管畸形

一、脑动静脉畸形

脑动静脉畸形(AVM),也称脑血管瘤,是脑血管畸形中最为常见的一种,是先天性发育异常,其动脉与静脉之间没有毛细血管网,动脉血管与静脉血管直接沟通,形成动静脉短路。AVM是一种先天性疾病,是胚胎发育过程中脑血管发生变异而形成的。

(一)临床表现

脑动静脉畸形可见于任何年龄,约72%的患者在40岁以前发病,男性多于女性。其临床表现与部位、大小、是否破裂有关。

1.出血

一般多发生于青年人。患者剧烈头痛、呕吐,严重者出现意识障碍,脑膜刺激征阳性。深部的脑血管瘤出血可产生压迫症状,出现偏瘫、语言障碍、痴呆等。

2.癫痫

癫痫为脑血管畸形的常见症状,约占40%~50%,多为单纯部分性发作,也可为全面性发作。患者有发作性局部肢体的抽动,发作性肢体麻木或发作性视觉障碍,额顶叶的脑血管畸形患者中86%有癫痫发作。

3.头痛

半数以上患者有长期头痛史,类似偏头痛,多位于病变处。如果头痛伴视盘水肿,要考虑颅压增高,这是因为动静脉畸形有一定的扩张能力,引起脑脊液流通阻塞。出血时头痛较平时剧烈,多伴呕吐。

4.进行性神经障碍

病变对侧的偏瘫多见,也可有偏身感觉障碍。痴呆多见于较大的动静脉畸形,这是脑发育障碍及脑部弥散性缺血所致。

5.颅内杂音

10%～15%的患者会出现颅内杂音。如果病变较大并且位于脑表浅部位,可在病变处听到杂音。

(二)辅助检查

1.数字减影血管造影(DSA)检查

对诊断有重要价值,可清晰显示异常的血管团,可显示供血动脉及引流静脉,但并非所有的 AVM 都可以显影,隐匿性血管畸形 DSA 为阴性。

2.头颅 CT 扫描

显示多数有脑内及脑室内出血或蛛网膜下隙出血。

3.头颅 MRI

显示蜂窝状或葡萄状血管流空低信号影。

4.经颅多普勒超声检查

供血动脉的血流速度加快。

(三)治疗原则

治疗的目的是防止和杜绝病灶破裂出血,减轻或纠正脑窃血现象,改善脑组织的血供,缓解神经功能障碍,减少癫痫的发作,提高患者的生活质量。

1.手术治疗

手术治疗是最根本的治疗方法。常见手术方式有两种:①动静脉畸形血管切除术;②供血动脉结扎术。目前,动静脉畸形血管切除术仍是最可靠的治疗方法。

2.介入治疗

对血流丰富且体积较大者可进行血管内栓塞术。现在通常用人工栓塞作为切除术前的辅助手段。

3.放射治疗

主要应用于直径小于 3cm、位置深、风险大、不易手术者,也用于手术后残留病灶的补充治疗。

(四)护理评估

1.健康史

了解患者的一般情况,既往饮食、睡眠、排便习惯,自理能力与心理状态。患者及其亲友对于疾病知识了解程度,家庭经济状况及费用支付方式。

2.身体状况

(1)了解患者症状出现的时间及原因:由于脑血管畸形所产生的症状主要是出血症状和与畸形及血肿压迫部位有关的症状,了解患者发病初期有无持续、反复发作的头痛,是否出现癫痛,运动、语言、听力、感觉等神经系统功能障碍的表现。

(2)意识、瞳孔、生命体征的评估:通过对意识、瞳孔、生命体征的监测以及时发现和处理脑血管畸形出血导致的颅压增高,以及威胁患者生命的脑疝。

(3)神经功能的评估:有无肢体偏瘫、失语、幻视、幻嗅等特定部位功能损伤表现,是否出现震颤、不自主运动、肢体笨拙等基底核损害的症状,以及共济失调、听力减退、呼吸障碍等脑桥及延髓病变的表现。血管畸形可发生在不同部位,45%～80%在大脑半球,8%～18%在内囊、基底核或脑室,约有6%的颅内血管畸形是多发的,它对于神经功能造成的伤害与发生的部位有着密切的关系。

3.心理-社会状况

患者家庭生活是否和谐,家庭成员对患者关爱程度,患者对卫生及疾病知识期望了解的程度,患病后患者的心理应激反应,是否对支付医疗费用感到难以承受。

(五)护理诊断

1.舒适的改变

舒适的改变与头痛有关。

2.有受伤的危险

有受伤的危险与癫痫发作有关。

3.潜在并发症

颅内出血、颅压增高、脑疝、癫痫发作、术后血肿。

(六)护理措施

1.常见症状护理

(1)癫痫大发作:①保持呼吸道通畅。发作时立即松解衣领、裤带。取下义齿。取头低侧卧或平卧头侧位。必要时置口咽通气道或气管插管/切开。②病情观察;应注意观察发作类型,记录发作时间与频率,以及患者发作停止后意识的恢复、有无头痛乏力、行为异常等。
(2)做好安全防护:告知患者有前驱症状时立即平卧,发作时应注意防舌咬伤、防骨折、防关节脱臼、防坠床或跌伤。④健康指导;指导患者建立良好的生活习惯,注意劳逸结合,保持睡眠充足,减少精神刺激,禁止从事危险工作,如高空作业或司机,禁忌游泳、蒸汽浴等。避免各种诱因,如疲劳、饥饿、便秘、经期、饮酒等。

(3)颅压增高:①体位:抬高床头15°～30°。②给氧:持续或间断给氧,使脑血管收缩,降低脑血流量。③维持正常体温:高热可使机体代谢率增高,加重脑缺氧。④防止颅压骤然增高;避免情绪激动;保持呼吸道通畅;避免剧烈咳嗽和便秘;处理躁动。

(4)头痛:①保持良好的环境;安静,光线柔和,适宜的温度和湿度。②头痛的观察;应观察患者头痛部位、性质、持续时间、发作频率以及有无伴随症状,并做好详细的观察书面记录。③健康教育:指导患者写头痛日记,包括头痛时间、部位、诱因等,教育患者配合规范治疗的重要性,指导正确用药,讲解过量和经常使用某些药物可能产生的不良作用。

2.术前护理

(1)心理护理:①解释手术的必要性、手术方式、注意事项。②了解患者的心理状态,鼓励患者表达自身感受。③根据患者心理状态进行针对性的心理护理。④鼓励患者家属和朋友给予患者关心和支持。

（2）营养及胃肠道准备：①鼓励患者进食高蛋白、高热量、高维生素、易消化食物。②不能进食患者遵医嘱静脉补充热量及其他营养。③术前8小时禁饮禁食。

（3）病情观察及护理：观察并记录患者生命体征、神志、瞳孔、肌力、肌张力等情况，以及患者有无癫痫发作，发作类型等。

（4）术前常规准备：①术前进行抗生素皮试，术晨遵医嘱带入术中用药。②协助完善相关术前检查：心电图、CT、MRI、DSA、出凝血试验等。③术晨更换清洁病员服。④术晨备皮；以往认为备皮应在术前1日进行，现有学者认为皮肤清洁时间离手术时间越近越好，有利于预防切口感染。⑤术晨建立静脉通道。⑥术晨与手术室人员进行患者、药物核对后，送入手术室。⑦麻醉后置尿管。

3.术后护理

（1）全麻术后护理常规：了解麻醉和手术方式、术中情况、切口和引流情况。吸氧，持续心电监护，床档保护防坠床，严密监测生命体征。

（2）伤口观察及护理：观察伤口有无渗血渗液，若有，应及时通知医师并更换敷料。

（3）各管道观察及护理：①输液管保持通畅，留置针妥善固定，注意观察穿刺部位皮肤。②尿管按照尿管护理常规进行，一般术后第1日可拔除尿管，拔管后注意关注患者自行排尿情况。③保持引流管通畅，观察引流量及颜色性状。

（4）疼痛护理：评估患者疼痛情况。遵医嘱给予镇痛药。提供安静舒适的环境。

（5）基础护理：做好口腔护理、尿管护理、定时翻身、雾化、患者清洁等工作。

4.介入手术护理

（1）术前护理：①术前禁饮禁食8小时。②术区备皮（腹股沟及会阴部）。③术前1～2日要让患者练习在床上排便、防止患者因为术后不习惯在床上排便而导致充盈性尿失禁。④建立静脉通道时最好能选择左侧上肢，以免影响医师术中操作。⑤术前应记录患者肌力和足背动脉搏动情况，作为术后观察对照，便于及早判断是否有并发症发生。

（2）术后护理：①术后观察：神志、瞳孔、生命体征、四肢活动度以及穿刺点出血征象。②术后患者需平卧24小时，穿刺肢体伸直，禁止蜷曲。③穿刺部位护理：术中全身肝素化会导致穿刺点和全身出血风险的增加，局部加压是防止穿刺部位出血最为简便有效的方法。可选择用手按压穿刺点或动脉压迫止血器进行压迫，注意用力适度。注意观察局部穿刺处有无渗血、淤斑、血肿。④注意观察穿刺肢体动脉搏动及色泽，询问患者有无下肢疼痛、麻木现象。若术侧足背动脉搏动较对侧明显减弱和（或）下肢疼痛明显，皮肤色泽发绀，提示有下肢栓塞可能。穿刺点加压包扎过度也可致动脉血运不良，应迅速松解加压包扎绷带。⑤加强凝血机制及血生化的检测。

5.手术并发症的护理

（1）脑血管痉挛：①尼莫地平的应用：术后通常会应用尼莫地平以防止脑血管痉挛。尼莫地平为酒精溶媒，使用前首先询问患者有无过敏史；输入时应注意速度并随时观察血压，防止出现低血压，甚至休克，并应避光输入。②密切警惕有无肢体瘫痪程度加重和出现新的瘫痪，注意患者有无头痛呕吐、失语以及癫痫等神经系统症状。③血压调控：血压变化可引起脑灌注流量改变,从而诱发脑血管痉挛,术后应根据患者情况调控血压于稳定、适中水平。

(2)再出血:①术后动态观察患者的意识、瞳孔、生命体征,观察有无新增神经功能缺损表现或原有神经症状的恶化。②应注意保护头部,防止外力作用引起出血。③头部引流管一般于术后24～48小时拔除。在此期间,应密切观察并记录引流液的颜色、性质及量。如引流液颜色由浅变深,提示有再出血的可能,需及时报告医师。④遵医嘱应用镇静药和抗癫痫药,防止患者躁动和癫痫发作。⑤采用护理干预手段,避免引起血压和颅压增高的因素,如用力咳嗽、排便、情绪激动等。

(七)健康教育

1.心理指导

鼓励患者早日并坚持进行康复训练,保持乐观的情绪和心态的平衡,不可因某种事情而烦恼。无功能障碍或轻度功能障碍的患者,尽量从事一些力所能及的工作,不要强化患者角色。

2.用药指导。

坚持服用各种药,如抗癫痫药物,不可擅自停药、改药,以免加重病情。

3.就诊指导

若再次出现头痛、呕吐、神经功能障碍等症状,应及时就诊。

4.复查

每3～6个月复查1次。

二、硬脑膜动静脉畸形

硬脑膜动静脉畸形(DAVM)又称硬脑膜动静脉瘘(DAVF),为硬脑膜动静脉之间的短路,是硬脑膜内的动静脉沟通或动静脉瘘,由硬脑膜动脉或颅内动脉的硬脑膜支供血,并回流至静脉窦或动脉化的脑膜静脉,约占颅内血管畸形的5%～20%。以横窦乙状窦区最为常见。

(一)临床表现

临床表现主要取决于引流静脉的部位、大小,而与供血动脉的来源无关。绝大部分DAVM没有症状或仅有颅内杂音。头痛常是患者的主诉。

1.搏动性耳鸣及颅内杂音

约70%患者有搏动性颅内杂音,杂音可在病变部位,也可遍及整个头部,杂音高低取决于动静脉短路情况,若血流量大,瘘口小,则可闻及高调杂音;反之,杂音较小或无杂音。

2.头痛

头痛约50%出现头痛,可在病变局部,也可遍及整个头部,呈持续性、搏动性剧烈头痛,活动、体位变化或血压高时加重。

3.颅内压增高

各种因素引起静脉窦阻塞,静脉回流受阻,甚至逆流至软脑膜静脉,影响脑脊液吸收,引起颅压增高。患者会出现头痛、呕吐和视盘水肿的等高颅压症。

4.颅内出血

颅内出血约有20%的患者在病程中出现颅内出血。

5.脑窃血症状

大量动脉血直接回流静脉窦,脑组织血供减少,造成脑缺血。主要有癫痫和局灶性神经功能障碍症状,与 AVM 引起的窃血症状相似。

6.其他症状

不同部位的 DAVM,静脉回流不同,出现相应定位症状。如海绵;窦内 DAVM 由于静脉高压,眼静脉回流减少,出现突眼、结膜充血水.肿等症状。

(二)辅助检查

1.脑血管造影

脑血管造影是 DAVM 诊断和分型的最重要手段,可以清楚地显示畸形血管自动脉期至静脉期各阶段表现,对治疗方案的设计具有决定作用。

2.磁共振血管成像检查(MRA/MRV)

能无创显示硬脑膜动静脉的解剖结构。分辨率较差,目前仅作为筛选和随访 DAVM 的手段之一。

3.CT 扫描

有助于发现病变和颅内出血。

4.MRI 检查

可作为 DAVM 筛选和鉴别诊断的手段,但对治疗方法的选择和预后判断帮助不大。

(三)治疗原则

应根据患者过去的临床表现、目前的临床状况和血管造影表现,选择和制定治疗方案。

1.内科治疗。

2.外科手术治疗

仍是目前治疗 DAVM 的最有效的方法,适用于有皮质引流静脉或近期内出现进行性神经功能障碍的病变。由于手术操作难度较大,术中止血较困难,据统计,横窦乙状窦区 DAVM 的手术死亡率和严重病残率约为 15%。因此,术前要进行详尽的血管造影检查和周到的术前准备工作。

3.血管内介入治疗

(1)经动脉血管内栓塞治疗。

(2)经静脉血管内栓塞治疗。

4.放射治疗。

(四)护理诊断

1.舒适的改变

舒适的改变与头痛有关。

2.有受伤的危险

有受伤的危险与癫痫发作有关。

3.潜在并发症

颅内出血、颅压增高、脑疝、癫痫发作、球结膜溃疡。

(五)护理措施

1.头痛的护理

多数患者存在头痛,且头痛与劳累、紧张、睡眠、血压等有关,嘱患者注意劳逸结合、生活规律,避免情绪激动,有高血压的患者应注意控制血压。头痛发作时应保持环境安静,观察头痛性质、部位、时间,必要时遵医嘱服用镇痛药。

2.眼部护理

部分患者因海绵窦内 DAVM 向眼静脉回流,会出现突眼、结膜充血等症状,易导致眼球干燥,继发感染,而出现球结膜溃疡。可涂抗生素眼膏或滴入甲基纤维素滴眼液,可用手协助患者眼睑闭合后以胶带封眼睑,或以 0.9％氯化钠溶液纱布覆盖眼睑。

3.颅压增高的护理

(1)体位:抬高床头 15°～30°。

(2)给氧:持续或间断给氧,使脑血管收缩,降低脑血流量。

(3)维持正常体温:高热可使机体代谢率增高,加重脑缺氧。

(4)防止颅压骤然增高:避免情绪激动;保持呼吸道通畅;避免剧烈咳嗽和便秘;处理躁动。

4.癫痫大发作的护理

(1)保持呼吸道通畅:发作时立即松解衣领、裤带,取下义齿。取头低侧卧或平卧头侧位,必要时口咽通气道或气管插管/切开。

(2)病情观察:应注意观察发作类型,记录发作时间与频率,以及患者发作停止后意识的恢复、有无头痛乏力、行为异常等。

(3)做好安全防护:告知患者有前驱症状时立即平卧,发作时注意防舌咬伤,防骨折、防关节脱臼、防坠床或跌伤。

(4)健康指导:指导患者建立良好的生活习惯,注意劳逸结合,保持睡眠充足,减少精神刺激,禁止从事危险工作,如高空作业或司机,禁忌游泳、蒸汽浴等。避免各种诱因,如疲劳、饥饿、便秘、经期、饮酒等。

三、颅内海绵状血管瘤

海绵状血管瘤是指由众多薄壁血管组成的海绵状异常血管团,这些畸形血管紧密相贴,血管间没有或极少有脑实质组织。它们并非真性肿瘤,按组织学分类属于脑血管畸形。

(一)临床表现

1.无症状

无症状占总数的 11％～44％。轻微头痛可能是唯一主诉,常因此或体检做影像学检查而发现本病。

2.癫痫

癫痫占 40％～100％。见于大多数幕上颅内海绵状血管瘤,表现为各种形式的癫痫。其中约 40％为难治性癫痫。

3.出血

一般发生在病灶周围脑组织内,较少进入蛛网膜下隙或脑室。女性患者尤其是怀孕的女性海绵状血管瘤患者的出血率较高。反复出血可引起病灶增大并加重局部神经功能障碍。

4.局部神经功能缺失

局部神经功能缺失占 15.4％～46.6％。急性及进行性局部神经功能缺失常继发于病灶出血。症状取决于病灶部位与体积。可表现为静止性、进行性或混合性。

(二)辅助检查

1.CT 扫描

诊断海绵状血管瘤的敏感性为 70%～100%,但特异性小于 50%。

2.MRI 扫描

MRI 扫描是诊断海绵状血管瘤最敏感的方法。其与病理符合率达 80%～100%。

3.其他检查

颅骨 X 线片、正电子发射层析术(PET)。

(三)治疗原则

1.保守治疗

对无症状或仅有轻微头痛的海绵状血管瘤患者可保守治疗并定期随访。

2.手术治疗

有明显症状如神经功能缺失、显性出血(即使仅有 1 次)、难治性癫痫、病灶增大或有高颅压者均应手术治疗。

(四)护理诊断

1.舒适的改变

舒适的改变与头痛有关。

2.有受伤的危险

有受伤的危险与癫痫发作有关。

3.潜在并发症

颅内出血、脑积水、颅压增高、脑疝、癫痫发作。

(五)护理措施

1.常见症状护理

(1)癫痫大发作:①保持呼吸道通畅。发作时立即松解衣领、裤带。取下义齿。取头低侧卧或平卧头侧位。必要时置口咽通气道或气管插管/切开。②病情观察:应注意观察发作类型,记录发作时间与频率,以及患者发作停止后意识的恢复、有无头痛乏力、行为异常等。③做好安全防护:告知患者有前驱症状时立即平卧,发作时应注意防舌咬伤、防骨折、防关节脱臼、防坠床或跌伤。④健康指导:指导患者建立良好的生活习惯,注意劳逸结合,保持睡眠充足,减少精神刺激,禁止从事危险工作,如高空作业或司机,禁忌游泳、蒸汽浴等。避免各种诱因,如疲劳、饥饿、便秘、经期、饮酒等。

(2)颅压增高:①体位:抬高床头 15°～30°。②给氧:持续或间断给氧,使脑血管收缩,降低脑血流量。③维持正常体温:高热可使机体代谢率增高,加重脑缺氧。④防止颅压骤然增高:避免情绪激动;保持呼吸道通畅;避免剧烈咳嗽和便秘;处理躁动。

(3)头痛:①保持良好的环境:安静,光线柔和,适宜的温度和湿度。②头痛的观察:应观察患者头痛部位、性质、持续时间、发作频率以及有无伴随症状,并做好详细的观察书面记录。③健康教育:指导患者写头痛日记,包括头痛时间、部位、诱因等,教育患者配合规范治疗的重要性,指导正确用药,讲解过量和经常使用某些药物可能产生的不良作用。

2.术前护理

(1)心理护理:①解释手术的必要性、手术方式、注意事项。②了解患者的心理状态,鼓励患者表达自身感受。③根据患者心理状态进行针对性的心理护理。④鼓励患者家属和朋友给予患者关心和支持。

(2)营养及胃肠道准备:①鼓励患者进食高蛋白、高热量、高维生素、易消化食物。②不能进食患者遵医嘱静脉补充热量及其他营养。③术前8小时禁饮禁食。

(3)病情观察及护理:观察并记录患者生命体征、神志、瞳孔、肌力、肌张力等情况,以及患者有无癫痫发作,发作类型等。

(4)术前常规准备:①术前进行抗生素皮试,术晨遵医嘱带入术中用药。②协助完善相关术前检查:心电图、CT、MRI、DSA、出凝血试验等。③术晨更换清洁病员服。④术晨备皮;以往认为备皮应在术前1日进行,现有学者认为皮肤清洁时间离手术时间越近越好,有利于预防切口感染。⑤术晨建立静脉通道。⑥术晨与手术室人员进行患者、药物核对后,送入手术室。⑦麻醉后置尿管。

3.术后护理

(1)全麻术后护理常规:了解麻醉和手术方式、术中情况、切口和引流情况。吸氧,持续心电监护,床档保护防坠床,严密监测生命体征。

(2)伤口观察及护理:观察伤口有无渗血渗液,若有,应及时通知医师并更换敷料。

(3)各管道观察及护理:①输液管保持通畅,留置针妥善固定,注意观察穿刺部位皮肤。②尿管按照尿管护理常规进行,一般术后第1日可拔除尿管,拔管后注意关注患者自行排尿情况。③保持引流管通畅,观察引流量及颜色性状。

(4)疼痛护理:评估患者疼痛情况。遵医嘱给予镇痛药。提供安静舒适的环境。

(5)基础护理:做好口腔护理、尿管护理、定时翻身、雾化、患者清洁等工作。

4.介入手术护理

(1)术前护理:①术前禁饮禁食8小时。②术区备皮(腹股沟及会阴部)。③术前1~2日要让患者练习在床上排便、防止患者因为术后不习惯在床上排便而导致充盈性尿失禁。④建立静脉通道时最好能选择左侧上肢,以免影响医师术中操作。⑤术前应记录患者肌力和足背动脉搏动情况,作为术后观察对照,便于及早判断是否有并发症发生。

(2)术后护理:①术后观察:神志、瞳孔、生命体征、四肢活动度以及穿刺点出血征象。②术后患者需平卧24小时,穿刺肢体伸直,禁止蜷曲。③穿刺部位护理:术中全身肝素化会导致穿刺点和全身出血风险的增加,局部加压是防止穿刺部位出血最为简便有效的方法。可选择用手按压穿刺点或动脉压迫止血器进行压迫,注意用力适度。注意观察局部穿刺处有无渗血、淤斑、血肿。④注意观察穿刺肢体动脉搏动及色泽,询问患者有无下肢疼痛、麻木现象。若术侧足背动脉搏动较对侧明显减弱和(或)下肢疼痛明显,皮肤色泽发绀,提示有下肢栓塞可能。穿刺点加压包扎过度也可致动脉血运不良,应迅速松解加压包扎绷带。⑤加强凝血机制及血生化的检测。

5.手术并发症的护理

(1)脑血管痉挛:①尼莫地平的应用;术后通常会应用尼莫地平以防止脑血管痉挛。尼莫地平为酒精溶媒,使用前首先询问患者有无过敏史;输入时应注意速度并随时观察血压,防止出现低血压,甚至休克,并应避光输入。②密切警惕有无肢体瘫痪程度加重和出现新的瘫痪,注意患者有无头痛呕吐、失语以及癫痫等神经系统症状。③血压调控:血压变化可引起脑灌注流量改变,从而诱发脑血管痉挛,术后应根据患者情况调控血压于稳定、适中水平。

(2)再出血:①术后动态观察患者的意识、瞳孔、生命体征,观察有无新增神经功能缺损表现或原有神经症状的恶化。②应注意保护头部,防止外力作用引起出血。③头部引流管一般于术后 24～48 小时拔除。在此期间,应密切观察并记录引流液的颜色、性质及量。如引流液颜色由浅变深,提示有再出血的可能,需及时报告医师。④遵医嘱应用镇静药和抗癫痫药,防止患者躁动和癫痫发作。⑤采用护理干预手段,避免引起血压和颅压增高的因素,如用力咳嗽、排便、情绪激动等。

(七)健康教育

1.心理指导

鼓励患者早日并坚持进行康复训练,保持乐观的情绪和心态的平衡,不可因某种事情而烦恼。无功能障碍或轻度功能障碍的患者,尽量从事一些力所能及的工作,不要强化患者角色。

2.用药指导。

坚持服用各种药,如抗癫痫药物,不可擅自停药、改药,以免加重病情。

3.就诊指导

若再次出现头痛、呕吐、神经功能障碍等症状,应及时就诊。

4.复查

每 3～6 个月复查 1 次。

第三节　颈内动脉海绵窦瘘

海绵窦是一对位于蝶鞍两旁的较大静脉腔隙,任何原因造成的该窦内颈内动脉主干或其分支破裂所致动脉血流入海绵窦,称为颈内动脉海绵窦瘘(CCF)。分外伤性、自发性及医源性三种。随着颈内动脉的破裂,动脉血液直接进入海绵窦,导致窦内压力增高,使得动脉血直接反流进入静脉,从而导致与海绵窦相通的各静脉怒张,临床上也出现相应的症状和体征。

一、临床表现

CCF 临床表现较多,但根本取决于瘘口的大小、静脉引流的方向,如向眼静脉引流则以眼部症状为主,向颅内引流则表现为脑部症状,主要表现如下。

(一)颅内杂音和震颤

颅内杂音和震颤为大多数患者就诊的原因,常描述为与动脉搏动一致的连续样隆隆性杂音,压迫患侧颈内动脉可使杂音明显减弱或消失。

(二)搏动性突眼

患者就诊的主要原因之一,常诉眼球向前突出并有与脉搏一致的眼球搏动。

(三)头痛

早期可出现头痛。

(四)视力和眼球运动障碍

主要为视神经水肿和脑神经受损所致。

(五)颅内出血及鼻出血

怒张静脉破裂致颅内出血,后果常较严重;蝶窦壁骨折可致鼻出血。

二、辅助检查

(一)头部 CT 扫描

头部 CT 扫描可发现突眼,海绵窦显影增强或眼静脉增粗。CT 对于外伤性颈动脉海绵窦瘘(TCCF)判断并发损伤有意义,可以发现骨折、血肿及脑挫伤、颅眶损伤的范围等。但对于自发性颈动脉海绵窦瘘(SCCF)的诊断帮助不大。

(二)MRA 检查

MRA 检查可清晰发现 TCCF 引流静脉走向,但是对于某些低流量 SCCF 的诊断帮助不大。

(三)血管造影

血管造影是最重要的检查手段。

三、治疗原则

CCF 自愈的可能性极小,所以治疗以手术为主。目前血管内介入治疗是 CCF 的首选治疗方法。治疗原则为阻塞瘘口或减少瘘口的血流,同时尽量不阻断供血动脉。

四、护理评估

(一)健康史

了解患者出现症状后进行过何种检查和治疗,目前患者存在哪些不适。询问患者既往是否患有高血压、糖尿病、心脏病等慢性病及肝炎、结核等传染性疾病。是否有手术、住院史,尤其需要特别注意患者有无颅脑外伤史。有无药物、食物的过敏史。患者家族成员中有无患有同类疾病的人员。

(二)身体状况

1.询问患者症状出现的时间及体征

患者常因突眼、眼球搏动而就诊。由于眼静脉无瓣膜,高压的动脉血流入海绵窦,再流向眼静脉,使眼部血液回流障碍及充血,以致病侧或双侧眼球突出,多可见与脉搏一致的眼球搏动,球结膜及眼睑高度水肿出血或外翻。了解患者是否出现视力降低、复视,询问患者是否感到颅内杂音,由于瘘口血流的原因,患者颅内出现隆隆样或吹风样杂音,严重可导致患者失眠。

2.意识、瞳孔、生命体征的评估

监测意识、瞳孔、生命体征,以了解疾病发展以及患者现在的病情。

3.神经功能的评估

评估患者的视力,进行性视力障碍常因眼静脉淤血、静脉压升高以及眼动脉供血不足所致。评估有无第Ⅲ、第Ⅳ、第Ⅵ对脑神经损害的症状,如眼球固定、复视等。观察患者是否出现眼球突出并随着脉搏搏动,触诊眼球是否存在震颤,听诊眼球、额眶部及颞部有无与脉搏一

致的杂音,压迫病变侧颈总动脉杂音有无减弱或消失。有无由于原发损伤造成的脑神经损伤的症状,如脑神经损伤遗留的肢体瘫痪、失语等。

(三)心理-社会状况

了解患者文化程度或生活环境、宗教信仰、住址、家庭成员,患者在家中的地位和作用,陪护和患者的关系,经济状况及费用支付方式了解患者及家庭成员对疾病的认识和期望值。了解患者的个性特点,有助于对患者进行针对性的心理指导和护理支持。

五、护理诊断

(一)焦虑/恐惧

焦虑/恐惧与患者对病情不熟悉、担心预后有关。

(二)自我形象紊乱

自我形象紊乱与眼球突出有关。

(三)舒适的改变

舒适的改变与搏动性头痛有关。

(四)潜在并发症

潜在并发症与出血、感染有关。

六、护理措施

(一)术前护理

1.心理护理

患者由于眼球突出严重影响到容貌的美观,加之颅内杂音严重影响患者休息甚至造成失眠,使患者烦躁、焦虑不安。应向患者讲解造成症状的原因,说明手术的目的,告诉患者手术后症状会有所好转,减轻患者的焦虑。

2.体位护理

(1)根据患者习惯采取舒适的卧位。

(2)脑血管造影后为防止穿刺血管出血,指导患者患肢制动平卧6小时。

(3)外伤造成肢体偏瘫的患者,尽量避免患侧卧位,患肢摆放功能位,加放床档。

3.饮食护理

采取普通饮食。

4.症状护理

1)进行性视力下降或复视:①注意患者的精神、情绪状态及眼球突出、颅内杂音的变化。②防止摔倒、烫伤等意外发生。应协助患者完成日常生活,不让患者单独外出,保持通道、地面干燥。

2)眼球突出:患者眼球突出致使眼睑闭合不全,易导致角膜感染甚至溃疡的发生,应加强护理。

(二)术后护理

1.心理护理

(1)向患者祝贺手术的成功,向患者讲解手术后的康复及神经功能恢复的知识。

(2)指导患者早期(术后24~48小时内)卧床休息,防止栓塞球囊松脱、移位与出血。

(3)指导患者保持情绪稳定,保证睡眠充足,防止血压升高。

2.体位护理

(1)麻醉未清醒前去枕平卧,头偏向健侧,以防呕吐物吸入呼吸道。

(2)清醒后,血压平稳者,抬高床头15°~30°,以利颅内静脉回流。头部应处于中间位,避免转向两侧。

(3)血管栓塞治疗术后,指导患者局部压砂袋6小时,穿刺侧下肢伸直平卧24小时,以防出血。

3.饮食护理

术后当日禁食,次日给予流质或半流质饮食连续3日,观察患者无异常反应后,改为普食。

4.症状护理

(1)继发颅内出血及穿刺部位出血:①观察意识、瞳孔、血压、呼吸、脉搏的变化1次/2小时,及时记录。②观察视力、眼球外观、颅内杂音等症状有无改善。③观察穿刺部位敷料及足背动脉搏动情况。

(2)肢体活动障碍、癫痫:常因术后脑水肿或血管痉挛所致。①遵医嘱予以抗癫痫治疗及对血管痉挛者行扩血管治疗。②伤保护好患者,防止外伤、坠床。

5.管道护理

术后患者常有氧气管、创腔引流管、气管插管、导尿管,应保持各种管道的通畅,防止外源性感染的发生。

(1)气管插管:①应随时吸痰保持呼吸道通畅。②预防和减轻拔管后喉头水肿,予以生理盐水20mL+糜蛋白酶5mg雾化吸入每日2次。

(2)创腔引流管:引流袋内口应低于引流管出口位置,以免逆行感染;适当制动头部,防止引流管扭曲、脱出,注意引流管是否通畅,观察量、颜色并记录;引流管一般术后第3日即拔管,以免引起感染。注意伤口渗血、渗液,一旦发现头部伤口渗湿,应及时报告医师处理。

(3)留置导尿管:①原则上应尽早拔除导尿管。②留置导尿管期间以0.1%苯扎溴铵溶液消毒尿道口2次/日。③神清合作者先夹管3~4小时,患者有尿意即可拔管。④如为气囊导尿管,拔管时需先放气囊,以免损伤尿道。

6.潜在并发症:角膜溃疡的护理

患者突眼致使眼睑闭合不全,极易发生角膜的感染或溃疡,应注意保护眼球。防止并发症的发生。①指导并协助患者随时用无菌棉签清洁眼部分泌物及渗出物。②告知患者不可用毛巾或手擦揉患眼,以免引起感染。③患眼眼药水滴眼3次/日,夜间使用眼药膏。④用消毒油纱布(如凡士林)遮盖患眼,再用眼垫加以保护,换药1~2次/日,避免眼部暴露和干燥。

七、健康教育

(一)心理指导

鼓励患者积极进行身体康复锻炼,治疗外伤造成的功能障碍。并指导患者从事力所能及的劳动,同时注意安全防护,避免受伤。

(二)就诊指导

嘱患者若再次出现症状,及时就诊。

（三）复查

嘱患者定时复查。

第四节 脑卒中

脑梗死是最常见的缺血性脑卒中类型，占全部脑卒中的 $60\%\sim80\%$，是指各种原因引起的脑部血液供应障碍。使局部脑组织发生不可逆性损伤，导致脑组织缺血、缺氧性坏死。脑梗死包括脑血栓形成和脑栓塞脑血栓形成指脑动脉的主干或其皮层支因动脉粥样硬化及各类动脉炎等血管病变导致血管的管腔狭窄或闭塞，并进而发生血栓形成，造成脑局部供血区血流中断，发生脑组织缺血、缺氧，软化坏死，出现相应的神经系统症状和体征。脑栓塞是指各种栓子随血流进入颅内动脉系统使血管腔急性闭塞引起相应供血区脑组织缺血坏死及脑功能障碍。

一、临床表现

（一）缺血性脑卒中

根据脑动脉狭窄和闭塞后神经功能障碍的轻重和症状的持续时间分为 3 种。

1.短暂性脑缺血发作（TIA）

神经功能障碍持续时间不超过 24 小时，患者表现为突发的单侧肢体无力、感觉麻木、一过性黑矇及失语等大脑半球供血不足表现；椎基底动脉供血不足表现以眩晕、步态不稳、复视、耳鸣及猝倒为特征。症状反复发作，可自行缓解，大多不留后遗症。

2.可逆性缺血性神经功能障碍（RIND）

发病与 TIA 相似，但神经功能障碍持续时间超过 24 小时，可达数日，也可完全恢复。

3.完全性脑卒中（CS）

症状较上述两个类型严重，常伴意识障碍，神经功能障碍长期不能恢复。

（二）出血性脑卒中

突然出现意识障碍和偏瘫；重症者可出现昏迷、完全性瘫痪、去皮质强直、生命体征紊乱。

二、辅助检查

（一）脑血管造影

缺血性脑卒中经脑血管造影可发现病变的部位、性质、范围及程度。

（二）CT 检查

急性脑缺血性发作 $24\sim48$ 小时后，头部 CT 可显示缺血病灶。对于急性脑出血首选 CT 检查。

（三）磁共振血管成像

磁共振血管成像可提示动脉系统的狭窄和闭塞。

（四）颈动脉 B 超检查和经颅多普勒超声探测

颈动脉 B 超检查和经颅多普勒超声探测也有助于诊断。

三、治疗原则

(一)缺血性脑卒中

一般先行非手术治疗,包括卧床休息、扩血管、抗凝、血液稀释疗法及扩容治疗等。脑动脉完全闭塞者,在 24 小时内进行手术治疗,可行颈动脉内膜切除术、颅外-颅内动脉吻合术等,以改善病变区的血供情况。

(二)出血性脑卒中

经绝对卧床休息、控制血压、止血、脱水降颅压等非手术治疗,病情仍继续加重时应考虑手术治疗。可选开颅血肿清除术,或锥颅穿刺血肿抽吸加尿激酶溶解引流术。对出血破入脑室及内侧型脑内血肿患者,手术效果欠佳,若病情过重如深昏迷、双瞳孔散大或年龄过大、伴重要脏器功能不全者,不宜手术治疗。

四、护理评估

(一)术前评估

1.健康史

了解患者的年龄、性格和职业及本次发病的特点和经过。评估患者有无高血压颅内动静脉畸形、颅内动脉瘤、动脉粥样硬化、创伤等病史。

2.身体状况

评估患者的生命体征、意识状态、瞳孔、肌力及肌张力、感觉功能、深浅反射及病理反射等。评估患者有无进行性颅压增高及脑疝症状;有无神经系统功能障碍,是否影响患者自理能力,有无发生意外伤害的危险;是否有水、电解质及酸碱平衡失调;营养状况及重要脏器功能。

3.心理-社会状况

了解患者及家属有无焦虑、恐惧不安等情绪。评估患者及家属对手术治疗有无思想准备,对手术治疗方法、目的和预后有无充分了解。

(二)术后评估

评估手术方式、麻醉方式及术中情况;了解引流管放置的位置、目的及引流情况;观察有无并发症的迹象。

五、护理诊断

(一)躯体移动障碍

躯体移动障碍与脑组织缺血或脑出血有关

(二)急性疼痛

急性疼痛与开颅手术有关。

(三)潜在并发症

脑脊液漏、颅压增高及脑疝、颅内出血、感染、中枢性高热、癫痫发作等。

六、护理措施

(一)术前护理

手术治疗前除常规护理外,还应采取控制血压、减轻脑水肿、降低颅压、促进脑功能恢复的措施;在溶栓、抗凝治疗期间,注意观察药物效果及不良反应。

(二)术后饮食护理

鼓励患者进食,有吞咽障碍者应鼻饲流质;防止进食时误吸,导致窒息或肺部感染;面瘫患者进食时食物易残留于麻痹侧口颊部,需特别注意清洁该侧颊部黏膜。

(三)防止意外损伤

肢体无力或偏瘫者,加强生活护理,防止坠床、跌倒或碰伤。

(四)术后心理护理

促进沟通。对语言、视力、听力障碍的患者,采取不同的沟通方法,及时了解患者需求,给予满足。

(五)促进肢体功能恢复

患者卧床休息期间,定时翻身,保持肢体于功能位,并及早进行肢体本被动或主动功能锻炼。

(六)术后镇痛护理

切口疼痛多发生于术后 24 小时内,给予一般镇痛药可缓解。应注意颅脑手术后不论何种原因引起的头痛,均不可使用吗啡或哌替啶,因为此类药物可抑制呼吸,影响气体交换,还有使瞳孔缩小的不良反应,影响病情观察。

(七)术后降低颅压的护理

颅压增高所引起的头痛,多发生在术后 2～4 日脑水肿高峰期,常为搏动性头痛,严重时有烦躁不安、呕吐,伴有意识、生命体征改变、进行性瘫痪等。注意鉴别术后切口疼痛与颅压增高引起的头痛,后者需依赖脱水药、激素治疗,头痛方能缓解。

(八)腰椎穿刺的护理

若系术后血性脑脊液刺激脑膜引起的头痛,需于术后早期行腰椎穿刺引流出血性脑脊液。该法不仅可以减轻脑膜刺激症状,还可降低颅压。但颅压增高者禁忌使用。

(九)并发症的观察与护理

1.脑脊液漏

注意观察切口敷料及引流情况。一旦发现有脑脊液漏,及时通知医师妥善处理。患者取半卧位、抬高头部以减少漏液;为防止颅内感染,使用无菌绷带包扎头部,枕上垫无菌治疗巾并经常更换,定时观察有无浸湿,并在敷料上标记浸湿范围,以估计脑脊液漏出量。

2.颅压增高、脑疝

术后均有脑水肿反应,应适当控制输液量和输液速度;遵医嘱按时使用脱水药和激素;维持水、电解质的平衡;观察生命体征、意识状态、瞳孔、肢体活动状况;监测颅压变化;及时处理咳嗽、便秘、躁动等使颅压升高的因素,避免诱发脑疝。

3.颅内出血

颅内出血是术后最危险的并发症,多发生在术后 24～48 小时。主要原因是术中止血不彻底或电凝止血痂脱落;患者呼吸道不通畅、二氧化碳蓄积、躁动不安、用力挣扎等引起颅压骤然增高也可造成术后出血。患者往往先有意识改变,表现为意识清楚后又逐渐嗜睡、反应迟钝甚至昏迷。大脑半球手术后出血常有幕上血肿表现,或出现颞叶钩回疝征象;颅后窝手术后出血具有幕下血肿特点,常有呼吸抑制至枕骨大孔疝表现;脑室内出血可有高热、抽搐、昏迷及生命体征紊乱。故术后应严密观察,避免增高颅压的因素。一旦发现患者有颅内出血征象,应及时报告医师,并做好再次手术止血的准备。

4.感染

常见的感染有切口感染、肺部感染及脑膜脑炎。严重的切口感染可波及骨膜,甚至发生颅骨骨髓炎和脑膜脑炎。肺部感染可因高热及呼吸功能障碍加重脑水肿。脑膜脑炎常继发于开放性颅脑损伤后,或因切口感染伴脑脊液外漏而致颅内感染。表现为术后 3～4 日外科热消退之后再次出现高热,或术后体温持续升高,伴头痛、呕吐、意识障碍,甚至出现谵妄和抽搐,脑膜刺激征阳性。腰椎穿刺见脑脊液混浊、脓性,白细胞计数升高。预防脑手术后感染的主要护理措施是常规使用抗生素、严格无菌操作、加强营养及基础护理。

5.中枢性高热

下丘脑、脑干及上颈髓病变和损害可使体温调节中枢功能紊乱,以高热多见,偶有体温过低。中枢性高热多出现于术后 12～48 小时。体温达 40℃以上。常伴有意识障碍、瞳孔缩小、脉搏快速、呼吸急促等自主神经功能紊乱症状。一般物理降温效果差,需及时采用冬眠低温治疗。

6.癫痫发作

癫痫发作多发生在术后 2～4 日脑水肿高峰期,系因术后脑组织缺氧及皮层运动区受激惹所致。当脑水肿消退、脑循环改善后。癫痫常可自愈。对拟做皮层运动区及其附近区域手术的患者。术前常规给予折癫痫药以预防。癫痫发作时。应及时给予抗癫痫药物控制;患者臣下床休息,给氧,保证睡眠,避免情绪激动;注意保护患者,避免意外受伤,观察发作时表现并详细记录。

七、健康教育

(一)加强功能锻炼

康复训练应在病情稳定后早期开始,包括肢体的被动及主动运动、语言能力及记忆力;教会患者自我护理方法,如翻身、起坐、穿衣、行走及上下轮椅等,尽早、最大限度恢复其生活自理及工作能力,早日回归社会。

(二)避免再出血

出血性脑卒中患者避免导致再出血的诱发因素。高血压患者特别注意气候变化,规律服药,保持情绪稳定,将血压控制在适当水平,切忌血压忽高忽低。一旦发现异常应及时就诊。

第五节　高血压脑出血

高血压脑出血是发生在原发性高血压患者颅内基底核、脑桥、小脑或其他部位的自发性出血,以急性意识丧失、肢体瘫痪为特点。此病占脑血管疾病的 10％左右,但其病死率和致残率仍为各种脑血管疾病的首位,其病死率在 50％以上,3/4 以上存活患者遗有不同程度的功能障碍。外科治疗的效果由于选择病例的不同,以及影响疗效因素很多,预后差异很大。

一、临床表现

临床表现为突然的剧烈头痛、恶心、呕吐,偶有癫痫样发作,继之出现不同程度的意识障碍(小量出血可无),破入脑室的出血或侵入脑干的出血常在发病后立即昏迷,大脑半球内的出血可因颅压升高而出现进行性意识障碍,神经系统体征随出血部位而异。

(一)基底核出血

常累及内囊而出现三偏症状:对侧偏瘫、偏身感觉障碍和对侧同向性偏盲,这些体征进行性加重,短时间内达到高峰,病情进一步发展,可出现脑干受压征象。

(二)丘脑出血

常侵犯丘脑底部和中脑出现双侧瞳孔缩小或大小不等,光反应消失,因累及内囊而出现症状。

(三)脑桥出血

出现深昏迷、四肢瘫痪、针尖样瞳孔、中枢性高热,病情常迅速恶化,患者在几小时内死亡。

(四)小脑出血

出现意识清楚,枕部剧痛,频繁呕吐,眩晕,坐立困难等。

二、辅助检查

(一)头颅 CT 平扫

首选检查,可迅速明确脑内出血部位、范围和血肿量,以及血肿是否破入脑室等。

(二)MRI 检查

可鉴别诊断脑血管畸形、肿瘤、颅内巨大动脉瘤等。

(三)其他

磁共振血管成像(MRA)、CT 血管成像(CTA)或数字减影血管造影(DSA:可明确诊断动脉瘤或血管畸形)。

三、治疗原则

总体原则如下:①在发病后最初数小时内阻止或减慢原发出血。②清除有占位效应的脑实质或脑室内血肿以缓解颅内高压。③针对脑内血肿引起的并发症的处理。④对严重脑损伤患者进行全面支持治疗。

(一)一般治疗

1.控制血压:应用药物控制血压,但要避免下降过快、过低。

2.使用脱水药降低颅压。

3.对症治疗。

(二)保守治疗

适用于血肿量较小或有严重手术禁忌证的患者。

(三)手术治疗

外科治疗的目的目前主要在于挽救生命、争取部分神经功能恢复。清除血肿,降低颅压,使受压的神经元有恢复的可能性,防止和减轻出血后一系列继发性病理性变化。打破危及生命的恶性循环。

四、护理评估

(一)健康史

血压增高是造成该病的主要原因,所以详细询问患者有无原发性高血压,病程及具体的血压数值,使用哪些药物控制,服药后的效果等。是否有手术、外伤及住院史,有无药物、食物的过敏史。了解患者家庭中是否有患有同类疾病的人员。

(二)身体状况

1.询问患者是否以急性意识丧失、失语、肢体瘫痪为首发症状

了解患者症状出现的时间及表现,患者有无一侧肢体偏瘫、言语障碍、突发性眩晕、头痛、躯体共济失调等表现。高血压脑出血有80%在幕上,20%在幕下,基底核出血者占64%,大脑半球出血者占13%,脑桥及中脑出血者占10%~12%,小脑出血者占12%,丘脑出血者占11%,所发生的症状与出血部位有密切的关系。

2.意识、瞳孔、生命体征的评估

评估患者的意识状态,由于出血对中枢神经系统的损伤,高血压脑出血患者可出现意识障碍。观察双侧瞳孔是否等大等圆,对光反应是否灵敏。血液进入蛛网膜下隙会造成患者高热,延髓受累造成呼吸循环逐渐衰竭,血压增高是致疾病的主要原因。要特别注意对生命体征的监测。同时应了解意识障碍的程度。以判断病情轻重,因意识状态直接反映脑实质受累的程度。

3.神经系统功能的评估

患者常见有意识障碍、偏瘫、失语、头痛、呕吐、抽搐、尿失禁等神经功能障碍的表现。高血压脑出血造成的神经功能的损伤与出血部位、出血量及出血的发展速度有密切的关系。

(三)心理-社会状况

了解患者家庭生活是否和谐,发病有无明显诱因。患者或家属对疾病与健康知识是否了解,是否期望了解。患者支付医疗费用方式,是否存在因经济上的拮据造成心理负担。

五、护理诊断

(一)清理呼吸道无效

清理呼吸道无效与意识障碍有关。

(二)意识形态的改变

意识形态的改变与脑组织损害有关。

(三)低效型呼吸型态

低效型呼吸型态与出血压迫呼吸中枢有关。

(四)低效型呼吸型态

低效型呼吸型态与出血致脑组织肿胀有关。

(五)潜在并发症

脑疝、颅内再出血、消化道出血、感染、深静脉血栓等。

六、护理措施

(一)术前护理

1.心理护理

高血压脑出血为急性发作,患者出现偏瘫、失语等神经功能症状时缺乏足够的精神准备,突然遭受到如此严重的打击,清醒患者极易出现烦躁、焦虑的情绪,而意识障碍患者的家属也易产生无助甚至迁怒情绪。①患者入院时热情接待、安慰患者,使患者或家属情绪稳定。②指导患者家属克制紧张不安情绪,以免影响患者,使患者激动、紧张造成血压升高,加重出血,使病情恶化。③立即完善术前相关准备,控制高血压,增加患者及家属的安全感。

2.饮食护理

需要手术的患者严格禁食禁饮,防止术中误吸。非手术治疗且意识清楚、吞咽状况好的患者可给予半流质。吞咽障碍的患者给予鼻饲饮食。

3.体位护理

肢体偏瘫的患者,尽量避免患侧卧位,患肢摆放功能位,加放床档,及时予以翻身。颅压增高患者,呕吐时侧卧位或平卧位头偏向一侧。

4.颅压增高的护理

(1)严密注意患者意识、瞳孔、血压、呼吸、脉搏的变化及神经功能损害程度的变化,以了解病情进展和严重程度,防止脑危象形成。高血压脑出血是脑血管疾病患者中病死率和致残率都很高的一种疾病,通常发病后 20～30 分钟即形成血肿,出血逐渐停止;出血后 6～7 小时,血肿周围开始出现血清渗出及脑水肿,随着时间延长,这种继发性改变不断加重,甚至形成恶性循环。

(2)遵医嘱定时给予脱水药,降低颅压。

(3)限制探视人员,保持病房安静及患者情绪的稳定,告诫家属不要刺激患者。

(4)做好皮肤护理,防止压疮形成,进行呼吸道管理防止肺炎的发生。

(5)高热的患者,尽量使用物理降温方法控制体温,常用冰袋、冰囊、酒精擦浴、冰毯机持续降温等。

(6)持续吸氧,防止缺氧加重脑水肿。

(7)准备好吸痰、气管切开、气管内插管以及各种抢救药品,以备急用。

5.其他症状的护理

(1)对神志不清、躁动或有精神症状的患者,床应加护栏,并适当约束,防止跌伤。

(2)注意保持呼吸道通畅。及时清除口鼻分泌物,协助患者轻拍背部,以促进痰痂的脱落排出,但急性期应避免刺激咳嗽,必要时可给予负压吸痰、吸氧及定时雾化吸入。

(3)协助患者完成生活护理。按时翻身,保持床单干燥整洁,保持皮肤清洁卫生,预防压疮的发生;如有闭眼障碍的患者,应涂四环素眼膏,并用湿纱布盖眼,保护角膜;昏迷和鼻饲患者应做好口腔护理。2 次/日。有尿便失禁的患者,注意及时用温水擦洗外阴及臀部,保持皮肤清洁、干燥。

(4)有吞咽障碍的患者,喂饭喂水时不宜过急,遇呕吐或反呛时应暂停喂食喂水,防止食物呛入气管引起窒息或吸入性肺炎,对昏迷等不能进食的患者可酌情予以鼻饲流质。

(5)注意保持瘫痪肢体功能位置,防止足下垂,被动运动关节和按摩患肢,防止手足挛缩、变形及神经麻痹,病情稳定后应尽早开始肢体功能锻炼和语言康复训练,以促进神经功能的早日康复。

(6)中枢性高热的患者先行物理降温,如温水擦浴、酒精擦浴、冰敷等,效果不佳时可给予退热药,并注意监测和记录体温的情况。

(7)密切观察病情,尤其是生命体征、神志、瞳孔的变化,及早发现脑疝的先兆表现,一旦出现,应立即报告医师及时抢救。

6.术前准备

(1)急诊手术准备。由于高血压脑出血大多为急性发作,手术前需要进行快速的准备,立即采血进行血型、凝血象等检查,备血、剃头,清理患者呼吸道分泌物,禁食禁饮。

(2)控制高血压,防止再出血。

(二)术后护理

1.心理护理

患者多数为急诊手术,手术后要向患者家属简要讲明手术经过,指导家属配合术后护理的实施。患者清醒后向患者祝贺手术成功,鼓励其配合医务人员进行各种治疗。如待病情稳定后进行瘫痪肢体功能锻炼。以改善生活自理能力等。

2.饮食护理

术后24小时意识清楚的患者给予清淡、低脂、低钠饮食。意识障碍者48小时后给予鼻饲流质。

3.体位护理

①麻醉未清醒前去枕平卧,头偏向健侧,以防呕吐物吸入呼吸道。②清醒后,血压平稳者,抬高床头 $15°\sim30°$,以利颅内静脉回流。头部应处于中间位,避免转向两侧。③行气管切开者,注意防止气管导管受压,天冷时避免被褥遮堵气管导管。

4.症状护理

①对神志不清、躁动或有精神症状的患者,床应加护栏,并适当约束,防止跌伤。②注意保持呼吸道通畅。及时清除口鼻分泌物,协助患者轻叩背部,以促进痰痂的脱落排出,但急性期应避免刺激咳嗽,必要时可给予负压吸痰、吸氧及定时雾化吸入。③协助患者完成生活护理。按时翻身,保持床单干燥整洁,保持皮肤清洁卫生,预防压疮的发生;如有闭眼障碍的患者,应涂四环素眼膏,并用湿纱布盖眼,保护角膜;昏迷和鼻饲患者应做好口腔护理,2次/日。有尿便失禁的患者,注意及时用温水擦洗外阴及臀部,保持皮肤清洁、干燥。④有吞咽障碍的患者,喂饭喂水时不宜过急,遇呕吐或反呛时应暂停喂食喂水。防止食物呛入气管引起窒息或吸入性肺炎,对昏迷等不能进食的患者可酌情予以鼻饲流质。⑤注意保持瘫痪肢体功能位置,防止足下垂,被动运动关节和按摩患肢,防止手足挛缩、变形及神经麻痹,病情稳定后应尽早开始肢体功能锻炼和语言康复训练,以促进神经功能的早日康复。⑥中枢性高热的患者先行物理降温,如温水擦浴、酒精擦浴、冰敷等,效果不佳时可给予退热药,并注意监测和记录体温的情况。⑦密切观察病情,尤其是生命体征、神志、瞳孔的变化,及早发现脑疝的先兆表现,一旦出现,应

立即报告医师及时抢救。

七、健康教育

1.避免情绪激动,去除不安、恐惧、愤怒、忧郁等不良心理,保持正常心态。

2.给予低盐低脂、适量蛋白质、富含维生素与纤维素的清淡饮食,多吃蔬菜、水果,少食辛辣刺激性强的食物,戒烟酒。

3.生活有规律,保持排便通畅,避免排便时用力过度和屏气。

4.坚持适度锻炼,避免重体力劳动。如坚持做保健体操、慢散步、打太极拳等。

5.尽量做到日常生活自理,康复训练时注意克服急于求成的心理,做到循序渐进、持之以恒。

6.定期复查血压、血糖、血脂、血常规等项目,积极治疗原发性高血压病、糖尿病、心脏病等原发疾病。如出现头痛、呕吐、肢体麻木无力、进食困难、饮水呛咳等症状时需及时就医。

第八章 颅内感染性疾病的护理

第一节 脑脓肿

脑脓肿为化脓性细菌侵入脑组织引起化脓性炎症,并形成局限性脓肿。该疾病属于脑实质内感染性占位病变。引起脑脓肿常见的致病菌为葡萄球菌、链球菌、肺炎克雷伯菌、大肠埃希菌和变形杆菌等,有时为混合感染。

一、病理过程

脑脓肿的形成是一个连续过程,可分为以下三期。

(一)急性脑膜炎、脑炎期

化脓性细菌侵入脑实质后,患者表现明显全身感染反应和急性局限性脑膜炎、脑炎的病理变化。脑炎中心部逐渐软化、坏死,出现很多小液化区,周围脑组织水肿。病灶部位浅表时可有脑膜炎症反应。

(二)化脓期

脑炎软化灶坏死、液化,融合形成脓肿,并逐渐增大。如融合的小脓腔有间隔,则成为多房性脑脓肿,周围脑组织水肿。患者全身感染征象有所好转和稳定。

(三)包膜形成期

一般经 1～2 周,脓肿外围的肉芽组织由纤维组织及神经胶质的增生而初步形成脓肿包膜,3～4 周或更久脓肿包膜完全形成。包膜形成的快慢与致病菌种类和毒性及机体抵抗力与对抗生素治疗的反应有关。

二、临床表现

多数患者有原发化脓性感染病史,如慢性中耳炎或鼻窦炎的急性发作、肺或胸腔的化脓性感染等。

(一)病程早期

出现全身和颅内急性化脓性感染症状,如高热、头痛、呕吐、乏力及颈强直。

(二)脓肿形成后

急性脑膜炎症状逐渐消退,随着脑脓肿包膜形成和脓肿增大,可出现局部脑受压和颅压增高或加剧症状,严重者可致脑疝。若脓肿接近脑表面且脓腔壁较薄,可突然溃破,造成急性化脓性脑膜炎或脑室炎,患者突发高热、昏迷、全身抽搐、角弓反张,甚至死亡。

三、辅助检查

(一)实验室检查

血常规检查示白细胞计数及中性粒细胞比例增高。疾病早期,脑脊液检查示白细胞数明显增高,糖及氯化物含量可在正常范围或降低;脓肿形成后,脑脊液压力显著增高,白细胞数可正常或略增高,糖及氯化物含量正常,蛋白含量增高;若脓肿溃破,脑脊液白细胞数增高,甚至呈脓性。

(二)CT 检查

可确定脓肿的位置、大小、数目及形态,是诊断脑脓肿的首选方法。

四、治疗原则

(一)非手术治疗

当脑脓肿未局限即未形成脓腔时、一般采用抗生素及降低颅压的药物治疗。

(二)手术治疗

脑脓肿已形成后以手术治疗为主。

1.穿刺术

主要适应临床上已诊断为脑脓肿者,脑深部或重要功能区脓肿;危重患者或小儿脑脓肿不能耐受较大手术时。不适用多发或多房性脓肿或脓肿腔内有异物者。

2.引流术;

主要适应开放性脑脓肿引流不畅者;脓肿壁较厚的单发脓肿,估计通过一次性穿刺抽脓无法解决的患者,以免反复穿刺造成损伤。

3.脓肿切除术

主要适应包膜形成良好,位于脑的非重要功能区且一般情况稳定能耐受开颅手术者;反复穿刺抽脓或引流术未能根治者;多房性脑脓肿;脓肿已破入脑室或出现脑疝危象经脱水及穿刺抽脓后症状未见好转者;外伤性脓肿有异物和碎骨片存留者。

五、护理评估

(一)健康史

了解患者的一般情况,既往饮食、睡眠、排便习惯,自理能力与心理状态。患者及其亲友对于疾病知识了解程度,家庭经济状况及费用支付方式。

(二)身体状况

1.观察患者是否有急性全身感染中毒症状

患者出现发热、颈强直或脑膜刺激征,提示为急性感染。

2.评估患者是否有颅压增高表现

是否出现一侧头痛明显,50%脑脓肿患者伴有视盘水肿,说明颅压增高,如未及时观察和处理,可因脑疝死亡。

3.了解患者是否有脑局灶性症状

患者出现视野缺损,同侧瞳孔散大,对侧偏瘫和面肌瘫痪提示颞叶脓肿;左侧颞叶脓肿可有命名性失语或感觉性失语;水平性眼球震颤,小脑性共济失调,同侧肌张力低,腱反射减弱及强迫性头位是小脑半球脓肿的表现。

4.询问患者有无化脓性中耳炎、脑外伤等病史

①耳源性脑脓肿;占脑脓肿的 50%,是化脓性中耳炎的一种严重并发症,其主要途径是炎症直接破坏鼓室壁并侵犯硬脑膜,通过血管及其间隙进入脑实质引起邻近的颞叶或小脑脓肿。其次为耳源性病灶侵犯附近静脉及静脉窦形成感染性血栓引起脑实质感染。②血源性脑脓

肿:多因脓毒血症、菌血症经血源途径播散到脑实质内开成继发化脓性病灶。③外伤性脑脓肿多因开放性脑损伤,细菌常由异物经开放性通道带进颅内,细菌在颅内生长繁殖形成脓肿。④鼻源性脑脓肿:少见,多由鼻窦炎引起。⑤隐源性脑脓肿:这一类脓肿用目前的方法尚不能找出感染的来源,多在检查或手术探查时发现脑脓肿。感染途径多为血源性,但找不到原发病灶。

(三)心理-社会状况

了解患者一般情况。患者及家庭成员对疾病的认识和对康复的期望值,以明确这些因素对患者目前健康状况和需要的影响。

六、护理诊断

(一)疼痛

疼痛与手术创伤有关。

(二)焦虑/恐惧/预感性悲哀

焦虑/恐惧/预感性悲哀与疾病引起的不适应及担心预后有关。

(三)营养失调:低于机体需要量

低于机体需要量与术中机体消耗及术后禁食有关。

(四)体温过高

体温过高与颅内感染有关。

(五)自理缺陷

自理缺陷与疾病引起的头痛、呕吐、肢体运动障碍及视力下降有关。

(六)清理呼吸道无效

清理呼吸道无效与咳嗽反射减弱或消失及呼吸道梗阻导致呼吸道分泌物积聚有关。

(七)有体液不足的危险

体液不足与呕吐、高热、应用脱水药等有关。

(八)有感染的危险

感染与留置各种引流管有关。

(九)知识缺乏

缺乏与所患疾病有关的知识。

(十)潜在并发症

脑疝形成,脓肿破裂而引起急性脑膜炎、脑室管膜炎。

七、护理措施

(一)术前护理

1.心理护理

患者因病程长、病情反复、治疗费用高,易产生无助、悲哀,甚至绝望的心理反应。应反复向患者进行疾病相关知识宣教,说明通过系统治疗能控制病情发展,给患者以心理支持;对失语的患者应分析其心理状况,采取相应的沟通方式如让患者书写表达自己的心理反应,并协助患者做好各项检查,以及早明确诊断,及时治疗。

2.饮食护理

①指导患者进食高热量、高蛋白、富营养食物,以补充高热所导致的热能消耗,增强机体抵抗力。意识障碍患者予以鼻饲流质饮食。②注意水、维生素的补充,维持电解质代谢和酸碱平衡,必要时输血及清蛋白,以改善全身状况。

3.体位护理

抬高床头 15°～30°,有利静脉回流,防止颅压增高。

4.颅压增高症状的护理

①防止剧烈咳嗽、用力喷嚏和用力排便,对 3 日以上未排便者,可服轻泻剂,如番泻叶 50g 分次泡开水服用;不限制入水量者,指导患者食香蕉或蜜糖冲温开水服用,避免颅压进一步增高。②密切观察病情变化,患者出现头痛剧烈、呕吐频繁、意识发生恶化时,提示病情加重,需积极做好急诊手术术前准备。

5.高热症状的护理

高热常提示急性感染或慢性感染急性发作。护理上应注意:①遵医嘱选用有效抗生素。在药敏结果出来前,需要联合应用抗生素,如青霉素＋氨基糖苷类＋甲硝唑。药敏结果出来后据药敏结果选用抗生素,并观察药物疗效及不良反应。②应用脱水药。20％甘露醇 125mL,静脉滴注,2～3 次/日,以降低颅压。③使用激素。地塞米松口服或静脉注射,可减轻脑水肿,但需在使用足量、有效抗生素的同时酌情使用。④及时处理高热。采用冰敷、冰枕或降温毯降低体温,减少脑耗氧量。

(二)术后护理

1.心理护理

由于手术的创伤和消耗,术后患者大都躯体虚弱、疲惫不堪,加之伤口疼痛、活动受限、睡眠不佳,他们更紧张不安,影响术后恢复。①应主动评估患者疼痛程度,积极执行术后镇痛医嘱。②患者所需要的心理支持程度取决于社会支持系统(家属、亲属、朋友、同事等)和手术结果,缺少亲人关心或伴有手术并发症的患者往往需要更多的心理支持。在评估中如发现患者消极,抑郁,自我护理减少,睡眠受影响,疼痛加重等现象时。要多运用积极倾听的沟通技巧,即采用平等、真诚和关心的态度,使患者愿意倾诉,并在倾听的同时给予相应的指导及交流。

2.饮食护理

麻醉清醒,恶心、呕吐反应消失后,先喝少许温开水;若无呛咳,可给予流质饮食。以后根据病情改为半流饮食,如面条、水饺,逐渐过渡到普食。应鼓励并指导患者摄取高蛋白、高热量和高维生素饮食,如鸡蛋、瘦肉、鸡汤、鱼汤等。

3.体位护理

全身麻醉未清醒患者,去枕平卧,头偏向健侧,不压迫伤口引流管,使分泌物或呕吐物易于流出以免吸入气管。麻醉清醒后,取抬高床头 15°～30°,头高脚低斜坡卧位,以利颅内静脉回流,减轻切口周围的肿胀及脑水肿,降低颅压。

4.颅压增高的症状护理

①麻醉及手术创伤对呼吸、循环功能影响较大,而手术创伤可引起术后脑水肿。定时监测意识、瞳孔、血压、脉搏、呼吸。有条件者应送入监护病房实施 24 小时连续监测并定时记录,当

患者出现意识改变、一侧瞳孔散大、血压增高、呼吸深慢、脉搏缓慢,提示有颅压增高。一旦疑有颅内血肿,应紧急脱水和再次手术处理。②吸氧:术后 48 小时内予以氧气吸入,改善脑血氧供给,减轻术后脑水肿。48 小时后 $SaO_2 < 95\%$ 者持续吸氧,$SaO_2 < 90\%$ 时予以辅助通气,防止缺氧加重脑水肿。③保持呼吸道通畅:麻醉清醒后鼓励并协助患者翻身 1 次,同时拍打背部,促使痰液排出,痰液黏稠患者雾化吸入,2～3 次/天,20 分钟/日,通过雾化稀化痰液,易于咳出;体弱不能有效咳嗽排痰者,给予导管吸痰,必要时气管切开。

5.高热的症状护理

高热常提示急性感染或慢性感染急性发作。护理上应注意:①遵医嘱选用有效抗生素。在药敏结果出来前,需要联合应用抗生素,如青霉素＋氨基糖苷类＋甲硝唑。药敏结果出来后据药敏结果选用抗生素,并观察药物疗效及不良反应。②应用脱水药。20％甘露醇 125mL,静脉滴注,2～3 次/日,以降低颅压。③使用激素。地塞米松口服或静脉注射,可减轻脑水肿,但需在使用足量、有效抗生素的同时酌情使用。④及时处理高热。采用冰敷、冰枕或降温毯降低体温,减少脑耗氧量。⑤术后使用抗生素不应少于 3 周,体温、血常规、脑脊液常规、生化检查正常 3 次后方可停用抗生素。⑥注意营养和维生素的补充,同时注意水电解质代谢和酸碱平衡,必要时输血、血浆、蛋白等,以改善全身状况,增强抵抗力。

6.管道护理

妥善固定好各种管道,特别是患者麻醉未完全清醒时要适当约束,以防患者自行拔管。①设置好心电监护仪的参数,以免因参数设置不当,仪器发出报警声而影响患者的休息或引起患者恐惧。②脓腔引流管置于低位,低于脓腔至少 30cm,引流管的位置应保留在脓腔中心。③手术 24 小时后,可进行脓腔冲洗。冲洗液用生理盐水加敏感抗生素,以适当的浓度,缓慢注入腔内,再轻轻抽出,反复多次,直至抽出的液体颜色转清,再注入敏感抗生素,然后夹闭引流管 2～4 小时,也可采取持续滴注的方法,引流管可根据 CT 检查结果,加以调整和拔除。

八、健康教育

1.嘱患者多进食高蛋白,高热量饮食,以增强抵抗力,改善全身状况。

2.应注意劳逸结合,加强锻炼。如发现异常,及时就诊。

3.及时治疗身体其他感染,防止病变再次发生。

4.如因故不能住院继续治疗,应继续抗生素治疗,总疗程不少于 4 周。

5.病情跟踪观察,当出现原有症状时,及时就诊。

6.行手术治疗的患者,术后 3～6 个月门诊 CT 或 MRI 复查。

第二节　颅内特异性感染

一、脑结核瘤

脑结核瘤是脑实质或脑膜的一种局灶性结核,多数由身体其他部位的结核病灶播散到颅内形成肉芽肿性病变,少数为弥散性结核性脑膜炎残留感染所致。由于生活水平的提高和抗结核药的应用脑结核瘤的发病率呈下降趋势。

脑结核瘤多继发于身体其他部位的结核病灶,尤其常见于肺结核。病灶以单发者多见,可发生于颅内任何部位。呈黄白色或灰黄色,与周围脑组织分界清楚,中心为干酪样坏死组织或肉芽组织,机体防御能力强者可完全形成钙化,极少中心液化形成单纯性脓肿。周围的脑组织有水肿,血供少。

(一)临床表现

本疾病多慢性起病,病程多为数周。也可起病不明显病程更长。小儿可因突然癫痫发作而查出。根据临床上有无活动性结核病灶,其临床表现可分为全身型和局限型两种。

1.全身型

患者同时存在其他脏器的活动结核性病灶,全身情况差表现为发热、盗汗、乏力、消瘦等。若为肺结核,可有咳嗽、咯血、胸痛等症状。其他如淋巴结肿大,甚至粟粒型结核伴结核性脑膜炎。此型少见,一般病情较重。

2.局限型

无其他脏器明显活动性结核病灶,临床上以颅内病变为主,表现为颅压增高和局灶性症状。颅压增高表现为头痛呕吐、视盘水肿(早期发生率为 $10\% \sim 27\%$),幕上半球病变以癫痫发作最为常见,发生率达 85%;还可有偏瘫、失语、视力改变等。幕下病变可先出现颅压增高征,随后出现眼震、共济失调等局灶症状。脑干病变可先出现脑神经功能障碍,以后出现交叉性瘫痪等。总之,可因结核球的单发、多发、大小及所在部位的不同而临床表现也不同。

3.并发症

脑积水是脑结核瘤最常见的并发症,它可以是并存的结核性脑膜炎或脑结核瘤梗阻脑室系统所引起,在治疗脑结核瘤的同时对脑积水应进行脑室腹腔分流术以缓解颅压增高。

(二)辅助检查

1.X 线胸片检查

$50\% \sim 80\%$ 的患者可见患有肺和胸膜结核。

2.结核菌素试验

常为阳性。

3.CT 检查

病变呈圆形或卵圆形,周围有水肿带。

(三)治疗原则

多主张先采用药物治疗 4～8 周,再通过 CT 或 MRI 复查,若症状不改善,结核球不缩小,再考虑手术切除。

1.抗结核药治疗

药物选择原则与结核性脑膜炎相同。

2.手术治疗

术前 1～2 周和术后用抗结核病药治疗 3～6 个月。

(四)护理评估

1.健康史

了解患者是否患过肺结核或其他部位的结核,对其他部位的结核是否进行过系统的治疗,用药情况,家庭成员有无类似的症状,所接触的人群中是否有结核患者。

2.身体状况

(1)询问患者起病情况:了解患者是否有午后低热、乏力、食欲减退、体重减轻、盗汗等,有无咳嗽、咯血等肺结核的症状,有无头痛和癫痫发作。由于脑结核瘤较少见,临床上经常误诊断为脑肿瘤,幕上脑结核瘤先出现的症状为头痛、癫痫,随后出现颅压增高症状,幕下脑结核瘤往往先出现颅压增高症状,随后出现共济失调,严重时可有小脑性强直发作。

(2)观察患者全身情况,询问患者有无头痛、呕吐、视盘水肿、癫痫,有无颅外结核病的表现及病史,特别是在肺结核活动期,有发热、体重减轻、咯血等症状。

3.心理-社会状况

了解患者一般情况,患者及家庭成员对疾病的认识和对康复的期望值,以明确这些因素对患者目前健康状况和需要的影响。

(五)护理诊断

1.焦虑/恐惧/预感性悲哀

焦虑/恐惧/预感性悲哀与疾病引起的不适应及担心预后有关。

2.营养失调

营养失调与结核分枝杆菌感染引起的机体消耗有关。

3.有体液不足的危险

体液不足与呕吐、高热、应用脱水药等有关。

5.活动无耐力

活动无耐力与活动性肺结核有关。

4.知识缺乏

缺乏脑结核瘤相关的自我保健知识。

6.有感染的危险

感染与留置各种引流管有关。

7.潜在并发症

脑疝。

8.知识缺乏

与缺乏与所患疾病有关的知识有关。

(六)护理措施

1.术前护理

(1)心理护理:对活动性肺结核患者和家属进行结核病知识宣教,并加强对患者和家属的心理指导,帮助患者尽快适应环境,消除焦虑、紧张心理。接受药物治疗的患者,应督促患者按时服药,观察药物不良反应,发现异常,及时报告医师并遵医嘱进行相应处理,减轻或消除患者身心反应。保证充足的睡眠和休息,保持环境安静、整洁、舒适,避免加重患者的心理压力。

(2)饮食护理:制订较全面的饮食摄入计划,包括:①蛋白质的补充:包括鱼、瘦肉、蛋、牛奶、豆制品等,增加机体的抗病能力和机体修复能力。②维生素的补充:每日摄入一定量的新鲜蔬菜和水果,B族维生素对神经系统及胃肠神经有调节作用。③注意食物合理搭配:保证色,香、味以增进患者食欲。患者进食少或进食困难时,应遵医嘱静脉补充营养。

(3)体位护理:抬高床头 15°～30°,有利静脉回流,防止颅压增高。

(4)症状护理

1)咯血:①观察咯血的量、颜色、性质。②小量咯血者可静卧休息,大量咯血者需绝对卧床休息,取平卧位,头偏向一侧,并绝对禁食,以免误吸,禁食期间做好口腔护理。③遵医嘱使用止血药物,如氨甲环酸、酚磺乙胺等。④备吸引器、吸痰管、气管切开包等急救物品于床旁,以便及时抢救。

2)头痛:观察头痛的性质、部位,对患者不能耐受头痛应遵医嘱给予镇痛药,必要时予以20％甘露醇 100～125mL,静脉滴注,15～30 分钟内滴完。

3)癫痫:①嘱患者不能单独外出,以免发生意外。②遵医嘱服用抗癫痫药,如苯妥英钠、卡马西平、丙戊酸钠等。癫痫发作时注意发作的部位、类型、频率、持续的时间,切忌强制按压患者肢体,以防骨折、脱臼,并上床档,防止坠床,及时通知医师,给予相应处理。③详细向患者及家属解释癫痫病的知识,使其理解患者的疾病及其治疗,消除心理上的震惊和焦虑,同时应给予患者心理上的支持,帮助患者应付来自疾病和其他方面的困扰。

(5)抗结核药治疗护理:指导患者正确服抗结核药:宣教患者单用一种药物治疗,虽然可以消灭绝大部分敏感菌,但是会留下少数耐药菌株继续繁殖;联合用药可杀死病灶中不同生长速度的菌群,还可减少或防止耐药菌株的产生。理想的抗结核药应具有杀菌、抑菌、毒性低、不良反应小、价格适当、能渗入到脑脊液内、疗效迅速而持久等特点。

具体服药方法为:①异烟肼为治疗肺结核瘤的首选药物,成人剂量 300mg/d,1 次顿服。②利福平,450～900mg/d,空腹顿服,但因可引起血清转氨酶升高,白细胞及血小板减少,所以在服药过程中要注意复查肝功能及血常规,一旦发现肝功能受损迹象,血细胞减少,即应减少剂量。③乙胺丁醇,750mg/d,顿服。其主要不良反应是引起视神经损害,视力减退,因此,在服药过程中每 1～～2 个月检查视力。

2.术后护理措施

(1)心理护理:①麻醉清醒后,告之患者手术情况,消除患者猜疑感。②安排家人陪伴,消除孤独感。③及时向患者宣教各种管道的自我护理方法,减轻患者无助心理。

(2)饮食护理:术后 6～8 小时,可进少量温开水,以后逐渐进食流质、半流、普食,要求高蛋白、高维生素。术后 48～72 小时,如仍不能主动进食,应予以鼻饲流质,以保证营养的供给,必要时予静脉补充营养。

(3)体位护理:麻醉未醒者,去枕平卧,头偏向健侧,以免呕吐物、分泌物误吸引起窒息。麻醉完全清醒后,抬高床头 15°～30°,以利静脉回流,减轻脑水肿及切口周围的肿胀,避免各种管道受压、扭曲,协助患者翻身 1 次/2～3 小时,鼓励患者早期下床活动。

(4)管道护理:妥善固定各种管道,保持各种管道通畅,防止管道扭曲及患者自行拔管。

(5)症状护理

1)咯血:①观察咯血的量、颜色、性质。②小量咯血者可静卧休息,大量咯血者需绝对卧床休息,取平卧位,头偏向一侧,并绝对禁食,以免误吸,禁食期间做好口腔护理。③遵医嘱使用止血药物,如氨甲环酸、酚磺乙胺等。④备吸引器、吸痰管、气管切开包等急救物品于床旁,以便及时抢救。

2)头痛:观察头痛的性质、部位,对患者不能耐受头痛应遵医嘱给予镇痛药,必要时予以20％甘露醇100～125mL,静脉滴注,15～30分钟内滴完。

3)癫痫:①嘱患者不能单独外出,以免发生意外。②遵医嘱服用抗癫痫药,如苯妥英钠、卡马西平、丙戊酸钠等。癫痫发作时注意发作的部位、类型、频率、持续的时间,切忌强制按压患者肢体,以防骨折、脱臼,并上床档,防止坠床,及时通知医师,给予相应处理。③详细向患者及家属解释癫痫病的知识,使其理解患者的疾病及其治疗,消除心理上的震惊和焦虑,同时应给予患者心理上的支持,帮助患者应付来自疾病和其他方面的困扰。

(6)潜在并发症的护理

1)颅内出血:①严密观察患者的意识、瞳孔及生命体征情况并及时记录,患者意识改变,一侧瞳孔散大,血压升高,呼吸深慢,则提示颅内血肿形成或严重的脑水肿,应报告医师并遵医嘱进行相应处理。②给予20％甘露醇100～125mL,快速(15～30分钟内)静脉滴注,同时立即做好再次开颅探查的术前准备。

2)血栓性静脉炎:多为术后长期卧床、静脉输液时间过长患者肢体活动减少所致。临床可见浅静脉发红,变硬,有明显触痛,肢体肿胀。宣教术后患者在病情允许的情况下,应争取早期床上运动或离床活动,卧床期间多做肢体运动,以加速静脉血液回流,防止血栓形成。一旦发生,应制动并抬高患肢,局部可用33％硫酸镁湿敷,理疗,并遵医嘱使用低分子右旋糖酐、尿激酶静脉滴注。

(七)健康教育

1.指导患者戒烟、戒酒,康复期应注意保证营养的补充,合理安排休息。

2.指导患者继续服用抗结核病药并向患者说明用药过程中可能出现的不良反应、用药注意事项,以减轻或消除不良反应,同时告诉患者一旦出现严重不良反应随时就诊。

3.需注意个人卫生,宣教预防结核病的传染。

4.宣教患者术后3～6个月门诊CT或MRI复查。

二、脑真菌性肉芽肿

脑真菌性肉芽肿是指颅内真菌感染后所形成的肉芽肿。在临床上不多见,它包括新型隐球菌性肉芽肿、组织细胞质菌性肉芽肿等,其中以新型隐球菌性肉芽肿略为多见。该病可发生在任何年龄,30～50岁多见,占67％。脑内新型隐球菌感染主要有3种形式:脑膜炎、脑膜脑炎和肉芽肿。如能采取及时有效的药物治疗,同时手术切除肉芽肿,预后良好。

(一)临床表现

本病可发生于任何年龄,但大部分病例发生在30～50岁,男性多于女性。起病缓慢或亚急性,如新型隐球菌与曲霉脑内感染都原发于上呼吸道(鼻腔)黏膜和肺,经血行播散。大多数原发病变症状尚不明显时,即出现神经系统症状。患者一般有低热,偶有高热,首发症状多为头痛,伴恶心、呕吐、颈强直等脑膜刺激征。病程数周至半年偶有超过1年者,少数病例可有缓解和复发。

（二）辅助检查

1.腰椎穿刺

脑脊液中白细胞及蛋白大都增多,压力增高,糖含量明显减少,脑脊液涂片墨汁染色可找到新型隐球菌,但需多次反复涂片检查才有阳性结果。

2.增强后 CT 及 MRI 检查

显示基底池明显强化,肉芽肿周围伴有水肿。

（三）治疗原则

1.手术治疗

肉芽肿切除术;伴有脑积水或脑积水症状明显者,需行脑室腹腔分流术或第三脑室造瘘术。肉芽肿引起颅内高压及局灶症状为手术适应证。脑膜刺激征明显时,使用敏感抗生素治疗,症状减轻或消失后,才行手术治疗。

2.药物治疗

首选两性霉素 B 静脉滴注。必要时以氟尿嘧啶合用。

（四）护理评估

1.健康史

了解患者的一般情况,既往饮食、睡眠、排便习惯,自理能力与心理状态。患者及其亲友对于疾病知识了解程度,家庭经济状况及费用支付方式。

2.身体状况

(1)询问患者起病方式或首发症状:是否出现额、颞部逐渐加重的头痛并伴有恶心、呕吐,是否有颈强直及脑膜刺激征,是否有发热等。

(2)观察患者的意识、瞳孔、生命体征:患者有无意识障碍及其程度,瞳孔是否等大等圆,对光反应是否灵敏。在观察瞳孔时,要注意询问患者有无眼部疾病所引起的瞳孔不等大。了解是否有颅压增高表现脑真菌性肉芽肿起病缓慢,病程较长,常伴有颅压增高、脑膜刺激征和脑脊液的改变。

3.心理-社会状况

了解患者一般情况,患者及家庭成员对疾病的认识和对康复的期望值,以明确这些因素对患者目前健康状况和需要的影响。

（五）护理诊断

1.潜在并发症

出血。

2.焦虑/恐惧/预感性悲哀

焦虑/恐惧/预感性悲哀与疾病引起的不适应及担心预后有关。

3.知识缺乏

与缺乏与所患疾病有关的知识有关。

（六）护理措施

1.术前护理

(1)心理护理:手术的创伤与危险性对于患者是一种严重的心理应激,直接影响患者的正常心理活动,表现为对手术不同程度的焦虑,即对疼痛、患病的恶性程度、术后意识与肢体功能,以及麻醉、手术成败等失去安全感,担心丧失社会和家庭角色,甚至担心死亡。①术前向患者讲解手术步骤。以减轻焦虑。②术前晚应适当给患者镇静,让患者充分休息。③在与患者交谈之前,护士应和负责医师甚至主刀医师沟通,以保证在某些特殊问题上所提供的信息是一致的。

(2)饮食护理:无特殊禁忌,呕吐者予甲氧氯普胺 10mg 肌内注射,并指导患者少量多餐,避免诱发呕吐,保证胃肠营养的供给。

(3)体位护理:无颅压增高表现者自由卧位,头痛、呕吐患者卧床时抬高床头 15°～30°,以减轻颅压增高症状。

(4)症状护理:加强巡视,注意观察患者病情变化,如患者出现剧烈头痛、呕吐频繁等表现提示病情加重,应及时报告医师处理。

2.术后护理

(1)心理护理:手术创伤和应激,麻醉药的作用消失后患者感伤口疼痛,身上的各种管道使患者活动受限,患者易产生孤独、恐惧的心理,从而加重疼痛的体验。①认真听取患者的疼痛主诉,理解患者疼痛的真实感觉,注意疼痛患者的情绪变化,及时采取相应的措施。②通过暗示疗法来减轻疼痛,但在使用安慰剂时一定要注意保密性,否则会恶化医患关系,对治疗和疾病的好转会产生极为不利的影响。③必要时遵医嘱使用镇痛药,如罗通定 60mg 口服,减轻疼痛。

(2)饮食护理:麻醉清醒后 6 小时内不可饮水,可用棉签蘸水湿润嘴唇,以解口渴感。指导呕吐患者勿紧张,协助患者将头偏向一侧,避免呕吐物误吸入气管,引起窒息,同时拭净口角、颊部,协助患者漱口,减轻呕吐物给患者造成的不良刺激。6 小时后无呕吐及吞咽困难者,可进食少量流质,出现呛咳要停止进食,如进食流质患者无任何不良反应,可逐渐加量和过渡到进食半流质(如面条、米粉等)、软食、普食。术后 48～72 小时仍不能主动进食者,应给予留置胃管,鼻饲流质,8～10 次/日,1 次/2 小时,每次鼻饲量不超过 200mL,夜间加喂温开水 1 次,注意流质的清洁,以防腹泻的发生。

(3)体位护理:患者去枕平卧。意识清醒或生命体征平稳后取抬高床头 15°～30°,以利静脉回流,减轻脑水肿及眼睑肿胀。强迫体位者勤翻身(1 次/2 小时),以免骨突部位受压过久而发生压疮。病情允许,鼓励患者早期在床上或离床活动,防止血栓性静脉炎。约束肢体时约束带不可缠绕压迫局部,防止肢体血液循环障碍,同时注意将肢体置于功能位置,防止足下垂。

(4)症状护理

1)头痛、呕吐;①密切注意意识、瞳孔、生命体征变化及肢体活动情况,及时发现脑水肿与颅内出血。②排除脑水肿、颅内出血后,适当应用镇痛药和止呕药,缓解疼痛和呕吐。

2)高热:高热常提示急性感染或慢性感染急性发作。高热可增加脑的代谢,直接加重病情,甚至威胁患者的生命,应及时予以降温处理。护理上应注意:①遵医嘱选用有效抗生素。在药敏结果出来前,需要联合应用抗生素,如青霉素＋氨基糖苷类＋甲硝唑。根据药敏结果选用抗生素,并观察药物疗效及不良反应。②应用脱水药。20％甘露醇 125mL,静脉滴注,2～3 次/日,以降低颅压。③使用激素。地塞米松口服或静脉注射,可减轻脑水肿,但需在使用足量、有效抗生素的同时酌情使用。④及时处理高热。采用冰敷、冰枕或降温毯降低体温,减少脑耗氧量。⑤术后使用抗生素不应少于3周,体温、血常规、脑脊液常规、生化检查正常3次后方可停用抗生素。⑥注意营养和维生素的补充,同时注意水电解质代谢和酸碱平衡,必要时输血、血浆、蛋白等,以改善全身状况,增强抵抗力。

(5)抗菌药物的护理

1)两性霉素 B:每次间隔时间不少于6小时,每日或隔日1次。脑脊液培养转为阴性后,再继续治疗4周。在滴注时注意避光,该药对血管刺激大,为避免静脉炎发生,经常更换注射部位。该药与生理盐水有配伍禁忌,所以应用专备的溶媒,切忌用生理盐水作溶媒或加入生理盐水中静脉滴注。两性霉素 B 的毒性反应:寒战、发热、恶心、呕吐、食欲缺乏、全身酸痛和静脉炎,少数患者可出现肝肾功能损害、血钾降低、血小板减少,故在用药期间,应注意复查肝、肾功能,血常规及心电图。

2)氟尿嘧啶与两性霉素 B 合用,可减少两性霉素 B 的毒性反应,同时可减少真菌耐药性的出现。

(6)管道护理:①各种管道固定妥当。②避免压迫或扭曲引流管,保持引流通畅。③观察与记录引流液的量、颜色、性状。④熟悉各种管道的拔管指征及拔管后的注意事项。如脑室引流管拔管后注意局部是否有渗血、渗液,拔管1~2日内注意是否有颅压增高表现。

(七)健康教育

1.多进食高蛋白、富含维生素饮食,以促进机体康复。

2.需要继续药物治疗者,应指导患者服药并详细交代或写明药物的名称、用法、用量、疗程及注意事项。

3.肢体活动障碍、生活不能自理者,指导患者加强锻炼,配合继续治疗,面对现实。指导患者劳逸结合,以尽快适应新的生活方式,学会自我照顾的方法。

4.出院后如再次出现原有症状,应及时就诊。

5.嘱患者3~6个月门诊复查。

第九章　脊柱脊髓疾病的护理

第一节　椎管内肿瘤

椎管内肿瘤又称脊髓肿瘤,是指发生于脊髓本身和椎管内与脊髓邻近组织的原发性或转移性肿瘤。发生率仅为颅内肿瘤的 1/10。可发生于任何年龄,以 20～50 岁多见;除脊膜瘤外,男性多于女性。肿瘤发生于自颈髓到马尾的任何节段,以胸段者最多,颈、腰段次之。根据肿瘤与硬脊膜及脊髓的关系,分为髓外硬脊膜下肿瘤、硬脊膜外肿瘤和髓内肿瘤三类,以髓外硬脊膜下肿瘤最常见,约占椎管内肿瘤 65%～70%,多为良性。

一、临床表现

随肿瘤增大,脊髓和神经根受到进行性压迫和损害,临床表现分为三期。

(一)刺激期

属早期,肿瘤较小。主要表现相应结构的刺激症状,其最常见症状为神经根痛,疼痛部位固定且沿神经根分布区域扩散,咳嗽、打喷嚏和用力排便时加重,部分患者可出现夜间痛和平卧痛。

(二)脊髓部分受压期

肿瘤增大直接压迫脊髓,出现脊髓传导束受压症状,表现为受压平面以下肢体的运动和感觉障碍。

(三)脊髓瘫痪期

脊髓功能因肿瘤长期压迫而完全丧失,表现为压迫平面以下的运动、感觉和括约肌功能完全丧失,直至完全瘫痪。

二、辅助检查

(一)腰穿及脑脊液检查

1.压力常较正常为低。

2.颜色改变。呈黄色,肿瘤部位越低,颜色越深。

3.蛋白增加。完全阻塞、梗阻部位越低、肿瘤位于硬脊膜内者,蛋白含量越增高。脑脊液蛋白含量增高,而脑脊液细胞计数正常,即蛋白细胞分离现象,是诊断脊髓瘤的重要依据。

(二)X 线检查

椎弓根间距增宽,椎间孔扩大,椎体变形、破坏及肿块。

(三)脊髓造影

可以确定肿瘤平面与脊膜和硬脊膜的关系。

(四)MRI 检查

可清晰显示肿瘤的形态、大小及与邻近结构的关系,其信号依肿瘤的性质不同而变化。

（五）CT 检查

脊髓明显局限性增粗，对称性或非对称性；瘤组织多呈等密度。

三、治疗原则

（一）手术治疗

椎管内肿瘤尤其是髓外硬脊膜下肿瘤属良性，一旦定位诊断明确，应尽早手术切除，多能恢复健康。

（二）放射治疗

凡属恶性肿瘤在术后均可进行放疗，多能提高治疗效果。

（三）化学治疗

胶质细胞瘤用脂溶性烷化剂如卡莫司汀（BCNU）治疗有一定的疗效。转移癌（腺癌、上皮癌）应用环磷酰胺、甲氨蝶呤等。

四、护理评估

（一）健康史

询问患者一般情况，包括患者年龄、职业、民族、饮食营养是否合理，有无烟酒嗜好，有无尿便异常，睡眠是否正常，生活是否能自理，有无接受知识的能力。评估患者的既往有无癫痫发作、家庭史、健康史、过敏史、用药史。询问患者是否有颅脑外伤和病毒感染史。

（二）身体状况

1.评估是否有感觉功能障碍

①疼痛：询问有无刺激性疼痛，疼痛的程度。是否影响休息与睡眠。这是肿瘤刺激神经后根、传导束以及硬脊膜受牵引所致，可因咳嗽、喷嚏、排便用力而加重。有刀割样、针扎样疼痛感。有的患者表现为平卧痛。因平卧后脊髓延长，改变了神经根与脊髓、脊柱的关系所致。②感觉异常：表现为感觉不良。如麻木、蚁走感、针刺、烧灼、冷等；感觉错乱，如触为痛，冷为热。③感觉缺失：损害相应的神经根所致，部分感觉缺失表现为割伤、烧伤后不知疼痛，当发现后才被意识。

2.评估是否有运动障碍

肢体无力，颈段脊髓肿瘤时上肢不能高举，握物不稳，不能完成精细的动作，下肢举步无力、僵硬、易跌，甚至肌肉萎缩与瘫痪（偏瘫、全瘫、高位瘫、低位瘫）。

3.评估是否有反射异常

肿瘤所在的平面由于神经根和脊髓受压使反射弧中断而发生反射减弱或反射消失。在肿瘤所在节段以下深反射亢进、浅反射消失，并出现病理反射。

4.评估是否有自主神经功能障碍

①膀胱和直肠功能障碍：表现为尿频、尿急、排尿困难甚至尿潴留、尿失禁、粪便秘结、失禁。②排汗异常：汗腺在脊髓的前神经元受到破坏，化学药物仍起作用，表现为少汗或无汗。

（三）心理-社会状况

了解患者文化程度或生活环境、宗教信仰、住址、家庭成员，患者在家中的地位和作用，陪护和患者的关系，经济状况及费用支付方式了解患者及家庭成员对疾病的认识和期望值。了解患者的个性特点，有助于对患者进行针对性的心理指导和护理支持。

五、护理诊断

(一)低效型呼吸型态

低效型呼吸型态与脊髓损伤造成呼吸肌麻痹有关。

(二)清理呼吸道低效

清理呼吸道低效与呼吸肌无力及气管切开有关。

(三)有失用综合征的危险

失用综合征与肢体瘫痪、神经功能障碍有关。

(四)躯体移动障碍

躯体移动障碍与肌无力、肢体瘫痪有关。

(五)有皮肤完整性受损的危险

皮肤完整性受损与长期卧床、神经功能障碍有关。

(六)有感染的危险

感染与长期卧床、留置尿管及气管切开有关。

(七)有外伤的危险

外伤与肢体瘫痪、神经功能障碍有关。

(八)体温过高

体温过高与手术创伤有关。

(九)急性疼痛

急性疼痛与肿瘤压迫脊髓、神经有关。

(十)语言沟通障碍

语言沟通障碍与气管切开有关。

(十一)自理能力缺陷/部分缺陷

自理能力缺陷/部分缺陷与肢体瘫痪有关。

(十二)腹胀

腹胀与脊髓损伤有关。

(十三)有营养失调、低于机体需要量的危险

营养失调、低于机体需要量与长期卧床、鼻饲有关。

(十四)焦虑

焦虑与担心疾病预后有关。

(十五)知识缺乏

与缺乏手术前后相关的知识有关。

(十六)潜在并发症

截瘫。

六、护理措施

(一)术前护理

1.心理护理

由于疼痛、感觉障碍、肢体活动受限或尿便障碍等,患者承受躯体和心理痛苦。产生悲观

心理。①应主动关心患者、耐心倾听患者的主观感受、协助患者进行日常生活。②介绍手术经过及术后康复的病例,鼓励其以乐观的心态配合治疗与护理。③遵医嘱使用镇痛药促进睡眠,增进食欲,提高机体抵抗力。

2.饮食护理

术前1～2日进流质或半流质饮食,减少大便形成,避免手术区因麻醉后肛门括约肌松弛被粪便污染。手术前晚及术日晨各行清洁灌肠1次。

3.体位护理

睡硬板床适当休息,保证充足的睡眠,以增进食欲,提高机体抵抗力;训练床上排便;肢体活动障碍者勿单独外出,以免摔倒。

4.症状护理

1)呼吸困难:密切注意呼吸情况,呼吸费力、节律不齐等表现提示高位颈髓肿瘤,使膈肌麻痹。①应备气切开包和呼吸机于床旁。②遵医嘱输氧。③指导并鼓励患者有意识的深呼吸,保持呼吸次数12次/分,防止呼吸停止。

2)瘫痪:瘫痪是脊髓损伤所致,表现为损伤平面以下感觉、运动障碍和被动体位。护理上要预防压疮发生;保持尿便通畅;鼓励和指导患者最大限度地自理部分生活;指导患者功能锻炼,改善肢体营养,防止肌肉萎缩。

(二)术后护理

1.心理护理

术后麻醉反应、手术创伤,伤口疼痛及脑水肿,使患者出现呕吐等表现,加之伤口引流管、导尿管、静脉输液等各种管道限制了患者的躯体活动,患者产生孤独、恐惧的心理反应。①及时了解患者的孤独恐惧心理。②指导患者正确配合,如呕吐时头偏向一侧,排出呕吐物,不可吞下呕吐物,避免呕吐物进入气管或反流入胃内加重呕吐。③术后早期安排亲友探视,必要时陪护患者,指导其亲友鼓励、安慰患者,分担患者的痛苦,使之消除孤独感。④减少插管、穿刺等物理刺激给患者造成的恐惧,并宣教各种管道的自我保护法。

2.饮食护理

腰骶部肿瘤术后肛门排气后方可进食少量流质饮食,以后逐渐增加量。给予高蛋白、高能量、易消化、多纤维的食物,补充维生素及水分,以促进机体康复。

3.体位护理

①睡硬板床以保持脊柱的功能位置。②术毕平卧4～6小时后按时翻身。呈卷席样翻身,保持颈、躯干在同一个水平,防止扭转造成损伤,受压部进行按摩。翻身时动作须轻柔、协调,杜绝强行的拖拉动作,减轻伤口疼痛,保持床单平整、干燥清洁;防止继发损伤。③慎用热水袋,因患者皮肤感觉障碍,易导致烫伤。④颈部手术者用砂袋置头部两侧,输氧并注意呼吸情况。腰部手术者用平枕置于腰部,并检查患侧瘫痪肢体运动感觉恢复情况。

4.症状护理

(1)呼吸困难:密切注意呼吸情况,呼吸费力、节律不齐等表现提示高位颈髓肿瘤,使膈肌麻痹。①应备气切开包和呼吸机于床旁。②遵医嘱输氧。③指导并鼓励患者有意识的深呼吸,保持呼吸次数12次/分,防止呼吸停止。

（2）便秘：便秘是脊髓损伤使神经功能障碍、卧床、进食不当、不适应床上排便等因素所致。促进肠蠕动的护理措施有：①合理进食，增加纤维素、水果摄入，补充足够水分。②指导并教会患者顺肠蠕动方向自右下腹→右上腹→上腹→左上腹→左下腹由轻而重，再由重而轻按摩腹部。③指导患者病情允许时活动肢体及做收腹活动。④督促患者养成定时排便的习惯。⑤必要时用润滑剂、缓泻剂通便、灌肠等方法解除便秘。

（3）压疮：压疮发生与截瘫平面以下失去知觉，骨突起处皮肤持续受压有关：①勤翻身，防止局部长时间受压。②常按摩骨突部位，以改善局部血液循环。③加强支持疗法，包括增加蛋白质和维生素摄入量，适量输血，调整水电解质平衡，增强受压局部的抵抗力。

5.留置导尿管护理

①尿道口每日用1:1000苯扎溴铵清洗消毒，女性患者月经期随时保持会阴部清洁。②不长期开放导尿管，避免膀胱挛缩。③训练膀胱功能，每4小时开放1次，30分钟/次。④膀胱高度充盈时不能完全排空膀胱，避免膀胱内压力突然降低而引起充血性出血。⑤使用气囊导尿管者更换导尿管1次/2~3周，并注意无菌操作。⑥怀疑有泌尿系感染时，以1：5000呋喃西林250mL膀胱冲洗，2次/日，冲洗前排空膀胱，冲洗后保留30分钟再开放。⑦对尿失禁男性患者用男式接尿器或尿袋接尿，女性患者可用接尿器。

6.潜在并发症——感染的护理

感染常与腰骶部肿瘤术后尿便失禁、伤口污染、留置导尿管和引流管等因素有关。护理上要注意：①术前晚、术晨灌肠后应指导患者彻底排尽肠道大便，以防止术中排便污染术区。②骶部手术患者，术后3日内给予流质饮食，以减少术后粪便污染的机会。③尿便污染、渗湿后及时更换敷料，保持伤口敷料干燥。

第二节 脊柱脊髓先天性疾病

一、脊膜膨出与脊膜脊髓膨出

脊膜膨出与脊膜脊髓膨出是指因先天性因素致椎板闭合不全，同时存在脊膜、脊髓、神经向椎板缺损处膨出。总出生缺陷发生率为103.07/10万，以女性居多。多发于脊柱背侧中线部位，以腰骶段最常见。脊膜膨出是指脊膜自脊椎骨裂处向体表或体腔内膨出，脊膜囊内仅含脑脊液，无脊髓及脊神经组织。脊膜脊髓膨出是指脊膜腔通过较大的椎骨缺损向背侧膨出，囊腔内含膨出程度不等、数量不同的脊髓、脊神经组织。临床上主要表现为局部包块，神经损害症状，少数合并脑积水及其他畸形的相应症状。

（一）临床表现

1.脊膜膨出

脊膜膨出可发生于颈段、上胸段、腰骶段。婴儿在出生后即在上述部位出现膨出包块，位于背部与腰骶部中线，以后者最多见，少数偏于椎旁一侧；包块有压缩性；脊膜膨出有时与先天性脑积水同时存在；压按包块时，前囟门膨隆；小儿哭闹时、包块也膨大。

2.脊髓脊膜膨出

颈段、胸段的脊髓脊膜膨出,多数只含神经根,或由脊髓分出一旁支依附于囊壁。腰骶部者,脊髓末端及马尾神经可以完全突入囊内,依附于囊壁,又弯曲向下,折返于脊膜鞘内。常有明显的圆锥与马尾神经损害症状,如下肢不同程度瘫痪和尿便功能障碍。

(二)辅助检查

1.脊柱 X 线片检查

膨出囊肿伸向胸腔、腹腔者,可见椎间孔扩大;突向盆腔者,骶管显著扩大。

2.CT、MRI 扫描

CT、MRI 扫描可了解是否合并有椎管内先天性肿瘤,了解脊柱裂、脊髓、神经及局部粘连与否。

(三)治疗原则

手术治疗,行病变探查与修补术,且主张早期手术,但下列情况为手术相对禁忌证:①巨大的胸腰部脊髓脊膜膨出有严重的尿便功能障碍及下肢瘫痪者。②合并严重脑积水显示智力发育不全等。③有其他严重畸形,如脊柱侧弯、后凸等。④出生时有严重大脑损伤,颅内出血,小头畸形,脑发育不全者。

术前 3 日起每日清洗皮肤,防止尿便污染手术区,局部有异常毛发者应备皮。脊膜膨出已破、有脑脊液漏者,皮肤消毒后用无菌敷料保护,防止术后逆行感染发生脑膜炎。

(四)护理评估

1.健康史

询问家族史及遗传史,父母是否近亲结婚。

2.身体状况

(1)评估包块的性质、大小、有无溃破:询问患儿及家长是否出生时即有,哭闹时是否包块膨大,包块是否随年龄增大而增大。已溃破者是否有脑脊液流出,压迫包块是否前囟门膨隆。婴儿出生时,背部中线,颈、胸或腰骶部可见一囊性肿物,可从枣大至巨大不等。曾发生溃破者,可见表面呈肉芽状或有感染。已溃破者,包块表面可有脑脊液流出。婴儿哭闹时包块膨大,压迫包块前囟膨隆,则提示膨出包块与蛛网膜下隙相通。

(2)评估是否有神经损害症状:单纯的脊膜膨出可无神经系统症状。腰骶部脊髓脊膜膨出引起的神经损害症状比颈、胸部的病变要多。表现为外观半球形肿块,皮肤正常,皮下为脂肪组织或呈脂肪瘤样,可出现程度不等的单侧或双侧下肢迟缓性瘫痪,足下垂,足内翻畸形,支配排尿、排便功能的脊髓和神经有程度不等的损害,会出现遗尿、排尿不畅,尿失禁和因肛门括约肌松弛而造成的排便不畅、直肠肛门脱垂、排便失禁等。

(3)评估是否有脑积水:巨大脊膜膨出和巨大脊髓脊膜膨出可因脑脊液循环功能的障碍而出现脑积水。

3.心理-社会状况

了解患者的一般情况及心理-社会状况,以及患者的性别是否影响家属的心理状态及疾病的康复。

(五)护理诊断

1.瘫痪

瘫痪与脊髓及脊神经损害有关。

2.皮肤完整性受损危险

皮肤完整性受损与长期卧床、尿便失禁有关。

3.自理能力缺陷

自理能力缺陷与长期卧床有关。

4.有感染危险

感染与手术有关。

(六)护理措施

1.术前护理

(1)心理护理:由于患儿出生时即患病,使家属心理负担很重,有的父母甚至因患儿残疾产生遗弃心理,女婴尤其严重。要加强与患儿父母的沟通,及时了解其父母的心理反应,治疗护理时通过抚摸患儿头部,握手等方式表达对患儿的关心。仔细做好健康宣教,指导家属护理患儿。如供给患者营养食物,增强机体抵抗力,腰骶部包块保持会阴部清洁,防止局部皮肤破损等。

(2)饮食护理:婴幼儿术前晚10点禁食,吵闹不安者可遵医嘱予以镇静。

(3)体位护理:侧卧位,有脑脊液漏者应俯卧位。

(4)症状护理:①下肢瘫痪:注意保持床单平整、勤翻身,以防止包块受压;协助并指导父母与患儿进行肢体功能锻炼。②尿便失禁:注意随时保持床单衣裤干燥、干净,有条件者可使用一次性尿垫,必要时使用湿润烧伤膏或氧化锌软膏,以防止会阴部损伤。

2.术后护理

(1)心理护理:术后患儿会因伤口疼痛,躯体活动受限,常哭闹不止。应注意尽量集中安排治疗时间,熟练操作,以减少对患儿的疼痛刺激;同时指导父母多抚摸、安慰患儿;3岁以上患儿可通过做游戏、讲故事使其分散注意力。和患儿说话速度应缓慢、轻柔,尽量耐心解答患儿提出的问题。

(2)饮食护理:肛门排气后进食少量流质,以后逐渐增加次数和量,保持营养的供给。

(3)体位护理:保持俯卧位1周。有脑脊液漏者保持头低位,切口处局部用砂袋加压,减少脑脊液漏的机会。天冷时注意保暖,但禁止用热水袋以防止烫伤。

(4)症状护理

1)颅压增高:①注意观察患儿有无头痛、呕吐等颅压增高表现。②遵医嘱应用20%甘露醇脱水治疗。③观察脱水效果及静脉穿刺局部皮肤,以防止液体外渗,造成局部的损伤。

2)体温升高:体温升高常因手术后蛛网膜下隙内血液刺激所致。①及时降温,控制体温。②及时更换汗湿的衣裤,以防止受凉感冒。③为防止体温过高遵医嘱适当应用地塞米松等药物,以缓解症状。

(5)潜在并发症的护理

1)脑脊液漏:主要是硬脊膜缝合不严密,同时存在颅压增高所致。观察局部敷料是否渗血、渗湿,有脑脊液漏者,应及时报告医师处理。如有皮下积液,可穿刺抽出积液加压包扎。护理上注意保持床单整洁,防止尿便污染伤口,同时指导父母尽量避免让患儿哭闹、用力,以免增加颅压、加重脑脊液漏。

2)伤口感染:位于腰骶部伤口容易被污染,可并发脑膜炎,尤其是术前已破溃与存在脑脊液漏者。局部清创的同时应用抗生素治疗。还应密切观察体温的变化,及时采取降温措施;指导陪护保护伤口敷料,防止敷料渗湿与污染。

(6)管道护理:对局部置引流管及有脑脊液外漏的患者,切忌局部使用各种药物,尤其是神经毒性药物,以防发生意外。

(七)健康教育

1.心理指导

5岁以上患儿多会有羞怯、自卑心理,应指导家属正面鼓励患儿,赞扬其优点,并需有爱心、耐心地料理患儿生活。让患儿克服自卑心理,逐渐适应家庭和社会生活。

2.饮食指导

合理进食以提高机体抵抗力,保持尿便通畅,促进疾病康复。

(1)多进食高热量、高蛋白(鱼、肉、鸡、蛋、牛奶、豆浆等)、富含纤维素(韭菜、麦糊、芹菜等)、维生素丰富(新鲜蔬菜、水果)饮食。

(2)应限制烟酒、浓茶、咖啡、辛辣等刺激性食物。

3.药物指导

嘱患者要遵医嘱按时、按量服药。

4.康复指导

(1)出院时戴有颈托、腰托者,应注意翻身时保持头、颈、躯干一致,翻身时呈卷席样,以免脊柱扭曲引起损伤。

(2)肢体运动感觉障碍者,加强功能锻炼,保持肢体功能位置,用L形夹板固定脚踝部以防止足下垂。必要时行辅助治疗,如高压氧、针灸、理疗、按摩、中医药等帮助功能恢复。下肢运动障碍者尽量避免单独外出,以免发生摔伤等意外。

(3)截瘫患者,应正视现实,树立生活的信心;学会使用轮椅,并尽早参与社会生活及从事力所能及的活动

(4)卧床者应预防压疮发生。方法为:定时翻身、按摩(1次/2小时),保持床上被服干燥、整洁、柔软,体瘦者骨突处垫软垫或柔软衣物、枕头等,防止皮肤破损

5.特别护理指导

(1)保持排便通畅:便秘者可口服果导、番泻叶等药物导泻,或使用开塞露塞肛。排便失禁者,应及时更换污染衣服,注意保持肛周会阴部皮肤清洁、干燥,可涂用湿润烧伤膏或麻油等保护肛周皮肤。

(2)留置导尿管:每日清洗消毒尿道口2次,引流袋每日更换,导尿管应每周更换,注意引流袋低于膀胱位置,防止逆行感染。留置尿管期间定时夹闭开放尿管,锻炼膀胱收缩功能。

(3)复查:告知患者定期门诊复查。

6.及时就诊指征

(1)原有症状加重。

(2)手术部位发红、积液、渗液等。

二、脊髓空洞症

脊髓空洞症是脊髓的一种慢性、进展性的退行性病变,与某些原因引起的颅内与脊髓蛛网膜下隙脑脊液循环障碍有关。通常继发于小脑扁桃体下疝畸形。其病变特点是脊髓内管状空腔形成以及胶质细胞增生。本病多在 20～30 岁发生,男性多于女性。起病较隐蔽,病程多缓慢,呈逐渐加重趋势。也有一部分患者进展较快。

现在普遍认为,颅颈交界区畸形、小脑扁桃体下疝畸形等引起颅颈交界区蛛网膜下隙梗阻是本病形成的主要原因。

脊髓空洞症空洞多限于颈髓,其次为胸髓,腰段以下少见。空洞可连续,也可呈节段性,由厚薄不一的胶质纤维或正常脊髓组织隔开。最初,空洞限于髓前连合,缓慢扩大累及后角,最终可影响到单侧脊髓或整个脊髓。空洞内可有无色透明或淡黄色的液体,其成分似脑脊液。

(一)临床表现

临床表现取决于空洞影响的范围和部位。主要体现在感觉障碍、运动障碍和自主神经损害这三个方面。

1.感觉障碍

感觉障碍为最早、最常见症状。本病特征性表现为痛温觉丧失,轻触觉、振动觉和位置觉相对保留,称分离性感觉障碍。累及丘脑脊髓束时表现为损害平面以下对侧躯干和肢体痛温觉障碍。

2.运动障碍

病变影响前角细胞引起运动神经元破坏,出现下运动神经元瘫痪,肌肉萎缩,肌张力减低,肌纤维震颤和反射消失等症状。以前臂尺侧肌肉、骨间肌、鱼际肌萎缩最为明显。随病情发展逐渐影响至肩胛及胸部。病变晚期累及皮质脊髓束,可出现痉挛性瘫痪。

3.自主神经损害

自主神经损害为本病特征性变化之一。受累部位皮肤光泽消失,有增厚、变薄、角化过度、溃疡、多汗或者无汗等症状。也,可由于关节软骨和骨的营养障碍出现夏科(Charcot)关节病。夏科关节病好发于肩肘关节,以关节肿大、关节腔积液、骨擦音,但无疼痛为特征。

(二)辅助检查

1.颈椎 X 线检查

不能发现脊髓空洞,但能了解颅颈交界区及颈椎骨性结构,对于设计手术有帮助。

2.脊髓 CT 扫描

单纯 CT 对于本病帮助不大,但是可协助诊断本病。可见髓内边界清晰的低密度囊腔。

3.MRI 检查

诊断和定位本病的首选检查方法。矢状面图像可清晰地显示空洞全貌,T_1加权图像可表现脊髓中央低信号的管状扩张,T_2加权图像上空洞内液呈高信号。

（三）治疗原则

1.手术治疗

手术是治疗脊髓空洞症的首选方法。针对改善颅颈交界区蛛网膜下隙梗阻的手术方式取得了较良好的效果，如颅后窝减压术、颅后窝减压及颅颈交界区蛛网膜下隙疏通术等。但晚期脊髓空洞、脊髓严重变性，引起截瘫至肢体挛缩者，一般不适于手术。

2.非手术治疗

（1）放射治疗。

（2）中药治疗：多采用补肾活血汤治疗。

（四）护理评估

1.健康史

询问病史，病程进展程度。本病的发病是否与先天性发育畸形因素以及后天继发因素如损伤、肿瘤有关。

2.身体状况

（1）评估感觉是否异常：最早症状多表现为单侧的痛觉、温度觉障碍，可提示空洞始于中央管背侧灰质的一侧或双侧后角底部，患者常在手部发生灼伤或刺、割伤后才发现痛温觉的缺损。随着病情进展，痛温觉丧失范围可逐渐扩大到两上肢、胸、背部，且呈短上衣分布。

（2）评估运动是否障碍：手部小肌肉和前臂尺侧肌肉萎缩软弱无力，与前角细胞受累有关，严重者可呈爪形手畸形，且有肌肉颤动，逐渐波及上肢及其他肌肉，如肩胛带以及一部分肋间肌。患者腱反射及肌张力减低。

（3）评估营养状况：关节的痛觉缺失可导致关节磨损、萎缩和畸形，表现为关节肿大，活动度增加，运动时可有摩擦音而无痛觉。在痛觉缺失的区域，表皮烫伤及其他损伤可造成顽固性溃疡及瘢痕形成。病变节段可有出汗功能障碍，出汗过多或出汗过少。病程发展到晚期可以有神经源性膀胱以及尿便失禁现象。

3.心理-社会状况

了解患者的一般情况及心理-社会状况以及患者的性别是否影响家属的心理状态及疾病的康复。

（五）护理诊断

1.恐惧

恐惧与疾病引起的不适应及担心预后有关。

2.呼吸衰竭

呼吸衰竭与手术后影响呼吸中枢或与呼吸有关的神经支配有关。

3.脊髓功能障碍

与脊髓进展性的退行性病变，及某些原因引起的颅内与脊髓蛛网膜下隙脑脊液循环障碍有关。

（六）护理措施

1.术前护理

（1）心理护理：由于疼痛、感觉障碍、肢体活动受限或尿便障碍等，患者承受躯体和心理痛苦。产生悲观心理。①应主动关心患者、耐心倾听患者的主观感受、协助患者的日常生活。②介绍手术经过及术后康复的病例,鼓励其以乐观的心态配合治疗与护理。③遵医嘱使用镇痛药促进睡眠。增进食欲,提高机体抵抗力。

(2)饮食护理:术前1~2日进流质或半流质饮食,减少粪便形成,避免手术区因麻醉后肛门括约肌松弛被粪便污染。手术前晚及术日晨各行清洁灌肠1次。

(3)体位护理:睡硬板床适当休息,保证充足的睡眠,以增进食欲,提高机体抵抗力;训练床上排便;肢体活动障碍者勿单独外出,以免摔倒。

(4)症状护理:感觉障碍者,观察患者的痛、温、触觉、肌张力及营养状况。痛觉缺失者防止烫伤或冻伤,严格掌握热水袋、冰袋使用指征,耐心细致地指导患者正确使用热水袋或冰袋并详细交代注意事项,洗澡时有人陪同,防止烫伤。

2.术后护理

(1)心理护理:术后麻醉反应、手术创伤,伤口疼痛及脑水肿,患者出现呕吐等表现,加之伤口引流管、导尿管、静脉输液等各种管道限制了患者的躯体活动,患者产生孤独、恐惧的心理反应。①及时了解患者的孤独恐惧心理。②指导患者正确配合,如呕吐时头偏向一侧,排出呕吐物,不可吞下呕吐物,避免呕吐物进入气管或反流入胃内加重呕吐。③术后早期安排亲友探视,必要时陪护患者,指导其亲友鼓励、安慰患者,分担患者的痛苦,使之消除孤独感。④减少插管、穿刺等物理刺激给患者造成的恐惧,并宣教各种管道的自我保护法。

(2)体位护理:①睡硬板床以保持脊柱的功能位置。②术毕平卧4~6小时后按时翻身。呈卷席样翻身,保持颈、躯干在同一个水平,防止扭转造成损伤,受压部进行按摩。翻身时动作须轻柔、协调,杜绝强行的拖拉动作,减轻伤口疼痛,保持床单平整、干燥清洁;防止继发损伤。③慎用热水袋,因患者皮肤感觉障碍,易导致烫伤。④颈部手术者用砂袋置头部两侧,输氧并注意呼吸情况。腰部手术者用平枕置于腰部,并检查患侧瘫痪肢体运动感觉恢复情况。

(3)症状护理

1)感觉障碍:①观察患者痛、温、触觉、肌力情况,并与术前相比较,了解术后是否有改善。②感觉障碍者,观察患者的痛、温、触觉、肌张力及营养状况。痛觉缺失者防止烫伤或冻伤,严格掌握热水袋、冰袋使用指征,耐心细致地指导患者正确使用热水袋或冰袋并详细交代注意事项,洗澡时有人陪同,防止烫伤。

2)呼吸困难:密切观察呼吸情况,呼吸困难提示脊髓颈段手术后影响呼吸中枢或与呼吸肌有关的神经支配。应注意:①床旁备呼吸机及气管切开包。②呼吸困难时予以持续吸氧改善缺氧。③呼吸困难严重导致 $SaO_2 < 90\%$ 时,及时给予气管切开辅助呼吸。④加强呼吸道管理,及时吸痰,保持呼吸道畅通。

(4)留置导尿管护理①尿道口每日用1:1000苯扎溴铵清洗消毒,女性患者月经期随时保持会阴部清洁。②不长期开放导尿管,避免膀胱挛缩。③训练膀胱功能,每4小时开放1次,30分钟/次。④膀胱高度充盈时不能完全排空膀胱,避免膀胱内压力突然降低而引起充血性出血。⑤使用气囊导尿管者更换导尿管1次/2~3周,并注意无菌操作。⑥怀疑有泌尿系感染时,以1:5000呋喃西林250mL膀胱冲洗,2次/日,冲洗前排空膀胱,冲洗后保留30分钟再开放。⑦对尿失禁男性患者用男式接尿器或尿袋接尿,女性患者可用接尿器。

(5)潜在并发症:感染的护理:感染常与腰骶部肿瘤术后尿便失禁、伤口污染、留置导尿管和引流管等因素有关。护理上要注意;①术前晚、术晨灌肠后应指导患者彻底排尽肠道粪便,以防止术中排便污染术区。②骶部手术患者,术后3日内给予流质饮食,以减少术后粪便污染的机会。③尿便污染、渗湿后及时更换敷料,保持伤口敷料干燥。

(七)健康教育

1.饮食指导

合理进食以提高机体抵抗力,保持尿便通畅,促进疾病康复。

(1)多进食高热量、高蛋白(鱼、肉、鸡、蛋、牛奶、豆浆等)、富含纤维素(韭菜、麦糊芹菜等)、维生素丰富(新鲜蔬菜、水果)饮食。

(2)应限制烟酒、浓茶、咖啡、辛辣等刺激性食物。

2.特别护理指导

(1)保持排便通畅:便秘者可口服果导、番泻叶等药物导泻,或使用开塞露塞肛。排便失禁者,应及时更换污染衣服,注意保持肛周会阴部皮肤清洁、干燥,可涂用湿润烧伤膏或麻油等保护肛周皮肤。

(2)指导患者防止烫伤,灼伤:教会患者正确使用热水袋。

(3)留置导尿管;每日清洗消毒尿道口2次,引流袋每日更换,导尿管应每周更换,注意引流袋低于膀胱位置,防止逆行感染。留置尿管期间定时夹闭开放尿管,锻炼膀胱收缩功能。

(4)复查:告知患者定期门诊复查。

3.药物指导

嘱患者要遵医嘱按时按量服药。

4.及时就诊指征

(1)原有症状加重。

(2)手术部位发红、积液、渗液等。

5.康复指导

(1)出院时戴有颈托、腰托者,应注意翻身时保持头、颈、躯干一致,翻身时呈卷席样,以免脊柱扭曲引起损伤。

(2)肢体运动感觉障碍者,加强功能锻炼,保持肢体功能位置,用L形夹板固定脚踝部以防止足下垂。必要时行辅助治疗,如高压氧、针灸、理疗、按摩、中医药等帮助功能恢复。下肢运动障碍者尽量避免单独外出,以免发生摔伤等意外。

(3)帮助患者正视现实,配合康复训练,以减轻后遗症。坚持肌肉活动训练,进行日常生活技能练习,如洗漱、吃饭等,鼓励患者做力所能及的活动。

(4)截瘫患者,应正视现实,树立生活的信心;学会使用轮椅。并尽早参与社会生活及从事力所能及的活动。

(5)卧床者应预防压疮发生。方法为;定时翻身、按摩(1次/2小时),保持床上被服干燥、整洁、柔软,体瘦者骨突处垫软垫或柔软衣物、枕头等,防止皮肤破损。

第三节　脊髓血管疾病

一、椎管内动静脉畸形

椎管内动静脉畸形是指椎管内因先天发育异常而形成的一类血管性疾病。发病年龄多见于 40 岁以下,平均 20 岁,男女发病率相等。其特点是有多个供血动脉和引流静脉,脊髓前动脉和脊髓后动脉均可参与畸形血管团和正常脊髓的双供血,1 个或 2 个独立的畸形血管团埋在脊髓内部或软脊膜下,常见于颈、上胸或胸膜段。主要表现为进行性发展的上运动神经元和下运动神经元损害表现的混合性瘫痪,并且合并有疼痛、感觉障碍、臀肌萎缩和中老年男性的括约肌功能障碍。

(一)临床表现

根据脊髓动静脉畸形的发病机制、病变部位、畸形供血方式、术中所见等。将脊髓动静脉畸形分为三类:脊髓硬脊膜动静脉瘘、髓内动静脉畸形、硬脊膜下髓周动静脉瘘。

脊髓动静脉畸形的主要临床表现有以下两个方面。

1.疼痛、感觉障碍、运动障碍及自主神经功能障碍

一半以上的患者以急性疼痛发病,为刺痛或灼痛,疼痛部位与畸形所在脊髓节段相符合。

2.间歇性跛行

具有一定的特征性,主要是由于窃血脊髓及神经根处于相对缺血状态。

(二)辅助检查

1.MRI 检查

可以看到异常的血管,但在腰骶段脊髓,异常的 T_2 加权信号往往是唯一的异常发现。

2.选择性脊髓动脉造影

脊髓前动脉可以辨认,与硬脊膜动静脉畸形有关的血供也可确定。

(三)治疗原则

本病常采用手术治疗。其适应证为:①畸形血管团边界清楚,呈团块状。②病变范围在两个椎体以内。③病变位置靠后,与脊髓前动脉距离远(即沟联合动脉长),手术便于处理而不损伤动脉主干。④引流静脉不阻挡手术入路。⑤手术可接近扩张的瘤样血管,便于处理,解除压迫。患者全身情况不良难以接受手术者不宜手术。术前进行选择性脊髓血,管造影。明确供血动脉的数目、位置。畸形血管团的位置和引流静脉的范围等。高颈段手术者必要时气管切开,保持呼吸道通畅与排痰。

(四)护理评估

1.健康史

询问患者一般情况,包括患者年龄、职业、民族、饮食营养是否合理,有无烟酒嗜好,有无尿便异常,睡眠是否正常,生活是否能自理,有无接受知识的能力。评估患者的既往有无癫痫发作、家庭史、健康史、过敏史、用药史。询问患者是否有颅脑外伤和病毒感染史。

2.身体状况

(1)评估是否有感觉障碍:由于神经后根刺激传导束与硬脊膜,一些患者常常在被针刺区域的邻近有感觉过敏,有轻触觉和位置觉的缺失。询问是否有疼痛及疼痛的部位。疼痛是最常见的症状。多为脊髓蛛网膜下隙出血所致。

(2)评估是否运动功能障碍:评估患者是否表现为肢体无力。颈段脊髓肿瘤时上肢不能高举,握物不稳,不能完成精细的动作;下肢举步无力、僵硬、易跌倒,有时肌肉萎缩,出现瘫痪(偏瘫、全瘫、高位瘫、低位瘫)。

3.心理-社会状况

了解患者文化程度或生活环境、宗教信仰、住址、家庭成员,患者在家中的地位和作用,陪护和患者的关系,经济状况及费用支付方式。了解患者及家庭成员对疾病的认识和期望值。了解患者的个性特点,有助于对患者进行针对性的心理指导和护理支持。

(五)护理诊断

1.焦虑/恐惧

焦虑/恐惧与患者对手术的恐惧、担心预后有关。

2.舒适的改变

舒适的改变与疼痛等有关。

3.脊髓功能障碍

脊髓功能障碍与脊髓压迫症、脊髓手术创伤、血管病变、水肿、血肿等有关。

4.有受伤的危险

受伤与神经功能障碍、脊髓手术后、椎板切除术后脊柱稳定性差有关。

5.便秘

便秘与下肢瘫痪,尿便功能障碍有关。

6.瘫痪

瘫痪与脊髓及脊神经损害有关。

7.潜在并发症

感染、出血、肢体功能障碍加重等。

8.预感性悲哀

预感性悲哀与疾病晚期对疾病治疗丧失信心及担心预后有关。

(六)护理措施

1.术前护理

(1)心理护理:感觉障碍患者对生活丧失情趣和信心,运动功能障碍、尿便障碍又使患者日常生活有诸多不便,而害怕手术使患者处于紧张恐惧的心理状态。护理上应加强与患者的沟通,予以日常生活的协助。做好健康宣教,使患者以乐观、积极的心态来配合治疗。

(2)饮食护理:术前1~2日进流质或半流质饮食,减少粪便形成,避免手术区因麻醉后肛门括约肌松弛被粪便污染。手术前晚及术日晨各行清洁灌肠1次。

(3)体位护理:睡硬板床适当休息,保证充足的睡眠,以增进食欲,提高机体抵抗力;训练床上排便;肢体活动障碍者勿单独外出,以免摔倒。

（4）症状护理

1）感觉障碍：感觉功能障碍患者，避免使用热水袋，在为患者洗脸、洗脚时须经测量水温或用手背试温。

2）臀肌萎缩：给予日常生活的照顾，保持尿便通畅，勤翻身防压疮。

3）便秘：便秘是脊髓损伤使神经功能障碍、卧床、进食不当、不适应床上排便等因素所致。促进肠蠕动的护理措施有①合理进食。增加纤维素、水果摄入，补充足够水分。②指导并教会患者顺肠蠕动方向自右下腹→右上腹→上腹→左上腹→左下腹由轻而重。再由重而轻按摩腹部。③指导患者病情允许时活动肢体及做收腹活动。④督促患者养成定时排便的习惯。⑤必要时用润滑剂、缓泻剂通便、灌肠等方法解除便秘。

2.术后护理

（1）心理护理：术后麻醉反应、手术创伤，伤口疼痛及脑水肿，使患者出现呕吐等表现，加之伤口引流管、导尿管、静脉输液等各种管道限制了患者的躯体活动，患者产生孤独、恐惧的心理反应。①及时了解患者的孤独恐惧心理。②指导患者正确配合，如呕吐时头偏向一侧，排出呕吐物。不可吞下呕吐物，避免呕吐物进入气管或反流入胃内加重呕吐。③术后早期安排亲友探视，必要时陪护患者，指导其亲友鼓励、安慰患者，分担患者的痛苦，使之消除孤独感。④减少插管、穿刺等物理刺激给患者造成的恐惧，并宣教各种管道的自我保护法。

（2）体位护理：①睡硬板床以保持脊柱的功能位置。②术毕平卧4～6小时后按时翻身。呈卷席样翻身，保持颈、躯干在同一个水平，防止扭转造成损伤，受压部进行按摩。翻身时动作须轻柔、协调，杜绝强行的拖拉动作，减轻伤口疼痛，保持床单平整、干燥清洁；防止继发损伤。⑤慎用热水袋，因患者皮肤感觉障碍，易导致烫伤。④颈部手术者用砂袋置头部两侧，输氧并注意呼吸情况。腰部手术者用平枕置于腰部，并检查患侧瘫痪肢体运动感觉恢复情况。

（3）症状护理

1）呼吸困难：密切注意呼吸情况，呼吸费力、节律不齐等表现提示高位颈髓肿瘤，使膈肌麻痹。①应备气管切开包和呼吸机于床旁，②遵医嘱输氧。③指导并鼓励患者有意识地深呼吸，保持呼吸次数12次/分，防止呼吸停止。

2）便秘：便秘是脊髓损伤使神经功能障碍、卧床、进食不当、不适应床上排便等因素所致。促进肠蠕动的护理措施有：①合理进食，增加纤维素、水果摄入，补充足够水分。②指导并教会患者顺肠蠕动方向自右下腹→右上腹→上腹→左上腹→左下腹由轻而重、再由重而轻按摩腹部。③指导患者病情允许时活动肢体及做收腹活动。④督促患者养成定时排便的习惯。⑤必要时用润滑剂、缓泻剂通便、灌肠等方法解除便秘。

3）压疮：压疮发生与截瘫平面以下失去知觉，骨突起处皮肤持续受压有关：①勤翻身，防止局部长时间受压。②常按摩骨突部位，以改善局部血液循环。③加强支持疗法，包括增加蛋白质和维生素摄入量，适量输血，调整水电解质平衡，增强受压局部的抵抗力。

（4）留置导尿管护理：①尿道口每日用1∶1000苯扎溴铵清洗消毒，女性患者月经期随时保持会阴部清洁。②不长期开放导尿管，避免膀胱挛缩。③训练膀胱功能，每4小时开放1次，30分钟/次。④膀胱高度充盈时不能完全排空膀胱，避免膀胱内压力突然降低而引起充血性出血。⑤使用气囊导尿管者更换导尿管1次/2～3周，并注意无菌操作。⑥怀疑有泌尿系感染时,以 1∶5000 呋喃西林 250mL 膀胱冲洗,2 次/日,冲洗前排空膀胱,冲洗后保留 30 分钟再开放。⑦对尿失禁男性患者用男式接尿器或尿袋接尿,女性患者可用接尿器。

(5)潜在并发症的护理

1)脊髓内出血或血肿:①密切观察伤口敷料情况。②如出现伤口渗血严重,伤口引流液多,及时报告医师并协助处理。③配合医师做好再次手术准备。

2)脊髓功能障碍加重:①观察感觉、运动功能,进行术前术后对照,并详细记录。②如病情加重及时报告医师处理。③安慰、鼓励患者配合治疗,以尽可能最大限度促进功能恢复。

二、脊髓海绵状血管瘤

海绵状血管瘤由薄壁的、血管样的组织构成,其间没有神经细胞,可发生于髓内和椎体内。后者又分为活动性椎体血管瘤和静止性椎体结构不良性血管瘤病两种。本病占脊髓血管畸形的 5%～12%,可以是家族性的或多发的。在中枢神经系统内发病率为 0.2%～0.4%,发病年龄平均为 35 岁。

(一)临床表现

本病特点为反复发作小量出血,临床表现为不同程度的急性或慢性脊髓功能受损症状。

1.由于反复微小出血或畸形血管内血栓形成,出现间断、反复发作性神经功能障碍,发作间期神经功能有不同程度的恢复。这是海绵状血管瘤的一个主要特点。

2.出血造成血管间隙增厚,导致海绵状血管瘤体积进行性增大,出现慢性进行性神经功能减退。

3.因为出血造成髓内血肿,患者病情进展快,神经功能迅速减退,可造成截瘫等严重后果。

4.无症状,偶然发现。

(二)辅助检查

影像学典型征象为多囊性或蜂窝状改变。MRI 为最佳检查手段,表现为局部脊髓膨大,内有高低混杂的信号,血管造影可正常。

(三)治疗原则

1.手术治疗

手术切除是唯一最有效的手段。术前栓塞可明显减少术中出血;某些病例单纯栓塞可获改善。

2.放射治疗

适应单纯栓塞治疗后的病例。

(四)护理评估

1.健康史

询问患者家庭中有无类似本病的症状:海绵状血管瘤据报道占所有脊髓血管畸形的5%～12%,它们可以是家族性或多发性的。

2.身体状况

(1)评估是否有感觉、运动功能障碍:本病常表现急性神经功能障碍,这常常与出血有关,由于血管的扩张常并发出血。

(2)评估是否有疼痛:了解患者疼痛的部位、性质、时间、程度。由于常并发椎管内出血,患者通常感到局部疼痛。

3.心理-社会状况

了解患者文化程度或生活环境、宗教信仰、住址、家庭成员,患者在家中的地位和作用,陪护和患者的关系,经济状况及费用支付方式。了解患者及家庭成员对疾病的认识和期望值。了解患者的个性特点,有助于对患者进行针对性的心理指导和护理支持。

(五)护理诊断

1.焦虑/恐惧

焦虑/恐惧与患者对手术的恐惧、担心预后有关。

2.便秘

便秘与下肢瘫痪,尿便功能障碍有关。

3.脊髓功能障碍

脊髓功能障碍与脊髓进展性的退行性病变,及某些原因引起的颅内与脊髓蛛网膜下隙脑脊液循环障碍有关。

(六)护理措施

同"椎管内动静脉畸形"。

第四节 椎管内感染性疾病

椎管内感染性疾病包括椎管内脓肿和脊髓蛛网膜炎。

椎管内脓肿是指发生于硬膜外隙、硬膜下隙或脊髓内的急性化脓性感染。硬脊膜外脓肿最常见,硬脊膜下脓肿和脊髓内脓肿罕见。

硬脊膜外脓肿可发生于任何年龄,但以20~40岁青壮年多见,男性病例较女性病例多,男女比例3:1。其病因绝大多数为继发性。其原发感染灶可为邻近或远隔部位的疮、疖肿或蜂窝织炎等化脓灶,或为各脏器感染,如肺脓肿、卵巢脓肿、腹腔炎等,也可为全身败血症的并发症。致病菌大多数为金黄色葡萄球菌,少数为革兰阳性双球菌、革兰阳性链球菌及乙型溶血性链球菌。本病预后与手术进行的早晚有直接关系。一般在未完全瘫痪前手术者,瘫痪均能完全恢复。如出现完全性截瘫3~5日以上,则术后脊髓功能难以恢复。

脊髓蛛网膜炎是蛛网膜的一种慢性炎症过程。在某种病因的作用下,蛛网膜逐渐增厚,与脊髓及神经根粘连,或形成囊肿阻塞髓腔,或影响脊髓血液循环,最终导致脊髓功能障碍,临床上神经压迫症状往往不能定位。

一、临床表现

(一)硬脊膜外脓肿

大多数患者首先表现为全身感染征象,如发热(38~39.5℃)、全身倦怠、精神萎靡、头痛、畏寒、周围血内白细胞增多、血沉加快,少数患者或病程发展较缓慢者,全身感染征象不明显。多数伴有局限性腰背痛、棘突压痛或叩击痛,程度剧烈,呈针刺或电击样。局部皮肤可有轻度水肿,棘突旁组织有压痛和叩击痛,由于病变部位神经根受炎症刺激而出现神经根痛,因病变部位不同而向胸、腹部或下肢放射。

早期患者可出现尿潴留。随着病情的发展，可逐渐出现下肢乏力、麻木、锥体束征。脊髓症状出现后常在1至数日内出现横贯性损害，表现为肢体弛缓性瘫痪、感觉障碍合并明显的括约肌功能障碍。

(二)脊髓蛛网膜炎

本病多为慢性起病，缓慢进展，也有急性或亚急性起病。因受累部位不同，临床表现呈多样性，可有单发或多发的神经根痛，感觉障碍多呈神经根型、节段型或斑块状不规则分布，两侧不对称。运动障碍为不对称的截瘫、单瘫或四肢瘫。局限型症状较轻，弥散型则较重，囊肿型脊髓蛛网膜炎与脊髓肿瘤的临床表现相似。本病病程可有缓解或加剧。

二、辅助检查

(一)实验室检查

血液白细胞及中性粒细胞增多，脑脊液白细胞计数、蛋白含量增高，细菌培养及药物敏感试验可有阳性发现。

(二)椎管造影检查

可明确梗阻确切部位，对纵定位及横定位均有帮助。

(三)局部穿刺检查

如能抽出脓液即可确诊，但一般应慎重。

(四)MRI 检查

可显示病变呈长 T_1、长 T_2 信号，即在 T_1 加权像呈低信号，在 T_2 加权像呈高信号，呈包裹性。

三、治疗原则

本疾病主要采取手术治疗，即脓肿切除术。硬膜外脓肿一旦确诊，立即行紧急手术，手术清除脓液和肉芽组织，解除对脊髓的压迫和控制感染。同时注意全身抗感染治疗，在脓液培养未获结果前，主要选用针对金黄色葡萄球菌的抗生素。伤口须用加入抗生素的生理盐水反复冲洗，放置引流管，充分引流。术后根据细菌培养敏感试验结果，向伤口内反复注入抗生素冲洗。

四、护理评估

(一)健康史

询问患者是否有化脓感染史。硬脊膜外脓肿多有化脓感染史，特别是皮肤感染史，如疖肿、痈等。

(二)身体状况

1.询问起病急缓，有无高热及寒战、全身倦怠、精神不振、头痛等周身感染及中毒症状。本病多呈急性发病过程，细菌侵入硬膜外隙形成脓肿，表现为全身感染及中毒症状。

2.评估有无局部压痛：由于神经根受炎性刺激，患者感胸腹及下肢放射痛，在相当于病变部位有明显的局部压痛，少数病例可有局部红肿。

3.评估是否有脊髓受压症状：病情急剧发展者常见于数日内很快出现脊散横贯性损害症状，表现为双下肢弛缓性瘫痪、感觉障碍合并明显的括约肌障碍，病情较轻者双下肢不全性瘫痪。

(三)心理-社会状况

了解患者文化程度或生活环境、宗教信仰、住址、家庭成员,患者在家中的地位和作用,陪护和患者的关系,经济状况及费用支付方式。了解患者及家庭成员对疾病的认识和期望值。了解患者的个性特点,有助于对患者进行针对性的心理指导和护理支持。

五、护理诊断

(一)悲哀

悲哀与对疾病的预后担忧,以致产生悲哀、恐惧心理有关。

(二)高热

高热与细菌侵入硬膜外隙形成脓肿,引起全身感染及中毒有关。

(三)疼痛

疼痛与神经根受炎性刺激,胸腹及下肢呈放射痛有关。

(四)尿便功能障碍

尿便功能障碍与下肢瘫痪,脊髓受压有关。

(五)双下肢无力

与患者呈现脊髓横贯性损害症状,表现为双下肢弛缓性瘫痪、感觉障碍合并括约肌障碍有关。

六、护理措施

(一)术前护理

1.心理护理

患者常因高热、寒战、疼痛、对疾病预后担忧,产生悲哀、恐惧心理,护理上应注意加强与患者沟通,告诉患者通过早期治疗,预后良好。疼痛时适当应用镇痛药,可口服罗通定 60mg。

2.饮食护理

饮食宜易消化、高热量、无刺激,以补充患者因发热而致的热量消耗。

3.体位护理

腰背部疼痛严重者可采取俯卧位,缓解疼痛。

4.症状护理

(1)高热:①观察体温的变化,及时发现高热。②采用冰敷、酒精擦浴或加用安乃近 0.25g 肌内注射等降温方法降低体温。③给予高热量、富营养饮食。

(2)尿潴留:腰骶部脓肿早期可出现尿潴留,尿潴留患者常不愿喝水。应鼓励患者多喝水稀释尿液。采取热敷等办法使患者排尿。如仍不能排尿,则可放置尿管。留置导尿期间加强护理预防感染。

(3)脊髓受压:患者表现为双下肢乏力、尿便障碍。应注意保持床单整洁,防止尿便污染伤口,下肢无力者进行功能锻炼。方法为被动运动下肢大小关节 2～3 次/日,30 分钟/次,指导患者做伸趾、提足、抬腿、屈膝、屈髋等活动,锻炼下肢运动功能。

（二）术后护理

1.心理护理

手术切口的疼痛、担心术后肌力的恢复、术后俯卧位的不舒适等,使患者产生悲观、焦虑的心理。应注意多与患者沟通,予以日常生活的照顾,耐心解释术后肌力恢复需要康复训练的过程,指导患者维持俯卧位,有利于伤口的愈合,减轻疼痛,鼓励积极配合。

2.饮食护理

患者肛门排气后方可进食流质饮食,早期饮食宜清淡、少渣以减少粪便的形成。

3.体位护理

采取俯卧位,解除伤口受压的疼痛及尿便对伤口的污染。

4.症状护理

（1）脊髓受压:患者表现为双下肢乏力、尿便障碍。应注意保持床单整洁,防止尿便污染伤口,下肢无力者进行功能锻炼。方法为被动运动下肢大小关节 2～3 次/日,30 分钟/次,指导患者做伸趾、提足、抬腿、屈膝、屈髋等活动,锻炼下肢运动功能。

（2）高热:①密切观察体温的变化,及时发现和处理高热。追查细菌培养敏感试验结果,以选择合适的抗生素进行伤口冲洗。②采用冰敷、酒精擦浴或加用安乃近 0.25g 肌内注射等降温方法降低体温。③给予高热量、富营养饮食。

5.管道护理

手术一般放置粗细型硅胶管各一根,其中细型管用于术后注入抗生素溶液,保留 3～5 日拔除;粗型管作为引流,48 小时后拔除。护理上应注意伤口敷料有无渗血、渗脓,敷料渗湿时及时通知医师更换,尤其注意防止尿便对伤口的污染。

6.潜在并发症的护理

1）败血症:感染不能控制,可并发败血症。护理上需密切观察体温的变化,高热时遵医嘱抽血做血培养,严格执行抗生素的使用时间、次数、并观察用药疗效。

2）压疮:压疮发生与截瘫平面以下失去知觉、骨突起处皮肤持续受压有关:①勤翻身,防止局部长时间受压。②常按摩骨突部位,以改善局部血液循环。③加强支持疗法,包括增加蛋白质和维生素摄入量,适量输血,调整水电解质平衡,增强受压局部的抵抗力。

3）感染:感染常与腰骶部肿瘤术后尿便失禁、伤口污染、留置导尿管和引流管等因素有关。护理上要注意:①术前晚、术晨灌肠后应指导患者彻底排尽肠道粪便,以防止术中排便污染术区。②骶部手术患者术后 3 日内给予流质饮食,以减少术后粪便污染的机会。③尿便污染渗湿后及时更换敷料,保持伤口敷料干燥。

第十章 脑积水的护理

脑积水分为成人脑积水和儿童脑积水两类,单纯脑积水是指脑脊液在颅内过多蓄积,常发生在脑室内,也可累及蛛网膜下隙。按临床发病的长短和症状的轻重可分为急性、亚急性和慢性脑积水。一般来说。急性脑积水的病程在1周之内。亚急性脑积水病程在1个月之内。慢性脑积水病程在1个月以上。儿童脑脊液产生过程和形成量与成人相同。平均每小时20mL,但脑积水临床特点有所不同。儿童脑积水多为先天性和炎症性病变所致,而成人脑积水以颅内肿瘤、蛛网膜下隙出血和外伤多见。脑脊液通路上任何部位发生狭窄和阻塞或脑脊液的产生过多、吸收障碍,均可使脑脊液增多。脑积水使颅内压增高造成脑组织本身的形态结构改变,脑室壁压力增高,脑室进行性扩大。国外有资料报告,儿童先天性脑积水发病率在(4~10)/10万,是最常见的先天性神经系统畸形疾病之一。

一、临床表现

(一)头颅形态改变

婴儿出生后数周或数月内头颅进行性增大,前囟也随之扩大和膨隆。头颅的外形与脑脊液循环的阻塞部位紧密相关。中脑导水管阻塞时头颅的穹隆扩张而颅后窝窄小,蛛网膜下隙阻塞时整个头颅对称性扩大,第四脑室的出口阻塞常引起颅后窝的选择性扩大。头颅与躯干的生长比例失调,由于头颅过大过重而垂落在胸前,颅骨菲薄,头皮有光泽、浅静脉怒张。头颅与脸面不相称,头大面小、前额突出、下颌尖细。

(二)神经功能缺失

脑积水的进一步发展,可使第三脑室后部的松果体上隐窝显著扩张,压迫中脑顶盖部或由于脑干的轴性移位,产生类似帕里诺综合征,即上凝视麻痹,使婴儿的眼球上视不能,出现所谓的落日征。第Ⅵ对脑神经麻痹常使婴儿的眼球不能外展。由于脑室系统的进行性扩大,多数病例出现明显的脑萎缩,在早期尚能保持完善的神经功能,到了晚期则可出现锥体束征、痉挛性瘫痪、去脑强直等。智力发育也明显比同龄的正常婴儿差。

(三)颅压增高

随着脑积水的进行性发展,颅压增高的症状逐渐出现,尽管婴儿期的颅缝具有缓冲颅内压力的作用,但仍然是有限度的。婴儿期颅压增高的主要表现是呕吐,由于婴儿尚不会说话,常以抓头、摇头、哭叫等表示头部的不适和疼痛,病情加重时可出现嗜睡或昏睡。

(四)急性脑积水

脑脊液循环通路的任一部位一旦发生梗阻,最快者可在数小时内出现颅内压增高的症状,如双侧额部疼痛、恶心、呕吐等。有的可出现短暂或持久性视力障碍。如果颅缝已经闭合,且处于急性发作期,颅内的代偿能力差,较易出现意识障碍。若不及时抢救可发生脑疝而死亡。

(五)慢性脑积水

脑积水发生的速度较缓慢,颅内尚有一定的代偿能力,例如,通过骨缝分离、脑组织的退缩和脑室系统的扩大,颅内能容纳更多未被吸收的脑脊液,因此临床表现以慢性颅压增高为其主要特征,可出现双侧颞部或全颅痛、恶心、呕吐、视盘水肿或视神经萎缩、智力发育障碍等。随着脑室的进行性扩张。脑室周围的皮质脊髓束的传导纤维牵拉受损,出现步态异常和运动功能障碍。若第三脑室过度膨胀扩张,可使垂体、下丘脑及松果体受压,因而出现内分泌异常,包括幼稚型、脑性肥胖症和青春期早熟等。

(六)正常颅内压脑积水

属于慢性脑积水的一种状态。其特点是脑脊液压力已恢复至正常的范围,但脑室和脑实质之间继续存在着轻度的压力梯度(压力差),这种压力梯度可使脑室继续扩大并导致神经元及神经纤维的损害。临床的主要表现为:①头围在正常值以内或略超过正常值。②精神运动发育迟缓。③智力下降、学习能力差。④轻度痉挛性瘫痪。

(七)静止性脑积水

静止性脑积水是脑积水发展到一定程度之后自动静息的一种状态。主要特点是脑脊液的分泌与吸收趋于平衡,脑室和脑实质之间的压力梯度已消失,脑室的容积保持稳定或缩小,未再出现新的神经功能损害,精神运动发育随年龄增长而不断改善。

(八)外伤性脑积水

外伤性脑积水是一种常见的严重的创伤性脑损伤并发症,影响预后。其可能由一种或多种病理生理因素导致,如脑脊液生产过剩,脑脊液正常流动的梗阻,或脑脊液吸收障碍导致的脑脊液过度积累,最终,因脑脊液的产生与吸收不平衡引起脑积水。外伤后脑积水可表现为正常压力脑积水或颅压增高征。需要与脑萎缩性和脑发育异常导致的脑室扩大相鉴别。

(九)动脉瘤后脑积水

动脉瘤后脑积水是动脉瘤性蛛网膜下隙出血后的常见并发症之一。它是由于蛛网膜下隙出血后脑脊液分泌过多或吸收障碍,脑脊液循环受阻,出现以脑室和(或)蛛网膜下隙病理性扩张,脑实质相应减少为特征的一类疾病,可严重影响患者的预后。

(十)松果体区肿瘤性脑积水

松果体区肿瘤性脑积水来源于松果体及其邻近组织结构的肿瘤性病变常导致第三脑室或导水管开口阻塞而引起侧脑室系统积水。

二、辅助检查

主要依据 MRI 等影像学检查。

(一)梗阻性脑积水

MRI 显示梗阻部分以上脑室异常扩大,脑室扩大程度重于脑池扩大,室壁轮廓光整,张力高,可伴有脑室周围长 T_1、长 T_2 信号影。

(二)交通性脑积水

MRI 常显示脑室系统普遍扩大,脑沟变浅甚至消失,伴或不伴有脑室旁的间质水肿。

(三)特殊的小儿外部性脑积水

MRI 主要表现为以额顶叶或伴有双侧颞叶为主要区域的蛛网膜下隙增宽(最大宽径≥5mm),鞍上池扩大,脑室可不扩大。

三、治疗原则

目前多以侧脑室腹腔分流术为首选,而脑室右心房分流术只有在患者因腹部病变不适合行腹腔分流时才实行。对于儿童性脑积水通常采取非分流手术,包括侧脑室脉络丛切除术、第三脑室底部造口术。

四、护理评估

(一)健康史

询问患者既往是否患有蛛网膜下隙出血、脑肿瘤以及外伤等导致脑积水的疾病,小儿患者是否为早产儿。

(二)身体状况

1.了解患者首发症状

询问患者是否出现头痛、呕吐。询问头痛的部位、特点,卧位时脑脊液回流较少,因此头痛在卧位或晨起时较重,坐位可缓解;当脑积水造成小脑突入枕大孔,患者可常出现夜间痛醒、全头持续性剧痛,颈部疼痛。除以上表现外患者还可出现肢体性共济失调等小脑的功能障碍的表现,小儿患者可由于不能表达感受,需向家长询问患者是否出现易激惹、拒食,持续高调短促的异常哭泣等异常。

2.评估意识、瞳孔、生命体征

评估患者出现颅压增高表现是否为脑脊液在颅内过多蓄积所致,可表现为头痛、呕吐以及意识、瞳孔、生命体征的变化。

3.评估神经系统损害

观察成年患者有无视力视野的障碍及视盘水肿、运动功能障碍等神经系统损害表现。婴儿颅压增高症状明显时,可见骨缝增宽、前囟饱满、头皮变薄和头皮静脉清晰可见,并有怒张,使用强灯光照射时头颅透光,叩诊呈破罐音,头颅异常增大,双眼落日征,智力发育异常。评估小儿患者是否存在以下肢为主的肢体痉挛性瘫痪,轻者可表现为双足跟紧张,足下垂,严重时则出现痉挛步态,即剪刀步态。

(三)心理-社会状况

了解患者文化程度或生活环境、宗教信仰、住址、家庭成员,患者在家中的地位和作用,陪护和患者的关系,经济状况及费用支付方式,了解患者及家庭成员对疾病的认识和期望值。了解患者的个性特点,有助于对患者进行针对性的心理指导和护理支持。

五、护理诊断

(一)潜在并发症

颅压增高。

(二)有外伤危险

外伤与步态不稳有关

(三)有感染的危险

感染与脑室腹腔分流术引起脑脊液外流有关。

(四)腹张

腹张与脑脊液对腹腔刺激引起肠蠕动减弱有关。

(五)疼痛

疼痛与脑脊液回流有关

六、护理措施

(一)术前护理

1.心理护理

①耐心倾听患者的主诉,并向患者解释出现头痛、呕吐的原因。②与患者交流时尽量语言简洁、使用非医学术语,使患者能理解和接受。详细解释诊断、检查、治疗的过程,使患者能配合治疗护理。

2.饮食护理

颅压增高的患者,应给予流质或半流质饮食,指导少量多餐,以防止呕吐误吸引起窒息。对小儿患者要顺从其饮食习惯,尽量避免小儿进食时哭闹。

3.体位护理

可给予半坐位或坐位以减轻头痛。呕吐患者侧卧位头偏向一侧。

4.症状护理

①遵医嘱定时观察意识、瞳孔、血压、呼吸、脉搏的变化,并及时记录。当患者出现头痛、呕吐时,认真观察并记录呕吐特点、时间,呕吐物的性质、颜色、数量。②抬高床头,以减轻头痛。③遵医嘱按时、按量、准确地给予脱水药,并观察用药后的效果。④及时清理呕吐物,必要时应更换床单及病服。⑤呕吐时指导患者不要过分的紧张,防止呕吐物的误吸引起窒息。

5.手术前准备

①检查腹部皮肤有无感染、疖、痈,术前 1 日备皮。②脑脊液外引流者,引流袋应高于脑室基线,以防止脑脊液引流过度或不够。

(二)术后护理

1.心理护理

向患者及家长讲述手术的过程,为其提供确切的临床信息,以减轻其焦虑、担忧心理。询问患者术后的主观感受,讲解放置引流管的必要性,指导患者不可抓挠伤口,不合作者或小儿患者可给予约束肢体。

2.饮食护理

麻醉清醒、肛门排气后方可进食流质饮食。腹胀常因术后脑脊液对腹腔刺激引起肠蠕动减弱所致,应禁食,至肠鸣音恢复正常后方可进食,早期不应进食易产气食物如牛奶,必要时腹部湿热敷以刺激肠蠕动。如无腹泻、腹胀等不良反应可逐渐过渡到普食。

3.体位护理

抬高床头 $20°\sim30°$,以利于引流。脑室外引流的患者应保持平卧位。

4.管道护理

①观察记录引流液的颜色、性质、数量。②维持引流袋的高度正确,以避免引流过度造成的低颅内压或引流不充分引起颅压增高。③指导患者不要坐起或大幅度翻身,意识障碍患者应给予适当约束,防止引流管脱出。④每日更换无菌引流袋,更换时应注意消毒保持无菌状态,防止感染。

5.潜在并发症的护理

(1)感染:感染是分流术后最严重的并发症。护理过程中需注意以下几点:①保持室内空气的新鲜,尽量减少探视人员。②密切观察患者体温的变化。③指导患者不要触摸伤口,必要时可适当约束肢体。④注意观察腹部情况,有无腹痛等腹膜刺激征。

(2)脏器穿孔:脏器穿孔为分流管在腹腔随脏器活动而穿透脏器所致,常见的有肠穿孔、腹壁穿孔、脐穿孔、胸腔穿孔等。①严密注意有无气胸、胸腔积液、腹腔积液、阴囊或腹股沟疝囊积液及阴道或膀胱穿孔,大肠或小肠、直肠穿孔、脐部穿孔等表现。②一旦脏器穿孔,应立即报告医师行分流管取出手术。

(3)颅压增高:常因分流管堵塞或末端被组织嵌入所致。患者可出现头痛、呕吐、意识改变等表现。应加强病情观察,遵医嘱可给予脱水治疗,配合行脑室外引流或再次分流手术前准备。

七、健康教育

1.教会患者及家属挤压引流管按压阀门的方法,以保持引流通畅。

2.注意保护伤口,身体活动时不可用力过猛,6个月内不能做过重的体力劳动,防止分流管断裂。

3.告知患者出现头痛、腹痛、频繁呕吐、血压升高等症状,应及时就诊,加强自我保护。

4.指导家属注意患儿的心理变化,给予适当的教育和心理引导,使其正确认识自己的疾病,并能积极主动掌握自我护理知识。

第十一章　功能性疾病的护理

第一节　面肌痉挛

面肌痉挛为高反应性功能障碍综合征的一种,为第Ⅶ对脑神经支配的一侧面部肌肉不随意地阵发性抽搐。一般先由眼轮匝肌开始,逐步扩散影响面部表情肌和口轮匝肌,又称面肌抽搐或半侧颜面痉挛。此病不危及患者生命,但影响患者的生活及社交活动,给患者造成心理负担,并以此为诱因引起患者的神经功能紊乱。

原发性面肌痉挛的病因及病理目前尚不十分清楚,可能是面神经通路上某些部位受到病理性刺激产生异常电冲动所致。

一、临床表现

该病女性多见,尤以 40 岁以后发病明显增多。初发病者多为一侧眼轮匝肌不自主抽搐,呈阵发性,随着病情进展,抽搐波及同侧面部其他肌肉,其中口角抽搐最为显著,严重者可累及同侧颈阔肌。

1.抽搐的特点:阵发性、快速及不规律性,程度轻重不等。

2.持续时间:一般开始发病时抽搐仅持续数秒钟,以后达数分钟或更长时间,间歇期变短、抽搐加重。

3.严重者可呈面肌强直性抽搐,不能睁眼,口角歪向同侧,导致说话困难。

4.该病患者常因紧张、过度劳累、面部过度运动使抽搐加剧,但不能自己控制抽搐发作,睡眠后症状消失。

5.多为单侧发病,部分患者伴有面部疼痛或诉头晕、耳鸣,有的患者由于长期面肌痉挛出现同侧面肌肌力减弱,晚期患者可伴同侧面瘫。

二、辅助检查

(一)头颅 CT、MRT 检查

排除颅内病变,特别是脑桥小脑三角是否有肿瘤、蛛网膜囊肿或血管性病变。

(二)脑血管造影

必要时行脑血管造影。

(三)病变侧面肌肌电图检查

了解面肌的电兴奋性的典型特征,如出现肌纤维震颤和肌束震颤波。

三、治疗原则

对病因明确者应积极治疗其原发病。对原发性面肌痉挛可采用以下方法治疗。

1.药物治疗

各种抗癫痫、镇静、安定剂等药物,如苯妥英钠、卡马西平、苯巴比妥、地西泮等,对少数患

者可减轻症状,同时配合维生素 B_1、维生素 B_{12} 肌内注射效果更好。

2.手术治疗

(1)微血管减压术:是治疗面肌痉挛的主要和首选方法。属于面神经非毁损性手术,最大的优势是既能解除面肌痉挛,又不造成面神经功能障碍。该手术是目前治疗原发性面肌痉挛效果可靠、疗效持久的方法。

(2)其他手术方法:包括面神经主干或部分神经束切断、药物封闭、面神经干射频治疗、面神经-舌下神经吻合等。主要原理是在面神经走行过程中对其实施损伤,以减少或中断面神经电冲动而达到治疗面肌痉挛的目的。

3.肉毒素注射

在短期内可收到一定效果,现常用于治疗的有 4 种剂型:英国产 Dysport、美国产 Botox、日本产 GS-BOT15 和我国兰州生物制品研究所生产的注射用 A 型肉毒素。肉毒素面部注射后 2～7 日可见效,但维持时间较短,为 12～18 周,要多次注射维持疗效,每年需进行注射 4 次。其并发症是上睑下垂、面瘫和复视。

4.其他治疗方法

无水酒精和地西泮注射液对面神经干或分支进行封闭,但疗效不确定,易引起面瘫等,现今已废弃。

四、护理评估

(一)健康史

询问患者一般情况,包括患者年龄、职业、民族、饮食营养是否合理,有无烟酒嗜好,有无尿便异常,睡眠是否正常,生活是否能自理有无接受知识的能力。评估患者的既往有无癫痫发作、家庭史、健康史、过敏史、用药史。

(二)身体状况

1.询问患者抽搐的部位、性质及频率

仔细询问患者抽搐的部位是在一侧还是在两侧,起病部位在哪里;是否在平常的活动中即可诱发抽搐,持续时间多久,每次数秒或数分钟或更长时间等。

2.了解起病形式及病程特点

询问患者是否呈持续性发作或间歇性周期发作。了解患者的病程长短,一般病程越长,间歇期变短,抽搐加重。

3.了解神经系统有无阳性体征

晚期患者除轻度面瘫外,无明显阳性体征。

(三)心理-社会状况

评估患者的精神、心理状态。患者常因紧张、过度劳累、面部过度运动而抽搐加剧,但不能自己控制抽搐发作,可导致患者情绪低落甚至精神抑郁。了解患者及家庭成员对疾病的认识和期望值。了解患者的个性特点,有助于对患者进行针对性的心理指导和护理支持。

五、护理诊断

(一)自我形象紊乱

自我形象紊乱与面肌痉挛有关。

（二）焦虑

焦虑与担心手术、疾病的预后有关。

六、护理措施

（一）术前护理

1.心理护理

长期不自主的面容常影响人际交往，加上病程迁延，反复接受针灸、药物治疗，对手术治疗及术后效果缺少必要的了解，给患者带来巨大的痛苦和心理压力，因此，我们应耐心、热情解答患者所提出的问题，详细解释手术目的、方法、效果以及术后注意事项，解除患者的心理疑虑，增强对手术治疗的信心。正确认识和接受手术。

2.术前常规准备

（1）协助完成相关术前检查。

（2）术前8小时禁食水。

（3）术前1日清洗头发，术晨2小时局部备皮，局部备皮范围可用示指、中指、无名指三指之宽在耳后上方、后方划出。长发者应将余下的头发梳成小辫。扎，在远离术野处。

（4）手术前1日行抗生素皮试，术晨遵医嘱带入术中用药，术前30分钟预防性使用抗菌药。

（5）术晨更换清洁病员服。

（6）术晨与手术室人员进行患者、药物核对后，送入手术室。

（7）麻醉后置尿管。

（二）术后护理

1.全麻术后护理常规

（1）了解麻醉和手术方式、术中情况、切口和引流情况。

（2）持续低流量吸氧。

（3）持续心电监护。

（4）床档保护防坠床。

（5）严密观察生命体征及意识、瞳孔、肢体活动、反射，特别注意呼吸、血压的变化，警惕颅内高压的发生。

2.各管道观察及护理

（1）输液管保持通畅，留置针妥善固定，注意观察穿刺部位皮肤。

（2）尿管按照尿管护理常规进行，一般术后第1日可拔除尿管，拔管后注意关注患者自行排尿情况。

（3）面肌痉挛微血管减压术后一般均不需安置创腔引流管。

3.伤口观察及护理

（1）观察伤口有无渗血、渗液，若有应及时通知医师更换敷料。

（2）术后第7日伤口拆线换药。

4.基础护理

做好口腔护理、尿管护理、定时翻身、患者清洁等工作。

5.疼痛护理

(1)评估患者疼痛情况,警惕颅内高压的发生。

(2)遵医嘱给予脱水药或激素。

(3)提供安静舒适的环境。

6.抗生素使用

按照《抗菌药物临床应用指导原则》选择用药。

7.体位与活动

(1)全麻清醒前:去枕平卧位 6 小时,头偏向一侧。

(2)全麻清醒后手术当日:睡枕,可适当抬高床头 10°,侧卧位。

(3)术后第 1～2 日:抬高床头 15°～30°,侧卧位,以利静脉回流减轻脑水肿。

(4)术后第 2～6 日,指导患者适当下床活动(无创腔引流管)。

注意:活动能力应当根据患者个体化情况,循序渐进,对于年老或体弱的患者,应当相应推后活动进度。

8.饮食护理

(1)术后 4～6 小时,禁食。

(2)术后 6～10 小时,进流质饮食。

(3)术后第 2 日,进半流质或软食。

(4)术后第 3 日,进普食,进食高蛋白、高维生素、易消化食物,忌辛辣、刺激性食物。

七、健康教育

(一)饮食

(1)饮食应营养丰富、易消化。

(2)多吃新鲜蔬菜水果,预防便秘。

(3)忌食刺激性食物,忌烟酒、浓茶、咖啡、无鳞鱼。

(二)活动

不要过于劳累。

(三)服药

遵医嘱定时服用卡马西平等药物。

(四)心理护理

保持良好的心态。

(五)改变生活习惯

勿抽烟、喝酒、剔牙。改变咀嚼习惯,避免单侧咀嚼导致颞下颌关节功能紊乱。

(六)复查

术后定期门诊随访。术后每 3 个月复查 1 次,半年后每半年复查 1 次,至少复查 2 年。由于手术仅仅解除了血管对面神经根部的压迫,而面神经功能需要一定时间才能修复正常,面肌痉挛一般在 6 个月内才能完全停止,故术后应定时服药、定期复查。

第二节　三叉神经痛

三叉神经痛又称为 Fotrergin 病。表现为颜面部三叉神经分布区内反复发作的、短暂的、闪电样、剧烈性疼痛。疼痛历时数秒或数分钟。疼痛呈周期性发作,发作间歇期同正常人一样,是神经系统最常见的疾病之一。

本病多发生于 40 岁以上人群,占患者总数的 70％～80％,随年龄增长发病率增加。女性多于男性。大多为单侧性,以右侧发病较多,且多见于三叉神经第三支和(或)第二支分布区域,少数为双侧发病,可以先后或同时两侧发病,双侧发病的约占 5％。

临床上将三叉神经痛分为原发性和继发性两大类。

1.原发性三叉神经痛

指有临床症状,检查未发现明显的与发病有关的器质性或功能性病变。

2.继发性(症状性)三叉神经痛

指疼痛由器质性病变如肿瘤压迫、炎症侵犯或多发性硬化引起。

一、临床表现

继发性三叉神经痛一般依据病因的不同有不同的临床表现。原发性三叉神经痛一般无明显体征,疼痛是原发性三叉神经痛最突出的临床表现,典型的三叉神经痛的疼痛可表现如下。

(一)疼痛的部位

疼痛发作仅限于三叉神经分布区,多为单侧,右侧较多,也常由一侧开始,而后累及对侧,且两侧疼痛发作区不一定对称。以一侧为主,发病初期,可先集中某一支分布区,长时间不变,多在一侧的三叉神经第 2 支或第 3 支或第 2、3 支两支内的区域,而后可逐渐扩散到其他支,但不扩散越过中线而至对侧。如第 1 支的疼痛主要分布在上睑和前额;第 2 支的疼痛区域在上唇、齿龈及颊部,也可有硬腭疼痛;第 3 支的疼痛部位在下唇、齿龈及下颌部。

(二)疼痛的性质

表现为面部、口腔及下颌部位的某一点,突然发生剧烈性、闪电式、短暂的疼痛,犹如刀割样、火烧样、针刺样或电击撕裂样痛,多在谈话、进餐或洗脸时发生,每次历经数秒或数十秒至 1～2 分钟不等,疼痛立即向三叉神经的一支或几支区域的范围扩散。疼痛非常剧烈,以至于患者要停止谈话、停止饮食、停止行走,以双手掩住面部、严重者咬牙、用力揉搓面部,并且躲避谈话的人。

(三)疼痛的时间规律

在患者发病初期,疼痛发作次数较少,常在受凉感冒后出现,每次发作持续数秒或 1～2 分钟,骤然停止。发作间歇期如常人,间歇期长达数月或几年。但随着疾病的持续,发作间歇期会逐渐缩短。发作日益频繁。自行停止自愈的病例很少。以后发作逐渐频繁。疼痛加重。病程可达到几年或数十年不一。严重发作时日夜不分,每日可达数十次,甚至上百次。不能进食喝水。体质消瘦。患者终日处于疼痛难耐状态。表情沮丧痛苦,乃至失去生活信心而轻生。有些患者早期呈季节性发作,在每年春天或秋天的一定时间,呈周期性发作,而且每次发作持续时间1～3个月不等。然后无任何原因的自然消失。直到下一年的同一季节开始发作。一般很少见夜间发作。

(四)疼痛的触发点

即在痛侧三叉神经分布区内某一处,如嘴唇、口角、鼻翼、颊部、牙齿、牙龈、舌前等部位特别敏感,稍加触动就会引发疼痛,这些敏感区称为扳机点。一个患者可有数个触发点,凡是刺激和牵动此点便引起发作。从此点开始,立即放射到其他部位。面部刺激如谈话、唱歌、进食、洗脸、剃须、刷牙及风吹均可引发疼痛发作。很多患者因此而不敢洗脸、刷牙、吃东西,导致口腔、面部卫生状态极差,全身营养不良,局部皮肤粗糙,甚至局部肌肉萎缩。有的患者因怕触发疼痛而保持某一个姿势不动。

(五)其他症状及神经系统体征

由于疼痛和面部肌肉痉挛性抽搐,口角可向患侧歪斜。发病初期,面部、眼结膜充血发红、流泪、流涕等;发病后期,发生结膜发炎、口腔炎等。有的患者在疼痛发作时,用手掌握住面颊并用力地搓揉,以期缓解疼痛,久而久之患侧面部皮肤变粗糙、增厚、眉毛稀少甚至脱落。神经系统体检时,原发性三叉神经痛患者除有部分患者角膜反射减弱或消失之外,均无阳性体征发现。少数患者,发病后期多因采用过酒精封闭及射频治疗,患侧疼痛区域内感觉减退,甚至部分麻木。

二、辅助检查

因原发性三叉神经痛的患者体格检查极少有阳性体征,其诊断主要依赖病史的采集。在检查患者面部感觉时,常在病侧某个部位,如上下唇、鼻翼、口角、牙齿、颊部、舌、额部等处发现扳机点。典型的原发性三叉神经痛,可根据疼痛发作部位、性质、触发点以及检查无神经系统阳性体征等予以确诊。对于诊断不明确者,头部CT、MRI平扫及增强扫描。可帮助排除颅后窝、脑桥小脑三角、海绵窦、Meckel腔等部位肿瘤性或血管性病变所致继发性三叉神经痛。但对于三叉神经痛主要是进行磁共振检查,其他的检查均不能满足临床需求。

三、治疗原则

(一)药物治疗

无论是原发性,还是继发性三叉神经痛均可用药物治疗,如一旦病因明确,应积极针对病因治疗。

1.卡马西平

卡马西平是治疗三叉神经痛应用最广泛、最有效的药物。

2.苯妥英钠

其疗效不如卡马西平,被列为第二位选用药物。

3.其他药物

氯硝西泮、维生素 B_1、野木瓜注射液、654-2(山莨菪碱)。

4.中药

毛冬青注射液、颅痛宁等。

(二)手术治疗

除外继发性三叉神经痛,对于药物治疗无效或不能耐受药物不良反应的患者,可选用适宜的、患者能接受的手术方式进行治疗。

四、护理评估

(一)健康史

询问患者一般情况,包括患者年龄、职业、民族、饮食营养是否合理,有无烟酒嗜好,有无尿便异常,睡眠是否正常,生活是否能自理,有无接受知识的能力。评估患者的既往有无癫痫发作、家庭史、健康史、过敏史、用药史。

(二)身体状况

1.询问患者疼痛的部位、性质及频率

仔细询问患者疼痛的部位是在一侧还是在两侧,痛点位于哪里;询问患者是否有特别敏感的区域,如口角、鼻翼、颊部和舌部为敏感区;是否在平常的活动中即可诱发疼痛,严重者洗面、刷牙、说话、咀嚼、哈欠等都可诱发。疼痛的感觉如何,如电击样、针刺样、刀割样或撕裂样的剧烈疼痛。持续时间多久,每次数秒或1~2分钟等。是否有面肌抽搐现象。

2.了解起病形式及病程特点

询问患者是否呈持续性发作或间歇性周期发作。了解其发病时局部有无伴随症状,如伴有面部发红、皮温升高、结膜充血和流泪等。了解患者的病程长短。一般病程越长。发作越频繁、越重。

3.了解神经系统有无阳性体征

原发性三叉神经痛多无神经系统阳性体征。

(三)心理-社会状况

评估患者的精神、心理状态。三叉神经痛疼痛严重时可昼夜发作,可使患者夜不能眠或睡后痛醒,同时很多动作可以诱发疼痛发作,可导致患者面色憔悴、甚至精神抑郁或情绪低落。了解患者及家庭成员对疾病的认识和期望值。了解患者的个性特点,有助于对患者进行针对性的心理指导和护理支持。

五、护理诊断

(一)疼痛

疼痛与三叉神经受损、病变有关。

(二)焦虑与恐惧

焦虑、恐惧与担心手术、疼痛、疾病的预后有关。

(三)潜在并发症

感染、低颅压。

六、护理措施

(一)术前护理

1.心理护理

三叉神经痛可由咀嚼、哈欠、讲话等诱发,以致患者不敢做这些动作,表现为面色憔悴、精神抑郁和情绪低落,应根据患者不同的心理给予疏导和支持,帮助患者树立战胜疾病的信心,积极配合治疗。

2.术前常规准备

(1)协助完成相关术前检查。

(2)术前 8 小时禁食水。

(3)开颅微血管减压术患者术前 2 小时头部备皮;射频手术患者应嘱其在治疗前洗净需要穿刺的部位。

(4)开颅微血管减压术患者手术前 1 日进行抗生素皮试,术晨遵医嘱带入术中用药,术前 30 分钟预防性使用抗菌药。

(5)术晨更换清洁病员服。

(6)术晨与手术室人员进行患者、药物核对后,送入手术室。

(7)开颅微血管减压术患者麻醉后置尿管。

(8)老年患者应监测血压、脉搏及血糖,调整患者的心功能、血压及血糖,并将其稳定在正常范围后再进行手术。

3.营养护理

给予全流或半流质饮食,鼓励患者争取在发作后的时间内多进食,以保证营养和增强体质。

(二)术后护理

1.全麻术后护理常规

(1)了解麻醉和手术方式、术中情况、切口和引流情况。

(2)持续低流量吸氧。

(3)持续心电监护。

(4)床档保护防坠。

(5)严密观察生命体征及意识、瞳孔、肢体活动、反射、有无面瘫(射频术者)等变化,特别注意呼吸、血压的变化,警惕颅内高压的发生。

2.各管道观察及护理

(1)输液管保持通畅,留置针妥善固定,注意观察穿刺部位皮肤。

(2)尿管的护理按照尿管护理常规进行,一般术后第 1 日可拔除尿管,拔管后注意关注患者自行排尿情况。

(3)引流管的护理:注意观察伤口有无渗血渗液,渗出液的量及颜色,是否有脑脊液漏;保持引流通畅,避免引流管弯曲、打折;妥善置引流管于床头;观察并记录引流液颜色、性状及量;更换引流装置严格无菌操作。

3.伤口观察及护理

(1)伤口有无渗血渗液,若有应及时通知医师并更换敷料。

(2)射频术后患者穿刺点冰敷 6 小时。

(3)术后第 7 日伤口拆线换药。

4.疼痛护理

(1)评估者疼痛情况,警惕颅内高压的发生。

(2)遵医嘱给予脱水药或激素。

（3）保持室内光线柔和，周围环境安静、清洁、整齐和安全，避免患者因周围环境刺激而产生焦虑，加重疼痛。

5.基础护理

做好口腔护理、尿管护理、定时翻身、患者清洁等工作。

6.症状护理

观察患者疼痛的部位、性质，与患者进行交谈，帮助患者了解疼痛的原因与诱因；与患者讨论减轻疼痛的方法，如精神放松，听轻音乐，指导性想象，让患者回忆一些有趣的事情等使其分散注意力，以减轻疼痛。

7.用药护理

注意观察药物的疗效与不良反应，发现异常情况及时报告医师处理。卡马西平常为首选药，其不良反应有头晕、嗜睡、口干、恶心、消化不良、步态不稳等，但多于数日后消失。偶有皮疹，白细胞减少则需停药，如出现共济失调、复视、肝功能障碍、再生障碍性贫血等，需立即停药；如有短暂性精神错乱、全身瘙痒、手颤、记忆力减退、睡眠中出现肢体不随意抖动等，应通知医师处理。

8.开颅术后体位与活动

（1）全麻清醒前：去枕平卧位 6 小时，头偏向一侧。

（2）全麻清醒后手术当日：睡枕，可适当抬高床头 10°侧卧位。

（3）术后第 1～2 日：抬高床头 15°～30°侧卧位，以利静脉回流减轻脑水肿。

（4）术后第 2～6 日，指导患者适当下床活动（无创腔引流管）。

注意：活动能力应当根据患者个体化情况，循序渐进，对于年老或体弱的患者，应当相应推后活动进度。

射频术后：全麻清醒前去枕平卧 4～6 小时，全麻清醒以后则体位无特殊要求，以患者自觉舒适为主。

9.三叉神经根显微血管减压术后护理

（1）若为脑桥小脑三角肿瘤而致三叉神经痛应注意观察有无后组脑神经受累症状，针对相应症状实施护理。

（2）做好患者的心理护理，减轻恐惧、紧张情绪，树立战胜疾病的信心。

（3）协助患者按时服药，对患者讲明服药的注意事项及药理作用，不能随意加量、减量或停服。

（4）疼痛发作剧烈时遵医嘱给予镇痛药。

（5）观察脑脊液有无耳漏，有问题及时通知医师采取措施。

（6）观察三叉神经痛症状有无减轻或减轻程度。

（7）术后 24 小时内取头低脚高位，防止低颅压造成的头痛。

10.饮食护理

（1）术后 4～6 小时，禁食。

（2）术后 6～24 小时，进流质饮食。

（3）术后第 2 日，进半流质或软食。

(4)术后第3日,进普食,进食高蛋白、高维生素、易消化食物,,忌辛辣、刺激性食物。

射频热凝术后患者饮食:麻醉清醒后可正常进食,但注意以清淡为宜,忌食辛辣食物,禁烟酒。

七、健康教育

(一)饮食

三要:要饮食规律,要营养丰富,要容易消化。二忌:忌刺激性食物,忌烟酒。一宜:宜清淡。

(二)服药

遵医嘱服用卡马西平等药物。服药期间注意药物疗效及不良反应,每周检查血常规,每月检查肝、肾功能。

(三)活动

根据体力,适当活动。

(四)良好生活习惯

讲究卫生、防止感染。避免过度劳累和情绪抑郁,保持心情舒畅。避免猛烈咀嚼和大声说话。

(五)复查

术后定期门诊随访。术后每3个月复查1次,半年后每半年复查1次,至少复查2年。

第三节　癫痫

癫痫是大脑神经元突发性异常放电,导致短暂的大脑功能障碍的一种慢性疾病。表现为运动、感觉、意识、自主神经、精神等不同障碍或可兼而有之。临床上以突然意识丧失、突然跌倒、四肢抽搐、口吐白沫或口中怪叫、醒后如常人为主要表现。癫痫系多发病之一,在我国患病率为3‰～7‰,发病率为37/10万,我国现有癫痫患者近800万,且以40万/年的速度增长,本病多在儿童期和青春期发病,因病程长、根治困难、发病不定时,给患者造成了巨大痛苦。

癫痫发作是指脑神经元异常和过度超同步化放电所造成的临床现象,其特征是突然和一过性症状。

现代医学认为发生癫痫的原因可以分为以下两类。

1.原发性癫痫

原发性癫痫又称真性或特发性或隐源性癫痫。其真正的原因不明,与遗传因素有较密切的关系,这类患者的脑部没有可以解释症状的结构变化或代谢异常。

2.继发性癫痫

继发性癫痫又称症状性癫痫。指能找到病因的癫痫,如脑炎、脑膜炎、脑寄生虫病、脑瘤、脑外伤、脑缺氧,铅、汞等引起脑中毒等,均可导致本病的发生。

一、临床表现

(一)全面性强直-阵挛发作(GTCS)

全面性强直-阵挛发作又称为大发作,是最常见的发作类型之一,以意识丧失和全身对称性抽搐为特征。发作可以分为以下三期。

1.强直期

患者突然意识丧失,跌倒在地,全身骨骼肌呈持续性收缩,上睑抬起,双眼球上窜,喉肌痉挛,发出尖叫,口先强张后突闭。可咬破舌尖,颈部和躯干先屈曲后反张。上肢自上举、后旋。转为内收、前旋,下肢自屈曲转为强直。常持续 10～20 秒转入阵挛期。

2.阵挛期

不同肌群强直和松弛相交替,可逐渐由肢端延及全身。阵挛频率逐渐减慢,松弛期逐渐延长,此期持续 30～60 秒。最后一次强烈痉挛后,抽搐突然终止。以上两期中,均可见心率增快、血压升高,汗、唾液和支气管分泌增多,瞳孔扩大等自主神经征象。呼吸暂时中断,皮肤由苍白转为发绀,瞳孔对光反射和深浅反射消失。

3.惊厥后期

阵挛期后,尚会有短暂的强直痉挛,造成牙关紧闭和尿便失禁。呼吸首先恢复,心率、血压和瞳孔回至正常。肌张力松弛,意识逐渐清醒。从发作开始至恢复经历 5～10 分钟。醒后自觉头痛、疲劳,对抽搐过程不能回忆。部分患者进入昏睡,少数在完全清醒前有自动症或惊恐等情绪反应。

(二)强直性发作

可表现为全身肌肉的强直性痉挛,往往会使肢体固定于某种紧张的位置,如四肢伸直、头眼偏向一方或后仰、角弓反张;呼吸肌受累时,面色可由苍白变为潮红,继而青紫。

(三)阵挛性发作

全身性惊厥发作有时可无强直发作,仅有重复的全身痉挛,频率逐渐变慢而强度不变,此型较少见。

(四)失神发作

典型失神发作称为小发作,发作为毫无先兆的短暂神志丧失,仅持续 3～5 秒。患者表现为突然语言或动作中断,呼之不局,双眼凝视,一般不跌倒;恢复也较突然,可继续原来的谈话或动作。可合并简单的自动性动作(如擦鼻、咀嚼、吞咽)。发作虽短暂但频繁,每日可发作数次,多则上百次。但智力一般不受影响,预后良好。

(五)肌阵挛发作

肌阵挛发作为突然、短暂和快速的肌收缩,可以是一块肌肉,也可以是全身肌群收缩。发作时间短,间隔时间长。常发作于即将入睡或醒来时。有意识的动作可使之加重。屈肌比伸肌更易受累,上肢多于下肢。

(六)失张力发作

全身或部分肌肉张力突然减低,表现为头下垂,下颌松弛而张口,上肢下垂,甚至倒地。可有短暂意识障碍。也可以表现为一侧肢体或单一肢体的局限性肌张力低下。

(七)单纯部分性发作

1.部分运动性发作

部分运动性发作为局部肢体抽搐发作。可发生于身体任何部位,最常见于一侧口角、眼睑、手或足趾,也可涉及一侧面部或一个肢体远端,有时表现为言语中断,一般持续数秒至数分钟,神志清楚。

2.Jackson 发作

与上述发作不同之处在于 Jackson 发作在发作过程中发作范围是从非常局限扩散到较大范围。发作多起始于一侧拇指,沿腕部、肘部、肩部扩展。然后抽搐范围逐渐扩大,可以扩展到一个肢体或一侧肢体,神志清楚。

3.躯体感觉发作

表现为一侧面部、肢体、躯干针刺感、麻木感,有时可为本体感觉或空间感觉异常。

4.特殊感觉发作

以幻嗅发作(钩回发作)最为常见,多为不愉快嗅觉,如烧橡胶之恶臭味或尸体味。视觉发作因起始部位不同可以是闪光、彩条、波折线等简单的视幻觉到成形视幻视。听觉发作可以是简单的音调到成曲调的音乐。味觉发作常为有刺激性、愉快的或可憎的味幻觉。

5.情感障碍发作

可表现为发作性抑郁、情绪低落、欣快、大笑。亦可暴怒、现怖感等。

6.记忆障碍发作

以发作性记忆力丧失最常见,表现为"脑子一片空白"。也可以有"立体思维"或"全景思维",已遗忘的事在发作中又浮现于脑海中,有时过去的全部经历会同时显现。

7.知觉异常发作

可以为熟悉感,即对生疏的人或事出现一种莫名其妙的熟悉感,但很模糊,所以又称似曾相识;也可以为陌生感,对非常熟悉的人或事突感生疏;错觉,包括视物显大症、视物显小症以及听错觉如音调改变,声音遥远,或对自身认识的异常如自觉肢体大小或质量发生变化。

(八)复杂部分性发作

虽可起病于任何年龄,但以儿童和青壮年始发者为多。发作时均有意识改变,患者此时突然凝视不动,与周围环境失去接触或保持部分接触,少数患者仅有上述意识障碍。多数患者还可出现自动症,如反复咀嚼、吞咽、吸吮、抚弄衣服、拍打自身或桌子;也可能表现为笨拙地继续原来正在进行的活动,如驾车、言语、走动、洗涤等。有的患者可以保持部分反应能力,发作时仍可回答简单问题。每次发作持续时间一般不超过 2 分钟,发作后常有疲惫、头昏、嗜睡,甚至定向力不全。发作大多起源于颞叶内侧面的海马、海马回、杏仁体等结构,少数始于额叶。

(九)癫痫持续状态

1.全身惊厥性癫痫持续状态

包括全身性强直-阵挛发作(GTCS)癫痫持续状态、强直性癫痫持续状态、阵挛性癫痫持续状态和肌阵挛性癫痫持续状态。最常见为 GTCS 癫痫持续状态,发作时可见全身抽搐、呼吸停止,可导致脑缺氧、脑水肿,重者可发生脑疝死亡。

2.全身非惊厥性癫痫持续状态

主要有失神状态或小发作状态,表现为持续不同程度的意识障碍,可达 30 分钟以上,多见于儿童。

3.简单部分性发作持续状态

表现为身体的某一部分持续不停地抽搐,可长达数小时或数日,但无意识障碍。

4.复杂部分性发作持续状态

复杂部分性发作持续状态又称精神运动性发作持续状态,表现为长时间的精神错乱和神游,持续数日至数月,事后可完全无记忆。

5.偏侧性癫痫持续状态

表现为半侧阵挛性抽搐,常伴同侧偏瘫,多见于婴幼儿。

二、辅助检查

(一)脑电图检查(EEG)

癫痫发作时行 EEG 检查,除个别单纯部分性发作者,一般均可见特异性 EEG 改变。记录中可发现棘波、尖波、棘慢综合波,以及暴发活动等癫痫样波。发作间期仅 50% 的患者可记录到癫痫样波。EEG 的癫痫性可被过度换气、闪光刺激、药物所诱发,也可被大剂量抗惊厥药物所抑制。另外在少数正常人中可以记录到不正常的脑电活动,因此,EEG 检查正常而临床表现典型的患者不能否定癫痫之诊断,反之 1~2 次不正常 EEG 记录而无癫痫的临床表现也不能作为癫痫的依据。

(二)血液检查

血常规、血糖、血寄生虫全套(如肺吸虫、血吸虫、囊虫)等检查可帮助了解有无贫血、低血糖异常、寄生虫病等。

(三)脑血管造影

通过脑血管造影,特别是数字减影血管造影(DSA),可发现颅内动、静脉畸形,动脉瘤,血管狭窄或闭塞以及颅内占位性病变等。

(四)头部放射性核素、CT、MRI 检查

头部放射性核素、CT、MRI 检查可发现占位性病变、脑萎缩等脑部器质性改变。

三、治疗原则

(一)药物治疗

苯巴比妥、苯妥英钠、卡马西平、丙戊酸钠是目前广泛应用的一线抗癫痫药。

(二)手术治疗

对药物治疗无效的难治性癫痫可选择手术治疗。

四、护理评估

(一)健康史

1.询问患者既往的身体健康状况,了解有无脑部疾病(如颅脑外伤、脑血管疾病等)和全身性疾病(如缺氧、中毒、儿童期的发热惊厥、缺钙、遗传性代谢病等)。

2.询问患者是否接受过药物治疗,了解患者用药情况,如是否按医嘱用药、有无自行停药、减药或换药情况等。

(二)身体状况

1.了解癫痫发作的过程与形式

(1)询问患者发病时间,了解患者发作的频率、发作形式和持续时间。

(2)询问患者是否有头晕等前驱症状。

(3)了解发作时的伴发症状,如有无意识的改变、尖叫、发绀、口吐白沫、尿便失禁及眼球转动等。

(4)询问患者发病前后有何不适,了解发作期及发作后的精神、心理和躯体情况,如有无头痛、倦怠、恐惧、受伤等。

2.观察有无神志、瞳孔改变

(1)询问患者病情,观察有无意识障碍。单纯部分性发作的患者发作时神志清梦。而全面性强直-阵挛发作的患者则以全身抽搐和意识障碍为特征,并可出现强直期、阵挛期、惊厥后期。

(2)观察瞳孔的变化情况,全面性强直-阵挛发作的患者瞳孔散大,对光反射消失。

3.了解癫痫的发作类型

询问患者发病持续的时间长短,是第几次发作,中间有无间隔等详细情况。癫痫的发作类型临床表现多种多样,但其特征均具有短暂性、刻板性、间歇性、反复发作。一个癫痫患者可有一种或几种发作类型。

(三)心理-社会状况

了解患者文化程度或生活环境、宗教信仰、住址、家庭成员,患者在家中的地位和作用,陪护和患者的关系,经济状况及费用支付方式。了解患者及家庭成员对疾病的认识和期望值。了解患者的个性特点,有助于对患者进行针对性的心理指导和护理支持。

五、护理诊断

(一)有受伤的危险

受伤与癫痫发作导致的跌倒、舌咬伤等有关。

(二)组织灌注量改变

组织灌注量改变与颅压增高有关。

(三)知识缺乏

缺乏与所患疾病相关的用药知识及康复知识。

(四)清理呼吸道无效

清理呼吸道无效与癫痫发作、喉肌痉挛有关。

(五)有误吸的危险

误吸与癫痫发作、喉肌痉挛有关。

(六)有皮肤完整性受损的危险

皮肤完整性受损与癫痫发作、意识丧失有关。

(七)焦虑/恐惧

焦虑/恐惧与疾病反复发作,担心手术效果有关。

(八)潜在并发症

颅压增高、脑疝。

六、护理措施

(一)癫痫发作期护理措施

1.一般护理

保持环境安静安全,减少探视人员,室内热水壶、火炉、锐利器等危险物品应远离患者,注意避免强光刺激。癫痫发作时应有专人护理,并加以防护,室内光线柔和,以统坠床及碰伤。

间歇期可以下床活动,出现先兆即刻卧床休息。

2.饮食护理

饮食以清淡为宜,少食辛辣食物,避免过饱,戒除烟、酒。因发作频繁不能进食者,可给鼻饲流质,每日应供给 12500kJ(约 3000kcal)热量。食盐摄入应偏低,限制饮水量,24 小时内不得超过 1500mL。

3.症状护理

(1)强直性痉挛发作时协助患者平卧,防止跌伤或伤人。

(2)迅速解开衣领、衣扣、腰带。保持呼吸道通畅。

(3)头偏向一侧,吸净口腔内分泌物,及时给氧。

(4)取下义齿,将毛巾折叠成条状或将外裹纱布、手帕的压舌板或筷子垫在上下臼齿之间,以防咬破舌、颊或损坏牙齿。

(5)对抽搐肢体不可用暴力强压,以免发生骨折或脱臼,避免坠床。

(6)在背后垫一软枕,防止椎骨骨折。

(7)癫痫持续状态时,应迅速控制发作,在给氧、防护同时,遵医嘱静脉推注地西泮 10～20mg,5～10 分钟推完。注意推注时有无呼吸抑制和血压降低情况。

(8)保持周围环境安全,如热水壶、火炉、锐利器械等应远离患者。避免强光刺激。

4.心理护理

癫痫患者常为服药而苦恼,若少服一次药有可能发病,而突然反复发作常使患者无法正常生活和工作,故精神负担加重,患者感到无能为力。护理人员应了解患者的心理状态,有针对性地提供帮助。向患者介绍癫痫疾病的有关知识,让患者面对现实,做好长期同疾病做斗争的思想准备,鼓励患者正确认识疾病,具备良好的心理素质,努力消除诱发因素,以乐观心态接受治疗。

(二)癫痫持续状态的护理措施

1.预防癫痫持续状态

(1)指导癫痫患者按医嘱合理地、科学地应用抗癫痫药,必要时可行血药浓度监测。一般完全发作停止后仍需坚持服药 3～5 年,然后逐渐减量至停止;应坚持长期有规律地服药,避免服药过程中突然停药、减药、漏服药和换药不当。

(2)避免发热、感染、劳累、情绪紧张、饮酒、妊娠及分娩等可导致癫痫持续状态的促发因素。

（3）预防药物中毒，因异烟肼、三环类或四环类抗抑郁药及镇静剂可诱发，应慎用。

（4）积极治疗原发病，如颅内感染、颅内肿瘤、脑血管病、代谢性脑病、变性病、脱髓鞘疾病等。

2.癫痫持续状态的护理

（1）尽快控制发作：迅速建立静脉输液通路，并遵医嘱立即缓慢静脉推注地西泮 10～20mg（2～4mg/min），若 5 分钟不能终止发作者可重复使用；必要时可使用苯妥英钠 15～18mg 缓慢静脉推注，还可连续以地西泮 80～100mg 加入 5% 葡萄糖注射液或生理盐水溶液 500mL 中，按 40mL/h 速度静脉滴注。

（2）保持呼吸道通畅：取平卧头侧位，立即吸痰、清除口鼻分泌物，必要时协助安放口咽通气道或行气管插管；备好气管切开包、人工呼吸器于床旁，随时协助气管切开和人工辅助呼吸。

（3）立即采取维持生命功能的措施：纠正脑缺氧、防止脑水肿、保护脑组织立即高流量持续吸氧；静脉抽血查血常规、血糖、电解质、尿素氮及抗癫痫药血药浓度；采动脉血查 pH、PaO_2、HCO_3^-，监测呼吸、血压、EEG 变化，必要时做 EEG 监测。

（4）防止感染，预防和控制并发症：抽搐时做好安全防护，防止舌咬伤和坠床；高热者行物理降温并做好皮肤护理；不能进食者予以插胃管鼻饲流质，并做好口腔护理、保持口腔清洁等；密切观察神志、瞳孔和生命体征变化，积极纠正发作引起的全身性代谢紊乱、水电解质失衡和酸中毒。

（三）癫痫围术期的术前护理

1.病情评估

患者服药的种类、剂量，发作的次数及频率，先兆症状。

2.术前检查

根据患者情况行动态脑电图或 MRI 检查，确定癫痫灶部位，便于制订手术方案。

3.发作护理

发作时将患者就地放平，头偏向一侧，用牙垫或厚纱布垫在上下磨牙间；准备吸氧吸痰装置；遵医嘱用药。

4.手术当日准备

备皮；术前 30 分钟遵医嘱注射术前针；与手术室护士交接病历及术中用药，身份识别；准备好麻醉恢复床，床旁备吸氧装置及监护仪、吸引器。

（四）癫痫围术期的术后护理

1.护理常规

告知去枕平卧，头偏向一侧，术后 6 小时禁食、水，持续心电监护及低流量吸氧，加床档防止坠床。

2.用药护理

术后遵医嘱给予静脉输注降颅压、抗感染、补液类药物治疗；麻醉清醒后及时给予抗癫痫药，一般用地西泮 10mg/8h 和苯巴比妥 0.1g/8h，两药交替肌内注射，维持 3～4 日；也可静脉滴注德巴金 400mg/8h，维持 2～3 日，术后第 2 日口服与术前相同抗癫痫药。

3.病情观察

严密观察生命体征、意识、瞳孔变化,特别注意血压变化,警惕颅内高压发生;观察切口引流状况,保持引流管通畅,及时更换敷料;评估患者疼痛情况,同时观察抗癫痫药使用中的效果和不良反应。

4.饮食护理

次日可进食流食,逐渐过渡到普食,少量多餐,不能进食者尽早鼻饲饮食,注意加强营养,保持排便通畅,嘱勿用力排便。

5.基础护理

做好口腔护理,尿管护理,定时翻身,雾化吸入等。

6.心理护理

向患者及家属解释,给予详细的健康宣教;解决患者及家属的恐惧心理,增强恢复健康的信心。

七、健康教育

(一)避免诱因

护士应向患者及家属宣传有关预防癫痫诱发因素方面的基本知识,需要注意避免以下几点引起突然发作的因素;如突发精神刺激、强音、强光刺激、受凉、感冒、淋雨、过度换气、过量饮水、过度劳累、饥饿或过饱等。

(二)服药指导

1.术后1~2年还需遵照医师指导继续服用抗癫痫药,患者不能自行随意停药或减药。

2.停用或减药需通过医师指导,在癫痫发作消除和脑电图好转的情况下实施。

3.长期服药患者应定期测定血药浓度,以便及时调整抗癫痫药剂量、预防药物中毒。

4.孕妇若长期服用抗癫痫药,最好终止妊娠,以免引起胎儿畸形。

5.癫痫患者夏季不宜大量饮冷开水及冷饮料,以防止血液中药物浓度下降,降低治疗效果。

(三)活动与安全

1.应避免重体力劳动或用脑过度。

2.外出活动时要避免刺激,保持情绪稳定,以免引起癫痫发作并造成受伤。

3.癫痫发作较频繁的患者活动时最好有家属陪伴,家属有处理发作的能力,并随身携带抗癫痫药,以保障安全。

4.嘱患者随身携带病情卡片(写明疾病、姓名、地址、联系电话),以便疾病发作时取得联系,便于抢救。

5.嘱患者勿从事高空作业及潜水、驾驶或有危险的机械操作工作等,保持乐观情绪;生活、工作应有规律。

(四)复查

发现病情有变化,应随时复诊。由于抗癫痫药会加重肝脏负担,易损肝细胞功能,需要3~6个月复查肝功能,必要时辅以保肝药物。

第四节　锥体外系疾病

一、帕金森病

帕金森病(PD)又称震颤麻痹,是多发于中老年的一种渐进性中枢神经系统变性疾病。PD 的病因及发病机制至今不明。目前认为,PD 是由多种突变基因间相互作用或基因突变加上环境毒素共同作用所致。主要病理改变为黑质致密区中含黑色素神经元的严重进行性消失,致使来自血液的左旋酪氨酸不能转化为多巴胺,使该递质的正常作用减少或消失。

(一)临床表现

帕金森病起病隐袭,进展缓慢。主要症状是震颤、肌僵直、运动减少及姿势与平衡障碍。

1.震颤

震颤是大多数 PD 患者的首发症状。早先出现于一侧肢体的远端,多自上肢的远端(手指)开始,为每秒 4～6 次的静止性震颤;然后逐渐扩展到同侧下肢以及对侧上、下肢及下颌、唇、舌和颈部。病情早期震颤于静止时出现,运动时减轻或消失,情绪激动时加重,夜间睡眠时消失。病情晚期强烈的震颤即使在运动时也不消失。

2.肌僵直

最早发生在患侧的腕、踝关节,后期患者的四肢、躯干、颈部及面部均可受累。

3.运动迟缓或运动不能

主要包括运动的启动困难和速度减慢,多样性运动缺陷。例如,面无表情、运动变换困难、运动不连贯或突然终止。患者上肢不能做精细动作,可表现为书写困难;口、舌、腭及咽部等肌肉运动障碍可引起大量流涎,严重者也有可能发生吞咽困难。

4.姿势反射障碍

早期表现为退步困难,行走时无连带运动,如躯体前倾、双臂弯曲无摆动,下肢拖曳;随着病情发展,步伐逐渐变小变慢,起步困难,不能及时停止或转弯。

5.其他症状

可出现顽固性便秘、皮脂溢出,有些患者可有多汗、唾液多而黏稠,惧热怕冷,小便淋漓、尿频、尿急、排尿不畅,甚至尿潴留等症状。部分患者还伴有高级神经功能紊乱症状,如睡眠障碍、食欲减退等。

(二)辅助检查

1.颅脑 MRI 或 CT 检查　MRI 或 CT 对 PD 的评估是有用的非创伤性检测手段,但对诊断 PD 非常困难,主要用于排除颅内病变。

2.单光子发射计算机体层扫描(SPECT)及正电子发射计算机体层扫描(PET)功能成像应用放射性核素标记示踪剂,利用其进入体内后的分布特点,特异性反映器官功能状况,对 PD 的诊断有重要临床价值。

3.多巴胺运转蛋白(DAT)定位于多巴胺能神经末梢细胞膜上的单胺特异转运蛋白,是反映多巴胺系统功能的重要指标,对实现 PD 的早期诊断有重要价值。

(三)治疗原则

1.病因治疗

积极治疗原发病。

2.药物对症治疗

多巴胺替代治疗,如使用抗胆碱能药物等。

3.手术治疗

PD的外科治疗以往采用神经核团毁损术,因复发率高且双侧手术易引起严重并发症,目前已被脑深部电刺激术(DBS)所替代。

(四)护理评估

1.健康史

(1)了解既往史和用药情况

1)询问患者既往身体情况如何,了解既往是否有脑炎、中毒、脑血管病、颅脑外伤和药物所致的继发性帕金森病及神经变性病所致的症状性帕金森病病史。

2)询问患者是否服药,用些什么药物,了解是否接受过正规、系统的药物治疗,用药情况如何,是否坚持用药,有无明显的不良反应。

(2)了解生活方式和饮食习惯

1)询问患者的职业与工作环境,了解其是否有长期毒物接触史。

2)了解患者的饮食习惯;询问是否有烟酒和槟榔嗜好等。

3)询问患者家族近亲中有无类似发作患者,特别是兄弟姐妹,了解有无家族史。

4)了解患者休息与睡眠是否充足规律,询问患者的每日睡眠情况,了解患者情绪是否稳定,精神是否愉快,是否因为睡眠不足的影响而情绪低落、亢奋、易激惹而导致病情反复,症状加重。

2.身体状况

(1)询问起病情况

1)详细询问起病时间与起病形式,询问患者从哪一侧开始起病,发展速度如何。患者起病多隐袭,发展缓慢,逐渐加剧。症状多自一侧上肢开始,逐渐波及同侧下肢、对侧上肢及下肢,常呈N形进展(65%～70%);自一侧下肢开始者占25%～30%;两侧下肢同时开始者少见。

2)了解首发症状;震颤常为帕金森病的首发症状,应注意观察患者有无明显的肢体颤动、精细动作不能完成等表现。询问患者震颤症状在什么时候最严重,有什么表现,帕金森病患者许多时候以静止性震颤为主要表现而就诊,主要表现为拇指与屈曲的示指呈搓丸样动作,安静和休息时出现或较明显,运动时反而减轻,在紧张或努力完成手的精细动作时会加重,入睡后消失。强烈的意志努力可暂时抑制震颤,但持续时间很短,过后反而有加重趋势。明显的震颤将影响到患者的穿衣、进食等日常生活。

(2)观察神志、瞳孔及生命体征的情况

1)询问患者病情,观察其神志是否清楚,有无明显的意识障碍。一般神志清楚,若合并有意识障碍应考虑是否有其他并发症。

2)观察双侧瞳孔大小和对光反射是否正常。帕金森病患者面部表情肌活动减少,常会有双眼凝视现象,瞬目减少,但一般不影响瞳孔大小和对光反射。

3)监测患者体温、脉搏、呼吸及血压,询问患者有无呼吸异常、心悸不适感等症状,观察生命体征。起病早期体温、脉搏、呼吸多正常,因交感神经功能调节障碍可出现直立性低血压;疾病后期,因呼吸肌无力、患者可被迫长期卧床和引起全身功能减退,导致患者体温、脉搏、呼吸、血压均不能维持正常水平,可表现为体温升高或不升,呼吸浅快,脉搏增快,血压波动幅度增大,即使完全卧床,患者血压依然无法控制。

(3)评估有无神经功能受损

1)询问患者日常生活如何,检查患者肌力、肌张力变化,了解其障碍的类型、范围、持续时间,了解有无肌强直及其类型及受累肌群情况。如检查有无"铅管样强直"(被动活动关节时,增高的肌张力始终保持一致,感有均匀的阻力,类似弯曲软铅管)、"齿轮样强直"(患者合并有震颤时,伸屈肢体可感到在均匀的阻力上出现断续的停顿,如齿轮转动一样)、"路标现象"(是腕关节伸肌强直所致);询问患者活动时有无疼痛感,部分患者可有肌张力增高所致的关节血供受阻而出现关节疼痛现象,会导致患者活动进一步受限。

2)检查患者姿势、平衡及全身协调情况,了解其有无特殊体态。由于四肢、躯干、颈部的肌强直,患者可有特殊的前倾姿势,表现为头部前倾。躯干俯屈。前臂内收。肘关节屈曲,腕关节伸直。髋、膝关节稍弯曲;了解患者有无突进现象——从前方、后方或侧方抵制一下,则出现向该方突进而倾倒;开始迈出第一步时的起步困难、凝滞现象或凝滞步态——想迈步却迈不开,双足似黏附在地面上;小步碎步——以极小的步伐向前冲去,越走越快,而且不能及时停步或转弯的慌张步态或加速现象;由于姿态异常、肌强直及震颤,患者随意动作减少,日常生活起居动作明显迟缓,精细动作不能完成,并会有书写困难、写字过小征。

3)询问患者日常进食情况,了解其有无饮水反呛、吞咽困难、言语不清、构音障碍、语音单调低沉重复等现象。这些症状与口、咽、腭部肌肉运动不协调或运动障碍有关。

4)询问患者日常生活活动如何,观察其有无精神、情感异常。帕金森病患者由于工作与生活自理能力的逐渐丧失,对他人的依附性进一步增加。可逐渐产生自卑、悲愤、抑郁、失望、绝望等不良心理反应;另外,抗震颤麻痹药物可有幻觉、猜疑、嫉妒等不良反应,可表现为幻听、幻视、幻嗅、精神错乱、多虑等。

5)了解患者有无自主神经症状;观察其面部有无皮脂腺分泌亢进所致"脂颜";询问患者有无汗腺分泌亢进致多汗、流涎;询问患者几日排一次便,由于消化道蠕动减慢,患者可有顽固性便秘;观察有无膀胱充盈现象。由于抗震颤麻痹药物的影响。患者可能有顽固的排尿困难、尿潴留现象;询问患者自坐、卧位站起后有无头晕不适现象,了解患者坐、卧、站三位血压情况,因交感神经系统功能障碍可致直立性低血压等。

3.心理-社会状况

了解患者文化程度或生活环境、宗教信仰、住址、家庭成员,患者在家中的地位和作用,陪护和患者的关系。经济状况及费用支付方式了解患者及家庭成员对疾病的认识和期望值。了解患者的个性特点,有助于对患者进行针对性的心理指导和护理支持。

（五）护理诊断

1.焦虑/恐惧

焦虑/恐惧与患者对手术的恐惧、担心预后有关。

2.舒适的改变

舒适的改变与疼痛、安置保留尿管等有关。

3.知识缺乏

与缺乏疾病相关知识，不了解术后注意事项有关。

（六）护理措施

1.术前护理

（1）心理护理

1）向患者及家属介绍手术的目的、麻醉和手术方式及可能的不适等，以消除或减少患者和家属的紧张和恐惧心理。

2）鼓励患者表达自身感受。

3）教会患者自我放松的方法。

4）针对个体情况进行针对性的心理护理。

5）鼓励患者家属和朋友给予患者关心和支持。

（2）术前常规准备

1）术前进行抗生素皮试，术晨遵医嘱带入术中用药。

2）协助完善相关术前检查：心电图、B超、出凝血试验等。

3）术前8小时禁食禁饮。

4）术晨更换清洁病员服。

5）晨备皮。

6）术晨与手术室人员进行患者药物核对后，送入手术室。

7）麻醉后置尿管。

（3）对症护理

1）静止性震颤：①防止抖动的肢体与床档发生硬性碰撞，床旁勿放置热水瓶等危险物品，以防烫伤。②患者不可独自使用锐器，如苹果刀、指甲刀等，避免发生外伤。③保持患者情绪稳定，鼓励做力所能及的事情，如用健侧手进食、穿衣等，嘱其手中握软球，缓解捻丸样动作的幅度。

2）肌僵直：①了解患者进食特点，如无法进行吞咽者，进餐时用羹匙压住舌根，将食物直接送入咽部。咀嚼困难者减慢进食速度，尽量食用流质或半流质饮食，如面汤、米粥等，食物温度需适宜。进食呛咳者选择坐位或半坐位进食。②此类患者形体消瘦，皮肤缺乏脂肪保护，加之肉僵直，需注意保护皮肤，积极采取预防压疮发生的措施。

3）运动迟缓：①出现"慌张步态"患者行走时宜穿摩擦力大的鞋，如橡胶底鞋，以防跌倒。②对不能自行改变体位者，护士需了解其最佳舒适体位，协助改变姿势，摆放体位，在坐起或躺下时予以帮助。

2.术后护理

(1)神经外科全麻术后护理常规

1)了解麻醉和手术方式、术中情况、切口情况。

2)持续低流量吸氧。

3)持续心电监护。

4)床档保护防坠床。

5)严密监测生命体征。

(2)病情观察:严密观察患者的意识、瞳孔和生命体征变化,注意有无呃逆、呕吐、语言障碍、嗜睡及低热等常见症状的发生,告知患者及家属这是术后常见反应,采取相应措施并加强观察。

(3)伤口观察及护理:注意观察伤口敷料有无渗血。

(4)各管道观察及护理

1)输液管保持通畅,留置针妥善固定,注意观察穿刺部位皮肤。

2)尿管按照尿管护理常规进行。

(5)饮食护理:术后进半流质,鼓励患者进食高蛋白、高维生素、易消化食物。

(6)基础护理:做好口腔护理、尿管护理、定时翻身、雾化、患者清洁等工作。

(7)体位与活动

1)全麻清醒前去枕平卧位,头偏向一侧。

2)全麻清醒后抬高床头15°~30°,以利于颅内静脉回流减轻脑水肿。

3)术后第1日,开始进行肢体被动训练,上肢依指、腕、肘、肩关节,下肢依足、踝、膝、髋关节顺序进行按摩及肌肉舒缩运动,3~5次/日,15~20分钟/次。

4)术后1个月,开启神经刺激后进行主动训练,包括屈腕、屈肘、抓物、转踝、肌肉舒缩等,时间、频次与被动活动相同。

5)1个月后,进行无依托行走训练,强度逐渐增加,一日出现肌肉痉挛即停止训练,训练时需家人扶持,以防跌伤。

(七)健康教育

1.生活指导

(1)指导患者保证正常心态和有规律的生活,克服不良生活习惯和嗜好,均衡饮食,积极预防便秘。

(2)指导患者积极预防感冒、受凉、跌倒、坠床等并发症的诱因。

(3)如患者出现发热、骨折、疗效减退或出现运动障碍时,应及时到医院就诊,切忌自行盲目用药。

2.药物指导

(1)遵医嘱口服美多巴。

(2)指导患者按时、按量服药,不可自行停药、改换药物。

(3)服用美多巴药物期间,患者早、中餐进食高营养、高维生素食物,晚餐适量进食高蛋白食物,宜在餐后30分钟服药,以免食物影响疗效。

3.活动指导

脑深部电刺激术后数周内避免剧烈活动。可以活动后,保持有益的娱乐爱好,并积极开展康复锻炼,以提高生活质量。

4.随诊复查

(1)对进行电刺激电极植入术的患者要详细告知患者术后注意事项,如何时、什么情况下需要调节参数,复诊调节参数时的用药方法,刺激器可否关闭,哪些情况下需要关闭,磁场对刺激器的影响等。

(2)嘱患者注意定期门诊复查,监测神经刺激器的功能和调节参数,了解血压、肝肾功能、心脏功能、智能等变化,并在医师指导下合理用药,做好病情记录。

(3)出现不适症状到医院复诊,不可自行调节参数。

二、扭转痉挛

扭转痉挛是全身性扭转性肌张力障碍,临床以四肢、躯干或全身剧刻不随意押转动作和姿势异常为特征。可以分为特发性和继发性扭转痉挛。特发性扭转痉挛的病因不明,多为散发,少数有家族遗传史。继发性扭转痉挛见于累及基底核的各种疾病。

(一)临床表现

1.各年龄均可发病,常见染色体隐性遗传,常在儿童期起病(儿童期肌张力障碍),多有家族史。散发病例及常染色体显性遗传起病年龄较迟,外显率多不完全。成年期起病(成年期肌张力障碍)多为散发,常可找到继发病因,约20%的患者最终发展为全身性肌张力障碍。

2.典型症状:常从一侧或两侧下肢开始,足呈内翻跖曲,行走时足跟不能着地,随后躯干及四肢发生不自主扭转运动和姿势异常,以躯干为轴扭转或螺旋样运动最具特征性,动作多变且无规律,自主运动或精神紧张时扭转痉挛加重,睡眠时消失。颈肌受累出现痉挛性斜颈、面肌受累出现不自主挤眉弄眼、眼睑痉挛、张口闭口、牵嘴歪舌、舌伸扭动等怪异表情(口下颌肌张力障碍)。常引起屈腕、指伸直、手臂过度前旋,腿伸直、足内翻,脊柱前凸、侧凸及骨盆倾斜。扭转运动时肌张力增高,扭转停止后转为正常或减低。故有扭转性肌张力障碍之称,所谓变形性肌张力障碍也由此得名。严重的患者可因不自主运动而不能从事正常的活动。肌力、反射及深、浅感觉和智力一般皆无改变,但亦可能有智能减退者。病程进度多甚缓慢。晚期病例可因骨骼畸形、肌肉挛缩而发生严重残疾。

3.常染色体显性遗传家族成员中,可有多人患病或多种顿挫型局限性症状,如眼睑痉挛、斜颈、书写痉挛和脊柱侧弯等,多自上肢开始,长期局限于起病部位。即使进展为全身型。症状亦较轻微。极少见情况下,某些不明原因的扭转痉挛可迅速进展,临床症状急骤恶化,最终导致死亡。Vamonde 等报道 2 例儿童期起病,表现全身性扭转痉挛,迅速进展。全身症状明显。很快死亡。称为肌张力障碍风暴。

(二)辅助检查

1.实验室检查,包括血电解质、药物、微量元素及生化检查。

2.CT、MRI 检查。

3.正电子发射层析术(PET)或单光子发射计算机化断层显像(SPECT)。

4.基因分析。

(三)治疗原则

1.病因治疗。

2.药物对症治疗,如地西泮、二甲基氨基乙醇或参照帕金森病试用抗胆碱能药物。

3.药物治疗无效者可行脑深部电刺激术。

(四)护理评估

1.健康史

询问患者一般情况,包括患者年龄、职业、民族、饮食营养是否合理,有无烟酒嗜好,有无尿便异常,睡眠是否正常,生活是否能自理,有无接受知识的能力。评估患者有无癫痫发作、有无家族遗传史、健康史、过敏史、用药史。

2.身体状况

(1)询问患者扭转痉挛的部位、性质:仔细询问患者扭转痉挛的部位是在一侧还是在两侧,起病部位在哪里;是否在平常的活动中即可诱发。

(2)了解病程特点:病程进展多甚缓慢,在极少见情况下,某些不明原因的扭转痉挛可迅速进展,临床症状急骤恶化,最终导致死亡。

(3)了解神经系统有无阳性体征:有无躯干、四肢颈部不自主扭转运动,有无手臂过度前旋、屈腕、指伸直、足内翻,有无其他神经系统阳性体征。

3.心理-社会状况

评估患者的精神、心理状态。患者自主运动或精神紧张时扭转痉挛加重,可导致患者情绪低落甚至精神抑郁。了解患者及家庭成员对疾病的认识和期望值。了解患者的个性特点,有助于对患者进行针对性的心理指导和护理支持。

(五)护理诊断

1.焦虑/恐惧

焦虑/恐惧与患者对手术的恐惧、担心预后有关。

3.有窒息的危险

窒息与吞咽障碍有关。

2.有受伤的危险

受伤与全身肌张力障碍所致的不自主运动有关。

4.自我形象紊乱

自我形象紊乱与全身肌张力障碍所致的不自主运动有关。

5.知识缺乏

与缺乏疾病相关知识,不了解术后注意事项有关。

(六)护理措施

1.术前护理

(1)心理护理

1)向患者及家属介绍手术的目的、麻醉和手术方式及可能的不适等,以消除或减少患者和家属的紧张和恐惧心理。

2)鼓励患者表达自身感受。

3)教会患者自我放松的方法。

4)针对个体情况进行针对性的心理护理。

5)鼓励患者家属和朋友给予患者关心和支持。

(2)安全护理

1)术前患者经常发生颈部、躯干、四肢扭曲痉挛,出现肌肉持续收缩,呈现一种怪异的僵硬姿态、体位,尽量不要人为地用力地去牵拉,这样容易发生脱臼,而应先把肌肉先放松后或遵医嘱给予服用镇静剂使肌肉放松。

2)协助患者生活护理。上厕所、外出时应有人陪护,避开障碍物,防止跌倒,必要时加床栏,防止坠床。

(3)术前常规准备

1)术前行抗生素皮试,术晨遵医嘱带入术中用药。

2)协助完善相关术前检查:心电图 B 超、出凝血试验等。

3)术前 8 小时禁食禁饮。

4)术晨更换清洁病员服。

5)术晨头部备皮。

6)术晨与手术室人员进行患者、药物核对后,送入手术室。

2.术后护理

(1)神经外科全麻术后护理常规

1)了解麻醉和手术方式、术中情况、切口情况。

2)持续低流量吸氧。

3)持续心电监护。

4)床档保护防坠床。

5)严密监测生命体征。

(2)病情观察:术后密切观察患者神志、瞳孔、血压、血氧饱和度、肌力、肢体活动情况,有无抽搐。

(3)伤口观察及护理注意观察伤口敷料有无渗血、渗液。

(4)各管道观察及护理输液管保持通畅,留置针妥善固定,注意观察穿刺部位皮肤。

(5)安全护理:评估患者术后肌张力情况,根据肌张力情况循序渐进地进行肢体功能锻炼及下床活动,防止受伤等意外事件发生。

(6)功能锻炼:病情稳定后早期进行康复护理干预,包括肢体功能锻炼、语言康复锻炼等,尽可能提高患者的日常生活活动能力,提高生活质量。

(7)基础护理:做好口腔护理、定时翻身、患者清洁等工作。

(8)心理护理:提供个体化心理护理。帮助患者树立战胜疾病的信心。

(9)体位与活动

1)全麻清醒前,去枕平卧位,头偏向一侧。

2)全麻清醒后抬高床头 15°～30°。

3)术后 3 日内绝对卧床休息。

4)病情稳定后早期进行康复锻炼。

(10)行脑深部电刺激术后护理

1)药物护理:①遵医嘱口服美多巴。②指导患者按时、按量服药,不可自行停药、改换药物。③服用美多巴药物期间,患者早、中餐进食高营养、高维生素食物,晚餐适量进食高蛋白食物,宜在餐后 30 分钟服药,以免食物影响疗效。

2)活动:数周内避免剧烈活动。

3)随诊复查:①对进行电刺激电极植入术的患者要详细告知患者术后注意事项,如何时、什么情况下需要调节参数,复诊调节参数时的用药方法,刺激器可否关闭,哪些情况下需要关闭,磁场对刺激器的影响等。②嘱患者注意定期门诊复查,监测神经刺激器的功能和调节参数,了解血压、肝肾功能、心脏功能、智能等变化,并在医师指导下合理用药,做好病情记录。③出现不适症状到医院复诊,不可自行调节参数。

(七)健康教育

1.活动指导

病情稳定后,早期进行康复训练,包括肢体功能锻炼、语言康复锻炼。根据肌张力情况,循序渐进地进行肢体功能锻炼及下床活动,尽可能提高患者的日常生活能力。

2.情绪指导

由于疾病严重限制患者的活动能力和影响患者的生活质量,患者心理压力较大,常表现为自卑、忧虑。应鼓励患者在日常生活中保持良好的心态,积极、乐观地面对人生。

3.复查

告知患者及家属定期进行门诊复查或出现不适症状及时到医院复诊。

第十二章　肿瘤科疾病的护理

第一节　食管癌

食管癌是一种常见的消化道恶性肿瘤,其发病率和病死率各国差异很大,亚、非、拉某些地区的黑人、华人、印度人、日本人以及巴西、智利等地的居民发病率较高,而欧洲、北美和大洋洲地区居民发病率很低;我国是世界上食管癌高发地区之一,发病率在消化道恶性肿瘤中仅次于胃癌,主要分布于河南、江苏、山西、河北、福建、陕西、安徽、湖北、山东、广东等省份,其中以河南省为最高。本病以男性多见,高发年龄在 40 岁以上。

一、病因

食管癌的病因目前尚不完全清楚,但一般认为除遗传因素外,与下列因素有关。

(一)慢性刺激和口腔卫生不良

如长期饮烈性酒、吸烟,吃过硬或过热的食物,进食速度过快及口腔不洁、龋齿等。

(二)生物和化学因素

如食物被真菌污染、饮食中亚硝胺含量高。

(三)营养缺乏

如饮食中缺少某些微量元素(钼、铁、锌、氟、硒等)和维生素 A、B、C 等。

(四)食管自身疾病

如食管白斑、瘢痕狭窄、食管憩室、贲门失弛缓等可发生癌变。

二、病理

食管癌以胸中段较多见,下段次之,上段较少。90％以上的食管癌属鳞状上皮细胞癌,其次是腺癌。

(一)病理分型

按病理形态,食管癌可分为 4 型。

1.髓质型最多见,食管壁明显增厚并向腔外扩展,癌瘤的上下缘呈坡状隆起,多数累及食管周径的全部或大部分,恶性程度高。

2.蕈伞型瘤体呈卵圆形扁平肿块状,向腔内突出,呈蘑菇样。

3.溃疡型瘤体的黏膜面呈现溃疡,深陷入肌层,边缘清楚。

4.缩窄型瘤体部位形成明显的环状狭窄,食管全周受累,较早出现梗阻症状。

(二)扩散和转移

1.局部扩散最先向黏膜下层扩散,继而向上、下及全层浸润,很容易穿过疏松的外膜侵入邻近器官。

2.淋巴转移为主要转移途径,首先侵入黏膜下淋巴管,通过肌层到达与肿瘤部位相应的区域淋巴结。

3.血行转移发生较晚,可转移到肝、脑等器官。

三、临床表现

(一)早期

无明显症状,仅有咽下食物时哽噎感、胸骨后刺痛或烧灼感、食管内异物感等,以上症状时轻时重,进展缓慢。

(二)中晚期

以进行性吞咽困难为典型症状,表现为先是难咽下干硬食物,继之进半流食,最后水和唾液也难以咽下。患者逐渐消瘦、脱水、贫血,呈现恶病质。癌肿侵犯食管邻近器官或组织,可出现声音嘶哑、持续性胸痛、背痛、呛咳及大呕血等。体格检查,晚期患者可有营养不良及转移体征,如体重降低、锁骨上淋巴结肿大、肝肿块、腹腔积液等。

四、辅助检查

(一)X线钡餐检查

早期表现为局限性黏膜破坏,小的龛影或溃疡;中、晚期可见充盈缺损、管腔狭窄和梗阻。

(二)食管镜检查

可观察有无肿瘤、肿瘤的位置、食管狭窄的程度等,并可取活体组织检查。

(三)脱落细胞检查

我国独创了食管拉网法,将黏附于丝网上的黏液或血性液涂片,若找到癌细胞即可确诊。

(四)CT与MRI检查

有助于了解食管癌向腔外侵犯情况和有无纵隔淋巴结转移。

五、治疗原则

食管癌应采用以手术为主的综合治疗。

(一)手术治疗

食管癌切除术是治疗早中期食管癌的首选方法。切除癌肿和上、下各5～8cm范围内的食管及所属区域的淋巴结,然后行胃代食管术或结肠、回肠代食管术。对不能手术切除的晚期病例,可行胃、空肠或结肠与肿瘤上方食管吻合术、胃造瘘术或食管腔内放置钛合金支架等,以解决进食问题。

(二)放射治疗

放疗可单独用于手术难度大的食管上段癌或有手术禁忌的晚期食管癌,也可用于手术前后的联合治疗。

(三)化学药物治疗

化疗与手术治疗相结合可提高疗效,有助于缓解症状,延长存活期。

六、护理评估

(一)健康史

了解有无与食管癌发病有关的因素,如慢性刺激、口腔卫生不良、食物被真菌污染或饮食中亚硝胺含量高、营养缺乏、食管疾病、食管癌家族史等。

(二)身体状况

了解有无胸骨后或吞咽时不适、吞咽困难及其程度和进展速度,有无消瘦、乏力、声音嘶哑、胸痛、背痛、咳嗽、呕血等症状;检查有无体重减轻、贫血、淋巴结肿大、肝大腹腔积液等。

(三)辅助检查

了解 X 线钡餐、食管镜、CT 及 MRI 等检查的结果,判断肿瘤的部位、范围及转移情况,还要了解实验室检查结果,评估有无贫血、低蛋白血症、体液失衡等营养不良表现。

(四)心理、社会状况

了解患者和家属对疾病的认识程度及精神状态,对医疗和护理的期待,家庭经济状况和社会支持程度等。

七、护理诊断/合作性问题

(一)营养失调:低于机体需要量

营养失调与进食减少、癌肿消耗等有关。

(二)焦虑

焦虑与对疾病的无知、对预后的担忧、缺少经济支持等有关。

(三)潜在(术后)并发症

出血、肺不张和肺炎、吻合口瘘、乳糜胸等。

八、护理目标

患者营养状况改善,体重增加;焦虑减轻或消失;潜在并发症能被及时发现,并得到有效处理。

九、护理措施

(一)手术前护理

1.心理护理

根据患者的具体情况进行有针对性的心理护理,使患者能面对现实,适应身体状况,树立战胜疾病的信心,积极配合治疗和护理。

2.改善营养状况

指导患者摄入高热量、高蛋白质和富含维生素的流质或半流质饮食,对不能进食的患者行空肠造瘘灌注营养液或行静脉营养,必要时输血、输入体白蛋白等,全面纠正营养状况,提高对手术的耐受能力。

3.消化道准备

(1)指导患者每日用淡盐水或漱口液漱口数次,餐后或呕吐后必须清洁口腔。

(2)术前 3 日改流质饮食,术前 1 日禁食,梗阻严重者用庆大霉素、甲硝唑加生理盐水冲洗食管,以减轻局部炎症和水肿,减少术中污染,防止吻合口瘘。

(3)结肠代食管手术患者,按结、直肠手术进行肠道准备。

(4)术前插胃管,若胃管不能通过梗阻部位,可将其留在梗阻上方的食管内,待手术中再牵入胃内,不要强行插入,以防造成食管穿孔。

(二)手术后护理

1.体位与活动

麻醉作用消失、血压平稳后取半卧位。卧床期间应勤翻身,进行深呼吸和有效咳嗽,注意关节和肌肉锻炼;若病情许可,拔除胸膜腔引流管后应多下床活动。

2.观察病情

观察生命体征、意识、面色、尿量等,必要时进行心电和血氧饱和度监护。若发现血压下降、心率增快、面色苍白、引流管内引出大量新鲜血液,应怀疑内出血;若出现高热、呼吸困难、咳嗽、咳痰、肺部呼吸音减弱或出现啰音等,应考虑肺不张和肺炎,行胸部 X 线检查确诊;若出现胸膜腔感染症状、胸腔内积气和积液体征、引流管内引出脓液或所进食物,应考虑吻合口瘘,可行 X 线食管造影明确诊断;若引流管内引出大量乳白色液体,患者短时间内进入严重缺水或休克状态,应怀疑乳糜胸。

3.维持呼吸与循环

保持呼吸道通畅,给氧气吸入,遵医嘱输液、输血,,维持呼吸与循环。

4.饮食护理

由于食管缺乏浆膜层,吻合口愈合较慢,一般术后禁饮食 4～6 日。开始进食时先进流质饮食,包括水、果汁、米汤、奶类等,一般每 2 小时 1 次,每次 $60～100\text{mL}$,如无不适,进食量逐日增加。术后第 2 周可进半流质饮食,第 3 周可进普食。告知患者防止进食过多过快,避免坚硬、大块食物咽下,以免导致晚期吻合口瘘。胃代食管术后患者,餐后可能出现胸闷、气短,应告知是由于进食后胃扩张压迫肺所致,宜少食多餐,经 1～2 个月后,症状多可缓解。食管癌术后可出现胃液反流,表现为反酸呕吐等症状,应嘱患者饭后不要立即平卧,最好短时间散步。

5.并发症护理

(1)术后出血

一旦发现,应迅速建立静脉通路,遵医嘱输液、输血、使用止血药物等,防止失血性休克。

(2)吻合口瘘

为食管癌术后最严重的并发症,多发生在术后 5～10 日;应立即通知患者禁饮食,配合医生行胸膜腔闭式引流、营养支持疗法及使用抗菌药物等。

(3)肺不张和肺炎

应加强呼吸道护理,协助患者叩背、有效咳嗽,及早应用支气管扩张剂和有效的抗生素等。

(4)乳糜胸

应配合医生进行胸膜腔闭式引流肠外营养、应用抗菌药物等,多需做好手术治疗准备。

十、健康教育

(一)康复指导

指导患者摄取高营养饮食,不要大口、过快或过量进食,如进半流食时出现咽下困难,可能有吻合口狭窄,应来院复诊。告知患者讲究口腔卫生,结肠代食管术后可能嗅到粪便气味,这与结肠液逆蠕动进入口腔有关,一般半年后症状逐渐缓解。若出现严重的胃液反流症状,最好睡眠时取半卧位,并服用抑制胃酸分泌的药物。

(二)治疗指导

告知患者遵医嘱接受正规的放疗、化疗,并定期到医院复诊,进行血常规、肝肾功、B超及X线食管造影检查等,以及早发现和处理放、化疗并发症及肿瘤复发、转移等。

第二节　肺癌

肺癌大多数源于支气管黏膜上皮,故亦称支气管肺癌。肺癌的发病率越来越高,目前是我国发病率增长最快的恶性肿瘤,在城市尤其如此,某些大城市肺癌的病死率居各种恶性肿瘤之首。肺癌多发于40岁以上人群,男女发病之比约3～5：1。

一、病因

肺癌的病因尚不完全明确,但认为与下列因素有关:①大量吸烟,每日吸烟40支以上者肺癌的发病率明显升高;②接触化学和放射性物质,如长期接触石棉、铬、镍、砷及放射性致癌物质;③免疫和代谢异常;④肺部慢性疾病,如尘肺、肺结核等;⑤遗传因素。

二、病理

肺癌的分布,以右肺多于左肺,上叶多于下叶。起源于主支气管、肺叶支气管的肺癌,位置靠近肺门者称为中心型肺癌。起源于肺段支气管以下的肺癌,位置在肺的周围部分者称周围型肺癌。

(一)病理分型

按细胞类型分为四种。

1.鳞状细胞癌(鳞癌)

最常见,大多数起源于较大的支气管,生长速度较缓慢,病程较长,先有淋巴转移,较晚出现血行转移。

2.小细胞癌(未分化小细胞癌)

发病率低于鳞癌,一般起源于较大支气管,恶性程度高,生长快,较早出现淋巴和血行转移。

3.腺癌

多起源于较小的支气管上皮,生长较缓慢,淋巴转移较晚,有的在癌灶较小时即有血行转移。

4.大细胞癌

约半数起源于大支气管,分化程度低,易发生血行转移。少数患者为不同细胞类型并存的混合型肺癌。

(二)扩散和转移

1.直接扩散

癌肿沿支气管壁向支气管腔内生长,可以造成支气管腔部分或全部阻塞。可直接侵入邻近肺组织,并穿越肺叶间裂侵入相邻的其他肺叶。癌肿扩大后可侵犯胸内其他组织和器官。

2.淋巴转移

是最常见的转移途径。小细胞癌在较早阶段即可经淋巴转移。腺癌和鳞癌也常经淋巴转移扩散。

3.血行转移

是肺癌的晚期表现。小细胞癌和腺癌血行转移较鳞癌更为常见。常见的转移部位为肝、骨、脑、肾上腺等。

三、临床表现

肺癌的临床表现与癌肿的部位、大小,有无压迫或侵犯邻近器官及转移等有关。

(一)早期

早期肺癌特别是周围型多无症状。癌肿增大后,可出现刺激性咳嗽,痰中带血点、血丝或少量咯血;若肿瘤引起较大的支气管阻塞,可有胸闷、哮鸣、气促、发热和胸痛等症状。

(二)晚期

晚期肺癌可出现邻近器官、组织受侵和远处转移症状。

1.胸痛

系肿瘤侵犯胸膜、肋骨和胸壁所致,表现为持续、固定、剧烈的胸痛,非一般止痛药物能控制。

2.上腔静脉综合征

系肿瘤压迫上腔静脉所致,表现为面颈、上肢、上胸静脉怒张,皮下水肿,上肢静脉压升高。

3.Hornor 综合征

由于交感神经受侵引起,表现为同侧上眼睑下垂、瞳孔缩小、眼球内陷、面部无汗等。

4.Pancoast 综合征

见于上叶顶部肺癌,因肿瘤侵入纵隔和压迫位于胸廓上口的器官或组织所致,表现为同侧上胸部、肩部和上肢疼痛,同侧上肢静脉怒张、水肿和运动障碍,伴同侧 Hornor 综合征等。

5.其他

如同侧膈肌麻痹、声音嘶哑、胸膜腔血性积液、吞咽困难等。

(三)肺外症状

肺癌组织可产生内分泌物质引起非转移性全身症状,如骨关节综合征(杵状指、骨关节痛、骨膜增生等)、库欣综合征、重症肌无力、男性乳腺增大、多发性肌肉神经痛等。

四、辅助检查

(一)胸部 X 线检查

中央型早期无异常征象,当癌肿阻塞支气管后可见肺不张和肺炎表现,周围型可见肿块阴影。

(二)CT 与 MRI 检查

两者分辨率比普通 X 线高,特别有助于诊断普通 X 线检查不易发现的隐蔽区肺癌。

(三)痰细胞学检查

中央型肺癌特别是伴有血痰者,痰中可发现癌细胞。

(四)支气管镜检查

能伸入到4～5级支气管,可直窥病变局部情况,夹取瘤组织或吸取支气管内分泌物进行检查,对中央型肺癌的诊断有重要价值。

(五)其他

如放射性核素显像、经胸壁肺穿刺检查、转移病灶活组织检查、胸腔积液检查等也有助于诊断。

五、治疗原则

肺癌多采用以手术为主的综合性治疗。

(一)手术治疗

根据病变的部位和大小决定肺癌的手术方式。一般周围型肺癌施行肺叶切除术,中心型肺癌多施行肺叶或一侧全肺切除术。

(二)放射治疗和化学药物治疗

放疗和化疗对小细胞肺癌有效;用于手术前后治疗可提高疗效;用于晚期病例可减轻症状,延缓病情进展。

六、护理评估

(一)健康史

了解有无长期大量吸烟、长期接触致癌物质、生活或工作环境污染、慢性肺病、肺癌或其他肿瘤家族史等。

(二)身体状况

了解有无刺激性咳嗽、痰中带血、胸闷、气短、喘鸣、发热及胸、肩、臂痛等症状,并了解其严重程度;观察有无上腔静脉综合征、Hornor综合征、Pancost综合征及胸腔积液、声音嘶哑、吞咽困难等邻近器官、组织受侵或远处转移的表现;有无杵状指(趾)、骨关节痛、库欣综合征、重症肌无力、男性乳腺增大、多发性肌肉神经痛等非转移性全身症状;有无体重减轻、食欲缺乏、乏力、水肿等恶病质表现。

(三)辅助检查

了解胸部X线、CT、MRI、支气管镜、痰细胞学及其他各项检查的结果,以判断有无肺癌及其所在部位、大小,有无邻近组织受侵和远处转移等。

(四)心理、社会状况

了解患者对疾病治疗方法、预后等认识程度,观察其情绪变化和行为反应,还要了解家庭经济状况及社会支持程度等。

七、护理诊断/合作性问题

(一)恐惧

恐惧与难以忍受的疼痛、担心预后、害怕死亡等有关。

(二)慢性疼痛:胸痛

胸痛与肿瘤侵犯和破坏神经组织有关。

(三)气体交换障碍

气体交换障碍与肿瘤阻塞较大支气管、胸腔积液、肺切除等有关。

(四)潜在并发症

肺不张和肺炎、急性肺水肿、心律失常、支气管胸膜瘘。

八、护理目标

患者恐惧、疼痛减轻或消失;能维持正常或基本正常的气体交换,无缺氧表现;潜在并发症能被及时发现,并得到有效处理。

九、护理措施

(一)手术前护理

1.心理护理

根据患者的心理特点,开展有针对性的心理护理,帮助患者树立战胜疾病的信心,使其能以平静的心态接受手术治疗。

2.呼吸道准备

为了预防术后肺部并发症,应认真做好呼吸道准备。包括指导患者戒烟,以防气管、支气管分泌物增加,妨碍纤毛的清洁功能,影响痰液的咳出;对伴有慢性支气管炎、肺气肿、肺不张和肺炎的患者,应指导患者深呼吸和有效咳嗽,定时叩背,遵医嘱应用抗菌药物、支气管扩张药物和祛痰剂等,以控制感染,促进痰液排出;对急性上呼吸道感染、龋齿等,也需彻底治疗。

3.术前训练

为预防术后并发症,应指导患者进行有关练习。如练习有效咳嗽和腹式呼吸,可清除呼吸道分泌物,改善呼吸功能,预防肺部并发症;进行小腿肌肉的收缩与舒张练习,可促进静脉回流,预防深静脉血栓形成;做肩臂运动,可预防局部组织粘连而导致的活动障碍及姿势异常。

4.配合特殊检查

遵医嘱做好检查前的有关准备,配合医生进行支气管镜检查、经胸壁肺穿刺等特殊检查。

(二)手术后护理

1.体位与活动

麻醉未清醒时取仰卧位,头偏向一侧,麻醉清醒、血压平稳后改为半卧位;一侧肺叶切除术后,肺功能较差者安置平卧,肺功能较好者安置健侧卧位;肺段切除或楔形切除术后,尽量取健侧卧,以促进患侧肺组织扩张;一侧全肺切除术后,应取平卧或1/4侧卧位,避免完全侧卧,以防导致纵隔移位和健肺受压,引起呼吸和循环功能障碍。卧床期间应定时协助患者翻身,但注意不要牵拉术侧手臂,还要防止胸膜腔导管脱出。病情许可后,鼓励患者下床活动。

2.观察病情

密切观察生命体征,进行心电和血氧饱和度监护,注意意识、面色、尿量变化,记录液体出入量;观察有无胸膜腔内出血或感染、肺不张和肺炎、急性肺水肿、心律失常等异常表现;若出现咳嗽、咳痰、发热、胸痛及气液胸表现,应怀疑支气管胸膜瘘,及时联系医生并配合处理。

3.呼吸道护理

为肺癌术后的护理重点。肺切除术后应常规行鼻导管给氧1~2日,鼓励深呼吸、有效咳嗽和排痰,每1~2小时1次;痰液黏稠难以咳出者,给予化痰剂和雾化吸入,必要时吸痰;对带气管插管返病房者,应做好气管插管的护理;对术前心肺功能差,术后动脉血氧饱和度过低者,应准备呼吸机辅助呼吸,并做好机械通气的护理。

4.饮食与输液

一侧肺全切术后,应限制钠盐输入,补液量应控制在每日 2000mL 以内,滴速 20～30 滴/min,以防发生肺水肿。拔除气管插管后 4～6 小时,若无禁忌可饮水,逐渐进食流质、半流质,直至普通饮食。

5.胸腔闭式引流护理

一侧全肺切除术后,胸膜腔引流管呈钳闭状态,以保持患侧胸膜腔内有一定的气体和液体,防止纵隔移位。若发现气管和纵隔移向健侧,说明术侧胸膜腔内压力过高,应协助医生开放导管放出适量气体或液体,使气管和纵隔恢复至中立位。

6.并发症护理

(1)急性肺水肿:应立即减慢输液速度,遵医嘱给予利尿药物和强心剂等。

(2)心律失常:多见于术后 4 日内。一旦发生,遵医嘱给予抗心律失常药物,并观察药物的疗效和不良反应。

(3)支气管胸膜瘘:是肺切除术后严重并发症之一,多发生于术后 1 周左右。患者表现为咳嗽、胸痛、发热、呼吸困难等胸腔感染症状及气胸体征,将亚甲蓝注入胸膜腔,若患者咳出蓝色痰液即可证实诊断。一旦确诊,应配合医生行胸膜腔闭式引流、应用抗菌药物及营养支持等。

十、健康教育

(一)预防教育

告知人们吸烟、环境污染、接触致癌物质、慢性肺病等与肺癌的发病有关,应尽量消除这些有害因素。凡 40 岁以上者应每年拍摄 1 次胸部 X 线片,若持续咳嗽超过半月或出现血丝痰,应及时到医院接受正规检查。

(二)康复指导

告知患者应安排好休息与饮食,摄取足够的营养,保证充足的睡眠;保持脊柱于功能位置,坚持肩部功能锻炼,以防脊柱侧弯和肩关节僵硬。出院后遵医嘱继续放疗或化疗,并定期到医院复诊。

第三节　胃癌

胃癌是我国常见的恶性肿瘤之一,居消化道恶性肿瘤的首位,年病死率为 25.21/10 万,发病年龄以 40～60 岁多见,男多于女,男女比例约为 3:1。

一、病因

(一)胃的慢性疾病

慢性胃溃疡恶变率约为 5%,萎缩性胃炎恶变率约 10%,胃腺瘤性息肉恶变率约为 10%,尤其是直径>2cm 者。以上胃的慢性疾病均被视为"癌前病变"。

(二)胃幽门螺杆菌

胃幽门螺杆菌(HP)是发生胃癌的重要因素之一。HP 感染的人群中,胃癌的发生率是

HP 感染阴性者的 3～6 倍。可能因为 HP 感染后产生的氨中和胃酸,有利于细菌生长,并促使硝酸盐降解为有明显的致癌作用的亚硝酸;HP 的代谢产物,包括一些酶和毒素也有可能直接损害胃黏膜细胞的 DNA 而产生基因突变,从而导致癌的发生。

(三)饮食、环境因素

饮食与胃癌的发生有明显的相关性,长期进食熏烤、腌制、含亚硝酸盐以及添加防腐剂的食物,可能诱发胃癌。胃癌的发病率在不同国家之间或同一国家的不同地区间有明显差异,这可能与环境及生活习惯有关。吸烟与胃癌也有一定关系。

(四)遗传因素

胃癌常见于近亲中;A 型血的人胃癌发病率高于其他血型的人群,表明胃癌与遗传因素有关。

二、病理

胃癌可发生在胃的任何部位,多见于胃窦部,约占 50%,其次为胃小弯和贲门部,其他部位较少见。

(一)病期及大体形态分型

胃癌分为早期和进展期,各期又有不同的形态分型,具体介绍如下。

1.早期胃癌

指病变局限于黏膜或黏膜下层的胃癌,不论病灶大小或有无淋巴转移。胃镜检查直径＜5mm 的癌灶为微小胃癌,直径在 6～10mm 的癌灶为小胃癌。早期胃癌可分为 3 型:①隆起型,癌灶突出胃腔约 5mm 以上;②浅表型,癌灶微隆或凹陷在 5mm 以内;③凹陷型,癌灶凹陷深度超过 5mm。

2.进展期胃癌

指病变超过黏膜或黏膜下层的胃癌。常见有三种类型:①块状型,癌肿呈息肉样或蕈状突入胃腔内,表面有糜烂或溃疡,生长缓慢,转移较晚;②溃疡型,癌肿中心凹陷形成直径大于2.5cm 的溃疡,基底凹凸不平,周边呈不规则隆起,浸润广,转移早,预后差;③弥散型,癌组织弥散浸润于胃壁各层内,可累及胃的一部分或全部,胃壁僵硬,胃腔缩小,呈"革袋状",此型恶性程度最高,转移早,预后最差。

(二)组织学分型

按世界卫生组织提出的分类法,胃癌分为:①腺癌,包括乳头状癌、管状癌、黏液癌和印戒细胞癌;②腺鳞癌;③鳞状细胞癌;④未分化癌;⑤未分化类癌等。其中绝大多数为腺癌。

(三)转移途径

包括直接蔓延、淋巴转移、血行转移和腹腔种植四种途径。

1.直接蔓延

癌肿直接侵入腹腔邻近器官或组织。

2.淋巴转移

是最主要的转移方式。由于黏膜下层有丰富的淋巴网,一处癌肿可累及所有淋巴结。部分癌肿可超越常规转移方式,直接侵及远处淋巴结,即跳跃式转移。晚期可经胸导管转移到左锁骨上淋巴结或经肝圆韧带转移到脐周围。

3.血行转移

多发生在晚期,最常见的转移部位是肝和肺,其他依次为胰、肾上腺、骨、脑等处。

4.腹腔种植

癌肿浸润穿透浆膜层,癌细胞脱落而种植于腹膜、大网膜或盆腔脏器表面。癌细胞广泛播散时,可形成大量腹腔积液。

三、临床表现

(一)早期胃癌

临床症状多不明显,缺乏典型特征,可出现上腹不适或隐痛、嗳气、反酸、食欲减退、轻度贫血等类似于胃十二指肠溃疡或慢性胃炎的症状,易被忽视。除有上腹部深压痛外,多无明显体征。

(二)进展期胃癌

症状逐渐加重,可出现上腹疼痛,无明显规律性,同时有食欲缺乏、消瘦、体重减轻等症状。贲门部胃癌有进食梗阻感;胃窦部癌引起幽门]梗阻时可发生呕吐,呕吐物多为宿食和胃液;癌肿破溃或侵袭血管时,可有呕血或黑便,严重者可突发上消化道大出血,也可发生急性穿孔。晚期出现上腹肿块或其他转移症状,如肝大、腹腔积液、锁骨上淋巴结肿大等,并伴有消瘦、严重贫血或恶病质。体检时上腹部可扪及肿块,多为结节状、质硬、略有压痛;发生直肠前窝转移时,直肠指诊可触及肿块。

四、辅助检查

(一)血常规检查

多数红细胞计数和血红蛋白有不同程度的减低。

(二)胃液检查

游离酸缺乏或减少。

(三)粪便隐血试验

可呈持续阳性。

(四)X线钡餐检查

可见充盈缺损或癌性龛影,并可见胃壁僵硬及胃蠕动功能异常。

(五)胃镜检查

可直接观察病变,并可取活组织做病理检查,是诊断胃癌最可靠的方法。

(六)胃液细胞学检查

在胃冲洗液中查到癌细胞即可诊断。

五、治疗原则

早期发现、早期诊断和早期治疗是提高胃癌疗效的关键。目前仍采取以手术治疗为主的综合性治疗。

(一)手术治疗

如果患者全身情况允许又无明显远处转移时,应剖腹探查,根据术中探查结果,决定手术方式。

1.根治切除术

按癌肿部位完整地切除全胃或胃的大部,全部大、小网膜和局部淋巴结,并重建胃肠道,切除端应距癌肿边缘5cm以上。该术式是胃癌特别是早期胃癌的有效治疗方法。

2.姑息性切除

适用于癌肿广泛浸润并远处转移,无根治可能,但原发肿瘤尚可切除者,可行包括原发肿瘤在内的胃远端部分切除术。

3.捷径吻合术

如肿瘤导致幽门梗阻又难以切除时,可行胃空肠吻合术、食管空肠吻合术等,以解决梗阻问题。

(二)其他治疗

化疗是最主要的辅助治疗方法,以联合用药为主,目的是清除残留的癌灶或脱落的癌细胞,常用药物有5-氟尿嘧啶(5-FU)、丝裂霉素C(MMC)、多柔比量(阿霉素,ADM)、呋喃氟尿嘧啶(FT-207)等。化疗方法包括全身化疗、腹腔灌注化疗、动脉介入治疗等。也可配合生物治疗、中医中药治疗等。

六、护理评估

(一)健康史

了解患者的年龄性别、性格特征、职业、饮食习惯,询问家族中有无胃癌或其他肿瘤患者,既往有无溃疡病、慢性萎缩性胃炎、胃息肉等胃癌前期疾病史。

(二)身体状况

了解有无上腹不适或隐痛、嗳气、反酸、食欲减退、渐进性消瘦、贫血等症状。检查患者有无体重减轻、消瘦、腹部肿块或淋巴结肿大等体征,有无幽门梗阻、贲门梗阻、上消化道出血、胃穿孔等并发症表现。

(三)辅助检查

了解血常规检查、胃液分析、粪便隐血试验、X线钡餐透视、胃镜检查、胃液细胞学检查等结果,以便对疾病的性质和病理分期作出较准确的判断。

(四)心理、社会状况

了解患者对诊断、预后、术前检查、手术方式和术后康复的知晓程度,注意有无焦虑恐惧等心理反应;了解患者家属对疾病的认识,对患者的支持程度及经济承受能力等。

七、护理诊断/合作性问题

(一)焦虑

焦虑与对疾病的发展及预后缺乏了解、对治疗缺乏信心等因素有关。

(二)营养失调:低于机体需要量

营养失调与食欲减退、肿瘤生长消耗、化疗后消化道反应等因素有关。

(三)疼痛

疼痛与癌细胞浸润和手术创伤有关。

(四)潜在并发症

胃出血、急性穿孔、幽门梗阻、贲门梗阻等。

（五）潜在（术后）并发症

同胃大部切除术后。

八、护理目标

患者情绪稳定，焦虑减轻；营养不良得到改善；疼痛减轻或缓解；潜在并发症能被及时发现，并得到及时处理。

九、护理措施

（一）术前护理

1.心理护理

胃癌患者有焦虑心理和悲观消极情绪。护理人员应关注患者的心理和情绪变化，根据患者的需求和接受能力做针对性的解释工作，以减轻患者的心理负担，增强对治疗的信心，使其能积极配合治疗和护理。

2.一般择期手术患者的准备

宜少量多餐，进食高蛋白、高热量、高维生素、易消化及无刺激性的食物；迷走神经切断术术前应作基础胃酸分泌量和最大胃酸分泌量测定，以利于术后判定手术效果；营养不良者，应输全血、血浆、人体蛋白等改善营养状况；术前按常规禁饮食、插胃管，术前晚肥皂水灌肠 1 次。

3.急性穿孔患者的准备

立即禁饮食和胃肠减压，以减少胃肠内容物继续流入腹腔；补充液体，维持水电解质和酸碱平衡；全身应用抗生素控制感染；严密观察意识、生命体征、腹部症状和体征的变化；若有休克症状给予平卧位，否则安置半卧位；做好急症手术前的各项准备工作。

4.大出血患者的准备

安置平卧位；给氧；暂禁饮食；补液、输血以补充血容量，纠正休克；使用止血药物和西咪替丁；给予镇静剂；经胃管灌注加有去甲肾上腺素的冷生理盐水；密切观察意识、生命体征、呕血、便血、尿量等情况。若经 6～8 小时治疗，休克不见好转，表明出血量大或出血仍在继续，应做好手术前的各项准备工作。

5.瘢痕性幽门梗阻患者的准备

给予补液，纠正水电解质及酸碱平衡失调；严重营养不良者，行肠外营养，必要时输注血浆、白蛋白等，以改善营养状况，纠正低蛋白血症；完全性梗阻的患者应禁食、持续胃肠减压，以排空胃内潴留物，不完全性梗阻的患者可给无渣半流质饮食，必要时术前 3 日每晚用温生理盐水洗胃，以减轻胃黏膜水肿，有利于术后吻合口愈合。

（二）术后护理

1.体位与活动术

后取平卧位，麻醉作用消失且血压平稳后可取半卧位，可使腹肌松弛，减轻腹壁切口张力和疼痛，也有利于呼吸和循环。卧床期间应勤翻身、深呼吸、进行肢体的伸屈活动。术后 1 日可坐起并做轻微活动，停胃肠减压后可下床活动，以促进肠蠕动、改善呼吸和循环功能，减少术后并发症。

2.病情观察

定时测量生命体征，观察神志、面色、切口敷料以及胃肠引流液情况，并记录 24 小时液体出入量。

3.禁食、胃肠减压

禁食、胃肠减压是术后重要护理措施。一般持续胃肠减压2～3日,应保持通畅,观察记录引流液的量和性质,待肠蠕动恢复和肛门排气后,停止胃肠减压,拔除胃管。

4.输液、抗感染

禁食期间静脉补充液体,必要时输注血浆和全血,改善患者的营养状况,以利于吻合口的愈合。遵医嘱应用抗生素,以预防感染。

十、健康教育

(一)预防教育

讲解与胃癌发生有关的因素,提倡多食新鲜水果、蔬菜,少食烟熏、腌制食品,禁食霉变食物;提醒人们及早治疗胃溃疡、慢性萎缩性胃炎和胃腺瘤性息肉等癌前期病变。

(二)饮食指导

告知患者术后早期每日进食5～6餐,并养成定时、定量、细嚼慢咽的饮食习惯,6个月后可恢复每日3餐。应选择高营养、易消化的饮食,避免生、冷、硬、油炸、刺激性食物及浓茶、酒等饮品。对嗜烟者,劝其戒烟。指导患者保持积极乐观的情绪,注意劳逸结合,术后3个月内避免重体力劳动。

(三)用药及随访

说明化疗的必要性、化疗药物的不良反应及其防治方法,告知患者定期检查血常规、肝功等,并注意预防感染;定期门诊随访,如发现问题,应及早诊治。

第四节　大肠癌

大肠癌包括结肠癌和直肠癌,是胃肠道常见的恶性肿瘤,发病率仅次于胃癌。以40～60岁多见,男性多于女性。我国大肠癌的分布以直肠最多见(占56%～70%),其次为乙状结肠,其他部位依次为盲肠、升结肠、降结肠和横结肠。

一、病因

病因尚不完全清楚,可能与下列因素有关:①大肠息肉、腺瘤,尤以家族性腺瘤癌变率最高;②大肠慢性炎症,如溃疡性结肠炎、结肠血吸虫病肉芽肿等;③饮食习惯,如长期进食高脂肪、高蛋白和低纤维素类食品;④遗传因素。

二、病理

(一)大体形态分类

1.肿块型

肿瘤向肠腔内生长,呈菜花样,生长较慢,浸润较浅且局限,表面易溃烂,伴出血、感染和坏死。恶性程度较低,预后较好。

2.溃疡型

是大肠癌最常见类型。癌肿向肠壁深层生长并向四周浸润,底部坏死,边缘隆起,中央凹陷,易出血、感染或穿透肠壁,转移较早,恶性程度高。

3.浸润型

肿瘤沿肠壁呈环行浸润,易引起肠腔狭窄或梗阻,转移较早,预后最差。

(二)组织学分类

可分为:①腺癌,最常见,占大肠癌的大多数;②黏液癌,预后较差;③未分化癌,易侵入小血管和淋巴管,预后最差。

(三)转移途径

1.直接浸润

结肠、直肠癌穿透肠壁后可浸润邻近器官,如乙状结肠癌肿常侵犯膀胱、子宫、输尿管;横结肠癌肿常侵犯胃壁;直肠癌可侵犯前列腺、膀胱、阴道、子宫。

2.淋巴转移

是主要转移途径。结肠癌易转移至肠系膜血管周围和肠系膜根部淋巴结;直肠癌向上可转移至直肠上动脉、肠系膜下动脉及腹主动脉周围淋巴结,向下、向两侧转移至髂内淋巴结或腹股沟淋巴结。晚期患者可出现左锁骨上淋巴结转移。

3.血行转移

晚期癌细胞常经血液循环转移至肝脏,也可转移至肺、脑、骨等。

4.种植转移

结肠癌肿穿透肠壁后,癌细胞可脱落,并种植在腹膜和腹腔内其他器官表面,以盆腔底部、直肠前陷窝部最常见。直肠癌种植性转移的机会较小,上段直肠癌偶有种植性转移。

三、临床表现

(一)结肠癌

1.排便习惯及粪便性状改变

是结肠癌最早出现的症状,由于肿瘤坏死形成溃疡或继发感染所致。表现为排便次数增多,腹泻、便秘交替出现,粪便带血、黏液或脓液。

2.腹痛

也是早期症状之一,表现为定位不确切的持续性隐痛,腹部不适或腹胀感。出现肠梗阻时腹痛加剧或为阵发性绞痛。

3.腹部包块

肿瘤较大时,可触及形状不规则的肿块,质硬,表面不平呈结节状,压之轻痛。若为乙状结肠癌或横结肠癌,可有一定活动度。

4.肠梗阻症状

一般是晚期症状,多为不全性肠梗阻表现。

5.全身表现

由于慢性失血、癌肿溃烂、感染、毒素吸收等,患者可出现乏力、低热、消瘦、贫血等症状,晚期可出现恶病质等。

由于结肠癌的部位不同,临床表现也有区别。右半结肠癌以肿块型多见,结肠腔较大,肠内容物多为液体,一般不易发生肠梗阻,以发热、贫血、消瘦、乏力及腹部包块为主要表现。左半结肠癌以浸润型多见,结肠腔较小,肠内容物为半固体,加之癌肿浸润,极易引起肠腔环行狭窄,故以肠梗阻、便秘、便血等为主要表现。

(二)直肠癌

直肠癌早期可无症状,随着癌肿的逐渐增大,可出现下列症状。

1.直肠刺激症状

癌肿刺激直肠产生频繁便意、排便不尽、便前肛门下坠感、腹泻、里急后重等症状。

2.肿瘤破溃、感染症状

癌肿破溃时大便表面带血及黏液,感染时可出现脓血便。血便是直肠癌患者最常见的早期症状。

3.肠腔狭窄症状

癌肿突入肠腔使肠腔狭窄可出现大便变形、变细;癌肿继续增大造成部分肠梗阻后可有腹胀、阵发性腹痛、肠鸣音亢进,排便困难等表现。

4.晚期症状

癌肿侵犯前列腺、膀胱,可出现尿频、尿痛;侵犯骶前神经则发生持续性剧烈疼痛。发生转移时可出现腹腔积液、肝大、黄疸、贫血、水肿等表现。

四、辅助检查

(一)大便隐血试验

可作为大规模普查或对高危人群进行监测的手段,持续阳性者做进一步检查,以助于及时发现早期病变。

(二)直肠指检

直肠指检是诊断直肠癌的最主要、简单易行的方法。直肠癌大多发生在直肠中下段,约75%的直肠癌能经直肠指检触及,并可了解癌肿的部位、大小、范围、活动度及与周围组织的关系等。

(三)内镜检查

直肠镜、结肠镜检查可发现直肠、结肠病变,还可了解病变的位置、大小及范围,并可做活组织病理检查。

(四)影像学检查

X线钡剂灌肠或气钡双重对比造影可明确癌肿的部位和范围;B超、CT检查可显示腹部肿块、腹腔内肿大淋巴结和有无肝内转移等。

(五)血清癌胚抗原(CEA)测定

诊断特异性不高,但对判断患者预后、疗效和复发有一定作用。若在随访中发现CEA值又上升,表示癌肿复发。

(六)其他检查

女性患者直肠下端癌肿较大时应做阴道双合诊检查;男性患者有泌尿系统症状时应做膀胱镜检查,以了解癌肿侵犯的范围。

五、治疗原则

大肠癌应采取以手术为主的综合性治疗方法。

(一)根治性手术

切除包括原发病灶在内的较长肠段、相应的肠系膜和所属区域淋巴结。手术方式因癌肿部位不同而不同。

1.结肠癌根治术

(1)右半结肠切除术

适用于盲肠、升结肠、结肠肝曲的癌肿。切除范围包括 10～15cm 末端回肠、盲肠、升结肠、右半结肠,以及相应的系膜、血管和淋巴结,回肠与横结肠行端或端侧吻合。

(2)横结肠切除术

适用于横结肠癌。切除范围为包括肝曲和脾曲的全部横结肠及其系膜、血管和淋巴管,升结肠与降结肠行端端吻合。

(3)左半结肠切除术

适用于结肠脾曲和降结肠癌。切除范围包括左半横结肠、降结肠和部分或全部乙状结肠及其所属系膜、血管和淋巴结,横结肠与乙状结肠或直肠行端端吻合。

(4)乙状结肠切除术

根据肿瘤的位置及乙状结肠的长度调整切除的范围。肿瘤位于乙状结肠上段应切除乙状结肠及部分降结肠,肿瘤位于乙状结肠下段,则切除部分降结肠、乙状结肠及直肠上段,同时切除所属系膜、血管和淋巴结,结肠与直肠行端端吻合。

2.直肠癌根治术

切除包括癌肿及其两端足够长度的正常肠段(近端 10cm 以上、远端 2.5cm 以上)、受累器官的部分或全部及周围可能被浸润的组织。直肠癌向下浸润范围极少超过 2cm,选择手术方式应时考虑到这一特点。

(1)局部切除术

适用于瘤体小、分化程度高、局限于黏膜或黏膜下层的早期直肠癌。手术方式有经肛门局部切除术或骶后径路局部切除术。

(2)腹会阴联合直肠癌根治术(Miles 手术)

主要适用于腹膜返折以下的直肠癌。切除范围包括乙状结肠下部及其系膜、全部直肠、肠系膜下动脉和周围淋巴结、肛提肌、坐骨直肠窝内组织、肛管与肛门周围 5cm 直径的皮肤及全部肛门括约肌等,乙状结肠近端在左下腹做永久性人工肛门。该方法切除范围大,治疗彻底,但手术创伤较大,永久性人工肛门会给患者的生活带来不便。

(3)经腹直肠癌切除术

(直肠低位前切除术,Dixon 手术)是目前应用最多的直肠癌根治术。适用于癌肿下缘距肛门 5cm 以上的直肠癌。经腹腔切除乙状结肠和大部分直肠,直肠与乙状结肠行端端吻合。该方法保留了正常的肛门及肛门括约肌,但若切除不到位,则治疗不彻底,可致局部复发,也可能发生吻合口瘘、吻合口狭窄等并发症。

(4)经腹直肠癌切除、近端造口、远端封闭术(Hartmann 手术)

适用于全身情况差,不能耐受 Miles 手术或因急性肠梗阻不宜行 Dixon 手术的患者。

(5)下拉式直肠癌切除术

适用于癌肿下缘距肛缘 5～7cm 的直肠癌。该手术保留肛管,经肛门在齿状线水平切断直肠,将乙状结肠从肛门拉下,固定于肛门。术后 10～14 日切除肛门外多余的结肠。该方法虽保留了肛门,但术后控制排便效果不佳,若切除不到位,则治疗彻底性不满意。

(二)姑息性手术

对已有广泛转移,不能根治的晚期病例,可根据患者全身情况和局部病变程度,做姑息性切除、短路手术或结肠造瘘术等,以缓解症状,延长生存时间。

(三)化学药物治疗

化疗配合根治性手术,可提高 5 年生存率;对无法手术或术后复发者,化疗是主要治疗手段。给药方法有区域动脉灌注、门静脉给药、静脉给药、术后腹腔置管灌注给药、肠腔内给药等。

(四)放射治疗

较晚期癌可在手术前先放疗,以提高手术切除率及生存率;术后放疗多用于晚期癌肿、手术无法根治或局部复发者,以降低局部复发率。

(五)其他治疗

对发生肠腔狭窄不能切除的大肠癌可局部放置金属支架扩张肠腔,对直肠癌可用电灼、液氮冷冻、激光等治疗,以缓解肠梗阻症状,减轻患者的痛苦。还可辅佐中医中药治疗。

六、护理评估

(一)健康史

了解患者年龄、性别、饮食习惯;有无大肠息肉、溃疡性结肠炎、肠腺瘤病史或手术治疗史;家族中有无大肠癌或其他肿瘤患者。

(二)身体状况

了解有无大便习惯改变、腹泻、便秘、大便带血、大便带黏液或脓液、腹痛等情况;检查腹部有无肿块及肿块的大小、活动度及压痛程度;观察有无低热、消瘦、贫血、乏力等全身症状。

(三)辅助检查

了解大便隐血试验、直肠指检、内镜检查、影像学检查及重要脏器功能检查等结果,以了解肿瘤的部位和转移情况。

(四)心理、社会状况

了解患者和家属对疾病的认识,对结肠造口知识及手术前配合和术后护理知识的知晓程度。观察患者恐惧、焦虑程度,估计其心理承受力。了解家庭对患者的关心支持情况及经济承受能力。

七、护理诊断/合作性问题

(一)焦虑

焦虑与对癌症治疗缺乏信心、对手术的担忧及担心结肠造口影响生活和工作有关。

(二)营养失调:低于机体需要量

营养失调与腹泻、食欲下降及癌肿慢性消耗有关。

(三)自我形象紊乱

自我形象紊乱与结肠造瘘口的建立、排便方式改变有关。

(四)潜在(术后)并发症

造口坏死或狭窄、吻合口瘘等。

(五)知识缺乏

缺乏人工肛门的自我护理知识。

八、护理目标

患者情绪稳定,焦虑减轻;营养状况得到有效改善;能适应并接受自我形象和排便方式的改变;潜在并发症能被及时发现,并得到有效处理;能自行护理人工肛门。

九、护理措施

(一)手术前护理

除按腹部手术做好常规准备外,还应重点注意以下几点。

1.心理护理

观察患者的心理变化,鼓励其说出最关心的问题,对需做人工肛门的患者,应做耐心的解释工作,使患者心中有数,积极配合治疗和护理。还应指导家属和亲友多关心和支持患者,以增强患者的治疗信心。

2.加强营养

应给予高蛋白、高热量、高维生素、易消化的少渣饮食,必要时输血、输入体白蛋白,以纠正贫血和低蛋白血症。若有水电解质及酸碱平衡失调,应遵医嘱行静脉输液纠正。

3.肠道准备

目的是排空肠道,减少细菌数量,防止腹腔和切口感染,有利于吻合口愈合。肠道准备包括控制饮食、清洁肠道和使用药物三大措施。

(1)传统方法:①术前 3 日进少渣半流质,术前 2 日进流质;②术前 3 日给泻剂如番泻叶 6g 泡茶饮或 50% 硫酸镁 30mL 口服,每日 1 次;给肠道杀菌剂口服,如卡那霉素 1g 或链霉素 0.5g,每日 2 次;给甲硝唑 0.4g,每日 4 次;给维生素 K_1 10mg,肌内注射,每日 1 次;③术前 1 日晚及术日晨用 1% 肥皂水清洁灌肠。

(2)全肠道灌洗术:前 12~14 小时开始口服或从胃管内灌入灌洗液(1000mL 温开水中加入氯化钠 6g、碳酸氢钠 2.5g、氯化钾 0.75g 配制而成),引起容量性腹泻,达到彻底清洗肠道的目的。全过程约 3~4 小时,灌洗量不少于 6000mL。灌洗液中可加入抗菌药物。年老体弱,心、肾功能不全及肠梗阻者,不宜使用此法。

(3)甘露醇口服法:甘露醇为高渗性液,口服后吸收肠壁水分,促进肠道蠕动,可引起有效腹泻,达到清洁肠道的目的。术前 1 日午餐后 0.5~2 小时内口服 5%~10% 的甘露醇 1500mL。此法不需改变患者饮食或术前 2 日进少渣半流质饮食。年老体弱,心、肾功能不全及肠梗阻者,不宜使用此法。

4)坐浴和阴道冲洗:直肠癌术前 3 日每晚肛门坐浴,女患者应做阴道冲洗。

5)其他:按腹部手术做好常规准备,并于手术日晨留置胃管和导尿管,备好术中所需的抗癌药物等。

(二)手术后护理

1.体位

术后取平卧位,待麻醉作用消失、血压平稳后改半卧位,以利于呼吸和腹腔引流。

2.观察病情

观察生命体征、意识、尿量等;观察腹部、会阴部切口敷料有无渗血、渗液,腹腔及骶前引流管有无新鲜血液引出。若发现出血征象,应及时联系医师,并协助处理。

3.饮食护理

禁饮食、胃肠减压2~3日,肛门排气或结肠造口开放后可拔除胃管,进流质饮食,1周后进半流食,2周左右可进少渣普食。禁饮食、胃肠减压期间静脉补充水和电解质,防止水电解质平衡紊乱。

4.应用抗菌药物

由于肿瘤患者抵抗力下降,结肠、直肠癌手术可能有肠内容物污染,加之手术创面暴露时间长时,可发生切口或腹腔感染,术后继续使用有效的抗菌药物预防感染。

5.导尿管护理

直肠癌根治术易损伤骶部神经而引起尿潴留,术后需留置导尿管1~2周。按常规做好导尿管的护理,术后5~7日可夹闭尿管,每3~4小时开放1次,待膀胱功能恢复正常后可拔除尿管。

6.引流管护理

骶前引流管接负压吸引,保持引流管通畅,避免管道受压、折曲、堵塞;按时更换引流管口处敷料;观察和记录引流液的性质和量,一般术后5~7日,引流液量明显减少、颜色清亮,可拔除引流管。

7.会阴部切口护理

应保持切口敷料的清洁干燥,如有污染或被血液渗湿,应及时更换。亦可根据情况,于术后4~7日开始用1:5000高锰酸钾溶液坐浴,每日2次。

8.并发症护理

(1)造口坏死:观察造口血液循环情况,正常结肠造口为粉红色,若为蓝紫色说明局部缺血,若为黑色、棕色说明坏死。

(2)造口狭窄:造口处拆线后,每日扩肛1次,防止造口狭窄;观察患者有无呕吐、腹痛、腹胀停止排气和排便等肠梗阻症状。

(3)便秘:为防止便秘,鼓励患者多吃蔬菜、水果,多饮水、多活动;若进食后3~4日未排便,可将导尿管插入造口(不超过10cm),用液体石蜡或肥皂水灌肠通便。

(4)吻合口瘘:观察有无吻合口瘘的表现,术后7~10日不可灌肠,以免影响吻合口的愈合;若发生吻合口瘘,应行腹腔或盆腔持续引流,并保持引流通畅,必要时做横结肠造口转流粪便,同时行肠外营养、使用抗菌药物等。

9.结肠造口护理

(1)造口开放前护理:用凡士林或生理盐水纱布外敷结肠造口,外层敷料渗湿后应及时更换。

(2)保护腹部切口:结肠造口一般于术后 2～3 日开放。开放早期,粪便稀薄,次数多,患者应取左侧卧位,及时清除肠道分泌物及粪便,并用塑料薄膜将腹部切口与造口隔开,以防粪便污染腹部切口。

(3)保护造口周围皮肤:用中性皂液或 0.5％氯己定(洗必泰)溶液清洁造口周围皮肤,并涂以氧化锌软膏保护,防止粪液浸渍引起皮炎。

(4)造口袋的使用与清洁:选择袋口合适的造口袋,袋口对准并贴紧造口,袋囊朝下,用有弹性的腰带固定;当造口袋内充满 1/3 排泄物时即应更换,以餐前、餐后 2～4 小时及睡前更换为宜;除非使用一次性造口袋,否则患者应备 3～4 个造口袋于更换,使用过的造口袋可用中性洗涤剂或清水洗净,洗净后擦拭并晾干备用。

(5)饮食指导:指导患者注意饮食卫生,以防肠道感染引起腹泻;避免进食产气、生冷、刺激性及可引起便秘或腹泻的食物。

(6)帮助患者正视造口并参与护理:观察患者的情绪反应,鼓励患者及家属说出对造口的感觉和接受程度;指导患者正视现实,消除厌恶情绪;教会患者和家属造口袋的佩戴倾倒及清洁方法,造口周围皮肤的护理方法,指导其自行护理;说明经过一段时间后可适应新的排便方式,并可恢复正常生活、适当运动和社交活动。

十、健康教育

(一)以防为主

宣传积极治疗癌前病变如结直肠息肉、腺瘤、溃疡性结肠炎等,避免高脂肪、低纤维素饮食,预防和治疗血吸虫病等,以减少大肠癌的发生率。对有家族史或疑有大肠癌及癌前病变者,应进行筛选性、诊断性检查,如大便隐血试验、内镜检查、钡剂灌肠 X 线检查、肿瘤标志物测定等,以便早发现、早诊断、早治疗。

(二)自我护理

指导患者做好结肠造口的护理,每周扩张造口 1 次,持续 2～3 个月;若出现便秘,可自行灌肠;应选择合适的饮食,避免摄入可导致便秘或腹泻的食品,适量运动,保持心情舒畅。指导患者加入造口患者协会,以利于学习和交流经验,促进排便控制,获得生活信心。

(三)指导随访

遵医嘱告知患者随访的时间、地点。若发现造口狭窄、腹胀、排便困难等,应及时就诊。

第五节　乳腺癌

乳腺癌是女性最常见的恶性肿瘤之一。在我国,占全身各种恶性肿瘤的 7％～10％,仅次于子宫颈癌,但近年乳腺癌的发病率呈上升趋势,在某些地区已居女性恶性肿瘤之首位。

一、病因和病理

(一)病因

乳腺癌的发病原因目前未完全明了,但认为与下列因素有关:①雌酮和雌二醇与乳腺癌的发生直接相关,45～60 岁发病较多,可能与年长后体内雌酮含量升高有关;②乳腺癌家族史,尤其是生母或同胞姊妹有乳腺癌史者,发病危险性更高;③月经初潮早、绝经晚、不孕、过于晚育或未哺乳;④部分乳房良性疾病,如乳腺小叶。上皮高度增生或不典型增生等;⑤高脂饮食、肥胖、环境因素等。

(二)病理类型

乳腺癌分类方法较多,目前我国多采用以下病理分型。

1.非浸润性癌

即原位癌,包括导管内癌小叶原位癌等。此型属早期,预后较好。

2.早期浸润性癌

包括早期浸润性导管癌、早期浸润性小叶癌等。此型仍属早期,预后较好。

3.浸润性特殊癌

包括乳头状癌、髓样癌(伴大量淋巴细胞浸润)、小管癌、腺样囊性癌、黏液腺癌、大汗腺样癌、鳞状细胞癌等。此型一般分化程度高,预后尚好。

4.浸润性非特殊癌

包括浸润性小叶癌、浸润性导管癌、硬癌、髓样癌(无大量淋巴细胞浸润)、单纯癌、腺癌等。此型一般分化较低,预后较上述类型差,约占乳腺癌的 $70\%\sim80\%$,是最常见的类型。

5.其他罕见癌或特殊类型癌

如炎性乳腺癌、乳头湿疹样乳腺癌等。

(三)转移途径

1.局部浸润

癌细胞直接蔓延浸润皮肤、胸肌、胸筋膜等周围组织。

2.淋巴转移

是最主要的转移途径。转移部位与乳腺癌原发部位有一定关系。原发癌灶位于乳房外侧者,多先发生同侧腋窝淋巴结转移,再转移至锁骨下、锁骨上淋巴结;位于乳房内侧和中央区者,多先转移至胸骨旁淋巴结,再转移至锁骨上淋巴结。

(四)血运转移

癌细胞可经淋巴途径进入静脉,也可直接侵入血循环而发生远处转移。最常见的远处转移部位依次为肺、骨(椎骨、骨盆、股骨等)和肝脏。血运转移多发生在晚期,但早期也有发生。

二、临床表现

(一)乳房肿块

早期为无痛性单发的乳房小肿块,是最常见也往往是最早的症状。肿块发生于乳房外上象限,其次为乳晕区和内上象限。质地较硬,表面不光滑,与周围组织分界不清,尚可推动。晚期癌肿侵入胸肌筋膜、胸肌,肿块可固定于胸壁而不易推动。癌细胞侵犯大片乳房皮肤时,皮肤表面可出现多个坚硬小结或条索,呈卫星样围绕原发病灶,称为卫星结节;结节彼此融合成片,并可延伸至背部及对侧胸壁,使胸壁紧缩呈铠甲状,呼吸动度受限,称为铠甲胸。若癌肿向浅表生长侵犯皮肤,可使皮肤破溃形成菜花样溃疡,常有恶臭、易出血。

(二)乳房外观改变

①乳房局部隆起;②癌肿侵犯到乳管,使其缩短,可导致乳头凹陷或向一侧偏斜;③癌肿侵

及乳房悬韧带（Cooper 韧带），使其缩短，可引起局部皮肤凹陷，称酒窝征；④癌细胞堵塞皮肤、皮下淋巴管，可导致淋巴回流障碍，出现局部淋巴水肿，而毛囊所在部位与深部组织连接紧密出现点状凹陷，称橘皮样改变。

（三）特殊类型乳腺癌的表现

1.炎性乳腺癌

少见。患乳明显增大发硬，局部皮肤水肿、发红、发热，犹如急性炎症。开始病变范围比较局限，但可迅速扩展，并常累及对侧乳房。乳房检查没有明显肿块。预后极差，患者常在发病后数月内死亡。

2.乳头湿疹样乳腺癌

少见。乳头刺痒、灼痛，乳头和乳晕皮肤发红、粗糙、潮湿、糜烂，可形成溃疡。乳房检查，部分患者在乳晕区可扪及肿块。

（四）转移征象

①淋巴结肿大，以同侧腋窝淋巴结肿大最为多见，早期肿大的淋巴结为散在、质硬、无痛、易推动的结节，后期淋巴结相互粘连、融合成团块；②患侧手臂水肿，癌细胞阻塞腋窝淋巴管时可出现上臂蜡白色水肿；肿大淋巴结压迫腋静脉时可出现手臂青紫色水肿；③转移器官症状，转移到肺出现胸痛、呼吸困难；转移到骨引起局部疼痛、病理性骨折；转移到肝可有肝大、黄疸。

三、辅助检查

（一）X 线检查

乳房钼靶 X 线摄影、干板静电摄影，可显示密度增高的肿块影，边界不规则或呈毛刺征。有时可见颗粒细小、密集的钙化点。

（二）B 超检查

可显示肿瘤的部位、大小，还可探查有无腋窝淋巴结转移。

（三）病理学检查

乳头溢液涂片、细针穿刺细胞学检查、活体组织切片检查等，均能提供诊断依据。

四、治疗原则

乳腺癌采用以手术治疗为主，以放疗、化疗、内分泌治疗等为辅的综合性治疗。

（一）手术治疗

1.乳腺癌根治术

切除整个乳房、胸大肌、胸小肌及腋窝和锁骨下淋巴结。适用于有腋窝上组淋巴结转移，但无远处转移者。

2.乳腺癌扩大根治术

在乳腺癌根治术的基础上，同时切除胸廓内动、静脉及胸骨旁淋巴结。适用于肿瘤位于乳房内侧象限、直径＞3cm 及无远处转移者。

3.乳腺癌改良根治术

切除整个乳房，保留胸大肌和胸小肌或保留胸大肌切除胸小肌。该术式保留了胸肌，术后对胸部外观影响较小，是目前常用的手术方式。

4.全乳房切除术

切除包括腋尾部及胸大肌筋膜的整个乳腺,适用于原位癌、微小癌或年老体弱不能耐受根治性切除者。

5.保留乳房的乳腺癌切除术

完整切除肿块加腋窝淋巴结清扫,术后必须辅助放疗或化疗。

(二)化学药物治疗

是一种必要的全身性辅助治疗,可提高手术治疗效果和患者生存率。化疗应在术后早期开始,一般主张联合用药,常用的有 CMF(环磷酰胺、甲氨蝶呤、氟尿嘧啶)方案、CAF(环磷酰胺、多柔比星、氟尿嘧啶)方案、ACMF(多柔比星、环磷酰胺、甲氨蝶呤、氟尿嘧啶)方案等。治疗期不宜过长,以半年左右为宜。

(三)放射治疗

是局部治疗的重要手段之一,可减少局部复发率,根据情况可在手术前或手术后进行。晚期乳腺癌或炎性乳腺癌可在化疗基础上加做放疗,常用[60]钴和深部 X 线。

(四)内分泌治疗

内分泌治疗适用于对激素依赖(癌细胞中雌激素受体含量高)的乳腺癌。可采用的方法有:①去势治疗,绝经前患者可手术切除或 X 线照射卵巢,消除卵巢功能;②抗雌激素治疗,绝经后患者应用雌激素拮抗剂他莫昔芬(三苯氧胺),以抑制肿瘤生长,降低乳癌手术后复发和转移,减少对侧乳癌的发生率;主张每日口服 20mg,持续 3～5 年;③其他,如对某些患者可采用雄激素、孕酮类等药物治疗。

五、护理评估

(一)健康史

了解患者有无与乳癌发生有关的高危因素,如 45 岁～60 岁女性、乳癌家族史、月经初潮早于 12 岁或绝经晚于 55 岁、未生育或第一胎足月妊娠超过 35 岁、未哺乳等;还应了解有无乳房良性疾病及肥胖、高脂肪饮食、吸烟等情况。

(二)身体情况

了解肿瘤发现的时间、生长速度、有无伴随症状如疼痛、乳头溢液等。检查乳房肿块的位置、大小、光滑度、活动度等;局部皮肤有无酒窝征、橘皮样改变、卫星结节、铠甲胸、溃疡等;乳头有无凹陷或偏向一侧,挤捏乳头有无溢液及溢液的性质。触摸腋窝淋巴结有无肿大。有无肺、骨、肝等远处转移的症状和体征等。

(三)辅助检查

了解 X 线摄影、B 超检查、病理学检查等结果,以明确乳腺癌的部位、类型和期别的早晚。

(四)心理、社会状况

了解患者和家属对乳腺癌治疗方法及预后的知晓程度,对手术、化疗、放疗及内分泌治疗的态度,家属对患者的支持程度等。了解患者的心理反应和心理承受能力,患者可能对手术后乳房缺失造成的形体改变感到担忧或恐惧,部分患者会出现悲哀心理反应。

六、护理诊断/合作性问题

(一)焦虑

焦虑与担心预后、手术后乳房缺失致形体改变有关。

(二)自我形象紊乱

自我形象紊乱与乳房切除后失去女性第二性征、放疗或化疗后引起的脱发等有关。

(三)躯体(术侧上肢)活动障碍

躯体(术侧上肢)活动障碍与手术切除胸肌、术侧上肢淋巴水肿、手术瘢痕挛缩等有关。

(四)知识缺乏

缺乏手术后术侧上肢功能锻炼的知识和乳房自我检查知识。

(五)潜在并发症

切口皮瓣下积液、皮瓣坏死、切口感染、术侧上肢水肿、气胸等。

七、护理目标

患者焦虑程度减轻；能正确认识和面对乳房缺失后的形体改变；术侧上肢肿胀减轻，并逐渐恢复全范围的关节活动；学会手术后术侧上肢功能锻炼的方法和乳房自我检查的方法；潜在并发症得以预防或发生时得到及时处理。

八、护理措施

(一)心理护理

要关心、尊重和体谅患者，细心观察患者的心理反应，鼓励患者说出最关心的问题，针对不同问题做好有关的解释和说明，如乳房切除术后胸部缺陷的改善方法、化疗或放疗后脱发的掩饰措施等，以减轻患者的焦虑和恐惧心理，使其能以积极的态度配合治疗和护理。

(二)加强营养

提供高能量、高蛋白饮食、维生素、易消化饮食，以提高患者对手术的耐受能力，促进伤口愈合和减少手术后并发症。

(三)手术治疗患者的护理

1.手术前护理

按常规做好呼吸道准备、皮肤准备、交叉配血、禁饮食、药物过敏试验、麻醉前用药等。对估计需要植皮者，应同时做好供皮区的皮肤准备。妊娠期乳癌应终止妊娠，哺乳期乳癌应及时退乳，以免激素作用促进乳癌的发展。

2.手术后护理

(1)体位：根据麻醉方式选择合适的体位，血压、脉搏平稳后改为半卧位，以利于呼吸和引流。

(2)观察病情：测量生命体征，若出现血压下降、脉搏加快，应检查切口有无渗血；若出现胸闷、呼吸困难，应检查切口加压包扎是否过紧，对乳癌扩大根治术后还应考虑有无术中损伤胸膜导致的气胸；若体温升高，应注意有无切口或肺部感染。观察术侧上肢远端的感觉和血液循环情况，若出现皮肤发绀、感觉异常、皮温降低、脉搏摸不清等，提示切口包扎过紧，应及时通知医生调整绷带松紧度。

(3)饮食：术后 6 小时，患者意识清醒，无恶心、呕吐即可给予正常饮食。但对全身反应较重的患者,应禁饮食 1～2 日后再恢复正常饮食。

(4)伤口和引流管护理:乳癌切除术后伤口用厚敷料加压包扎,使胸壁与皮瓣贴紧,防止皮瓣下积血、积液;应观察切口敷料有无渗血、渗液,一般术后第 3～4 日更换敷料,若有皮瓣下积血、积液,可行穿刺后加压包扎;若有皮瓣坏死,应剪除坏死的痂皮、定时换药,待其自行愈合,不能愈合者予以植皮。皮瓣下留置的引流管应接负压吸引,应定时挤捏引流管,防止管道受压、折曲,保持引流通畅和有效,观察引流液的性质和量,定时更换引流袋。一般术后 3～5 日,引流液量 24 小时少于 10～20mL,皮瓣下无积血、积液,可拔除引流管。

(5)预防术侧上肢水肿:坐或立位术侧手臂适当抬高,平卧位用软枕垫高整个上肢;禁止在术侧上肢测血压或做静脉注射;指导患者进行术侧手部、腕部、肘部及肩部活动,也可做按摩。发生水肿时,可用弹性绷带包扎或佩戴弹力袖。

(6)功能锻炼:重点是术侧上肢功能锻炼。一般术后 3 日内肩关节绝对制动,指导患者做手指、腕部、肘部活动;5～7 日可做肩关节伸屈活动,但不可外展;第 10～12 日进行全范围的肩关节活动,用患肢完成刷牙、梳头、洗脸等日常动作。

九、健康教育

(一)控制危险因素

教育女性适龄结婚(23 岁以后)、适龄生育(24～30 岁)、母乳喂养;控制体重、改变高脂饮食习惯;积极治疗乳腺良性疾病。

(二)普及乳房自我检查知识

30 岁以上女性应每月对乳房进行自我检查,时间最好选择在月经周期的第 7～10 日或月经结束后 2～3 日,此时乳房最松弛,病变最容易被检出;已绝经者应每月固定同一时间检查;乳房切除术后患者,应每月行对侧乳房检查,并注意手术侧局部有无复发征象。乳房自我检查前应先脱去上衣,然后进行自我检查。

1.两臂上举,观察两侧乳房是否对称,有无局部隆起;两侧乳头是否同高、有无回缩、凹陷、偏斜等;乳头、乳晕有无糜烂、结痂、溃疡等;乳房皮肤有无异常改变。

2.两手叉腰,再次观察上述情况。

3.一侧手置于枕后,另一只手用手指掌面按照内上、内下、外下、外上(包括尾部)、中央(乳头、乳晕)的顺序触摸乳房,不要用手指抓捏,若触及肿块,应注意其大小、质地、活动度,有无压痛,表面是否光滑等。同样方法检查对侧。

4.仰卧,肩胛下垫薄枕,一侧手臂置于枕骨下,再次按照上述方法触摸乳房。两侧交替检查。

5.用拇指和示指捏挤乳头,观察有无异常溢液或分泌物。

6.最后,置于枕后的手臂放回身体侧方,用对侧手触摸腋窝淋巴结有无肿大。两侧交替检查。

(三)接受规范治疗

指导患者按医嘱接受规范的放疗、化疗、激素治疗等;定期到医院复诊;5 年内应避免妊娠,以免乳癌复发;乳癌根治术后者,应继续肩关节功能锻炼。

第十三章　肛肠外科疾病的护理

第一节　痔

痔是最常见的肛肠疾病,任何年龄均可发病,且随年龄增长发病率增高。内痔是肛垫的支持结构、静脉丛及动静脉吻合支发生病理性改变或移位。外痔是齿状线远侧皮下静脉丛的病理性扩张或血栓形成。内痔通过丰富的静脉丛吻合支和相应部位的外痔相互融合为混合痔。

一、病因

病因尚未明确,目前主要有以下学说。

(一)肛垫下移学说

肛垫起闭合肛管、节制排便作用。正常情况下,肛垫疏松地附着在肛管肌壁上,排便时受到向下的压力被推向下,排便后自身具有一定收缩作用,缩回到肛管内。弹性回缩作用减弱后,肛垫则充血、下移形成痔。

(二)静脉曲张学说

门静脉系统及其分支直肠静脉均无静脉瓣;直肠上下静脉丛管壁薄、位置浅,直肠末端黏膜下组织松弛,易出现血液淤积和静脉扩张。若存在久站、便秘等使腹内压增高的因素可致直肠静脉回流受阻淤血、静脉扩张及形成痔。此外,长期饮酒、进食大量刺激性食物、肛周感染和营养不良等因素也可能诱发痔的形成。

二、分类与临床表现

(一)内痔

临床上最为多见,位于齿状线上方,表面为直肠黏膜所覆盖。早期常见症状为无痛性间歇性便后出鲜血,少数呈喷射状出血,可自行停止。未发生血栓、嵌顿、感染时无疼痛,部分患者可伴发排便困难。根据痔脱出程度,分为四度:Ⅰ度:只在排便时出血,痔不脱出肛门外;Ⅱ度:排便时痔脱出肛门外,排便后自行还纳;Ⅲ度:痔脱出于肛门外需用手辅助才可还纳;Ⅳ度:痔长期在肛门外,不能还纳或还纳后又立即脱出。

(二)外痔

位于齿状线下方,表面为肛管皮肤所覆盖。分为静脉曲张性外痔、血栓性外痔和结缔组织性外痔。主要表现是肛门不适感、常有黏液分泌物流出,有时伴有瘙痒。若发生血栓性外痔,疼痛剧烈,排便、咳嗽时加重,数日后可缓解,肛周可看见暗紫色椭圆形肿物,表面皮肤水肿、质硬、压痛明显。

(三)混合痔

表现为内痔和外痔同时存在。严重时痔块可呈环状脱出肛门,若发生嵌顿,可引起水肿、淤血及坏死。

三、辅助检查

可进行肛门视诊、直肠指检。肛门镜检查可确诊痔的发生。

四、治疗原则

遵循三个原则：①无症状痔无须治疗；②有症状痔重在减轻或消除症状，而非根治；③以保守治疗为主。

(一)非手术治疗

1.一般治疗

对于痔的初期和无症状的痔，主要采取以下方法：①增加纤维性食物摄入，改变不良排便习惯，保持大便通畅，防治便秘和腹泻；②热水坐浴可改善局部血液循环；③血栓性外痔有时经局部热敷，外敷消炎止痛药物后，疼痛可缓解而不需手术；④嵌顿痔初期用手将脱出的痔块推回，阻止再脱出。

2.注射疗法

治疗Ⅱ、Ⅲ度出血性内痔的效果较好。注射硬化剂促使痔和痔周围产生无菌性炎症反应，黏膜下组织纤维化，使肛垫回缩固定于内括约肌上。

3.胶圈套扎疗法

适用于治疗Ⅰ、Ⅱ、Ⅲ度内痔及混合痔的内痔部分。将特制的胶圈套至内痔根部，利用胶圈的弹性回缩阻断痔血液供应，使痔缺血、坏死。

(二)手术疗法

手术治疗只限于非手术治疗失败或不宜行非手术治疗的患者。手术方法包括：①痔切除术：适用于Ⅱ、Ⅲ、Ⅳ度内痔和混合痔的治疗；②吻合器痔上黏膜环形切除术：适用于Ⅲ、Ⅳ度内痔、非手术治疗失败的Ⅱ度内痔和环形痔；③血栓外痔剥离术：用于治疗血栓性外痔。

五、护理评估

(一)术前评估

1.健康史

了解患者饮食习惯，是否吸烟、饮酒、好食辛辣食物等；了解患者工作性质，有无长期导致腹内压增高的因素；了解患者有无肛瘘、肛腺慢性感染病史等。

2.身体情况

(1)症状：了解患者是否有便血、便血量、肛门异物感；了解患者肛门部疼痛、肛周瘙痒、潮湿等情况。

(2)体征：了解局部症状，尤其是痔块脱出情况、有无坏死或嵌顿。

(3)辅助检查：了解肛门视诊、直肠指检、肛门镜检查等结果。

(二)术后评估

1.了解患者术中所采取的麻醉、手术方式及术中输液等情况。

2.评估患者术后生命体征、疼痛及伤口情况；评估引流液的颜色、性质和量。

(三)心理-社会状况

评估患者和家属对疾病和手术治疗相关知识的了解程度；患者及家属对有关痔的健康教育内容了解和掌握程度等；了解患者和家属的焦虑和恐惧程度。

六、主要护理诊断/问题

(一)疼痛

疼痛与血栓形成、痔块嵌顿、术后创伤等有关。

(二)便秘

便秘与不良饮食、排便习惯等有关。

(三)潜在并发症

潜在并发症贫血、肛门狭窄、尿潴留、出血、切口感染等。

七、护理目标

1. 患者疼痛缓解或能耐受。

2. 患者便秘缓解。

3. 患者未发生并发症,或能及时发现和处理。

八、护理措施

(一)术前护理/非手术治疗护理

1.保持大便通畅

告知患者进食高纤维素饮食,多进食蔬菜、水果、蜂蜜,多饮水,忌食辛辣刺激食物。适当增加活动量,促进肠蠕动,忌久站、久坐、久蹲。养成定时排便的习惯,必要时遵医嘱给予缓泻剂协助排便。

2.疼痛护理

可进行温水坐浴,使用 1:5000 高锰酸钾溶液 3000mL 坐浴,温度为 43~46℃,每日 2~3次,每次 20~30 分钟;痔块脱出应及时回纳;血栓性外痔局部应用抗生素软膏。

3.术前准备

术前指导患者口服缓泻剂或灌肠以保持肠道清洁;严重贫血者,应及时纠正;多与患者沟通,减轻其心理压力。

(二)术后护理

1.病情观察

密切观察患者生命体征及伤口渗液情况,观察创面有无渗血或结扎线脱落造成出血等。

2.饮食与活动

术后 1~2 日进流食或半流食,以后逐渐过渡到普食。术后 24 小时内可床上活动;24 小时后可适当下床活动,指导患者进行轻体力活动。伤口愈合后可恢复正常生活。

3.控制排便

为利于切口愈合,尽量避免术后 3 日内解大便,可于术后 48 小时内服用阿片酊减少肠蠕动;之后应保持大便通畅,避免用力排便。可口服缓泻剂,但禁忌灌肠。

4.疼痛护理

术后患者因肛周末梢神经敏感或括约肌痉挛、肛管内敷料填塞过多而导致创面疼痛。若发现肛管内敷料填塞过紧,应予以松解。若括约肌痉挛,可进行温水坐浴、局部热敷或涂消炎止痛软膏。必要时遵医嘱给予镇痛药。

5.并发症的观察与护理

若患者肛管内有血液排出、敷料渗血、心慌伴肛门坠胀感和急迫排便感进行性加重,应考虑出现术后出血,及时通知医师行相应处理;观察患者有无排便困难及大便变细等肛门狭窄表现,若发生肛门狭窄应尽早扩肛;协助患者排尿以避免发生尿潴留。

九、护理评价

通过治疗与护理,患者是否:①疼痛缓解或能耐受;②患者便秘缓解;③未发生并发症,防治措施恰当及时,术后恢复顺利。

第二节 直肠肛管周围脓肿

一、病因和病理

绝大部分直肠肛管周围脓肿由肛腺感染引起。肛窦存留粪便易引发肛窦炎,感染延及肛腺后导致括约肌间感染。直肠肛管周围间隙为疏松脂肪结缔组织,感染极易向上、下、外和后扩散形成脓肿。本病亦可继发于肛裂、血栓性外痔破裂、内痔、药物注射或肛周皮肤感染、损伤等。克罗恩病、溃疡性结肠炎及血液病患者易并发直肠肛管周围脓肿。

二、临床表现

(一)肛门周围脓肿

最常见,约占40％～48％。主要症状是肛周持续跳动性疼痛,全身感染症状不明显。局部可有明显红肿、硬结和压痛,脓肿形成可有波动感,穿刺可抽出脓液。

(二)坐骨肛管间隙脓肿

约占20％～25％。发病时患侧出现持续性胀痛,继而发展为明显持续性跳痛,坐立不安,排便或行走时疼痛加剧,可有排尿困难和里急后重;全身感染症状明显,发热最常见。早期局部体征不明显,之后患侧肛门红肿,双臀不对称;局部触诊或直肠指检时患侧有深压痛,甚至波动感。如不及时切开,可形成肛瘘。

(三)骨盆直肠间隙脓肿

较少见,全身感染症状明显。早期即出现发热、寒战、疲倦不适等全身症状,局部表现为直肠坠胀感、排便不尽感,常伴排尿困难。直肠指检在患侧直肠壁上可触及肿块隆起,有压痛和波动感。

(四)其他

如肛管括约肌间隙脓肿、直肠后间隙脓肿等由于位置较深,局部症状大多不明显,主要表现为会阴、直肠部坠胀感,排便时疼痛加重;患者有不同程度的全身感染症状。直肠指诊可触及痛性肿块。

三、辅助检查

通过直肠指检、直肠超声、MRI检查及局部穿刺抽脓可协助诊断。

四、治疗原则

(一)非手术治疗

发病初期应用对革兰阴性菌有效的抗生素控制感染,也可行局部理疗、热水坐浴;口服缓泻剂促进排便,减轻疼痛。

(二)手术治疗

脓肿形成后应及时手术治疗,予以切开引流。为避免形成肛瘘,可进行一期挂线手术。

五、护理评估

(一)术前评估

1.健康史

了解患者有无长期便秘、粪便干结史;有无肛裂、血栓性外痔破裂、内痔、直肠脱垂、药物注射或肛周皮肤感染、损伤等病史。

2.身体情况

(1)症状:评估患者有无局部疼痛和肿胀;有无高热等全身感染症状。

(2)体征:评估患者局部有无持续性跳痛;有无直肠或会阴部坠胀感、里急后重、排尿困难等表现。

(3)辅助检查:了解直肠指检、超声检查及穿刺抽脓的结果。

(二)术后评估

了解患者麻醉及手术方式,术后生命体征、伤口情况等。

(三)心理-社会状况

观察患者有无因疼痛引起的情绪改变;了解患者及家属对疾病防治和手术相关知识的知晓情况。

六、主要护理诊断/问题

(一)疼痛

与急性化脓性感染有关。

(二)便秘

与疼痛惧怕排便有关。

(三)体温过高

与脓肿引起的中毒症状有关。

七、护理目标

(一)术前护理

协助患者采取舒适体位,避免局部受压加重疼痛,也可行局部理疗、热水坐浴等;告知患者进食富含纤维素饮食,多进食蔬菜、水果、蜂蜜,多饮水,忌食辛辣刺激饮食;遵医嘱应用抗生素,可穿刺抽取脓液根据药敏试验结果选择合适的抗生素予以治疗。

(二)术后护理

行脓肿切开引流者,密切观察引流液颜色、性质和量,予以甲硝唑等定时冲洗脓腔。

八、护理评价

通过治疗与护理,患者是否:①患者疼痛缓解或能耐受;②便秘得到缓解,能自行排便;③患者体温下降或趋于正常,感染得到及时控制。

第三节　肛瘘

一、病因和病理

大部分肛瘘由直肠肛管周围脓肿引起,由内口、瘘管和外口组成。内口即原发感染灶;脓肿自行破溃或切开引流处形成外口,位于肛周皮肤上;内、外口之间由脓腔周围增生的纤维组织包绕的管道为瘘管。由于外口生长较快,脓肿常假性愈合,导致脓肿反复发作破溃或切开,形成多个瘘管和外口,使单纯性肛瘘发展为复杂性肛瘘。

二、分类

(一)根据瘘口与瘘管数目分类

①单纯性肛瘘:只存在单一瘘管;②复杂性肛瘘:存在多个瘘口和瘘管,甚至有分支。

(二)按瘘管位置高低分类

①低位肛瘘:瘘管位于外括约肌深部以下;②高位肛瘘:瘘管位于外括约肌深部以上。

(三)按瘘管与括约肌的关系分类

①肛管括约肌间型;②经肛管括约肌型;③肛管括约肌上型;④肛管括约肌外型。

三、临床表现

主要症状为瘘外口流出少量脓性、血性、黏液性分泌物。较大的高位肛瘘,因不受括约肌控制,可有粪便及气体排出。由于分泌物的刺激,使肛门处潮湿、瘙痒,有时形成湿疹。当外口愈合,瘘管中有脓肿形成时,可感到明显疼痛,同时可伴发热、寒战、乏力等全身感染症状,脓肿穿破或切开引流后,症状缓解。上述症状常反复发作。

四、辅助检查

(一)肛门镜检查

有时可发现内口。

(二)影像学检查

碘油瘘管造影可明确瘘管分布;MRI检查可显示瘘管位置及与括约肌之间的关系。

(三)特殊检查

若无法判断内口位置,可将白色纱布条填入肛管及直肠下端,并从外口注入亚甲蓝溶液,根据纱条染色部位确定内口。

五、治疗原则

肛瘘难以自愈,非手术治疗无效且症状较重者需采用手术治疗。原则是将瘘管切开或切除,形成敞开创面,促使愈合。

(一)堵塞法

1‰甲硝唑、生理盐水冲洗瘘管后,用生物蛋白胶自外口注入。用于单纯性肛瘘。

(二)手术治疗

尽量减少肛门括约肌损伤,防止肛门失禁,避免瘘复发。

1.瘘管切开术

适用于低位肛瘘,将瘘管全部切开,靠肉芽组织生长使伤口愈合。

2.挂线疗法

适用于距肛缘 3～5cm 内,有内外口的低位或高位单纯性肛瘘或作为复杂性肛瘘切开、切除的辅助治疗。是利用橡皮筋或有腐蚀作用的药线的机械性压迫作用,缓慢切开肛瘘的方法。

3.肛瘘切除术

适用于低位单纯性肛瘘。切开瘘管并将瘘管壁全部切除至健康组织,创面不予缝合;若创面较大,可部分缝合。

六、护理评估

(一)术前评估

1.健康史

解患者的居住环境及饮食习惯;了解患者既往是否有直肠肛管周围脓肿、克罗恩病、溃疡性结肠炎等相关病史。

2.身体情况

(1)症状:了解患者是否存在肛门部潮湿、瘙痒、湿疹;了解患者肛周是否有脓液排出,是否存在畏寒、发热等全身感染症状。

(2)体征:评估患者肛周皮肤是否存在外口;瘘管位置表浅处是否存在硬结样内口及条索样瘘管。

(3)辅助检查:肛门镜检查、碘油瘘管造影、亚甲蓝检查可协助诊断。

(二)术后评估

1.术中

了解患者术中所采取的麻醉、手术方式及术中输液等情况。

2.术后

评估患者生命体征、疼痛及伤口情况;评估引流液的颜色、性质和量。

(三)心理-社会状况

了解患者和家属对疾病及治疗知识的掌握情况、心理和情绪状态。

七、护理诊断

(一)疼痛

疼痛与肛周炎症及手术相关。

(二)皮肤完整性受损

皮肤完整性受损与肛周脓肿破出皮肤、皮肤瘙痒等有关。

(三)潜在并发症

肛门狭窄、肛门松弛等。

八、护理目标

1.患者疼痛缓解或能耐受。

2.患者皮肤恢复正常。

3.患者未发生并发症,或能及时发现和处理。

九、护理措施

(一)术前护理

指导患者采取舒适卧位,避免局部受压。可适当增加活动量以促进肠蠕动;告知患者多饮水、进食粗纤维食物,便后应保持局部清洁舒适,及时处理脓液、粪便,也可行温水坐浴。手术前做好肠道准备。

(二)挂线疗法术后护理

1.皮肤护理

保持肛门部皮肤清洁,瘙痒时不可搔抓,可进行高锰酸钾或中成药坐浴,创面换药至药线脱落后1周。

食护理进食清淡、易消化食物,保持大便通畅。

3.健康教育

告知患者每5～7日到门诊收紧药线,直至药线脱落,局部可用抗生素软膏以促进愈合;为防止肛门狭窄,可行扩肛;肛门括约肌松弛者可行提肛运动。

十、护理评价

通过治疗与护理,患者是否:①疼痛缓解或能耐受;②皮肤恢复正常;③未发生并发症,防治措施恰当及时,术后恢复顺利。

第四节 肛裂

一、病因

病因尚不清楚,可能与长期便秘、粪便干结引起的排便时机械性创伤有关。排便时肛管后壁承受压力最大,故后正中线处易受损伤。

二、病理

急性肛裂可见裂口边缘整齐,底浅,呈红色并有弹性,无瘢痕形成。慢性肛裂因反复发作,底深不整齐,质硬,边缘增厚纤维化,肉芽灰白。裂口上端肛门瓣和肛乳头水肿,形成肥大乳头;下端皮肤因炎症、水肿等形成"前哨痔"。肥大乳头、肛裂和前哨痔常同时存在,称为肛裂"三联症"。

三、临床表现

(一)疼痛

疼痛剧烈,呈周期性。排便时由于肛裂内神经末梢受刺激,立刻感到肛管烧灼样或刀割样疼痛,称为排便时疼痛;数分钟可缓解,称为间歇期;随后因肛门括约肌收缩痉挛,再次剧痛,此期可持续半到数小时,直至括约肌疲劳、松弛后疼痛缓解,但再次排便时又发生疼痛。

(二)便秘

因害怕疼痛不愿排便,久而久之引起便秘,粪便更为干硬,便秘又加重肛裂,形成恶性循环。

(三)出血

排便时常在粪便表面或便纸上见到少量血迹或滴鲜血,大量出血少见。

四、辅助检查

根据临床病史、肛裂典型表现可进行诊断。已确诊者不宜行直肠指检或肛门镜检查,避免增加患者痛苦;可取活组织做病理检查以明确诊断。

五、治疗原则

急性或初发的肛裂可用坐浴和润便的方法治疗;慢性肛裂可用坐浴、润便加以扩肛的方法;经久不愈、非手术治疗无效且症状较重者可采用手术治疗。

(一)非手术治疗

原则是解除括约肌痉挛,止痛,协助排便,中断恶性循环,促使局部愈合。具体措施:①排便后用 1∶5000 高锰酸钾温水坐浴,保持局部清洁;②口服缓泻剂,保持大便通畅;③肛裂局部麻醉后,患者侧卧位,先用食指扩肛后,逐渐伸入两指,维持扩张 5 分钟。

(二)手术疗法

包括肛裂切除术和肛管内括约肌切断术。

六、护理评估

(一)术前评估

1.健康史

了解患者工作性质、既往饮食习惯、排便习惯;了解患者有无长期便秘史或相关病史。

2.身体情况

(1)症状:评估患者疼痛的性质和时间,是否出现便秘及出血。

(2)体征:评估患者是否出现肛裂、肛乳头肥大、前哨痔的体征。

(3)辅助检查:了解活组织病理检查结果。

(二)术后评估

1.术中

了解患者术中所采取的麻醉、手术方式及术中输液等情况。

2.术后

评估患者生命体征、疼痛及伤口情况;评估引流液颜色、性质和量。

(三)心理-社会状况

了解患者和家属对肛裂、手术治疗及教育内容相关知识的掌握程度等;了解患者和家属的焦虑和恐惧程度。

七、主要护理诊断/问题

(一)疼痛

与粪便刺激及肛管括约肌痉挛、手术创伤有关。

(二)便秘

与患者惧怕疼痛不愿排便有关。

(三)潜在并发症

出血、大便失禁等。

八、护理目标

1.患者疼痛缓解或能耐受。

2.患者便秘症状得到缓解。

3.患者未发生并发症,或能及时发现和处理。

九、护理措施

(一)心理支持

为患者讲解肛裂的相关知识,鼓励患者克服因惧怕疼痛而不敢排便的状况。

(二)保持大便通畅

指导患者养成定时排便的习惯,可温水坐浴缓解疼痛,必要时口服缓泻剂。

(三)术后常见并发症的观察与护理

1.出血

应观察其生命体征、伤口渗血渗液情况。若出现切口大量渗血,应紧急压迫止血,并报告医师处理。

2.排便失禁

若患者出现肛门括约肌松弛,应指导患者术后 3 日起进行提肛运动;若发现患者会阴部常有黏液及粪便沾染等肛门失禁表现或不能控制排便时,立即报告医生,及时处理。

十、护理评价

通过治疗与护理,患者是否:①疼痛缓解或能耐受;②患者便秘缓解;③未发生并发症,防治措施恰当及时,术后恢复顺利。

第五节 阑尾炎

一、概述

急性阑尾炎是最多见的外科急腹症之一,发病以青壮年人较多,男性高于女性,一般预后良好,少数患者因延误诊治可引起严重并发症。

(一)解剖生理

阑尾是一起于盲肠根部、外形细长似蚓状的盲管,长为 5～10cm。阑尾通常位于右下腹髂窝内,体表投影在麦氏点,即脐与右髂前上棘连线的中外 1/3 交界处。其位置可随盲肠位置而变异,尖端受系膜的影响可指向腹腔的任何方位。

阑尾动脉为回结肠动脉的一支无交通支的终末动脉,当受压或痉挛时易发生循环障碍,甚至导致阑尾坏死。阑尾静脉与阑尾动脉相伴行,经回结肠静脉、肠系膜上静脉而回流入门静脉,阑尾炎症可由此扩散而导致门静脉炎和细菌性肝脓肿。由于阑尾的神经支配由交感神经纤维经腹腔丛和内脏小神经传入,其传入脊髓节段在第 10、11 胸节,故急性阑尾炎早期常有脐周牵涉痛。

近年研究认为阑尾是一个淋巴器官,具有一定的免疫功能。

(二)病理生理

阑尾炎常表现为阑尾壁受到不同程度的细菌侵袭而引起化脓性感染。急性阑尾炎据其临床过程和病理解剖学变化,可分为以下 4 种病理类型。

1.急性单纯性阑尾炎

阑尾轻度肿胀,浆膜充血,表面有少量纤维蛋白性渗出物。阑尾黏膜有小溃疡和出血点,各层组织均有充血、水肿和中性粒细胞浸润,以黏膜和黏膜下层最显著。见于炎症早期和轻型阑尾炎患者,临床症状和体征均较轻。

2.急性化脓性阑尾炎

随着炎症发展,阑尾黏膜面溃疡扩大,肌层和浆膜层也受累,常有壁内小脓肿形成,阑尾腔脓性分泌物积聚。阑尾显著肿胀,浆膜高度充血,表面覆以明显脓性纤维素性渗出物,腹腔内有少量混浊渗液。该型亦被称为急性蜂窝织炎性阑尾炎,临床症状和体征较重。

3.坏疽性及穿孔性阑尾炎

急性阑尾炎若未能及时处理,阑尾壁可因持续缺血缺氧而发生部分或全部坏死,外观呈暗红色或黑紫色,腔内充满血性脓液。此时约 2/3 的病例可发生穿孔,并可因大量细菌和脓液进入腹腔而引起急性弥散性腹膜炎,后果严重。

4.阑尾周围脓肿

若急性阑尾炎化脓、坏疽或穿孔的病理进程缓慢,腹内大网膜可移向右下腹部,将阑尾包裹而形成炎症肿块或阑尾周围脓肿,使炎症局限。

(三)转归

急性阑尾炎的转归除上述炎症局限化以外,部分单纯性阑尾炎和化脓性阑尾炎经非手术治疗,炎症可消退或转为慢性阑尾炎。严重病例,特别是并发穿孔后,可继发急性弥散性、腹膜炎;若炎性菌栓侵入阑尾静脉并随血液回流上行,可引起门静脉炎、肝脓肿或败血症;大量细菌及其毒素作用,还可导致感染性休克,甚至死亡。慢性阑尾炎病程较长,数月到数年不等,部分病例可因饮食不节、剧烈活动或胃肠疾病等引起急性发作,有的患者反复急性发作。

二、护理评估

(一)健康史

阑尾炎的发生与多种因素相关,阑尾腔梗阻后并发感染为基本病因,暴饮暴食、过度疲劳及生活不规律等可诱发。应详细询问发病经过和既往病史,注意以下病因相关因素。

1.阑尾管腔阻塞

是急性阑尾炎的最常见原因,阑尾的解剖学特点是易于发生管腔阻塞的重要基础,如阑尾是一盲管开口细小、管腔狭长且呈弧形卷曲等。因阑尾淋巴组织丰富,由于淋巴滤泡明显增生而引起的阻塞最为多见,约占 60%。粪石所致亦较常见,约占 35%。其他因素,如食物残渣、异物、肿瘤、寄生虫的虫体与虫卵等,也可造成管腔阻塞,但很少见。此外,胃肠功能紊乱可反射性引起阑尾平滑肌痉挛而诱发阑尾炎。阑尾管腔阻塞后,因分泌物积聚,腔内压力不断上升,导致管壁血运障碍,局部抵抗力下降而易于受到细菌侵袭,并使阑尾炎症加剧。

2.细菌入侵

引起阑尾炎的致病菌多为肠道内的各种革兰阴性杆菌和厌氧菌,常因阑尾腔内细菌繁殖、直接侵入而致。血源性感染和周围脏器或组织的炎症蔓延,也可引起阑尾炎。由于炎症反应使阑尾腔内压力进一步增高,阑尾壁间质压力亦升高,使管壁血运障碍更加严重,最终可致管壁的坏死及穿孔。

(二)身体状况

1.急性阑尾炎

(1)腹痛:常为急性阑尾炎患者早期就医的主要原因,70%~80%的患者表现为典型的转移性右下腹痛,即疼痛最初始发于上腹部,渐移向脐周围,数小时(6~8h)后转移至右下腹并局限于阑尾所在区域,呈持续性疼痛。少数患者发病初期即表现为右下腹痛,或是阑尾位置变异使腹痛部位发生变化,如肝下区阑尾炎出现右上腹痛,盆位阑尾炎为耻骨上区腹痛,盲肠后位阑尾炎则在右侧腰部疼痛。由于阑尾炎的病理类型不同,其腹痛特点可有所差异。一般急性单纯性阑尾炎表现为轻度隐痛,急性化脓性阑尾炎为阵发性胀痛且较严重,坏疽性阑尾炎常呈持续性剧烈腹痛,当并发穿孔时可有暂时腹痛缓解,而在继发腹膜炎后又出现腹痛持续加剧。

(2)胃肠道症状:常有食欲缺乏及恶心、呕吐反应;部分病例因胃肠功能紊乱可出现腹泻或便秘;盆位阑尾炎或盆腔脓肿时,由于炎症刺激直肠和膀胱,可引起频繁排便及里急后、重、黏液便等症状;继发弥散性腹膜炎后,尚可因麻痹性肠梗阻而引起腹痛、呕吐、腹胀和排便排气停止等相应表现。

(3)全身症状:以体温改变较突出,急性化脓性阑尾炎体温常超过38℃,坏疽性和穿孔性阑尾炎可达39~40℃,甚至更高,并常伴有乏力、脉速表现。发生化脓性门静脉炎时可出现寒战、高热和黄疸,弥散性腹膜炎还会引起明显脱水征象,感染性休克时四肢厥冷、脉搏细弱、呼吸急促、血压下降,并可有神志改变。

(4)体征:右下腹固定压痛在急性阑尾炎早期即存在,且压痛程度与病变严重程度相关,是最常见的重要体征。压痛点通常位于麦氏点,少数患者因阑尾解剖位置变异可有不同,但往往都会固定在一个位置。继发局限性或弥散性腹膜炎时,压痛范围相应扩大,而压痛最明显处仍是阑尾所在部位。腹膜受到炎症刺激后,还会出现腹肌紧张、反跳痛以及肠鸣音减弱或消失等体征。若有阑尾周围脓肿,可在右下腹触及压痛性包块,边界不清、活动度差。

对于阑尾位置有变异的患者,还可通过以下检查获得有意义的体征:①结肠充气试验:协助患者仰卧,检查者一手压住患者左下腹降结肠区,再用另一手反复按压近侧结肠,以刺激结肠内积气传至盲肠和阑尾部位,若引起右下腹痛感者为阳性。②腰大肌试验:协助患者左侧卧,检查者将其右下肢向后过伸,如引起右下腹疼痛为阳性,提示盲肠后位或腹膜后位阑尾炎。③闭孔内肌试验:协助患者仰卧、右髋和右膝关节屈曲90°,使其右股向内旋转,此时若引起右下腹疼痛则为阳性,提示盆位阑尾炎。④直肠指检:直肠右前方触痛反应有助于盆位阑尾炎的诊断,或提示炎症已波及盆腔。发生阑尾穿孔时直肠前壁可有广泛压痛,若形成盆腔脓肿还可触及痛性肿块。

2.特殊类型急性阑尾炎

(1)妊娠期急性阑尾炎:妊娠期阑尾炎约占医院阑尾炎总数的2%,多发生于妊娠前6个月。由于妊娠期盆腔器官充血,炎症发展常较快,并发穿孔的机会亦较多,其危险性往往较大。

妊娠早期急性阑尾炎的临床表现无异于一般急性阑尾炎,但妊娠中、后期阑尾炎随着子宫增大,盲肠和阑尾的位置发生改变,腹壁被抬高,大网膜受推挤而向上方移位,由此出现阑尾炎压痛点上移、腹膜刺激征不明显及炎症难以局限等特点。此外,炎症刺激子宫收缩,还可诱发流产、早产,使病情更加复杂,甚至威胁孕妇和胎儿的生命安全。

(2)小儿急性阑尾炎:12 岁以下的小儿急性阑尾炎约占总数的 4‰~5‰,因年龄幼小,常不能清晰、准确提供病史,检查时难以很好配合,故资料收集较困难。小儿阑尾壁薄、管腔细小,加之大网膜发育不健全、对炎症的局限能力差,与成人相比,小儿急性阑尾炎具有发展快、病情重、穿孔率高、并发症多等特点,常较早出现高热、呕吐、腹泻等症状,而转移性右下腹痛多不典型,局部压痛和肌紧张是重要体征,但若检查不合作则影响病情判断。护理体检时应耐心细致,尽量赢得患儿配合与信赖,动作轻柔、左右对比,并注意观察患儿反应,争取获得较准确的结果。

(3)老年人急性阑尾炎:伴随人口的老龄化,60 岁以上老年人急性阑尾炎的发病数亦有所增加,约占总数的 10%。老年人痛觉迟钝、腹肌薄弱、反应性差,所以急性阑尾炎发生后其症状、体征往往不突出,常因临床表现与病理改变不一致而延误诊断和治疗。由于防御机能减退、阑尾壁薄、血管硬化、大网膜萎缩等因素的影响,老年人阑尾发炎后易导致坏死、穿孔及形成弥散性腹膜炎。一些老年期的慢性疾病如冠心病、高血压、阻塞性肺病、糖尿病、肾功能不全等,也常使急性阑尾炎的病情更加复杂而严重。

3.慢性阑尾炎

慢性阑尾炎多继发于急性阑尾炎病后,少数起病隐匿、发展缓慢,为原发性慢性阑尾炎。临床主要表现为经常发生的右下腹不规则疼痛,隐痛不适或时轻时重,阑尾部位较固定的局限性压痛是重要体征,一般无腹肌紧张、反跳痛及腹部包块。饮食不节、剧烈活动、疲劳等可使症状加重或诱发急性发作,部分病例的病程中有反复急性发作史。

(三)辅助检查

1.实验室检查

急性阑尾炎患者血常规检查常有白细胞计数升高,可达$(10\sim20)\times10^9$/L,中性粒细胞比例增加,多为 80%~90%,可发生核左移。老年人急性阑尾炎时无明显白细胞计数变化。当阑尾炎症累及输尿管或膀胱时,尿液检查可见镜下少量红细胞与白细胞。

2.影像学检查

B超、CT 可发现肿大的阑尾或脓肿,腹部 X 线平片可见盲肠扩张和液气平面,偶见钙化的粪石和异物影。回盲部钡透显示阑尾腔内的钡剂排空时间延长及阑尾未显影等,有助于慢性阑尾炎的诊断。

(四)治疗与效果

1.非手术治疗

主要措施包括:禁食、补液、止吐等对症支持处理,选择有效抗生素控制感染,针灸和中药治疗等。一般适用于急性单纯性阑尾炎,阑尾周围脓肿形成且炎症有局限化倾向,以及早期患者不愿接受手术治疗,或高龄合并严重脏器疾病有手术禁忌证时。妊娠早期和已临产者的急性阑尾炎可先试行非手术治疗,密切观察,如无好转即应行阑尾切除术。

2.手术治疗

急性阑尾炎早期手术操作常较简单、容易，且术后并发症少、康复快，故一旦明确诊断，原则上最好早期手术治疗。手术方式的选择根据临床类型而不同，通常采取阑尾切除术。急性单纯性阑尾炎可考虑经腹腔镜阑尾切除术，化脓性或坏疽性阑尾炎应在切除阑尾后仔细清除腹腔脓液、视情况放置乳胶片作引流，并发穿孔后腹腔污染严重更须彻底清理腹腔、必要时置腹腔引流管。阑尾周围脓肿如行保守治疗后肿块缩小、体温正常者，可于出院 3 个月后再行手术切除阑尾；若在保守治疗过程中无局限趋势，应先行脓肿切开引流术，待伤口痊愈 3 个月后再行阑尾切除术。

(五)心理-社会状况

急性阑尾炎患者常见的心理反应有紧张、焦虑、无所适从和恐惧。部分患者因对疾病的严重性认识不足或惧怕手术而拒绝早期手术，甚至逃避手术；妊娠期阑尾炎可引起孕妇及其家庭顾虑重重、慌乱、无助；小儿急性阑尾炎时常哭闹不安，由于病情严重、诊断困难致使父母忧心如焚；老年人急性阑尾炎多就诊较迟，对疾病严重性认识不足，易延误诊断和治疗，加之麻醉和手术的耐受性差而使患者及其家属担忧预后。

三、常见护理诊断/问题

(一)疼痛

疼痛与阑尾炎症刺激或手术创伤有关。

(二)体温过高

体温过高与细菌及其毒素作用引起炎症反应有关。

(三)体液不足

体液不足与呕吐、禁食、发热及腹膜大量炎性渗出有关。

(四)焦虑

焦虑与突发疾病及需急诊手术带来的心理应激有关。

(五)知识缺乏

缺乏麻醉、手术和术后康复知识。

(六)潜在并发症

术后出血、腹膜炎、腹腔脓肿、切口感染、粘连性肠梗阻、阑尾残株炎、粪瘘等。

四、护理目标

患者自述疼痛缓解，舒适感增加；体温逐渐恢复正常，不因体温过高而发生并发症；能维持体液平衡，电解质及 pH 在正常范围；自述焦虑程度减轻，情绪平稳，对治疗充满信心；了解相关知识，积极配合治疗；不发生并发症或发生时能被及时发现和处理。

五、护理措施

(一)非手术治疗与术前护理

1.一般护理

急性发作期嘱患者卧床休息，取半卧位或右侧卧位、肢体屈曲；除轻症单纯性阑尾炎患者可进流质饮食以外，一般应禁食，通过静脉补液以维持体液平衡。

2.对症护理

高热患者需采取有效物理降温；呕吐剧烈者适当使用止吐剂，及时清理呕吐物及增进舒适；疼痛患者可遵医嘱给予针灸或解痉剂减轻症状，诊断未明确之前禁用吗啡哌替啶等麻醉性镇痛剂，以免掩盖病情；便秘者可使用开塞露，但禁服泻药及灌肠，避免诱发阑尾穿孔或炎症扩散。

3.控制感染

遵医嘱应用有效抗菌药物，如氨苄西林、大孢霉素、甲硝唑等，观察用药效果和药物不良反应。

4.病情观察

非手术治疗期间应加强巡视、严密观察病情变化，一般每 2～4h 测量生命体征，间隔 6～12h 查血常规，同时观察患者腹部症状和体征的演变，一旦病情恶化或有门静脉炎、腹膜炎、感染性休克征象，应及时报告医师，并积极做好术前准备工作。

5.心理护理

关心患者，多与患者及其家属沟通交流，耐心解释、安慰，给予心理支持，使其焦虑减轻，情绪稳定，增强对治疗的信心。

6.术前准备

根据情况做好急诊或择期手术前常规准备，如协助完成各项检查、通知患者禁食水、做好手术区皮肤准备和药物过敏试验等。小儿患者术前还应积极补液以纠正脱水和电解质紊乱；老年人加强对伴发内科疾病的处理以提高对麻醉和手术的耐受性；妊娠期阑尾炎术前使用黄体酮以减少宫缩、防止流产或早产。

(二)术后护理

1.体位

术后一般先根据麻醉方式安置适当体位，待麻醉恢复、血压平稳后常取半卧位，以利于呼吸、减轻切口疼痛及有助于腹腔引流。

2.饮食

一般术后禁食 1～2d，肛门排气肠蠕动恢复后可从流食逐渐过渡至普食，指导患者勿进过多甜食、牛奶、豆制品等，避免产气过多引起腹胀不适。

3.活动

鼓励术后早期活动，轻症患者手术当天即可下床活动，重症患者可先进行床上主动或被动活动，随着病情稳定逐渐下床活动。早期活动不仅增进血液循环、有利切口愈合，而且还可促进肠蠕动及防止肠粘连。

4.切口与引流的护理

经常观察，及时更换敷料，保持切口敷料清洁、干燥，预防切口感染。如有腹腔引流管，应按常规做好相应护理，如妥善固定、保持通畅、观察记录等。一般在术后 48～72h，引流量逐渐减少、颜色变淡、患者体温及白细胞计数正常时，可考虑拔管。

5.并发症的观察、预防及处理

(1)出血：常发生于术后 24～48h 内，多因阑尾系膜结扎线松脱所致，虽较少见但后果严重,可引起腹腔内大出血,甚至休克。因此应密切观察,一旦发现术后患者有面色苍白、腹胀腹痛、脉速、血压下降等失血征象,应及时通知医师,立即输血、补液,做好紧急手术止血的准备。

（2）切口感染：为阑尾炎术后最常见的并发症,尤其易发生于化脓性或穿孔性阑尾炎患者,手术时切口污染、异物存留、血肿及引流不畅等是常见原因。表现为术后 2～3d 体温升高,局部红肿、胀痛与压痛等,应拆去缝线,排出脓液,充分引流,加强换药。

（3）粘连性肠梗阻：由于局部炎性渗出、手术损伤、异物刺激及术后缺乏活动等多种因素影响,阑尾炎术后并发粘连性肠梗阻较常见。早期手术、早期离床活动可减少此并发症。一般经非手术治疗可痊愈,严重者需手术治疗。较常见的并发症。病情重者应手术治疗。

（4）其他并发症：如腹腔脓肿、阑尾残株炎、粪瘘等,需加强观察。

六、健康指导

（1）指导慢性阑尾炎患者生活规律、劳逸结合,注意饮食卫生,保持大便通畅,避免暴饮暴食、生冷刺激性食物及腹部受凉,预防阑尾炎急性发作。

（2）向非手术治疗患者说明限制饮食和适当体位的意义,取得患者及其家属的配合。如需手术治疗,特别是急诊手术,应耐心解释早期手术的必要性和重要性,解除患者紧张、焦虑及恐惧等不良心理反应。

（3）指导术后患者逐渐恢复饮食,加强营养。鼓励患者早期离床活动,说明其对促进肠蠕动、防止肠粘连的重要意义。

（4）嘱出院患者若有恶心、呕吐、腹胀、腹痛等不适及时就诊,告知阑尾周围脓肿患者 3 个月后返院接受阑尾切除手术。

第六节　肠梗阻

一、概述

肠梗阻是指多种原因使肠腔内容物的正常运行或顺利通过发生障碍。其发病率仅次于阑尾炎和胆道疾病,可由多种病因引起,临床病情多变,且发展迅速,常需及时诊治。

（一）分类

1.根据发生的基本原因分类

可分为机械性肠梗阻、动力性肠梗阻和血运性肠梗阻,其中动力性肠梗阻又分为麻痹性肠梗阻与痉挛性肠梗阻。

2.根据有无肠壁血运障碍分类

分为如单纯性肠梗阻和绞窄性肠梗阻,前者指肠内容物通过受阻而无肠壁血运障碍;后者指肠内容物难以顺利通过的同时伴有肠壁血运障碍,病情常较严重,病死率高。

3.根据梗阻部位分类

分为高位肠梗阻（如空肠上段梗阻）和低位肠梗阻（如回肠末段和结肠梗阻）。

4.根据梗阻程度分类

分为完全性肠梗阻和不完全性肠梗阻。

5.根据发生的急缓分类

分为急性肠梗阻和慢性肠梗阻。此外,倘若一段肠袢的两端均完全阻塞,如肠扭转和结肠肿瘤所致的肠梗阻,肠腔高度膨胀,极易发生肠壁坏死和穿孔,称为闭袢性肠梗阻。

(二)病理生理

肠梗阻不仅引起局部肠管解剖和功能的改变,还可导致全身性生理紊乱,其病理生理变化往往复杂、严重。

1.局部病理生理变化

因肠梗阻的类型不同而有所差异。

(1)单纯性机械性肠梗阻:①梗阻以上肠蠕动增强;②上段肠腔内积液、积气、肠管膨胀、肠壁变薄;②梗阻以下肠管瘪陷、空虚。

(2)急性完全性肠梗阻:①肠管迅速膨胀,肠壁变薄,肠腔压力不断升高;②肠壁血运障碍,起初主要为静脉回流受阻,随着病情发展,动脉供血逐渐受到影响;③腹腔内出现带有粪臭的渗出物;④最终,肠管可缺血坏死而溃破穿孔。

(3)慢性肠梗阻:多为不完全梗阻,主要改变有梗阻以上肠腔扩张和肠壁代偿性肥厚,腹部视诊常可见扩大的肠型和肠蠕动波。

(4)痉挛性肠梗阻:常为暂时性梗阻,肠管多无明显病理改变。

2.全身性病理生理改变

(1)脱水与循环功能障碍:由于频繁呕吐使消化道液体大量丢失,肠内容物下行受阻导致消化液的再吸收障碍,加上静脉回流不畅、毛细血管通透性增加及肠壁变薄等引起液体向肠腔、腹腔渗入,以及摄入减少等多方面的影响,肠梗阻患者极易出现脱水。严重的体液丧失还可因血液浓缩、血容量减少而影响循环功能,甚至发生低血容量性休克。

(2)电解质与酸碱平衡紊乱:胃肠消化液含有丰富的电解质及 H^+、HCO_3^-,因此,大量体液缺失的同时常伴有电解质紊乱与酸碱平衡失调。高位肠梗阻以胃酸和 Cl^- 的丢失为主,可引起代谢性碱中毒。低位肠梗阻时 Na^+、K^+ 的丢失多于 Cl^-,并伴有 HCO_3^- 丢失,易导致低钾血症和代谢性酸中毒。在血容量不足和缺氧情况下,酸性代谢产物增加、尿量减少,也是发生代谢性酸中毒的重要原因。

(3)感染和中毒:肠梗阻时,尤其是低位肠梗阻,梗阻以上肠腔细菌大量繁殖及产生多种毒素,并可渗入腹腔,引起腹膜炎、毒血症,甚至感染中毒性休克。

(4)呼吸功能影响:肠腔高度膨胀时,腹压增高、膈肌上升,可使腹式呼吸减弱而影响肺的通气和换气功能。

二、护理评估

(一)健康史

可导致肠梗阻的原因很多,大体包括机械性、动力性和血运性三方面因素,应仔细询问患者年龄、起病急缓、发生时间、病程长短和既往疾病及手术史。

1.机械性因素

是临床最多见的肠梗阻病因,主要指一些致使肠腔变窄从而影响肠内容物顺利通过的因素,如寄生虫、结石、异物或干结的粪块等使肠腔机械性堵塞,肠扭转、嵌顿疝或是邻近粘连带、肿瘤等使肠管受压,以及肠壁本身的病变(炎性狭窄、肿瘤、先天性肠道闭锁等)引起肠腔狭窄。

2.动力性因素

指严重影响肠壁平滑肌功能的因素,如钾代谢紊乱、弥散性腹膜炎、腹部大手术、腹膜后感染或血肿等可使肠蠕动丧失(肠麻痹),急性肠功能紊乱和慢性铅中毒等可致肠平滑肌持续痉挛。

3.血运性因素

由于肠管血运障碍,如肠系膜血管栓塞或血栓形成,肠壁平滑肌因缺血缺氧而发生蠕动障碍,甚至肠麻痹。一般较少见,但在老龄人口和动脉硬化的患者中时有发生。

(二)身体状况

各类肠梗阻因都存在肠内容物通过障碍,所以常具有一些共性的临床表现,即腹痛、呕吐、腹胀及肛门排便排气停止。由于病因、部位、病变程度及发病急缓的不同,肠梗阻的具体表现又可有所差异,护理人员应加强观察,认真评估,并应特别留心绞窄性肠梗阻的各种征象。

1.腹痛

单纯机械性肠梗阻由于梗阻部位以上的肠管蠕动强烈,常表现为阵发性绞痛,多位于腹中部或相应的梗阻部位。若腹痛间歇逐渐缩短,阵发性腹痛转为较剧烈的持续性腹痛,或持续性腹痛伴有阵发性加重时,应警惕绞窄性肠梗阻的可能。麻痹性肠梗阻腹痛往往不明显,往往呈持续性胀痛或隐痛不适。

2.呕吐

早期呕吐常为反射性,吐出物为食物或胃液。呕吐出现的时间和性质根据梗阻部位不同而不同。一般高位小肠梗阻呕吐出现早且频繁,呕吐物主要为胃液、胆汁及十二指肠液;低位肠梗阻呕吐出现较晚,量少,呕吐物可呈粪样。麻痹性肠梗阻的呕吐多呈溢出性,蛔虫引起的梗阻可吐出蛔虫,当呕吐物呈棕褐色或血性时,提示发生绞窄性肠梗阻。

3.腹胀

腹胀通常在梗阻发生一段时间以后开始出现,高位肠梗阻由于呕吐频繁,腹胀往往不明显;而低位或麻痹性肠梗阻时,腹胀明显,常遍及全腹;肠扭转、结肠完全梗阻等闭袢性肠梗阻腹胀多不对称。

4.停止排便排气

完全性肠梗阻发生后,常停止自肛门排气、排便,但在早期,尤其高位肠梗阻时,仍可自行或在灌肠后排出梗阻下段肠管内积存的粪便和气体。此外,不完全性肠梗阻患者可有多次少量排便、排气。发现患者排出大便为血性黏液样,为某些绞窄性肠梗阻的征象,如肠套叠、肠系膜血管栓塞或血栓形成。

5.腹部体征

包括视、触、叩、听等护理体检所获客观资料,不同类型的肠梗阻腹部体、征可有所不同。

(1)单纯机械性肠梗阻:可见肠型、异常蠕动波及腹胀,听诊肠鸣音亢进并可闻及气过水声或金属音,腹部轻压痛但无腹膜刺激征。

(2)麻痹性肠梗阻:全腹均匀腹胀,肠鸣音减弱或消失。

(3)绞窄性肠梗阻:不对称性腹胀或腹部不均匀隆起,有固定压痛及腹膜刺激征,可触及压痛包块,腹腔有渗液时可叩出移动性浊音。怀疑绞窄性肠梗阻时,还可进行直肠指诊,若见指套染血有助于诊断。

6.全身表现

可因水、电解质及酸碱平衡失调而有相应的全身表现,继发腹膜炎和毒血症时常引起生命体征的明显改变,重症病例甚至可发生休克而危及生命。

(三)辅助检查

1.实验室检查

有助于了解有无脱水、感染、电解质紊乱及酸碱失衡和肾功能的状况。绞窄性肠梗阻时常有血白细胞计数和中性粒细胞比例明显增高,呕吐物和粪便检查还可见大量红细胞或潜血试验阳性。

2.影像学检查

有助于了解肠梗阻的部位、程度及类型等。一般在肠梗阻发生 $4\sim6h$,X 线检查即显示出肠腔内积气,立位或侧卧位透视或摄片可见胀气肠袢及多个阶梯状液平面。空肠梗阻常有鱼肋骨刺状改变,回肠梗阻则无此影像,结肠梗阻可于腹部周边显示结肠袋形。麻痹性肠梗阻时X 线示小肠、结肠均扩张,绞窄性肠梗阻可见孤立、突出、胀大的肠袢,其位置不受体位和时间的影响。怀疑结肠肿瘤、乙状结肠扭转或肠套叠时,还可通过钡剂灌肠或 CT 检查协助诊断。

(四)治疗与效果

对于肠梗阻患者而言,基础治疗具有重要意义,其主要目的在于纠正全身生理紊乱及为解除梗阻创造条件,包括禁食、胃肠减压、维持体液与酸碱平衡、防治感染以及镇静、解痉等对症治疗措施。

及时解除梗阻是治疗的根本所在,一般根据梗阻的部位、类型和患者全身状况来决定具体方案。非手术方法主要适用于单纯性粘连性肠梗阻、麻痹性或痉挛性肠梗阻、肠套叠早期、蛔虫或粪块堵塞引起的肠梗阻等,常采用针灸、中医中药、生植物油和各种复位法(如腹部按摩、颠簸疗法、低压空气或钡剂灌肠等)。若非手术治疗无效,或是各种类型绞窄性肠梗阻,以及肠道畸形、肿瘤等引起的肠梗阻,则需手术治疗,以期在最短时间内、用最简单的方法解除梗阻或恢复肠腔通畅。手术方式有:粘连松解术、肠切开取异物术、肠套叠或肠扭转复位术、肠切除肠吻合术、短路手术、肠造口术或肠外置术等。

(五)常见机械性肠梗阻的临床特点

1.粘连性肠梗阻

临床上最常见,占各类肠梗阻的 $20\%\sim40\%$。常因腹部手术、炎症、创伤、出血及异物刺激等,引起肠粘连或腹腔内粘连带扭曲牵扯、压迫肠管导致肠腔机械性狭窄,而饮食不节、胃肠功能紊乱、剧烈活动、突然改变体位等是发生梗阻的常见诱因。粘连性肠梗阻的部位多在小肠,尤其多见于腹部手术后,以单纯性或不完全性肠梗阻居多,一般具有典型机械性肠梗阻表现,严重病例还可发展为绞窄性肠梗阻。治疗上往往采用非手术治疗,若非手术治疗无效或怀疑有绞窄时应考虑手术处理。由于目前尚无理想的治疗方法,故积极预防粘连的形成有着重要意义。

2.肠套叠

一段肠管套入其近端或远端肠腔内,使该段肠壁重叠并拥塞于肠腔,称为肠套叠,临床以回肠末端套入结肠最多见。其发生与肠管的解剖特点(如盲肠活动度过大)、肠功能失调肠蠕动异常以及病理因素(如息肉、肿瘤)的影响等有关。肠套叠是小儿肠梗阻的常见原因,80%见于两岁以内的儿童,典型表现为腹痛(突发剧烈绞痛)、血便(果酱样)和腹部肿块(可推动的腊肠样肿块)三大征象,肛门指检可见指套上有黏液和血迹。空气或钡剂灌肠后行 X 线检查,可见空气或钡剂在结肠内受阻,局部钡影呈杯口状或弹簧状改变。早期采用空气、氧气或钡剂灌肠复位,疗效可达 90%以上,必要时手术治疗。

成人型肠套叠较少见,一般表现为慢性、不完全性肠梗阻,临床症状轻,少有血便,常可自行复位,但易复发。

3.肠扭转

是指一段肠袢沿其系膜长轴旋转而引起的闭袢性肠梗阻,常很快发展为绞窄性肠梗阻,并可出现严重并发症如肠管坏死、腹膜炎、休克等。肠扭转最常发生于小肠,其次为乙状结肠,以顺时针方向旋转多见,轻者在 360°以内,严重者可达 2~3 转。

小肠扭转多见于青壮年,多有饱餐后剧烈活动或猛然改变体位等诱发因素,发生于儿童的肠扭转常与先天性肠旋转不良等有关。起病急骤、进展迅速,主要表现为突发脐周剧烈绞痛,呈持续性疼痛伴阵发性加剧,并可有腰背部牵涉痛,呕吐频繁,腹胀不明显或仅在某一部位特别突出,可无高亢的肠鸣音,腹部可触及压痛的扩张肠袢,腹部 X 线检查符合绞窄性肠梗阻的表现。严重病例早期即可出现休克,常需及时手术治疗以挽救患者的生命。乙状结肠扭转常发生于平素有便秘习惯的男性老年人,临床表现有突发左下腹绞痛、明显腹胀,可无呕吐或呕吐轻微。如作低压灌肠,往往不足 500mL 便不能再灌入。X 线检查可见马蹄状巨大的双腔充气肠袢,钡剂灌肠检查时见扭转部位钡剂受阻,尖端呈鸟嘴状。早期乙状结肠扭转可试行非手术疗法,但若有绞窄性肠梗阻征象时须及时手术治疗。

4.蛔虫性肠梗阻

多见于儿童,农村发病率较高,可因发热腹泻或驱虫治疗不当诱发,病史中可有呕吐蛔虫或虫体自大便排出情况。梗阻部位多见于回肠,常为不完全性梗阻,少数患者可因蛔虫团过大引起肠壁坏死、穿孔及继发腹膜炎。临床常表现为脐周阵发性疼痛和呕吐,腹胀不明显,腹部可扪及变形、变位的条索状团块。腹部 X 线平片可显示出肠腔内成团的虫体阴影。一般单纯性蛔虫堵塞采用非手术治疗效果较好,如经非手术治疗无效,或并发肠扭转、肠穿孔及腹膜炎时,应施行手术取虫,术后继续驱虫治疗。

(六)心理-社会状况

急性肠梗阻发展迅速、症状严重,常使患者紧张不安,甚至有恐惧心理,家属亦很焦急、担忧。若需紧急手术,更加给患者及其家属带来很大压力。慢性肠梗阻病情反复病程长,严重扰乱患者日常的生活和工作等,易出现焦躁、情绪低落,甚至悲观厌世。肠梗阻诊断不明确时,患者及其家属往往不知所措、无所适从。粘连性肠梗阻易复发,又无理想的治疗方法,患者因而惶惑不安。此外,临床尚有部分患者的肠梗阻为恶性肿瘤所致,当诊断明确时患者或其家属愕然而不知如何应对。

三、常见护理诊断/问题

(一)疼痛

疼痛与梗阻后肠管膨胀、肠蠕动增加、炎症刺激或手术治疗等有关。

(二)舒适度减弱

腹胀呕吐,与梗阻后肠腔内容物下行受阻有关。

(三)体液不足

体液不足与禁食呕吐肠腔积液、腹腔渗出以及胃肠减压等有关。

(四)低效性呼吸型态

低效性呼吸型态与高度腹胀使膈肌抬高及腹痛等有关。

(五)营养失调低于机体需要量

营养失调低于机体需要量与呕吐、禁食、胃肠减压或消化吸收受影响有关。

(六)焦虑/恐惧

焦虑/恐惧与严重不适、诊断不明、担心预后或手术应激等有关。

(七)知识缺乏

缺乏肠梗阻的预防、治疗及自我护理知识。

(八)潜在并发症

术前有肠坏死、肠穿孔、腹腔感染、休克等;术后有切口感染、切口裂开肠粘连、肠瘘等。

四、护理目标

患者自述疼痛减轻,腹胀缓解,舒适感增强;恢复体液平衡状态,无电解质及酸碱平衡紊乱;呼吸平稳,血气分析指标正常;营养改善,全身状况良好;焦虑减轻,情绪稳定,对治疗充满信心;了解疾病和手术相关知识,积极配合治疗,自护能力增强;并发症发生时能被及时发现,并得到及时处理。

五、护理措施

(一)非手术治疗与术前护理

1.体位

肠梗阻患者如生命体征平稳,一般采取半卧位,有利于缓解腹痛及减轻腹胀对呼吸和循环的影响。若有休克征象,应安置仰卧中凹位或平卧位。

2.禁食与补液

肠梗阻患者应禁食、禁水,通过静脉补充水分、能量和电解质,避免加重腹胀、呕吐及刺激肠蠕动引起疼痛,并可使胃肠道休息以利于其功能恢复。通常待梗阻缓解病情好转12h后,先试行进食少量流质,如无不适再逐渐过渡为半流质和软食,嘱患者恢复过程中忌甜食、牛奶和豆类等易产气食物,避免肠胀气。

3.胃肠减压

是肠梗阻患者非手术治疗的重要措施,通过有效吸引,达到排出胃肠道内的积液、积气,以减轻腹胀、降低肠腔内压力、改善肠壁血液循环及减少肠腔内细菌和毒素产生,从而促进肠腔恢复通畅,改善机体局部和全身状况。应做好持续胃肠减压的常规护理,包括妥善固定、保持有效负压和引流通畅、加强观察、预防感染等措施。置管期间若需经胃管灌注中药,如"肠梗阻方",应将药物浓煎至每次 100mL 左右,防止过量引起呕吐,注意在灌药后夹管 1～2h 使药物充分吸收。

4.抗感染

遵医嘱使用有效抗菌药物,观察药物疗效和毒副反应。

5.对症护理

(1)解痉止痛:腹痛剧烈的肠梗阻患者,如无肠壁血运障碍及肠麻痹,可使用阿托品、山莨菪碱(654-2)等抗胆碱药物解痉止痛,一般禁用吗啡、哌替啶等麻醉性镇痛剂,避免掩盖病情而延误治疗。

(2)呕吐的护理:呕吐时协助患者坐起或头侧向一边,清除口腔内呕吐物,避免误吸;及时清理呕吐物以保持颜面部和床单被服的清洁;给予温开水漱口,增进舒适;观察呕吐的性质、量、次数和时间等并做好记录。

(3)腹胀的护理:经胃肠减压后,腹胀常迅速缓解。此外,腹部按摩或热敷,电针双侧足三里穴,在没有绞窄性肠梗阻时经胃管注入 20～30mL 液状石蜡等,均可刺激肠蠕动而减轻腹胀。

6.心理护理

重视对患者及其家属的心理护理,根据心理评估结果,针对性给予个体化的心理支持,使患者以良好的心态接受检查、手术及其他治疗,促进身心早日康复。

7.病情观察

准确记录 24h 出入液量,观察水、电解质及酸碱平衡有无异常。密切观察患者神志、生命体征、腹部表现及全身状况,把握病情的动态信息,及时发现异常并配合医生进行处理。应特别警惕绞窄性肠梗阻在症状、体征及辅助检查方面的相应改变,同时还应注意肠穿孔腹腔感染、休克等严重并发症的早期识别,做到早期发现、早期处理。

8.术前准备

对于非手术治疗无效,绞窄性肠梗阻、肠穿孔或其他需要手术治疗的患者,应按照腹部手术常规迅速完成术前准备。

(二)术后护理

1.体位

术后患者返回病房之初,根据麻醉方法妥善安置体位。待麻醉清醒、血压平稳后应采取半卧位,不仅可改善呼吸和循环功能,还有利于腹腔渗血、渗液的引流,减少术后并发症。

2.饮食

腹部手术后,常规暂禁食、禁饮。经仔细观察肠蠕动恢复、肛门排气、胃管拔除、无腹痛或腹胀不适,可开始进少量流质并逐渐过渡。对于肠切除肠吻合术后患者,进食时间应适当推迟,并应加强观察进食后反应。

3.胃肠减压

肠梗阻患者手术后,通常于肛门排气、胃肠功能恢复后拔除胃管。置管期间做好胃肠减压的相应护理。

4.切口与腹腔引流的护理

经常巡视,观察切口敷料渗血、渗液情况及有无松脱,及时更换敷料,保持局部清洁、干燥,预防切口并发症。如有腹腔引流管按常规做好相应护理,一般置管时间为 48～72h。

5.病情观察

术后密切观察生命体征和腹部症状、体征的变化,以及切口与引流情况,积极预防、及时发现术后并发症,并对并发症进行处理。肠梗阻患者手术后常见的并发症主要是粘连性肠梗阻腹腔内感染、肠瘘及切口感染、切口裂开等。

6.其他护理

遵医嘱应用抗生素防治感染;禁食期间通过静脉补充营养;鼓励早期活动以预防肠粘连等。

六、健康指导

(1)进行卫生宣教,指导患者劳逸结合,饮食规律,加强营养,避免饭后剧烈活动,经常保持大便通畅,养成良好的卫生习惯,预防和治疗肠道寄生虫病。

(2)向患者及其家属讲解禁食和胃肠减压的意义,使积极配合治疗和护理,及时反映病情变化。

(3)向患者说明半卧位的作用,使其配合护理,采取适当卧位。

(4)鼓励术后患者早期活动,反复强调早期活动,特别是下床活动的意义。

(5)告知患者出院后若有腹痛、腹胀、恶心呕吐等不适应及时就诊。

第十四章　骨科疾病的护理

第一节　尺桡骨干骨折

一、概述

尺桡骨双骨折很常见,多发生于青少年,尺桡骨双骨折可发生重叠、成角、旋转及侧方移位四种畸形。桡骨干单骨折较少见,因有尺骨支持,骨折端重叠,移位较少,主要发生旋转移位。尺骨干单骨折极少见,因有桡骨支持移位不明显,除非合并下尺桡关节脱位。

(一)应用解剖学

1.尺骨

居前臂内侧部,分一体两端。上端粗大,前面有一半圆形深凹,称滑车切迹,与肱骨滑车相关节。切迹后上方的突起称鹰嘴,前下方的突起称冠突。冠突外侧面有桡切迹,与桡骨头相关节;冠突下方的粗糙隆起,称尺骨粗隆。下端为尺骨头,其前、外、后有环状关节面与桡骨的尺切迹相关节,下面光滑借三角形的关节盘与腕骨隔开。尺骨头后内侧的锥状突起,称尺骨茎突。鹰嘴、尺骨头和茎突均可在体表扪到。

2.桡骨

位于前臂外侧部,呈三棱柱形,分一体两端。上端膨大称桡骨头,头上方有关节凹与肱骨小头相关节;周围的环状关节面与尺骨相关节;头下方略细,称桡骨颈。颈的内下方有一突起称桡骨粗隆。桡骨内侧缘为薄锐的骨间缘。下端前凹后凸,外侧向下突出,称茎突。下端内面有关节面,称尺切迹,与尺骨头相关节,下面有腕关节面与腕骨相关节。桡骨茎突与桡骨头在体表可扪到。

(二)病因

尺桡骨骨干骨折一般由直接暴力间接暴力、扭转暴力造成。

(三)分类

尺桡骨骨折按部位分为三型。

1.尺桡骨双骨折

根据骨折的原因分为:

(1)直接暴力:骨折为横形或粉碎性,骨折线在同一平面。

(2)间接暴力:跌倒手掌触地暴力向上传达桡骨中或上1/3骨折。残余暴力通过骨间膜转移到尺骨造成尺骨骨折,所以骨折线位置低,桡骨为横型或锯齿状,尺骨为短斜型骨折移位。

(3)扭转暴力:受外力同时,前臂又受扭转暴力造成骨折,跌倒时身体同一侧倾斜,前臂过度旋前或旋后发生双骨螺旋性骨折。多数由尺骨内上斜向桡骨外下,骨折线方向一致,尺骨干骨折线在上,桡骨骨折线在下。

2.桡骨干骨折

幼儿多为青枝骨折。成人桡骨干上 1/3 骨折时附着在桡骨结节的肱二头肌及附着于桡骨上 1/3 旋后肌,使骨折近端向后旋转移位,桡骨干中 1/3 或下 1/3 骨折时骨折线在旋前圆肌抵止点以下,由于旋前及旋后肌力量相等,骨折近端处于中立位而骨折远端受旋前方肌牵拉,旋前移位,单纯桡骨干骨折重叠移位不多。

3.尺骨干骨折

单纯尺骨干骨折极少见,多发生在尺骨下 1/3,由直接暴力所致,骨折端移位较少见。

(四)临床表现

主要表现为局部肿胀畸形及压痛,可有骨擦音及异常活动,前臂活动受限。儿童常为青枝骨折,有成角畸形而无骨端移位。有时合并正中神经或尺、神经、桡神经损伤,要注意检查。

二、治疗

尺桡骨骨折的治疗方法很多,主要分为非手术和手术治疗。

(一)非手术治疗

非手术治疗主要是手法复位外固定。具有创伤小、花费少操作简单、安全、快速解除疼痛等优点。特别是儿童,一定范围内的畸形在生长发育过程中可自行矫正。

1.对于儿童或成人无移位尺桡骨骨折的情况

(1)对于婴幼儿的无移位骨折或青枝骨折:多有成角畸形,可在适当麻醉下,轻柔手法牵引纠正,石膏固定 6 周～8 周,亦可用石膏楔形切开法纠正成角畸形。

(2)成年人无移位的骨折:可用功能位石膏托或小夹板固定 4 周。

2.对于儿童或成人骨折有重叠、移位的情况

需闭合复位。术前沿臂长轴方向牵拉患者手掌及拇指,使腕部尺偏,并使前臂旋前。然后使腕关节掌曲,并同时在桡骨远骨折段上向掌侧及尺侧推压。保持腕部在旋前及轻度掌曲尺偏位,应用前臂石膏托或小夹板固定 4 周,10 日～14 日改为中立位 4 周。

(二)手术治疗

手术固定后 1 周内,以休息、制动为主,手法复位的患者要注意检查外固定情况,防止松动,导致畸形愈合,一般给患者采用克氏针固定法、钢板固定法等。

1.手术治疗的条件

患者若符合以下适应证中的任何一条即可进行手术:

(1)适用于手法复位失败者或复位后固定困难者。

(2)上肢多处骨折。

(3)骨间膜破裂者。

(4)开放性骨折伤后时间不长、污染较轻者。

(5)骨不连或畸形愈合、功能受限者。

(6)并发有神经系统或神经血管病变,如帕金森病等,不能长期忍受非手术制动时。

(7)不能接受畸形外观,出于美观的原因,要求手术的患者等。

2.手术治疗的方式

颈丛麻醉生效后仰卧位,以骨折处为中心,沿骨折部位切开暴露断端。尺桡骨骨干骨折内

固定方法有多种,在手术方式及内固定物的选择上各有优缺点,临床常根据患者年龄、骨折部位、骨折类型、骨折程度、患者经济状况及医生的经验和熟练程度等多方权衡,找到符合患者的最佳固定方式。

(1)克氏针内固定:克氏针内固定是临床上较早应用于骨折内固定的治疗方法,适用于横断和短斜形骨折,根据骨髓腔大小选择克氏针。其优点是操作简便、易取出,但不能有效的控制骨折旋转活动,克氏针易松动、滑脱,针尾还可刺激皮肤引起局部疼痛、破溃,克氏针甚至会移动刺入肺内,术后患肢制动时间长,活动量和力度受限,影响患肘及前臂早期功能锻炼。目前为止,临床上依然广泛用于骨折内固定。

(2)钢板固定:适用于各类型的尺桡骨干骨折。钢板固定具有固定牢靠稳定、并发症少、肩关节功能恢复早等优点。目前大部分患者都选择钢板固定,特别是解剖型钢板。术中操作方便,但切口较大,需二次手术取出钢板。还有锁定型钢板,该材料虽然在临床应用时间短,但在一些陈旧性骨折中应用该材料,在起内支架作用方面固定更可靠。

三、尺桡骨骨折的康复

(一)康复评定

1.肌力检查

了解患侧肌群及健侧肌群的肌力情况,肌力检查多以徒手肌力检查法(MMT)为主(注:检查时引起尺桡骨骨折断端发生运动的动作禁止)。做屈伸肘和屈伸腕动作,查尺桡骨周围肌群肌力(可与健侧做对比);做腕关节掌屈、背伸、尺偏、桡偏、旋转等动作,可查肱桡肌、尺侧腕屈肌、桡侧腕屈肌、掌长肌等肌群肌力。

2.关节活动度测量

腕关节活动角度,正常为:掌屈(0°～80°)、背伸(0°～70°)、尺偏(0°～30°)桡偏(0°～20°)(注:伤后至4周～6周内不应做全关节活动范围的运动及禁止造成尺桡骨骨折断端发生运动的动作)。若尺桡骨骨折发生在远端时,需要重点了解腕关节的活动范围及受限程度。

3.骨折处疼痛和肿胀程度

骨折处为运动后疼痛还是静止状态时疼痛。

4.是否伴有神经和血管损伤

若伴有神经损伤时会造成腕关节及腕以下部位感觉减退或消失(包括浅感觉、深感觉、复合感觉等);运动功能完全或不完全丧失(包括肘关节、腕关节和指关节屈伸运动);若伴有血管损伤时局部可能出现青紫、瘀斑或肿胀。

5.整体功能下降程度。

6.腕关节稳定性及影响功能。

7.局部肌肉是否有萎缩

受伤早期肌肉萎缩不明显,后期可能会出现废用性肌萎缩,关节周围软组织挛缩粘连等。

8.骨质疏松情况

老年人常伴有骨质疏松,X线片或骨密度检测可确诊。

9.是否伴有心理障碍。

(二)康复计划

1.预防或消除肿胀。

2.保持肘、腕、指各关节活动度,扩大腕关节的活动范围。

3.加强肌力训练,防止废用性肌萎缩,关节周围软组织挛缩等。

4.改善局部血液循环,促进血肿吸收和炎性渗出物吸收。

5.若伴有神经损伤,给予神经康复治疗(如肌皮电神经刺激,中频治疗、电针等)。

6.促进骨折愈合,防止骨质疏松(活血化瘀、加强补钙等)。

7.促进骨折愈合以恢复其支架作用,也要重视恢复关节的枢纽作用和肌肉的动力作用,以维持各种活动功能,增强肌力从而获得日常生活活动能力。

(三)康复治疗

1.第一阶段(伤后或术后1周)

伤后或术后48小时内局部用冷敷,以休息、制动为主,手法复位的患者要注意检查外固定情况,防止松动,导致畸形愈合。72小时手、腕可做主动屈、伸活动训练,不要做旋转练习,被动活动每个动作5次～7次,主动运动每个动作15次～20次,3次～4次/日。72小时后可用物理因子治疗:①超声波治疗,局部接触移动法,15～20分/次,1次1日,10日为一个疗程。注意:若有金属固定物(如钢针、钢板等)应慎用电疗法治疗;②超短波治疗:双极对置,无热或微热,10～15min/次,1次1日,10日为一个疗程;③红外偏振光治疗:垂直照射患部,以有温热感为宜,15～20分/次,1～2次/日,10日为一个疗程。注意手指的血液循环及感觉变化,防止骨筋膜室综合征的发生。

2.第二阶段(伤后或术后2周～3周)

尺桡骨骨折有固定的患者除进行肘、腕、手的屈伸及前臂的内外旋功能练习(被动活动每个动作5次～7次,主动运动每个动作15次～20次,3～4次/日,要轻柔进行),还要继续肘、腕部肌肉等长锻炼,开始手指等张锻炼。还可进行肩关节前屈、外展(15°～30°)以内被动活动,每个动作重复5次～7次,3～4次/日。伤侧仍避免负重,物理因子治疗可继续同上治疗。

3.第三阶段(伤后或术后4周～6周)

约6周时移除固定,适当增加肩、腕、手关节的抗阻训练和肌肉等长锻炼,前臂内外旋无阻力主动运动练习,可辅助器械进行训练,可适当进行作业治疗,增加日常生活能力训练。10～15次/每个动作,3～4次/日,还可用患肢辅助健侧完成一些日常生活负重动作。

4.第四阶段(伤后或术后7周～9周)

此时去除外固定后如无延期愈合、不愈合等并发症,无特别注意事项。负重:逐渐加至全负重。关节活动:各关节最大限度主动活动,适当增加被动活动,着重训练前臂的内外旋功能,可辅助器械和抗阻力训练,增加作业治疗,提高日常生活能力。未经过早期系统化的康复训练有肩、肘、腕、手功能障碍者,可辅助关节松动术治疗、作业治疗和物理因子治疗,以最大限度恢复各关节活动范围。肌力训练:肱桡肌、尺侧腕屈肌、桡侧腕屈肌、掌长肌等周围肌肉等长锻炼及抗阻力锻炼,正常愈合者可用患肢正常生活。

(四)康复评价

优:骨折正常愈合,达到或接近解剖复位,无局部畸形,X线片示对位良好,肘腕、手关节活动功能正常。

良:骨折正常愈合,术后骨折略有移位,对线良好,肘、腕、手关节活动功能正常。

差:骨折明显畸形愈合,或有骨不连和再次骨折,肘、腕、手关节活动功能受限。

四、尺桡骨骨折的护理

(一)护理评估

1.一般情况评估

一般入院患者评估。

2.风险因素评估

患者的日常生活活动能力(ADL)评估(Barthel 指数),Braden 评估,患者跌倒、坠床风险评估。

3.评估患者对疾病的心理反应

骨折患者的应激性心理反应包括疼痛、焦虑或恐惧、陌生感、自我形象紊乱、疾病预后的担忧和失落感。

4.评估患者受伤史

青壮年和儿童是否有撞伤、跌倒且前臂骨折史,新生儿是否有难产、上肢过度牵拉史,从而估计伤情。

5.肘部、上肢及手部情况

(1)尺桡骨及相关部位:望诊:前臂是否明显肿胀或有无皮下瘀斑,尺桡骨干是否有隆起畸形,患侧前臂是否移位、挛缩,是否用健手托住患侧前臂以减轻前臂旋转牵拉所引起的疼痛;触诊:在患处是否可摸到移位的骨折端,患肢的伸屈;内外旋是否受限。婴幼儿由于皮下脂肪丰满不易触及骨端,但给患儿穿衣时,患儿是否因为疼痛而啼哭;量诊:两侧腕关节桡骨茎突至肱骨外上髁的距离是否等长。

(2)手部血液循环:观察甲床的颜色、毛细血管回流时间是否迟缓以判断是否有前臂血管受压损伤等并发症。

(3)上肢感觉:是否正常,以判断是否伴有前臂的桡神经、尺神经、正中神经损伤。

6.X线摄片及CT检查结果

以明确骨折的部位、类型和移动情况。

7.评估患者既往健康状况

是否存在影响活动和康复的慢性疾病。

8.评估患者生活自理能力和心理社会状况。

(二)护理诊断

1.自理能力缺陷

自理能力缺陷与骨折肢体固定后活动或功能受限有关。

2.疼痛

疼痛与创伤有关。

3.知识缺乏

缺乏骨折后预防并发症和康复锻炼的相关知识。

4.焦虑

焦虑与疼痛、疾病预后等因素有关。

5.肢体肿胀

肢体肿胀与骨折部位及损伤血管有关。

6.潜在并发症

有周围血管神经功能障碍的危险。

7.潜在并发症

有感染、畸形、粘连的危险。

(三)护理措施

1.术前护理及非手术治疗

(1)心理护理:由于前臂具有旋转功能,骨折后患肢手的协调性及灵活性丧失,给生活带来极大不便,患者易产生焦虑和烦躁情绪,所以护士应向患者做好安抚工作,并协助生活料理。

(2)饮食护理:根据既往史,应予高蛋白、高维生素、高钙及粗纤维饮食,促进生长发育及骨质愈合。

(3)休息与体位:患肢维持在肘关节屈曲90°,前臂中立位。适当抬高患肢,以促进静脉回流,减轻肿胀。

(4)功能锻炼:受伤臂肌的舒缩运动:指导复位固定后的患者进行上臂肌和前臂肌的舒缩运动、用力握拳和充分屈伸手指的动作;肩、肘、腕关节的运动:术后2周,局部肿胀消退,开始肩、肘、腕关节的运动,但禁止做前臂旋转动作和推墙动作;4周后练习前臂旋转和用手推墙动作;去除外固定后,进行各关节全活动范围的功能锻炼。

2.术后护理

(1)休息与体位:术后适当抬高患肢,使患肢高于心脏水平,合理使用脱水剂消肿,使用抗生素预防感染,并注意观察伤口渗血情况以及肢端末梢血运。

(2)症状护理:①疼痛:影响睡眠时,适当给予止痛镇静剂;②伤口:观察有无渗血渗液情况。

(3)一般护理:协助洗漱、进食,并鼓励指导患者做些力所能及的自理活动。

(4)功能锻炼:伸指握拳;小云手、大云手;反转手;活动范围由小到大,拆除夹板后,全面活动伤肢,并注意进行前臂旋转功能的锻炼。

3.出院指导

(1)心理指导:讲述疾病相关知识及介绍成功病例,帮助患者树立战胜病魔的信心。

(2)休息:行长臂石膏托固定后,卧床时患肢垫枕与躯干平行;离床活动时,用三角巾或前臂吊带悬吊与胸前。

(3)用药:出院带药时,应将药物的名称、剂量、用法、注意事项告诉患者,按时用药。

(4)饮食:宜高蛋白、高热量、含钙丰富且易消化的饮食,多食蔬菜及水果。

(5)固定:保持患侧前臂有效固定位,并维持3周。

(6)功能锻炼:按计划进行功能锻炼,最大限度的恢复患肢功能,4周后可进行各关节的全面运动。

(7)复查时间及指征:石膏固定后,如患肢出现"5P"征,应立即就诊,在骨

折后1个月、3个月、6个月复查X线片,了解骨折的愈合情况,以便及时调整固定,防止畸形愈合。

(四)护理评价

1.疼痛能耐受。

2.心理状态良好,配合治疗。

3.肢体肿胀减轻。

4.切口无感染。

5.无周围神经损伤,无并发症发生。

6.X显示:骨折端对位、对线佳。

7.患者及家属掌握功能锻炼知识,并按计划进行,肘腕关节无僵直。

第二节　尺桡骨远端骨折

一、概述

桡骨远端骨折极为常见,约占全身骨折的1/10。多发生于老年妇女、儿童及青年。骨折发生在桡骨远端2cm～3cm范围内,多为闭合骨折。

(一)应用解剖学

尺骨:下端为尺骨头,其前、外、后有环状关节面与桡骨的尺切迹相关节,下面光滑借三角形的关节盘与腕骨隔开。头后内侧的锥状突起,称尺骨茎突。鹰嘴、尺骨头和茎突均可在体表扪到。

桡骨:下端前凹后凸,外侧向下突出,称茎突。下端内面有关节面,称尺切迹,与尺骨头相关节,下面有腕关节面与腕骨相关节。桡骨茎突与桡骨头在体表可扪到。

(二)病因

尺桡骨远端骨折非常常见,约见平时骨折的1/10。多见于老年妇女、青壮年,发生均为外伤暴力。骨折发生在尺桡骨远端2cm～3cm范围内,常伴桡腕关节及下尺桡关节的损坏。

(三)分类

尺桡骨远端骨折可分为三型:

(1)伸直型骨折(Colles骨折)

最常见,多为间接暴力致伤。跌倒时腕关节处于背伸及前臂旋前位、手掌着地,暴力集中于桡骨远端松质骨处而引起骨折。骨折远端向背侧及桡侧移位。儿童可为骨垢分离;老年人由于骨质疏松,轻微外力即可造成骨折且常为粉碎骨折,骨折端因嵌压而短缩。粉碎骨折可累及关节面或合并尺骨茎突撕脱骨折及下尺桡关节脱位。

（2）屈曲型骨折（Smith 骨折）

较少见，骨折发生原因与伸直型骨折相反，故又称为反 Colles 骨折。跌倒时手背着地，骨折远端向掌侧及尺侧移位。

（3）巴通骨折（Barton 骨折）

指桡骨远端关节面纵斜行骨折，伴有腕关节脱位者。跌倒时手掌或手背着地，暴力向上传递，通过近排腕骨的撞击引起桡骨关节面骨折，在桡骨下端掌侧或背侧形成以带关节面软骨的骨折块，骨块常向近侧移位，并腕关节脱位或半脱位。

（四）临床表现

尺桡骨远端骨折常见腕部肿胀、压痛明显，手和腕部活动受限。伸直骨折有典型的餐叉状和枪刺样畸形，尺桡骨茎突在同一平面，支持实验阳性。屈曲型骨折畸形与伸直型相反。注意正中神经有无损伤。

二、治疗

治疗的目的是使腕关节能获得充分的无痛运动及稳定性，恢复正常工作和日常活动，而且将来不会有退行性病变倾向。

对于桡骨远端骨折的治疗，目前仍然存在一些争议，保守治疗及手术治疗对于桡骨远端骨折的预后并非呈现相关关系。多数桡骨远端骨折通过非手术治疗可以获得良好的功能恢复。对部分关节内明显移位骨折及手法复位失败的患者，手术治疗的目的是要精确重建关节面、坚强内固定及术后早期功能锻炼。关节外骨折要求恢复掌倾角、尺偏角及桡骨高度，以减少骨折继发移位的可能。任何对位对线不良均可导致功能受限、载荷分布变化、中排腕骨不稳，以及桡腕关节骨性关节炎的风险。

满意复位的标准为：桡骨短缩＜2mm～3mm，桡骨远端关节面为掌倾而非背倾，尺偏角恢复接近或达到 20°，无粉碎性骨折片和关节面不平整。

（一）非手术治疗

手法复位外固定为主要的治疗方法。桡骨远端屈曲型骨折复位手法与伸直型骨折相反。由于复位后维持复位位置较困难，因此宜在前臂旋后位用长臂石膏屈曲 90°固定 5 周～6 周。复位后若极不稳定，外固定不能维持复位者，则需切开复位钢板或钢针内固定。

（二）手术治疗

1.手术适应证

（1）严重粉碎骨折：移位明显，桡骨远端关节面破坏。

（2）不稳定骨折：手法复位失败，或复位成功，外固定不能维持复位及嵌插骨折，导致尺桡骨远端关节面显著不平衡者。

2.手术方法

桡骨远端骨折的手术治疗方法主要包括：经皮克氏针固定、有限内固定联合外固定架固定、切开复位钢板螺钉内固定。切开复位内固定的手术入路选择主要有：掌侧入路、背侧入路以及掌背侧联合入路；不同的手术方式及手术入路适用于不同的骨折类型及个体情况，其各有优缺点。对于复位后骨折缺损严重关节面无以支撑者，可考虑自体骨、异体骨或人工骨植骨。需要指出的是，桡骨远端的骨折类型、骨折的复位程度、内固定材料与固定方式、手术时机、患者年龄、性别、内科疾病及其他部位的合并损伤均会对手术疗效产生影响。

三、尺桡骨远端骨折的康复

(一)康复评定

1.肌力检查

了解患侧肌群及健侧肌群的肌力情况,肌力检查多以徒手肌力检查法(MMT)为主。(注:检查时引起锁骨骨折断端发生运动的动作禁止)。做屈伸时和屈膝伸腕动作查尺线骨周围肌群肌力,主要有胸锁乳突肌、肩胛提肌,斜方肌等(可与健侧做对比);做肩关节前屈、后伸、外展、旋转等动作,可查三角肌、冈上肌冈下肌、大圆肌、小圆肌等肌肉肌力。

2.关节活动度测量

肘关节活动角度,正常为:屈曲($0°\sim135°/150°$)、伸展($0°\sim5°$)、前臂旋前($0°\sim80°/90°$)、旋后($0°\sim80°/90°$)(注:伤后至4周~6周内不应做全关节活动范围的运动及禁止造成尺桡骨远端骨折断端发生运动的动作)。

3.日常生活活动能力评定。

4.骨折处疼痛和肿胀程度

骨折处为运动后疼痛还是静止状态时疼痛。

5.是否伴有神经和血管损伤

若伴有神经损伤时会造成前臂及腕关节以下部位感觉减退或消失(包括浅感觉、深感觉、复合感觉);运动功能完全或不完全丧失(包括肩关节部分运动及肘关节、腕关节和指关节屈伸运动);若伴有血管损伤时局部可能出现青紫、瘀斑或肿胀。

6.肺功能及呼吸运动检查

看患者呼吸频率、节律、有无呼吸困难;胸腹部的活动度,胸廓的扩张性。还可查肺容量、肺通气功能、小气道通气功能、气体代谢测定等。

7.前臂及腕关节稳定性。

8.局部肌肉是否有萎缩

受伤早期肌肉萎缩不明显,后期可能会出现废用性肌萎缩,关节周围软组织挛缩等。

9.骨质疏松情况

老年人常伴有骨质疏松,X线片或骨密度检测可确诊。

10.是否伴有心理障碍。

(二)康复计划

1.预防或消除肿胀。

2.加强肌力训练,防止废用性肌萎缩,关节周围软组织挛缩等。

2.保持肘腕、指各关节活动度,扩大肘关节及腕关节的活动范围。

3.改善局部血液循环,促进血肿吸收和炎性渗出物吸收。

4.若伴有神经损伤,给予神经康复治疗(如肌皮电神经刺激,中频治疗等)。

5.促进骨折愈合,防止骨质疏松。

（三）康复治疗

1.第一阶段（伤后或术后 1 周）

手法复位或内固定术后 1 周内，局部制动，辅助光、电治疗（无金属固定物），肩、肘关节无阻力主动运动训练。

2.第二阶段（伤后或术后 2 周～4 周）

增加肩、肘关节抗阻训练，手指伸、屈功能训练，局部物理因子治疗。

3.第三阶段（伤后或术后 4 周～6 周）

去除外固定，加强肩、肘关节抗阻练习，开始做全关节的屈伸运动训练，局部蜡疗、光、电治疗和作业治疗。

4.第一阶段（伤后 6 或术后 6 周～8 周）

除上述治疗外，增加前臂旋转功能训练，并逐渐加大抗阻力训练强度。有严重腕关节功能障碍需先行关节松动术治疗。

（四）康复评价

优：骨折正常愈合，达到或接近解剖复位，无局部畸形，X 线片示对位良好，肩、肘、腕、手关节活动功能正常。

良：骨折正常愈合，术后骨折略有移位，对线良好，肩、肘、腕、手关节活动功能正常。

差：骨折明显畸形愈合，或有骨不连和再次骨折，肘、腕、手关节活动功能受限。

四、尺桡骨远端骨折的护理

（一）护理评估

1.一般情况评估

一般入院患者评估（评估单见附表）。

2.风险因素评估

患者的日常生活活动能力（ADL）评估（Barthel 指数），Braden 评估，患者跌倒、坠床风险评估（评估单见附表）。

3.评估患者对疾病的心理反应

骨折患者的应激性心理反应包括疼痛、焦虑或恐惧、陌生感、自我形象紊乱、疾病预后的担忧和失落感。

4.评估患者受伤史

青壮年和儿童是否有撞伤、跌倒时手掌或手背着地史、骨折史，新生儿是否有难产、上肢过度牵拉史，从而估计伤情。

5.肘部、腕部及手部情况

(1)尺桡骨及相关部位：望诊：观察腕部是否明显肿胀或有无皮下瘀斑，尺桡骨远端是否有隆起畸形，患侧前臂是否移位、挛缩，是否用健手托住患侧腕部及手部，以减轻前臂旋转牵拉所引起的疼痛；观察皮肤颜色，是否有压疮；触诊：在患处是否可摸到移位的骨折端，患肢的伸屈，内外旋是否受限；皮肤温度是否有改变；量诊：两侧腕关节桡骨茎突至中指的距离是否等长。

(2)手部血液循环：观察甲床的颜色、毛细血管回流时间是否迟缓以判断是否有前臂血管受压损伤等并发症。

(3)上肢感觉:是否正常,以判断是否伴有前臂的桡神经、尺神经、正中神经损伤。

6.X 线摄片及 CT 检查结果

以明确骨折的部位、类型和移动情况。

7.评估患者既往健康状况

是否存在影响活动和康复的慢性疾病。

8.评估患者生活自理能力和心理社会状况。

(二)护理诊断

1.自理能力缺陷

自理能力缺陷与骨折肢体固定后活动或功能受限有关。

2.疼痛

疼痛与创伤有关。

3.知识缺乏

缺乏骨折后预防并发症和康复锻炼的相关知识。

4.焦虑

焦虑与疼痛、疾病预后因素有关。

5.肢体肿胀

肢体肿胀与骨折有关。

6.潜在并发症

有周围血管神经功能障碍的危险。

7.潜在并发症

有感染的危险。

(三)护理措施

1.术前护理及非手术治疗

(1)心理护理:患者因环境陌生,容易出现紧张情绪,在入院时热情接待患者,做好入院宣教及告知,让其尽快熟悉病房环境。多关心、巡视患者,与其聊天,多鼓励及表扬,消除不良情绪。做好家属沟通工作,取得其配合。

(2)饮食护理:手术前常规 12 小时禁食,8 小时禁水。

(3)体位:伤肢抬高,置于屈肘 90°位,伤肢石膏外固定,中立位放置。给予患肢保暖,观察患肢手指末梢血运情况。

(4)功能锻炼:嘱患者固定时,手指和关节活动;拆固定后,腕及前臂的旋转活动。

2.术后护理

(1)休息与体位:一般应使上臂自然下垂,肘关节屈曲 90°,腕关节背伸 30°,前臂中立位或稍旋后位 15°,手半握拳,拇指对掌位,三角巾悬吊。

(2)症状护理

1)疼痛:术后 24 小时疼痛最明显,特别是麻醉药过后,患者诉疼痛明显,观察疼痛的性质及过程,及时给予情志护理,使用冷疗及运用止痛剂。

2)伤口:观察有无渗血渗液,感染的情况。

（3）一般护理：给予去枕平卧位，禁食水 2 小时，注意观察有无恶心呕吐，生命体征。注意观察伤肢肿胀、感觉、温度、皮肤色泽及活动情况，发现异常，及时报告医师处理。给予加床栏，以防坠床发生。清洗伤肢皮肤，便于病情观察，注意保暖。

（4）功能锻炼：早期尽量控制旋前移位，以防发生畸形愈合，影响前臂的旋转功能。

3.出院指导

（1）心理指导：讲述疾病相关知识及介绍成功病例，帮助患者树立战胜病魔的信心。

（2）休息与体位：避免剧烈活动及异常受力，防止摔倒，保持心情愉快，按时休息，合理饮食。

（3）用药：出院带药时，应将药物的名称、剂量、用法、注意事项告诉患者，按时用药。

（4）饮食：适当多食维生素 C 含量丰富的蔬菜，以促进骨痂生长和伤口愈合。

（5）固定：继续支具固定，不得随意去除固定，保持固定物干洁。

（6）功能锻炼：按计划进行功能锻炼，最大限度的恢复患肢功能，4 周后可进行各关节的全面运动。

（7）复查时间及指征：石膏固定后，如患肢出现"5P"征，应立即就诊，在骨折后 1 个月、3 个月、6 个月复查 X 线片，了解骨折的愈合情况，以便及时调整固定，防止畸形愈合。

（四）护理评价

1.疼痛能耐受。

2.心理状态良好，配合治疗。

3.肢体肿胀减轻。

4.切口无感染。

5.无周围神经损伤，无并发症发生。

6.X 显示：骨折端对位、对线佳。

7.患者及家属掌握功能锻炼知识，并按计划进行，肘，腕关节无僵直。

第三节　手部骨折

一、概述

（一）手部的解剖学

手骨：包括腕骨、掌骨和指骨。

腕骨：8 块，排成近、远两列。近侧列由桡侧向尺侧为：手舟骨、月骨、三角骨和豌豆骨；远侧列为：大多角骨、小多角骨、头状骨和钩骨。8 块腕骨连接形成一掌面凹陷的腕骨沟。各骨相邻的关节面形成腕骨间关节。

掌骨：5 块。由桡侧向尺侧，依次为 1～5 掌骨。掌骨近端为底，借腕骨；远端为头，借指骨，中间部为体。

指骨：属长骨，共 14 块。拇指有 2 节，分别为近节和远节指骨，其余各指为 3 节，分别为近节指骨、中节指骨和远节指骨。

(二)病因

现实生活中,手是最常见的容易发生骨折的部位,给人们生活和工作带来了诸多不便。跌倒常是手外伤直接暴力的结果,开放性骨折比例较高,且常伴有肌腱和神经血管等的合并损伤,临床治疗方案需视具体情况而定,即使经过内固定手术,亦常需石膏外固定辅助,外固定范围一般需超过腕部。

(三)分类

常见的手部骨折如下:

1.手舟骨骨折

手舟骨骨折多为间接暴力所致。手舟骨骨折容易漏诊,为明确诊断,应及时进行 X 线射片。手舟骨骨折可分为三种类型:

(1)手舟骨结节骨折属手舟骨远端骨折,一般愈合良好。

(2)手舟骨腰部骨折因局部血运不良,一般愈合缓慢。

(3)手舟骨近端骨折近端骨折块受血运影响,易发生不愈合及缺血性坏死。

2.掌骨骨折

触摸骨折局部有明显压痛,纵压或叩击掌骨头时疼痛加剧。若有重叠移位,则该骨缩短,骨折的症状可见掌骨头凹陷,握掌时尤为明显。掌骨颈掌骨干骨折,骨折的症状可常有骨擦音。

3.指骨骨折

骨折有横断、斜行螺旋、粉碎或波及关节面等。

二、治疗

1.手舟骨骨折

骨折症状表现为腕背侧疼痛、肿胀,尤以隐窝处明显,腕关节活动功能障碍。将腕关节桡侧倾,屈曲拇指和食指而叩击其掌侧关节时可引起腕部疼痛加剧。

2.掌骨骨折

骨折后局部肿胀、疼痛和掌指关节屈伸功能障碍。

3.指骨骨折

骨折后局部疼痛、肿胀,手指伸屈功能受限。有明显移位时,近节、中节指骨骨折可有成角畸形,末节指骨基底部背侧撕脱骨折有锤状指畸形,手指不能主动伸直,同时可扪及骨擦音,有异常活动,这些都是常见的这种手部骨折的症状。

手部骨折的治疗方法很多,主要有石膏固定、复位、内固定、骨块移植等治疗方法。骨科医在大多会借助 X 线片来判断是否有骨折,并决定如何治疗。而依据患者的职业、惯用手或非惯用手、年纪、骨折的位置及类型,医省会选择一个最适当的治疗方式。

(一)治疗方式

1.简单及未移位的骨折,通常只需石膏固定就可。

2.移位骨折经过复位后,利用钢针固定即可,无须开刀,此种方法称为闭锁性复位及固定。

3.有些骨折,则须手术开刀以重建骨骼。这些骨块经过开刀复位后,亦可用钢针,钢板或螺丝钉来固定骨块。

4.若有些骨碎片太过粉碎或受创时遗失而造成骨缺损情形,此时需要骨块移植术才可重建骨折骨骼,而骨移植的骨块往往由身体其他部位取得。

5.有时因骨折过于粉碎及复杂性,医生会使用外固定来治疗骨折,此时可在皮肤外骨折上下处建立裸露的金属杆,这些外固定直到骨折愈合后,才给予移除。

(二)固定方式

手部骨折常用的固定方式有克氏针、铁针头固定,钢丝固定,螺丝固定,钢板固定等。

1.克氏针固定

几乎用于所有手部骨折。克氏针固定操作简单,易掌握;体积小,异物反应小;损伤小,复位不需广泛剥离;经济实惠。但是克氏针也有局限性,它不能防止旋转,分离。稳定性较差;常需加外固定,不能早起功能锻炼;穿刺时过关节面,破坏关节面光滑,影响功能;针尾刺激、穿戴不便、不敢洗手等,均影响手部功能锻炼;长时间固定针易松脱、感染。

2.钢板螺钉固定

螺钉适用于撕脱骨折、指骨髁骨折及螺旋骨干骨折。钢板适用于短斜行和横行骨干骨折。它们在表面固定的稳定性强;固定牢固,可不加外固定,早起功能锻炼;缩短骨折的愈合时间。但是钢板螺钉固定操作复杂,术野暴露范围过大,周围组织损伤大,不适合小骨折块固定,价格较昂贵,钢板需要术后取出。而且容易出现钢板外露、钢板和螺钉松动、断裂等并发症。

三、手部骨折的康复评定

手部骨折可分为腕骨骨折、掌指关节骨折、指指骨骨折,而指骨骨折又分为近节指骨骨折、中节指骨骨折、远节指骨骨折。

(一)手部骨折的康复评定

1.一般检查

望诊:望皮肤的营养情况、色泽,有无伤口瘢痕,皮肤有无红肿、窦道,手的姿势有无畸形等;触诊:可以感觉皮肤的温度、弹性、软组织质地,以及检查皮肤毛细血管反应,判断手指的血液循环情况;动诊:对关节活动度的检查。分为主动活动度和被动活动度;量诊:关节活动度、患肢周径的测定。

2.手指肌力评定

(1)徒手肌力检查法:0级:无手指运动;1级~2级:有轻微的手指运动或扪及肌腱活动;3级:无阻力时能做手指运动;4级~5级手指可做抗阻运动,手部做抗阻力运动时固定近端关节,阻力加在远端关节。如拇指内收时,阻力加在拇指尺侧,阻力方向向桡侧。

(2)握力计:检查手部屈肌的力量,测定2次~3次,取最大值,一般为体重的50%。

(3)捏力计:拇指分别与示、中、无名、小指的捏力;拇指与示、中指同时的捏力;拇指与示指绕侧的侧捏力。

3.手指肌腱功能评定

评定肌腱损伤时,一定要评定关节主、被动活动受限情况。若主动活动受限可能是关节僵硬、肌力减弱或瘢痕粘连;若被动活动大于主动活动,应考虑肌腱与瘢痕组织粘连。Eaton首先提出测量关节总活动度ATM,作为一种肌腱评定的方法,ATM260°评定标准为:优,活动范围正常;良,ATM>健测75%;尚可,ATM>健侧50%;差,ATM<健侧50%。

4.关节活动度

腕关节:掌屈 60°,背伸 30°,桡侧偏 25°,尺侧偏 35%。

拇指:桡侧外展 0°～60°,尺侧内收 0°,掌侧外展 0°～90°,掌侧内收 0°。

指:屈曲(掌指关节)0～90°,伸展(指间关节)0°～45°

5.手感觉功能评定

骨折处疼痛(为运动后疼痛还是静止状态时疼痛),伴有神经损伤时会造成肩关节及肩以下部位感觉减退或消失(包括浅感觉、深感觉、复合感觉等),评定移动触觉、恒定触觉、振动觉、两点分辨觉、触觉识别等。

6.手的灵巧性和协调性评定

(1)Jebsen 手功能评定

(2)明尼苏达操作等级测试

(3)purdue 钉板测试

7.局部肌肉是否有萎缩

受伤早期肌肉萎缩不明显,后期可能会出现废用性肌萎缩,关节周围软组织挛缩等。

8.骨质疏松情况

老年人常伴有骨质疏松,X 线片或骨密度检测可确诊。

(二)康复计划

1.预防和减轻肿胀。

2.促进骨折愈合,减轻疼痛感。

3.预防肌肉的误用、废用、和过度使用。

4.避免关节损害或损伤。

5.使高敏感区域脱敏,感觉再教育和再发展运动与感觉功能。

6.改善局部血液循环,促进血肿吸收和炎性渗出物吸收。

7.若伴有神经损伤,给予神经康复治疗(如肌皮电神经刺激,中频治疗等)。

8.促进骨折愈合,防止骨质疏松。

(三)康复治疗

手部骨折的患者可能出现肿胀、疼痛、骨折愈合缓慢或者不愈合、血液循环障碍等症状,在恢复期间,可全程应用物理因子疗法辅助患手康复。

1.第一阶段(伤后或术后 1 周内)

手部骨折早期康复的重点是制动促进早期愈合、控制肿胀,减轻疼痛。对于固定良好的骨折一般肿胀和疼痛减轻(一般伤后 5 日～7 日)就可开始主动活动,以减轻肿胀和废用性肌肉萎缩。

(1)运用手夹板,主要是维持腕部和手的功能位,促进骨折愈合,防止出现畸形,缓解疼痛。

(2)消除肿胀的常用方法有:抬高患肢,伤肢固定,主动活动,加压包扎(弹力套适用于单个手指肿胀),局部按摩,冰疗等。

(3)减轻疼痛的方法有:剧烈疼痛的主要依靠药物的缓解,但是物理因子疗法和支具在缓解疼痛方面也起到非常好的效果。冷热交替浴,通常热水温在 43.7℃,冷水温在 18.3℃。超声波、蜡疗等热疗能够减轻疼痛,促进按摩前的放松。许多情况下热疗会加重肿胀,需要谨慎。主动运动前或进行中,经皮神经电刺激治疗能够缓解疼痛,这对感觉过敏或失交感神经支配导致的疼痛有非常明显的效果。

2.第二阶段(伤后或术后 2 周～3 周)

此期的康复重点是消除残余的肿胀,软化松解瘢痕组织,增加关节活动度,恢复正常的肌力和耐力,恢复手功能灵活性和协调性。

(1)待肿胀基本消除后,对于掌指关节开始以被动活动为主,进行指间关节的屈伸活动。待局部疼痛消失后以主动活动为主,每次活动的时间以局部无疲劳感为宜,同时以局部按摩,对患手组织进行揉搓挤捏,每次以局部有明显热感为宜;对于指骨骨折,重点是指间关节屈伸练习,若骨折愈合不良,活动时将手指固定保护好骨折部位,然后进行指间关节的被动活动,待指间关节的挛缩粘连松动后,以主动活动为主,助动活动为辅,直至各个关节活动范围恢复到最大范围,由于远端指间关节指端常合并过敏,需要脱敏治疗,可用不同质地的物质进行摩擦敲打、按摩指尖。

(2)肌力和耐力训练:在开始肌力训练时,患者患手必须有接近全范围的关节活动和相对无痛。在肌力训练时,患者可以用健手提供助力,即进行等张练习、等长练习、等速练习。训练可使用手辅助器、手练习器、各种弹簧和负重物。治疗用滑轮等有助于帮助进行渐进性抗阻训练,逐渐增加重量练习能帮助恢复耐力,同时提高肌力。

(3)作业疗法:治疗泥手练习、弹力带锻炼、娱乐治疗。

3.第三阶段(伤后或术后 4 周)

增加抗阻练习,骨折愈合后进行系统的练习。

(四)康复评价

优:骨折正常愈合,达到或接近解剖复位,无局部畸形,X 线片示对位良好,手部各关节活动功能正常。

良:骨折正常愈合,术后骨折略有移位,对线良好,手部各关节活动功能正常。

差:骨折明显畸形愈合,或有骨不连和再次骨折,手部各关节活动功能受限。

四、手部骨折的护理

(一)护理评估

1.一般情况评估

一般入院患者评估。

2.风险因素评估

患者的日常生活活动能力(ADL)评估(Barthel 指数),Braden 评估,患者跌倒、坠床风险评估。

3.评估患者对疾病的心理反应

骨折患者的应激性心理反应包括疼痛、焦虑或恐惧陌生感、自我形象紊乱、疾病预后的担忧和失落感。

4.评估患者受伤史

青壮年和儿童是否有撞伤、跌倒时手部着地史,新生儿是否有难产、上肢和肩部过度牵拉史,从而估计伤情。

5.锁骨、上肢及手部情况

(1)手及相关部位:望诊:手部骨折区是否明显肿胀和或有无皮下瘀斑,手部是否有隆起畸形,患侧手部是否有关节活动受限以及手活动功能障碍,是否有上肢重量牵拉所引起的疼痛。触诊:在患处是否可摸到移位的骨折端,患肢的外展和上举是否受限。

(2)手部血液循环:观察甲床的颜色、毛细血管回流时间是否迟缓以判断是否有手部血管受压、损伤等并发症。

(3)上肢感觉:是否正常,以判断是否伴有锁骨下的臂丛神经损伤。

6.X 线摄片及 CT 检查结果

以明确骨折的部位、类型和移动情况。

7.评估患者既往健康状况

是否存在影响活动和康复的慢性疾病。

8.评估患者生活自理能力和心理社会状况。

(二)护理诊断

1.自理能力缺陷

自理能力缺陷与骨折肢体固定后活动或功能受限有关。

2.疼痛

疼痛与创伤有关。

3.知识缺乏

缺乏骨折后预防并发症和康复锻炼的相关知识。

4.焦虑

焦虑与疼痛、疾病预后因素有关。

5.肢体肿胀

肢体肿胀与骨折有关。

6.潜在并发症

有周围血管神经功能障碍的危险。

7.潜在并发症

有感染的危险。

(三)护理措施

1.术前护理及非手术治疗

(1)心理护理:骨折后患者多有焦虑、烦躁状态,因此患者入院后一定要做好心理疏导,让其放松心情。

(2)饮食护理:给予高蛋白饮食,提高机体抵抗力。

(3)休息与体位:患肢抬高、利于血液回流、防止压迫伤口。

(4)功能锻炼:早起制动,防止移动过程中造成再损伤,手术后可尽早进行功能锻炼。

2.术后护理

(1)休息与体位:平卧患肢抬高与心脏水平,24 小时～48 小时可卧床休息。3 日后可下床活动,坐走或下床时,上肢用三角巾悬吊可减轻肿胀,有利于静脉回流。

(2)症状护理:①疼痛:抬高患肢,减轻肿胀,减轻疼痛;②伤口:观察有无渗出或渗血以及感染的情况。

(3)一般护理:协助洗漱、进食,并鼓励指导患者做些力所能及的自理活动。

(4)功能锻炼:手术后尽早进行手指的活动,手指的屈伸及握拳动作;提肩练习;指导患者做固定外上下关节的活动,1次/小时,拆除石膏夹板固定外练习肘关节的伸屈、旋前、旋后动作;健侧肢体每日做关节全范围运动。

3.出院指导

(1)心理指导:讲述疾病相关知识及介绍成功病例,帮助患者树立战胜病魔的信心。

(2)休息与体位:尽早进行关节活动,适当休息。

(3)用药:出院带药时,应将药物的名称、剂量、用法、注意事项告诉患者,按时用药。

(4)饮食:鼓励患者多食高蛋白、高热量、高维生素、含钙丰富、刺激性小的易消化食物,多食蔬菜、水果预防便秘,避免辛辣刺激食物,促进骨折愈合。

(5)固定:保持患侧肩部及上肢有效固定位,并维持3周。有效维持手的功能位和解剖位。

(6)功能锻炼:出院后指导患者患肢保持功能位,不宜过早提携重物,防止骨间隙增大,引起骨不连。注意休息,以免过度运动,造成再次损伤。

(7)复查时间及指征:定期到医院复查,术后1个月、3个月、6个月需行X片复查,了解骨折愈合情况。手法复位外固定者如出现骨折处疼痛加剧患肢麻木、手指颜色改变,温度低于或高于正常等情况须随时复查。

(四)护理评价

1.疼痛能耐受。

2.心理状态良好,配合治疗。

3.肢体肿胀减轻。

4.切口无感染。

5.无周围神经损伤,无并发症发生。

6.X显示:骨折端对位、对线佳。

7.患者及家属掌握功能锻炼知识,并按计划进行,肘,腕,指关节无僵直。

第四节　股骨近端骨折

一、概述

(一)股骨近端的解剖学

股骨是人体最结实的长骨,长度约为体高的1/4,分一体两端。上端有朝向内上前的股骨头,与髋臼相关节。头中央稍下有小的股骨头凹。头下方外侧的狭细部称股骨颈。颈与体连接处上外侧的方形隆起,称大转子;内下方的隆起,称小转子,有肌肉附着大转子的内侧面有一凹陷称为转子窝(又叫梨状窝)。大、小转子间,前有转子间线,后有转子间嵴相连。两者之间称股骨粗隆间。大转子是重要的体表标志,可在体表扪到。股骨颈与体的夹角称颈干角,男性平均132°,女性平均127°,是骨折多发处。

(二)病因

股骨近端骨折可发生于任何年龄,但以中、老年人为多见。由于解剖位置的特殊性,常易发生股骨颈及股骨转子骨折。股骨颈部细小,处于疏松骨质和致密骨质的交界处,负重量大,又因老年人肝肾不足,筋骨衰弱,骨质疏松,即使受轻微的直接外力或间接外力便可引起骨折。青壮年和儿童发生股骨颈骨折较少见,若发生股骨颈骨折必因遭受强大暴力所致,如车祸、高地跌下等。此种骨折患者常合并其他骨折,甚至内脏损伤;股骨转子骨折病因与股骨颈相似,患者跌倒时,患肢因过度外展、外旋或内翻、内旋传达暴力,一直跌倒时大转子部受到暴力的冲击造成骨折。股骨转子骨折多见于老年人,男性多于女性,青壮年较少见,因老年人转子部骨质疏松,故多为粉碎性骨折。

(三)分类

1.股骨颈骨折

占成人骨折的3.6%。由于股骨解剖的特殊性,股骨颈的长轴线与股骨干纵轴之间形成颈干角,为110°~140°,平均127°。在重力传导时,力线并不延股骨颈中心传导,而是延股骨小转子、股骨颈内侧缘传导。

(1)按骨折部位分型①头下型骨折:骨折面完全在股骨头下,整个股骨颈都在骨折远段。此型骨折对血运的影响较严重,极易发生股骨头坏死,预后差;②头颈型骨折:骨折面的一部分在股骨头下,另一部分则经过股骨颈,故称为头颈型骨折。此型骨折最常见。由于剪应力大而稳定性最差,骨折复位后容易再移位,骨折不易愈合和易造成股骨头缺血性坏死;③经颈型骨折:全部骨折面均通过股骨颈,实际上此型很少见,通常为头颈型骨折在X线片上的假象;④基底部骨折:骨折面在股骨颈基底部,有部分在关节囊外。此型股骨颈的营养血管损伤较轻,骨折较易愈合,预后较好。

(2)按骨折线方向分型:主要依据是用骨折线的倾斜度来反映所遭受剪切应力的大小。依远端骨折线与股骨干的垂直线所成的角度(Linton角)可分为:

外展型:Linton角<30°。此型剪式伤力小,骨折端常嵌顿稳定,易愈合。

内收型:Linton角>50°。此型剪式伤力大,不稳定,不易愈合。

(3)按骨折错位程度分型(即Garden分型,是临床上最常见的分型)

Garden Ⅰ型:不完全性骨折,无移位,这种骨折易愈合。

Garden Ⅱ型:完全性骨折但骨折端无移位。股骨颈虽然完全断裂,但对位良好。如系股骨头下骨折,仍有可能愈合,但股骨头坏死变形常有发生;如为股骨颈中部或基底部骨折,骨折容易愈合,股骨头血运良好,不易发生坏死。

Garden Ⅲ型:完全性骨折伴骨折端部分移位。

Garden Ⅳ型:完全性骨折伴骨折端完全移位。关节囊及滑膜有严重损伤,因此经关节囊和滑膜供给股骨头的血管也容易损伤,造成股骨头缺血性坏死。

2.股骨转子间骨折

占成人骨折的3.1%。

(1)按骨折两端的关系分为:外展型、中间型、内收型。

(2)按骨折部位分为:头下型、头颈型、经颈型、基底型。

(四)临床表现

中、老年人有摔倒外伤史,伤后感觉髋部疼痛,下肢活动受限,不能活动站立行走困难等功能障碍,局部肿胀、皮下瘀血、开放性伤口,压痛或有畸形,畸形处可触到移位的骨折断端,如骨折移位并有重叠,患腿短缩。有骨擦感或骨擦音。幼儿青枝骨折畸形多不明显且少见,且常不能自诉疼痛部位。

二、治疗

股骨近端骨折治疗原则以最大程度恢复其解剖形态为主,同时亦应兼顾局部的美学要求。

(一)非手术治疗

非手术治疗主要是手法复位加外固定。卧床休息,避免发生骨折移位。具有创伤小,操作简单、安全等优点。穿防旋鞋,下肢骨牵引或皮肤牵引6周~8周,同时进行股四头肌等长收缩训练和下肢关节的被动活动。

1.对于儿童或年龄过大无移位股骨近端骨折的情况

(1)婴幼儿的无移位骨折或青枝骨折及老年粉碎性骨折:均不需要手法整复,可给予夹板固定卧床休息以限制活动,能使患者无痛的活动下肢。制动期间尽可能保持复位姿势,使骨折端尽可能减少移位,避免加重骨折。固定3个月后拍摄X线片,骨折愈合可去除外固定,逐渐扶拐下地,不负重走。

(2)成年人无移位的骨折:石膏绷带固定4周~6周,严格卧床休息。

2.对于儿童或成人骨折有重叠、移位或成角畸形的情况

应予手法复位后给予夹板、石膏绷带固定4周~6周,并积极护理,冰袋消肿,如有外伤输抗生素预防感染,达到临床愈合后方可解除固定。固定后应注意观察有无血管、神经压迫症状。

(二)手术治疗

股骨近端骨折除基底部血液供应较充足比较容易愈合外,愈合障碍较为多见。股骨颈骨折长不好,长年累月卧床不起,可诱发多种并发症,如压疮、尿路结石、脑血栓、坠积性肺炎等,严重影响健康,甚至威胁生命。约有近1/3患者可发生股骨头无菌性坏死。有的患者骨折愈合了,几年内仍有坏死可能。股骨近端骨折由于力学不稳定因素致骨折畸形愈合髋内翻、下肢外旋短缩畸形,因此,必须重视对股骨近端骨折的治疗和康复护理,预防并发症,促进愈合。

1.手术适应证

(1)有移位的股骨颈骨折,应用闭合复位内固定手术治疗。对无移位骨折,也应尽早采取内固定治疗,以防转变为移位骨折。

(2)65岁以上老人的股骨颈头下型骨折,由于股骨头的血液循环已经严重破坏,股骨头坏死发生率很高,多采用人工关节置换术治疗。

(3)由于误诊、漏诊,或者治疗方法不当,导致股骨颈陈旧骨折不愈合,影响功能的畸形愈合,股骨头缺血坏死,关节面塌陷,导致髋关节骨关节炎疼痛跛行的,应采用手术治疗。

2.手术治疗的方式

股骨近端骨折是骨折中比较难处理的骨折方式。采取硬膜外麻醉或全麻生效后健侧在下侧卧位,根据患者的全身情况和不同的骨折类型选择相应的手术入路和固定材料。以骨折处为中心,沿骨折线的体表投影切开手术。

(1)闭合复位内固定:由于这一手术方法不切开关节囊,不暴露骨折端,对股骨头血液循环干扰较少。在X线监视下,复位及固定均可,术后骨折不愈合及股骨头坏死的发生率均较低。对于常规闭合复位失败的患者,术中可采用头干互动三维复位法。

(2)切开复位内固定:适用于各类型的股骨近端骨折。

(3)钢板固定:适用于各类型的股骨近端骨折。钢板固定具有固定牢靠稳定、并发症少、股骨近端功能恢复早等优点。目前大部分患者都选择钢板固定,特别是解剖型钢板。术中操作方便,经济实惠,但切口较大,需二次手术取出钢板。还有锁定型钢板,该材料虽然在临床应用时间短,但在陈旧性骨折、严重粉碎性骨折、漂浮肩患者中应用该材料,在起内支架作用方面固定更可靠。

(4)人工关节置换术:对全身情况尚好的高龄患者的股骨头下型骨折,已合并骨关节炎或股骨头坏死者,可选择单纯人工股骨头置换术或全髋关节置换术治疗。

三、股骨近端骨折的康复

(一)康复评定

1.肌力检查

了解患侧肌群及健侧肌群的肌力情况,肌力检查多以徒手肌力检查法(MMT)为主。(注:检查时引起股骨骨折断端发生运动的动作禁止)。做伸膝动作,查股骨周围肌群肌力,主要有股四头肌缝匠肌,短收肌、长收肌等(可与健侧做对比);做髋关节前屈、后伸、外展、内收、内外旋转等动作,可查髂腰肌臀大肌、臀中肌、大收肌、臀小肌等肌群肌力。

2.关节活动度测量

髋关节活动角度,正常为:前屈($125°$)、后伸($15°$)、外展($45°$)、内旋($45°$)、外旋($45°$)、内收($45°$)(注:伤后至4周～6周内不应做全关节活动范围的运动及禁止造成股骨骨折断端发生运动的动作)。若股骨骨折发生在远端时,需要重点了解髋关节的活动范围及受限程度。

3.日常生活活动能力评定。

4.骨折处疼痛和肿胀程度

骨折处为运动后疼痛还是静止状态时疼痛。

5.是否伴有神经和血管损伤

若伴有神经损伤时会造成髋关节及髋以下部位感觉减退或消失(包括浅感觉、深感觉、复合觉等),运动功能完全或不完全丧失(包括髋关节部分运动及膝关节、踝关节和跖趾关节屈伸运动);若伴有血管损伤时局部可能出现青紫、瘀斑或肿胀。

6.肺功能及呼吸运动检查

看患者呼吸频率、节律、有无呼吸困难;胸腹部的活动度,胸廓的扩张性。还可查肺容量、肺通气功能、小气道通气功能、气体代谢测定等。

7.髋关节稳定性。

8.局部肌肉是否有萎缩

受伤早期肌肉萎缩不明显,后期可能会出现废用性肌萎缩,关节周围软组织挛缩等。

9.骨质疏松情况

老年人常伴有骨质疏松,X 线片或骨密度检测可确诊。

10.是否伴有心理障碍。

(二)康复计划

1.预防或消除肿胀。

2.加强肌力训练,防止废用性肌萎缩,关节周围软组织挛缩等。

3.保持膝、踝、趾各关节活动度,扩大髋关节的活动范围。

4.改善局部血液循环,促进血肿吸收和炎性渗出物吸收。

5.若伴有神经损伤,给予神经康复治疗(如肌皮电神经刺激,中频治疗等)。

6.促进骨折愈合,防止骨质疏松。

(三)康复治疗

1.第一阶段(伤后或术后 1 周内)

前 1 天～3 天注意事项:保守治疗,严格卧床休息。康复:伤侧不应负重,不活动髋关节,适当活动膝关节及踝关节。无髋膝关节周围肌肉力量锻炼。4 天～7 天使用下肢被动功能器行髋膝、踝 3 关节的被动活动。

2.第二阶段(伤后或术后 2 周～5 周)

无严重骨质疏松者 1 周后开始进行床上肌力训练,注意事项:髋关节屈曲不能超过 90°。2 周后进行床边坐、站及借助行步架进行步行练习。康复:伤侧不应负重,活动膝、踝关节,髋关节可在不引起疼痛的前提下做直腿抬高练习,继续膝、踝部肌肉等长锻炼,开始勾脚尖胫前肌练习。

3.第三阶段(伤后或术后 4 周～6 周)

(1)趾踝主动练习:术后第 4 周～6 周天在维持小重量皮引下指导进行趾、踝屈伸活动锻炼,踝关节趾屈至最大坚持 10s,背伸坚持 10s,间隔放松 5s,每天坚持间断练习 100 次。也可因人而异,早期功能锻炼以运动不剧痛为原则,有利于促进静脉回流和动脉供血,消肿止痛,促进骨折愈合,预防肌肉萎缩和关节僵硬,避免并发症的发生。

(2)四肢协助锻炼:指导患者上下肢协助或在家属协助下坐起,下肢自由功能锻炼,接着双上肢配合健侧肢体着床将身体抬离床面,坚持 10s,间断练习,50 次/日,以改善身体整体状况。

(3)股四头肌臀大肌等张收缩:平卧位或坐位,双下肢同时收缩肌肉或膝关节紧压床面,坚持 10s,放松 5s,间断练习,50 次/日。

(4)髋膝关节功能锻炼:以上锻炼坚持 3 日～5 日后,去除牵引,指导患者主动或者家属协助锻炼髋膝关节。取平卧位,屈膝、屈髋、伸膝、伸髋关节,双下肢交替直腿抬高练习(初始肌肉等长收缩患肢很困难,但坚持练习有抬起的动作起或抬离床面即可),完成这一系列动作算一次,间断练习,50 次/日。

(5)负重功能锻炼功能锻炼时循序渐进的过程,锻炼前四节约 2 周,患肢肌力明显增强,诸关节活动度均有改善可做负重练习,也叫对抗力练习。①取仰卧位直腿抬高练习,在腿上加沙袋(从小重量开始),伸直腿用力蹬床头扶手以增加骨折端轴向应力;②患肢伸直,主动内收,外展;屈膝外旋内旋;无明显疼痛者可坐床边,下垂患肢,伸直屈曲练习;③年龄较轻,体质较强,骨折愈合迅速者可及早双拐下床锻炼,有患肢不负重逐渐到负重,至单拐,直至完全负重。

4.第四阶段(伤后或术后 7 周～12 周)

术后第 3 个月,开始做股四头肌静力性抗阻练习。恢复期骨折已有连接,停止牵引后治疗者已去除支架,可以练习在床沿上坐,并于坐位做躯干运动及髋、膝踝的主动运动,积极进行双上肢支撑练习。1 周后增加床沿坐,做踏脚凳上的踏步动作练习;再 1 周增加斜板上站立练习。体力较好时,可以开始扶双腋杖站立,进行坐下与站起的练习。第 4 周开始患肢不负重扶双腋杖或在平行杆中步行;第 6 周开始双腋杖四点步行;第 8 周开始单拐步行;第 10 周开始用单手杖步行。

(四)康复评价

优:骨折正常愈合,达到或接近解剖复位,无局部畸形,X 线片示对位良好,髋关节活动功能正常。

良:骨折正常愈合,术后骨折略有移位,对线良好,髋关节活动功能正常。

差:骨折明显畸形愈合,或有骨不连和再次骨折,髋关节活动功能受限明显。

四、股骨近端骨折的护理

(一)护理评估

1.一般情况评估

一般入院患者评估。

2.风险因素评估

患者的日常生活活动能力(ADL)评估(Barthel 指数),Braden 评估,患者跌倒、坠床风险评估。

3.评估患者对疾病的心理反应

骨折患者的应激性心理反应包括疼痛、焦虑或恐惧、陌生感、自我形象紊乱、疾病预后的担忧和失落感。

4.评估患者受伤史

青壮年和儿童是否有外伤或车祸致撞伤、跌倒且髋部扭伤史,新生儿是否有难产、下肢和髋部过度牵拉史,从而估计伤情。

5.髋部、膝关节情况

(1)股骨颈及相关部位:望诊:患处是否明显肿胀或有无皮下瘀斑,股骨近端中段是否有隆起畸形,患侧髋部是否不自主内旋、外旋,患肢是否短缩,是否患侧髋部疼痛难忍影响功能。触诊:在患处是否可摸到肿胀、压痛、患肢的外展、外旋、前屈是否受限;量诊:双下肢是否等粗等长。

(2)胫腓骨及踝关节部血液循环:观察跖趾甲床的颜色,毛细血管回流时间是否迟缓以判断是否有胫腓骨血管受压、损伤等并发症。

(3)下肢感觉:是否正常,以判断是否伴有坐骨神经下的神经损伤。

6.X 线摄片及 CT 检查结果

以明确骨折的部位、类型和移动情况密切关注恢复情况,避免护理不当致各种卧床并发症。

7.评估患者既往健康状况

是否存在影响活动和康复的慢性疾病,是否有先天及后天营养不良型畸形。

8.评估患者生活自理能力和心理社会状况。

(二)护理诊断

1.自理能力缺陷

自理能力缺陷与骨折肢体固定后活动或功能受限有关。

2.疼痛

疼痛与创伤有关。

3.知识缺乏

缺乏骨折后预防并发症和康复锻炼的相关知识。

4.焦虑

焦虑与疼痛、疾病预后、经济负担、亲人陪护等因素有关。

5.肢体肿胀

肢体肿胀与骨折有关。

6.潜在并发症

有周围血管神经功能障碍的危险。

7.潜在并发症

有感染、压疮、深静脉血栓、的危险。

(三)护理措施

1.术前护理及非手术治疗

(1)心理护理:股骨近端骨折后,因担心患肢畸形或骨不愈合,影响美观和功能,会有焦虑、自卑、烦躁、对生活失去信心等心理。告知患者股骨近端骨折治疗效果较好,以消除患者心理障碍,积极配合治疗。

(2)饮食护理:应予高蛋白、高维生素、高钙及粗纤维饮食。

(3)休息与体位:局部固定后,宜卧硬板床,取半卧位或平卧位,可采取侧卧位,侧卧位时患肢在上,两腿之间隔垫棉物以防股骨过度内收。日间活动不宜过多,尽量卧床休息,离床活动时必须有家人陪护以防跌倒二次错位,髋关节活动不易度数太过。

(4)功能锻炼:早中期:骨折急性损伤处理后 2 日～3 日,损伤反应开始消退,肿胀和疼痛开始消退,即可开始功能锻炼。如直腿抬高,屈膝屈髋,踝背伸;趾屈。晚期:骨折基本愈合,外固定去除后,锻炼目的为恢复髋关节活动,常用方法为被动运动、主动运动、助力抗阻运动和关节牵伸运动。

2.术后护理

(1)休息与体位:石膏固定体位,平卧或侧卧静休。

(2)症状护理:①疼痛:影响睡眠时,适当给予止痛、镇静剂;②伤口:观察有无渗血渗液感染情况。

(3)一般护理:协助洗漱、进食,并鼓励指导患者做些力所能及的自理活动。

(4)功能锻炼在术后固定期间,主动进行髋关节屈伸(禁止内旋、外旋)、膝关节屈伸及踝背伸、趾屈。

3.出院指导

(1)心理指导:讲述疾病相关知识及介绍成功病例,帮助患者树立战胜病魔的信心。

(2)休息与体位:早期卧床休息为主,可间断下床活动。

(3)用药:出院带药时,应将药物的名称、剂量、用法、注意事项告诉患者,按时用药。

(4)饮食:鼓励患者多食高蛋白、高热量、高维生素、含钙丰富、刺激性小的易消化食物,多食蔬菜、水果,避免辛辣刺激食物,预防便秘。

(5)固定:保持患侧髋部及下肢有效固定位,并维持3周。

(6)功能锻炼:出院后指导患者患肢保持功能位,不宜过早提携重物,防止骨间隙增大,引起骨不连。外固定者,避免前屈、内收动作。解除外固定后,加强功能锻炼,着重练习髋的前屈、后伸活动,如蹬腿,抱膝,力度需适中,以防过猛而再次损伤。

(7)复查时间及指征:定期到医院复查,术后1个月3个月、6个月需行X片复查,了解骨折愈合情况。手法复位外固定者如出现骨折处疼痛加剧、患肢麻木、皮肤颜色改变,温度低于或高于正常等情况须随时复查。

(四)护理评价

1.疼痛能耐受。

2.心理状态良好,配合治疗。

3.肢体肿胀减轻。

4.切口无感染。

5.无周围神经损伤,无并发症发生。

6.X显示:骨折端对位、对线佳。

7.患者及家属掌握功能锻炼知识,并按计划进行,髋,膝关节无僵直。

第五节　股骨干骨折

一、概述

(一)应用解剖学

股骨干是指股骨小转子下2cm～5cm到股骨髁上2cm～4cm之间的部分。股骨体略弓向前,上段呈圆柱形,中段呈三角形,下段前后略扁。体后面有纵行间嵴,为粗线。此线上端分叉,向上外延续为粗糙的臀肌粗隆,向上内侧延续为耻骨肌线。粗线下端也分为内外两线,两线间的骨面为腘面。粗线中点附近,有口朝下的滋养孔。

(二)病因

股骨干骨折多属强大暴力所致。直接暴力引起者,如碰撞、挤压、重物打砸等,多引起横断、短斜和粉碎性骨折。间接暴力引起者，如高处坠落扭转和杠杆外，力的骨折，多为斜形或螺旋形骨折均属不稳定性骨折，儿童则可为稳定性或青枝骨折。

(三)分类

股骨骨折按部位分为三类：

(1)股骨上中 1/3 骨折：因受髂腰肌、臀中肌、臀小肌及外旋肌的牵拉而产生屈曲、外展移位。骨折远端因内收肌群的作用向内、上方移位。

(2)股骨中 1/3 骨折：除重叠外，移位无一定规律，骨折断端多向前外成角。

(3)股骨下 1/3 骨折：因膝后方关节囊及腓肠肌的牵拉，骨折远端常向后移位，严重移位骨折有损伤腘动脉、静脉及坐骨神经的危险。

(四)临床表现

有明显外伤，局部肿胀、皮下瘀血、压痛或有畸形，畸形处可触到移位的骨折断端，并出现成角功能丧失，异常活动且有骨摩擦音。下 1/3 骨折时应根据足背、胫后动脉搏动及运动情况判定有无神经血管损伤。

二、治疗

股骨骨折的治疗方法很多，主要分为非手术和手术治疗。治疗原则以最大程度恢复其解剖形态为主，同时亦应兼顾局部的美学要求。

(一)非手术治疗

非手术治疗主要是手法复位加外固定。具有创伤小、操作简单、安全等优点。

1.对于儿童或成人无移位锁骨骨折的情况

(1)婴幼儿的无移位骨折或青枝骨折：均不需要手法整复，可给予弹性绷带固定以限制活动，能使患儿无痛的伸展膝关节。制动期间尽可能保持复位姿势，使骨折端尽可能减少短缩。固定 2 周～3 周后拍摄 X 线片，骨折愈合可去除外固定。

(2)成年人无移位的骨折：石膏绷带固定 4 周～6 周。

2.对于儿童或成人骨折有重叠、移位或成角畸形的情况

应予纵向拔伸牵引类手法复位后给绷带固定 4 周～6 周，并定期调整或更换绷带，达到临床愈合后方可解除固定。固定后应注意观察有无血管、神经压迫症状。

(二)手术治疗

骨折经复位固定后即使仍有较大的分离移位，也能很快愈合。鲜见不愈合者，因而通常无须手术，但近年来手术治疗日趋增多，以尽可能缩短外固定的时间。

1.手术适应证

(1)严重的成交角畸形以致威胁皮肤完整性，采用非手术方法无法获得良好的骨折复位。

(2)严重移位、粉碎、不稳定的股骨骨折；合并有神经、血管损伤。

(3)骨折端较宽分离并有软组织嵌入阻碍骨折的复位。

(4)骨不连、开放性骨折或陈旧性骨折不愈合。

(5)股骨粉碎骨折，骨块间夹有软组织影响骨愈合。

(6)并发有神经系统或神经血管病变，如帕金森病等，不能长期忍受非手术制动时。

(7)患者不能接受畸形外观，出于美观的原因，要求手术的患者等。

2.手术方式

适当体位,腰麻,以骨折处为中心,沿股骨切开暴露断端。股骨骨折内固定方法有多种,在手术方式及内固定物的选择上各有优缺点,临床常根据患者年龄、骨折部位、骨折类型、程度患者经济状况及医生的经验和熟练程度等多方权衡,找到符合患者的最佳固定方式。

(1)钢板固定:适用于各类型的股骨中段骨折。钢板固定具有固定牢靠稳定、并发症少、功能恢复早等优点。目前大部分患者都选择钢板固定,特别是解剖型钢板。术中操作方便,但切口较大,需二次手术取出钢板。还有股骨钢板,该材料虽然在临床应用时间短,但在股骨陈旧性骨折、严重粉碎性骨折、漂浮肩患者中应用该材料,在起内支架作用方面固定更可靠。

(2)形状记忆合金环抱器固定:适用于股骨中段 1/3 段骨折。该固定材料是一种良好的骨折固定材料,具有良好的抗弯和抗扭作用,具有操作简便快捷等优点,维持骨折稳定的同时,对骨应力遮挡小,对骨内血管、髓内膜无损伤,有利于骨折愈合,缩短了骨愈合时间。

三、股骨干骨折的康复

(一)康复评定

1.肢体长度及周径测量

股骨干骨折后,肢体的长度和周径可能发生变化,测量肢体长度和周径是必要的。

(1)肢体长度的测量:下肢长度有真性长度和假性长度之分,假性长度指从脐到内踝间的距离。假性长度的测量方法在临床上并不常用,而常使用的方法是下肢真性长度的测量。下肢真性长度的测量方法是用皮尺测量髂前上棘通过髌骨中点至内踝(最高点)的距离。测量时可以测量整个下肢长度,也可分段测量大腿长度和小腿长度。大腿长度是指测量从髂前上棘至膝关节内侧间隙的距离。而小腿长度是指测量从膝关节内侧间隙至内踝的距离。

(2)肢体周径的测量:进行肢体周径测量时,必须选择两侧肢体相对应的部位进行测量。为了解肌肉萎缩的情况,以测量肌腹部位为佳。测量时用皮尺环绕肢体已确定的部位一周,记取肢体周径的长度。患肢与健肢同时测量进行对比,并记录测量的日期,以作康复治疗前后疗效的对照。下肢测量常用的部位是测量大腿周径时取髌骨上方 10cm 处,测量小腿周径时,取髌骨下方 10cm 处。

2.肌力评定

骨折后,由于肢体运动减少,常发生肌肉萎缩,肌力下降。肌力检查是判定肌肉功能状态的重要指标,常用徒手肌力评定(MMT 法),主要检查髋周肌群、股四头肌、腘绳肌胫前肌、小腿三头肌肌力。也可采用等速肌力测试。

3.关节活动度评定

检查患者关节活动范围是康复评定主要内容之一,检查方法常用量角器法,测量髋、膝、踝关节各方向的主、被动关节活动度。

4.步态分析

股骨干骨折后,极易影响下肢步行功能,应对患者施行步态分析检查。步态分析的方法有临床分析和实验室分析。临床分析多用观察法、测量法等;实验室分析包括运动学分析和动力学分析。

5.下肢功能评定

重点是评估步行、负重等功能。可用 Hoffer 步行能力分级、Holden 的功能步行分类。

6.神经功能评定

常检查的项目有感觉功能检查、反射检查、肌张力评定。

7.疼痛评定

通常用 VAS 法评定疼痛的程度。

8.平衡功能评定

常用的量表主要有 Berg 平衡量表,Dinette 量表,以及"站起-走"计时测试。

9.日常生活活动能力评定

常用改良 Barthel 指数和功能独立性评定。

10.骨折愈合情况

包括骨折对位对线、骨痂生长情况,有无愈合延迟或不愈合或畸形愈合。主要通过 X 线检查完成,必要时 CT 检查。

(二)康复计划

1.改善疼痛、水肿、挛缩等症状。

2.改善和维持局部以及全身的循环、代谢情况,促进受伤后局部血液、淋巴循环的恢复和再生。

3.促进受伤关节、邻近关节,甚至健侧关节活动度的改善和维持。

4.肌肉功能(肌力、收缩速度、耐久力)的改善。

5.训练和提高活动的持续时间和耐久力。

6.预防并发症的发生,如下肢静脉栓塞、全身体力下降等。

7.改善心理状态,建立对疾病恢复的信心。

8.指导活动辅助装置的使用,如各种支具、假肢等。

(三)康复治疗

1.外伤炎症期康复治疗

此期约在外伤后 3 周之内。此期康复治疗的主要作用是:改善患肢血液循环,促进患肢血肿、炎性渗出物的吸收,以防止粘连;维持一定的肌肉收缩运动,防止废用性肌萎缩;通过肌肉收缩增加骨折断端的轴向生理压力,促进骨折愈合;利用关节运动牵伸关节囊及韧带等软组织,防止发生关节挛缩;改善患者身心状态,积极训练,防止并发症的发生。

(1)运动疗法

1)在麻醉清醒后立即指导患者进行患肢的足趾及踝关节主动屈伸活动,以及髌骨的被动活动(尤其是髌骨的上下活动非常重要),以促进肢体的肿胀消退、骨折断端紧密接触,并可预防关节挛缩畸形。该活动训练至少 3 次/日,每次时间从 5min~10min 开始,逐渐增加活动量。同时还可以在骨折部位近心侧进行按摩,使用向心性手法,以促进血液回流,水肿消退,并可防止肌肉废用性萎缩和关节挛缩,1~2 次/日,15 分/次。

2)术后次日开始行患肢肌肉的等长收缩练习,主要是股四头肌。进行患肢肌肉"绷紧-放松"的练习,训练量亦从 3 次/日,5~10 分/次开始,根据患者的恢复情况逐渐增加运动量,每次训练量以不引起肌肉过劳劳累为宜,即练习完后稍感肌肉酸痛,但休息后次日疼痛消失,不觉劳累。

3)膝关节活动度的练习:施行手术治疗的患者,股四头肌等长收缩练习 3 日～5 日后可以逐渐过渡到小范围的主动伸屈膝练习,1～2 次/日。内固定后无外固定者可在膝下垫枕,逐渐加高,以增加膝关节的活动范围。逐渐增大活动范围,争取术后早期使膝关节活动范围超过90°或屈伸范围接近正常。有学者认为,术后即可开始进行 1 次/日(且仅需 1 次)的膝关节全范围的活动。非手术治疗的患者去除外固定后开始膝关节活动度的练习。

4)CPM 治疗:手术治疗的患者术后麻醉未清醒的状态下即可开始使用 CPM 训练,最迟于术后 48 小时开始。将患肢固定在 CPM 机上被动屈伸,首次膝关节活动度在患者无痛的范围内进行,以后可根据患者耐受程度每日增加 5°～10°;1 周内增加至 90°,4 周后≥120°。每天的训练时间不少于 2 小时,根据患者的耐受情况,甚至可以全天 24 小时不间断地进行。

5)对健肢和躯干应尽可能维持其正常活动,尤其是年老体弱者,应每日做床上保健操,以改善全身状况,以防止制动综合征。在患肢的炎症水肿基本消除后,如无其他限制情况,患者可扶双拐下地,进行患肢不负重行走练习。

(2)物理因子治疗

1)温热疗法:在患肢伤口无明显渗出后即可开始温热治疗,包括传导热疗(如蜡疗)和辐射热疗(如红外线、光浴)等均可应用。无石膏外固定时可在局部直接进行治疗,如有石膏外固定时则应在石膏上开窗或在外固定的两端进行治疗,亦可在健肢相应部位治疗,通过反射作用,改善患肢血液循环,促进吸收,加速愈合。治疗 1～2 次/日,30 分/次,10 次为一疗程。

2)超短波疗法和低频磁场疗法:超短波疗法和低频磁场可通过加强骨再生代谢过程,促使成纤维细胞和成骨细胞的分裂增生,从而加速骨愈合过程。深部骨折适用超短波治疗,电极在骨折断端对置,微温热量,10～15 分/次,1～2 次/日,10 次为 1 疗程。此法可在石膏外进行,但有金属内固定物时禁用。目前也有观点认为:临床上常用的钛合金内固定材料吸热及导热性能均差,在钛合金内固定部位应用超短波治疗不会对深部组织产生损害,但此观点尚有待证实。对浅部骨折如手足骨折,适合用低频磁场疗法,可局部应用,剂量 0.02～0.03T,15～20分/次,1 次 7 日。

3)直流电钙、磷离子导入疗法:断端相应部位石膏局部开窗,两电极对置,电量适中,治疗20min,每日 1 次,10 次 1 疗程。此法有助于骨痂形成,尤其对骨痂形成不良,愈合慢的患者适用。

4)超声波疗法:患肢伤口拆线后,可在骨折局部应用,接触固定法,剂量小于 $1.0W/cm^2$,接触移动法,剂量 $1.0～1.5W/cm^2$,治疗 5～10 分/次,10 次一个疗程。此疗法消肿作用明显,并可促进骨痂生长。

2.骨痂形成期康复治疗

一般骨折的骨痂形成期约在伤后 3 周～10 周,但由于股骨干的密质很密,骨折后愈合时间相对较长,故此期的时间要相对较晚,期间的病理变化主要是骨痂形成,化骨过程活跃。临床上疼痛和肿胀多已消失,但易发生肌肉萎缩,组织粘连以及膝关节僵硬。此期康复治疗的主要作用是促进骨痂形成、恢复关节活动范围、增加肌肉收缩力量、提高肢体活动能力。

（1）运动疗法：基本同外伤炎症期。但此期骨折端已形成纤维骨痂，骨折已相对稳定，不易发生错位，故可以适当加大运动量，增加运动时间。因骨折固定肢体时间较长，易发生关节挛缩，此期重点应为恢复 ROM 训练。运动疗法训练每日上下午各 1 次，20～30 分/次。另外，此期应开始增加患肢肌力的训练，可以在医务人员的保护下开始直腿抬高练习，也可以在膝下放一个橡皮球，伸膝同时将膝关节用力向下压以锻炼股四头肌的肌力。注意此期进行肌力训练时不可在股骨远端施加压力，以免骨折处应力过高，发生再次断裂。

（2）物理因子疗法：基本同外伤炎症期，此期重点在于防治瘢痕形成及组织粘连，尤其防治踝关节挛缩，除前述方法外尚可配合水疗及应用矫形器。

（3）作业疗法：此期可进行适当的 ADL 训练，提高患者的生活能力和肢体运动功能，以训练站立和肢体负重为主。开始时进行患肢不着地的双拐单足站立和平行杆中健肢站立练习；X 线片上显示有明显骨痂形成时可扶双拐下地行走，患肢从负重 1/4 开始，逐渐过渡到 1/2 负重、3/4 负重、全负重，即从足尖着地开始，逐渐过渡到前足着地，再渐过渡到大部分足着地至全足着地，扶双腋拐步行。

3.骨痂成熟期康复治疗

此期约延续 2 年，其病理变化是骨痂经改造已逐渐成熟为板状骨。临床上骨折端已较稳定一般已去除外固定物，此期康复治疗重点在于骨折后并发症的处理，如防治瘢痕、组织粘连等，并最大限度地恢复关节活动范围和肌肉收缩力量，提高患者日常生活活动能力和工作能力。

（1）运动疗法：重点是增加关节活动度训练，同时注意进行肌力训练和患侧膝关节本体感觉的训练。以主动运动为主，并根据需要可辅以被动运动和抗阻运动。

1）主动运动：患侧的髋、膝、踝关节进行各方向的主动活动，尽量牵伸挛缩、粘连的组织，注意髋关节的外展内收和踝关节的背伸跖屈活动。此时可以开始进行下蹲练习，利用自身的体重作为向下的压力，既可帮助增加膝关节的 ROM，又练习了肌力。运动幅度应逐渐增大，以不引起明显疼痛为度，每一动作可重复多遍，每日练习数次。

2）关节牵引：若膝关节比较僵硬，关节松动手法不能收到满意的效果时可进行关节功能牵引治疗。操作时固定膝关节近端，通过牵引装置施加适当力量的牵引，一般采用俯卧位，在患侧踝关节处加牵引力。牵引重量以引起患者可耐受的酸痛感觉，又不产生肌肉痉挛为宜，通常 5kg～15kg，5～15 分/次，每日 1 次～2 次。在热疗后进行或牵引同时给予热疗效果更好。

3）恢复肌力训练：此期因骨折端已比较稳定，可以加大肌力训练的强度。恢复肌力的有效方法就是逐步增强肌肉的工作量，引起肌肉的适度疲劳。以主动运动为主。肌力达 4 级时进行抗阻运动，如利用股四头肌训练椅进行肌力练习、下蹲练习等，以促进肌力最大限度的恢复。

（2）物理因子疗法：其方法有①局部紫外线照射：促进钙质沉着与镇痛；②蜡疗、红外线、短波、湿热敷等疗法：促进血液循环，改善关节活动功能；③直流电碘离子导入、超声波、音频电流等：软化瘢痕、松解粘连；④如合并周围神经损伤时，可应用直流电碘离子导入、低中频电疗等疗法。

（3）作业疗法：此期可以进行斜板站立练习、跨越障碍物练习、上下斜坡及上下楼梯等练习，以提高患者生活自理能力，尽早回归家庭和参与社会生活。

（四）康复评价

优：骨折正常愈合，达到或接近解剖复位，无局部畸形，X 线片示对位良好，胯及膝关节活动功能正常。

良：骨折正常愈合，术后骨折略有移位，对线良好，胯及膝关节活动功能正常。

差：骨折明显畸形愈合，或有骨不连和再次骨折，胯、膝关节活动功能受限。

四、股骨骨折的护理

（一）护理评估

1.一般情况评估

一般入院患者评估（评估单见附表）。

2.风险因素评估

患者的日常生活活动能力（ADL）评估（Barthel 指数），Braden 评估，患者跌倒、坠床风险评估。

3.评估患者对疾病的心理反应

骨折患者的应激性心理反应包括疼痛、焦虑或恐惧、陌生感、自我形象紊乱、疾病预后的担忧和失落感。

4.评估患者受伤史

青壮年和儿童是否有撞伤跌倒史，从而估计伤情。

5.下肢骨、胯及膝关节情况

（1）股骨及相关部位：望诊：股骨区是否明显肿胀和或有无皮下瘀斑，股骨中段是否有隆起畸形；触诊：在患处是否可摸到移位的骨折端，患肢的屈伸和旋内旋外是否受限。

（2）足部血液循环观察甲床的颜色、毛细血管回流时间是否迟缓以判断是否有血管受压、损伤等并发症。

（3）下肢感觉是否正常，以判断是否伴有胫神经、腓总神经损伤。

6.X 线摄片及 CT 检查结果

以明确骨折的部位、类型和移动情况。

7.评估患者既往健康状况

是否存在影响活动和康复的慢性疾病。

8.评估患者生活自理能力和心理社会状况。

（二）护理诊断

1.自理能力缺陷

自理能力缺陷与骨折肢体固定后活动或功能受限有关。

2.疼痛

疼痛与创伤有关。

3.知识缺乏

缺乏骨折后预防并发症和康复锻炼的相关知识。

4.焦虑

焦虑与疼痛、疾病预后等因素有关。

5.肢体肿胀

肢体肿胀与骨折有关。

6.潜在并发症

有周围血管神经功能障碍的危险。

7.潜在并发症

有感染的危险。

(三)护理计划

1.疼痛能耐受。

2.心理状态良好,配合治疗。

3.肢体肿胀减轻。

4.切口无感染。

5.无周围神经损伤,无并发症发生。

6.X线显示:骨折端对位、对线佳。

7.患者及家属掌握功能锻炼知识,并按计划进行,髋、膝关节无僵直。

(四)护理措施

1.术前护理及非手术治疗

(1)心理护理:股骨骨折后,因担心畸形,影响美观和功能,会产生心理障碍。讲解疾病相关知识,增强患者信心。剧烈疼痛会导致患者情绪危机,使其产生焦虑、紧张、烦躁等心理变化。护理人员要经常巡视病房,多与患者交谈,帮助患者正确面对现实,尽快进入患者角色。耐心细致的讲解手术过程及术前、术中、术后注意事项。讲解手术后相关功能锻炼,增强患者战胜疾病的信心,建立信任感和安全感,以最佳心态接受治疗。

(2)饮食护理:加强饮食营养,宜选择高蛋白、高维生素、高钙、高铁、粗纤维及果胶成分丰富的食物,如适当食鱼类、肉类以及新鲜水果蔬菜。有消瘦、贫血等患者,可选择静脉输入营养物质,如 20%脂肪乳剂、复方氨基酸等。

(3)体位:局部固定后,宜卧硬板床,取半卧位或平卧位,避免侧卧位,以防外固定松动。

(4)功能锻炼:早中期:骨折急性损伤处理后 2 日～3 日,损伤反应开始消退,肿胀和疼痛开始消退,即可开始功能锻炼。如屈髋、旋内旋外、屈伸膝、并逐渐增加幅度;晚期:骨折基本愈合,外固定去除后,锻炼目的为恢复髋膝关节活动,常用方法为主动运动、被动运动、助力运动和关节牵伸运动。

2.术后护理

(1)休息与体位:保持仰卧位,下肢在无痛下伸直,必要时采取适当体位。

(2)症状护理:①疼痛:向患者解释手术后疼痛的规律,指导缓解疼痛的方法,如听音乐、看报纸与家属聊天等分散对疼痛的注意力;给予伤口周围的按摩,缓解肌紧张;正确评估患者疼痛的程度,对疼痛明显者可适当给予止痛剂;采用止痛泵止痛法,利用止痛泵缓慢从静脉内给药,减轻疼痛。②肿胀:①伤口局部肿胀:术后用冰袋冷敷。②患肢肢体的肿胀如患有血液循环障碍时应检查外固定物是否过紧。③患肢给予抬高。③伤口:观察有无渗血渗液情况。

(3)一般护理:协助洗漱、进食,并鼓励指导患者做些力所能及的自理活动。

（4）功能锻炼：在术后固定期间，主动进行运动。

3.出院指导

（1）心理指导讲述疾病相关知识及介绍成功病例，帮助患者树立战胜病魔的信心。

（2）休息与体位：早期卧床休息为主，可间断下床活动。

（3）用药：出院带药时，应将药物的名称、剂量、用法、注意事项告诉患者，按时用药。

（4）饮食：鼓励患者多食高蛋白、高热量、高维生素、含钙丰富、刺激性小的易消化食物，多食蔬菜、水果，避免辛辣刺激食物，预防便秘。

（5）功能锻炼：出院后指导患者患肢保持功能位，做到"三不"（不盘腿、不负重、不侧卧）。不宜过早提携重物，防止骨间隙增大，引起骨不连。外固定者，避免前屈、内收动作。解除外固定后，加强功能锻炼。

（6）复查时间及指征：定期到医院复查，术后1个月、3个月、6个月需行X片复查，了解骨折愈合情况。手法复位外固定者如出现骨折处疼痛加剧、患肢麻木、足趾颜色改变，温度低于或高于正常等情况须随时复查。

（四）护理评价

1.疼痛能耐受。

2.心理状态良好，配合治疗。

3.肢体肿胀减轻。

4.切口无感染。

5.无周围神经损伤，无并发症发生。

6.X线片显示：骨折端对位、对线佳。

7.患者及家属掌握功能锻炼知识，并按计划进行，髋、膝关节无僵直。

第十五章　新生儿监护

第一节　呼吸系统管理

随着新生儿重症监护医学的进步和产前糖皮质激素、表面活性物质及无创通气的广泛应用,早产儿尤其超低出生体重儿(extremely low birth weight infants,ELBWI,出生体重小于1000g)生存率逐年提高。由于这些早产儿生理不成熟,出生早期常需呼吸支持,各种出生前后不良刺激导致支气管肺发育不良(broncho pulmonary dysplasia,BPD)的发生。为减少肺损伤、提高早产儿生存率及生活质量,过去40年间新生儿学者在诸多方面进行了有益的探索,使早产儿呼吸管理策略不断完善。

一、出生前管理

早产常有先兆,允许足够时间进行干预,包括宫内转运、胎膜早破者应用抗生素、早期用药延迟出生等。常用药物为糖皮质激素,推荐用于胎龄小于35周有先兆早产的孕妇,其主要作用为促进肺成熟。

二、分娩室的呼吸支持

主要针对于ELBWI。由于缺乏表面活性物质,这些未成熟早产儿出生后需要适当呼吸支持,主要包括外源性表面活性物质替代治疗及鼻塞持续正压(CPAP)通气,胎龄小于28周的可能需要辅助通气。

(一)氧气及复苏

血氧饱和度监测为呼吸支持提供了客观依据,但出生后数分钟内理想的血氧饱和度范围尚不清楚。胎儿宫内血氧饱和度为30%～40%,应避免生后短期内血氧迅速升高。学者建议ELBWI复苏时应以空气开始,五分钟内缓慢使血氧饱和度升至90%,故应有空氧混合气用于复苏。

(二)气管插管

随着产前糖皮质激素的应用,ELBWI出生状况已明显改善,多数早产儿出生后不需机械通气即可建立自主呼吸。应根据呼吸情况决定是否需要复苏及其方式,目前主张胎龄小于27周的早产儿应尽早经气管插管给表面活性物质。

三、无创性呼吸支持

CPAP是一种创伤性极小的无创性呼吸支持模式,用于心率正常,FRC及自主呼吸建立缓慢、有自主呼吸的新生儿。早期鼻塞持续气道正压(ENCPAP)可替代气管插管和机械通气,降低肺损伤程度,还可减少表面活性物质的应用、缩短机械通气时间。

四、表面活性物质治疗

外源性表面活性物质具有降低表面张力、改善肺顺应性、增加氧合的作用。由于经气管插管提供表面活性物质为有创性,母亲接受产前糖皮质激素治疗者,RDS 发生率逐渐下降,目前多数学者主张诊断明确后再应用。

欧洲 RDS 管理指南建议:①有 RDS 高危因素的早产儿,给予表面活性物质可降低病死率及气漏发生;②胎龄小于 27 周者,生后 15 分钟内应预防性应用表面活性物质,预防性应用还可用于胎龄 26~30 周需在分娩室气管插管者或母亲产前未接受糖皮质激素治疗者;③早期提供表面活性物质用于明确诊断 RDS 的新生儿;④对于进行性加重的 RDS,需持续吸氧、机械通气或 CPAP 通气压力 6cmH$_2$O,吸入氧浓度 50% 以上,可考虑第二次或第三次应用表面活性物质;⑤CPAP 下需机械通气者,第二次应用表面活性物质;⑥在降低气漏及病死率方面,天然表面活性物质优于合成表面活性物质;⑦只要新生儿稳定,应尽早拔管,改为 CPAP 通气,缩短机械通气时间。

五、机械通气(mechanical ventilation,MV)

各种呼吸模式的建立为早产儿生后呼吸支持提供了不同的通气及监护模式,无论以哪种模式通气,均应尽量缩短通气时间,尽早拔管以 CPAP 支持。MV 有两种方式,即间歇正压通气(IPPV)及高频振荡通气(HFOV),其原理是用适当的呼气末压(PEEP)维持肺容量(IPPV)或以持续扩张压(continuing distending pressure,CDP)使肺在整个呼吸周期中保持扩张(HFOV)。

六、吸入一氧化氮(iNO)

(一)指征

(1)足月及近足月儿原发及继发性 PPHN。继发于各种肺实质疾病的 PPHN,常于应用表面活性物质后与高频振荡通气同时应用,迅速改善氧合。

(2)早产儿:仅用于超声证实的 PPHN 患者。

(3)预防早产儿 BPD。

(二)方法及剂量

iNO 通过呼吸及管路提供。开始剂量 20ppm,当 FiO$_2$ 降至 60% 以下,患者稳定 6 小时,试行逐渐降低浓度。

(三)监护

(1)高铁血红蛋白(metHb)大于 7% 时,应尽量停用或给予相应治疗。

(2)出院前听力测定。

第二节　早产儿发展性照顾

一、发展性照顾的概念

所谓发展性照顾就是视早产儿是一个主动参与的合作者,相信早产儿的行为可以提供照顾上最好的指标,同时支持监护中心的工作人员计划及执行对早产儿及家人的照顾,支持监护中心的工作人员帮助及促进早产儿及家人间的相互协调。因此早产儿或新生儿的照顾将是一个团队的照顾,除了新生儿科或监护中心医师、护士之外,社工人员、物理师、呼吸治疗师等相关人员与父母一起照顾早产儿或新生儿;另外有一个发展团队可以支持所有的工作人员执行他们的工作。

这样的照顾是有持续性的,根据婴儿的表现及需求来调整照顾的步伐;提供适当的个人化的体位;个人化的喂食计划;提供皮肤对皮肤接触的机会。在各种评估检查中,父母都参与合作,支持婴儿过程中的舒适。提供安静平稳的环境,支持家人的舒适性。

二、发展性照顾的理论依据

(一)胎儿在宫内的环境

胎儿在子宫内声音分贝低频率,母亲活动作息有规律性,温暖,环境幽暗舒适,无侵入性刺激,有安全感。胎儿在妈妈子宫内动一下,给妈妈带来无比的喜悦,同时对胎儿来说因为碰到了妈妈,觉得很安全。

(二)早产儿宫外环境

提早出生的早产儿刺激缺乏规律性,疼痛无法预期,杂音高频率及高分贝,无日夜之分,光线明亮刺眼,肢体活动无边界感,非预期侵入性操作频率高。

(三)早产儿各系统发育不完善

1.神经传导系统发育不完善

神经轴突、树突分支有限;神经元间相互连接有限;神经递质变化有限;髓鞘形成不足影响冲动传导。早产儿神经发育不完整的表现:行为状态缺乏规律,无法维持较长时间的清醒,肌张力增高或降低,体位及肢体协调能力差,缺乏原始反射:拥抱反射、握持反射、觅食反射。

2.早产儿其他问题

神经行为协调能力差,慢性肺发育不良,支气管肺发育不良,颅内出血,坏死性小肠炎,感官系统异常(听力,眼睛,喂食),难以安抚,无法适应外界,身体抽动,自主神经反射改变。例如:①吸吮-吞咽-呼吸协调能力差;②不成熟免疫能力及神经系统:易感染和脑室内出血;③体温控制能力不成熟;④较无体力长期维持某一体位因应或对抗地心引力;⑤较无能力对抗或因应外界刺激。

(四)NICU 环境对早产儿的影响

NICU 的护理环境中的许多因索已经被确定是引起重症或早产儿不良刺激的潜在来源。研究表明来自 NICU 的有害刺激是导致终生残疾的重要原因,而且可能成为一种对重症患儿、早产儿的致命打击。NICU 环境中的有害因素包括光线和噪声、不舒适的体位、各种检查和操作,和父母分离。

1.噪声对早产儿的影响

(1)降低血氧饱和度。

(2)增加颅内压力。

(3)增加呼吸及心跳速率。

(4)刺激屏息及心跳减慢的机会。

(5)使皮肤出现花纹般的微细血管收缩。

(6)使睡眠受到干扰。

(7)使生长激素降低不利发育。

2.NICU 噪声来源

电话铃声、人员交谈声、医护人员交接班声、仪器搬动声、开门关门声、仪器使用机械声、流水洗手声、监视器或仪器报警声、暖箱开关门声,奶瓶置放声等等。

3.光线对早产儿的影响

光线对早产儿脑部发育有很大影响,光线刺激可使早产儿视网膜病变(retinopathy of prematurely,ROP)发生率增高,生长发育缓慢,持续性照明能致早产儿生物钟节律变化和睡眠剥夺。然而,大多数新生儿病房都采用持续的、高强度荧光照明。因此,必须采取措施,减少光线对早产儿的刺激,如拉上窗帘以避免太阳光照射,降低室内光线,暖箱上使用遮光罩,营造一个类似子宫内的幽暗环境。24 小时内至少应保证 1 小时的昏暗照明,以保证宝宝的睡眠。降低光源可促进睡眠,减少肢体活动,促进喂食,增加体重,并减少视网膜病变。

4.NICU 光线来源

治疗光线、自然光线、室内照明灯、暖床照明灯。

5.NICU 噪声及光线

(1)噪声:电话声 65 分贝,监视器报警 55～88 分贝,暖箱门关闭 79 分贝,人员说话 80 分贝,平常家庭婴儿所接触的分贝量是 40。国外调查资料显示,在 NICU 中声音的水平在 50～90 分贝,最高可达 120 分贝,远远超过 1994 年美国环保署(EPA)推荐的白天 45 分贝,晚上 35 分贝的指数。美国儿科学会建议新生儿加护病房暖箱内的噪声不超过 60 分贝。

(2)光线:NICU 光线明亮度约 60～90 foot-candles,加热灯 200～300 foot-candles,照光机器 300～400 foot-candles,日光>1000 foot-candles。美国儿科学会建议新生儿加护病房光线明亮度是 60 foot-candles,特殊治疗时 100 foot-candles。

(五)体位、姿态对早产儿的影响

(1)长时间俯卧可导致肩内缩、颈部过度外转及肩部后仰。国外有资料报道俯卧位可以减少早产呼吸暂停的发作和周期性呼吸,改善早产儿潮气量及动态肺顺应性,降低气道阻力。俯卧位对于改善早产儿呼吸和肺功能有很大作用。

(2)仰卧:臀部和膝关节放松,容易建立脚的支撑,还可避免颈部伸展。但仰卧可增加惊吓反

射及导致睡眠障碍。

俯卧和仰卧血氧分压研究:针对 25 位呼吸窘迫插管早产儿研究发现,俯卧动脉血氧分压 71.5mmHg;仰卧动脉血氧分压 65.2mmHg。早产儿肩膀的发展:46% 早产儿在 18 个月时发现有肩膀挛缩现象,无法屈曲其肩膀,限制婴儿爬行、坐起及持物,影响第一年的发展。

早产儿头部的塑性:扁平头是因颈部肌肉张力较差,头部重量偏向侧边,而导致颜颅变形;长时间的使用 CPAP 固定头部,使头部发展受限;特征是高而窄缩的前额,长型而窄的脸面,影响外观;长期仰卧或俯卧可导致髋部关节外翻,扁平变形,W 形手臂,形成类似青蛙式的姿势和早产儿髋部的姿势。

(六)各种检查和操作对早产儿的影响

可导致早产儿氧饱和度和生理状态的不稳定,对神经系统发育产生潜在的不良影响。

（七）与父母分离的影响

使父母产生恐惧、失控、不确定和无信心。

三、早产儿的行为规律

由于早产儿不会说话，因此沟通的桥梁有赖行为表现，行为表现除了神智状态之外尚包含肢体脸部表情、肠胃活动以及中枢神经操控的心跳、呼吸、肤色等变化。新生儿行为表现与中枢神经系统完整性息息相关，在清醒期新生儿的肌肉组织活动力与反向表现最佳，此代表行为状态（中枢功能）是主导互动主要因素，行为状态（behavioral state）与肌肉张力协调能力代表其是否能接受外界刺激或自外界互动过程中受益，著名的新生儿医师 Dr.Brazelton 将新生儿行为状态分为六期（deep sleep 深睡眠，light sleep 浅睡眠，drowsy 嗜睡，alert 清醒，active 活跃，crying 哭吵），并表示在不同的行为状态中新生儿对外界刺激均有不同反应，唯有当新生儿是清醒时，所有的互动方显得有意义（因为婴儿可以接收信息并能提供反应）。Dr.Brazelton 认为评估新生儿的行为反应的意义着重于：

（1）新生儿是否能选择外界刺激或互动并能出现较一致的反应的能力。

（2）新生儿是否能有自己控制自己的行为状态或意识形态的能力，以接受有利于己的良性互动或自负向互动中保护自己。

（3）新生儿是否有维持平稳的肌肉张力、良好肢体活动或行为状态的能力，或能否进行自我安抚行为（如吃手指，紧抓物品）。

（4）新生儿是否维持平稳生理状态之能力（肤色，体温、呼吸、心跳、肌张力）。由此可见，行为状态是婴儿调适刺激的工具，因为行为会说话且有其特殊意义，由于婴儿不会说话，沟通的桥梁有赖于行为表现，行为表现除了神智状态之外尚包含肢体、脸部表情、肠胃活动以及中枢神经操控的心跳、呼吸、肤色等变化。

四、高危险新生儿照顾理念的演变

随着时代的进步，对高危险新生儿的照顾方法上也逐渐地改变，在尝试与错误中我们领会早产儿的韧性，也更确定适当的照护方向，但这一步一脚印也为新生儿照护奠定基石。然而在时间的洪流中，我们是否察觉每送一位没有后遗症的早产儿出院，就等于为社会节省医疗成本，也更凝聚家庭的完整性，也为一个新生命开启有意义的人生旅程，因此我们的任务何其重要。

因为早产和危重婴儿神经系统发育不完整，不能控制正常的生理和行为反应所以无法适应环境。这一认识大大地转变了 NICU 的监护观念并通过改变监护环境和监护活动，也促进了护理人员对早期有害刺激的预防。国外很多的 NICU 改变了以工作程序为中心的护理模式，发展成以个体生长发育需求为中心的护理。

个体化发展的护理强调照护新生儿时顾及其个别性，将新生儿视为一整体，只有在神经系统、行为状态、肌肉张力或活动力、自我规律与安抚行为上维持平衡，方能接受外界刺激或在互动的过程中受益。

由环境的改善开始做起，着重早产儿的个别性，呼吁提供规律性的照护措施，以行为表现作为提供护理的参考及个体化发展的护理。

五、发展性照顾的实施方法

(一)合理摆好早产儿体位

体态的不恰当使肌肉长期处于收缩或伸展状态,能量消耗多。正确的早产儿体位能促进肢体的伸展与屈曲以达平衡,增加肢体的支持以使肢体能趋向身体的中心部位,以便日后发展手—嘴统合能力,促进身体的对称性以便身体的屈曲及伸展能有平衡,预防不正常姿势及变形。

1.俯卧

四肢屈曲配合髋关节屈曲以预防髋关节的外翻,可用小毛巾轻微地抬高骨盆,使前膝能承受重量,可在婴儿两侧以床单形成穴巢以提供触觉刺激及边界感,适当地包裹婴儿并使手能靠近嘴。

2.侧卧

在婴儿背部提供支持,以预防背部的引起,有利手臂的屈曲,利于吸吮,使用软枕置放于下肢之间,以维持下肢于正中体位置,放一片尿布于髋关节下以利关节的稳定,并轻微提高骨盆,促进髋部屈曲,协助上方的大腿屈曲。

3.仰卧

头部可使用小枕支持维持正中,减少颅内压波动,使头部下巴向前胸,颈部避免过度屈曲及伸展,肢体的两侧给予穴巢式的支持,肩膀给予支持以减少肩膀外翻,两臂向前,置中屈曲,并使其有机会将手靠近嘴,屈曲髋部及膝关节,以小毛巾在膝下方支持,并在足部给予支持性的对抗。

4.其他与体位相关的因素

尽量包裹早产儿并露出双臂使之能自由地靠近脸部,使用符合规定的水床以促进动感发育,使用 CPAP 时注意头部固定处勿太紧,使用氧气罩时尽可能使用较大尺寸的氧气罩。在进行护理活动时尽量让早产儿手握东西。

(二)建立适当的环境

在新生儿重症监护病房的新生儿,其发育和行为发展不仅取决于出生体重、胎龄和临床过程,而且也取决于新生儿 ICU 的环境(光、声、医护程度)以及住院期间父母的互动。

(1)护理早产儿时的环境要求:降低灯光及噪声、遮盖暖箱以减少灯光刺激、限制收音机床旁的使用。

(2)护理人员应尽力营造一个安静的环境,如说话轻柔,尤其在靠近婴儿时降低音量(彼此提醒,标志),最好不在早产儿暖箱或床旁说话,走动轻柔、避免穿响底鞋,轻柔地开关暖箱不要用力摔碰暖箱门,避免敲击暖箱等;注意暖箱马达声的刺激,勿置放仪器在暖箱上以减少震动刺激;监护仪及电话声音设定于最小音量,及时地回应监视器报警以减少噪声;注意呼吸机的管道勿积聚水分以避免噪声或震动。

(三)促进早产儿适应

(1)每次护理早产儿时仅对其施与一项护理措施,并观察其反应以避免过度刺激,集中护理(但不过度刺激)以使其能有不被打扰的睡眠时段,在执行集中护理时如患儿出现疲惫时给予休息时段以促进其复原,勿突然地惊醒早产儿,在治疗前轻柔地唤醒或触摸患儿使其有所准备,在治疗后停留在患儿声旁观察患儿表现,以及了解是否出现异常行为,当患儿出现异常行为时,提供静止期以利早产儿恢复,并继续评估患儿。

(2)接触早产儿时,针对婴儿的肢体提供支持,在翻身、抽吸、给予侵入性治疗时多给予肢体支持,使其保持屈曲体位,以减少其不适及异常行为反应;肢体的支持可借助手、毛巾、床单、枕头、柔软衣物及玩具,使其双手,双腿靠近身体中线,呈屈曲体态使其更容易维持稳定的生理及肢体活动系统。

(3)俯卧时使其肢体屈曲,使用毛毯或毛巾以支持前胸;如无法俯卧,可使其侧卧,并使其肢体屈曲。

(4)接触早产儿时护理前后要有安抚动作促进恢复生理平稳,在量 TPR,换尿布,进行侵入性治疗,口鼻胃管喂食,协助更换体位,经口腔吸引时,早产儿出现自我安抚抓握动作时,多给予轻柔的帮助,以减少能量的消耗。

(四)针对早产儿给予非营养性吸吮

在喂食前或处置前后使用安抚奶嘴可促进清醒行为状态以利喂食吸吮;减少哭泣;提高氧饱和度;促进尽早的经口进食;促进体重增长;促进喂食的消化;促进口腔满足感;安抚婴儿,特别是在侵入性治疗之后。

(五)促进早产儿的自我安抚及控制行为

使用毛巾或床单制作早产儿的"鸟巢",使其能安适的睡在鸟巢中,脚能触及衣物,手能触及毛巾床单,能感觉边际,使其感觉安全;可使用毛巾包裹婴儿使其肢体屈曲,包裹时确定婴儿的手能触及面部,使用面罩时考虑能包含头及手,促进头手互动;适当使用水床,摇篮以促进韵律感;提供奶嘴使其能有机会进行非营养性吸吮(提高血氧饱和度,降低心跳,促进睡眠,减少身体无意义活动,有利增加体重)。

(六)促进父母的参与

(1)指导父母学习认识早产儿的行为及其意义,以增进父母对患儿的信心及认可,让父母参与早产儿的照顾,使其有机会学习,并建立信心,促进父母与患儿的互动,每日以电话联络早产儿的情况,减少焦虑,成立早产儿家长联谊会使父母分享照顾早产儿的心情。

(2)袋鼠式护理的开展:皮肤与皮肤接触和袋鼠式护理最初被用于早产儿保暖的方式,现在袋鼠式护理已经作为一种促进早产儿神经行为的发育、亲子关系和鼓励母乳喂养的干预措施被广泛应用在北美和欧洲的新生儿重症监护室中。袋鼠式护理是将病情允许的只包有尿片的早产儿俯卧放在父母裸露的胸口,然后盖上毯子,从而使父母与早产儿的皮肤直接接触。这种方式会给早产儿提供温暖的环境,父母胸廓的起伏会刺激早产儿前庭感觉,皮肤与皮肤的接触提供触觉感受。父母的气味和母亲柔和、安静的说话声音,呼吸声和心跳声提供听觉感受。这样,所有的早产儿早期发育所需的感觉输入都可得到满足。父母可根据婴儿的个体需要和耐受程度,每天给予早产儿一两次的袋鼠式护理,每次 60 分钟或更长。应注意:早产儿需持续监护生命体征,必要时应提供保暖措施并监测体温;保护父母的个人隐私,着重指导父母如何观察与汇报早产儿的表现。

六、早产儿发展性护理的预期结果

(1)在给予护理及措施时生命体征(心跳呼吸次数)变化小。

(2)在互动时或护理时能维持适当的肤色。

(3)促进体重增长,经口喂养开始的时间早。

(4)能促进喂食量的消化,减少胃残余量及反流。

(5)促进早产儿能出现平滑及协调的肢体活动。

(6)能适当地使用自我控制行为因应外界环境的刺激,以促进身体内部的平衡。

(7)能运用外界物质安抚自己。

(8)能促进治疗,减少住院日和住院费用。

七、在执行发展性照顾上有几个重点

(一)以过程为指引

不像以前的照顾都是以工作为导向,而是要依照婴儿的需求来调整我们的照顾。所以需要有弹性,不仅是要改善环境,还要注意婴儿的表现,给予个别化的照顾,这在一个急性的医疗工作环境中并不是很容易。

(二)以关系为基础

强调照顾者与婴儿的关系建立,还有要支持父母与婴儿之间的关系建立,还有工作人员之间的关系都是很重要的。

(三)系统导向

需要所有团队及整个病房的参与。随着新世纪的来临,新生儿监护中心的照顾已经不再只是完成某些步骤、某些计划而已,而是开始以关系为基础,强调个人化及家庭为中心的照顾。早产儿只有一个脑部,而照顾的环境及行为都会影响他的塑造。每一个早产儿都是父母心爱的人。发展性照顾不仅是改变环境,提供婴儿及家人舒适的环境,更要求所有工作人员改变我们的工作形态,观察婴儿的行为,了解婴儿,思考我们的行为对婴儿可能会有的影响,然后给予适当的照顾。一个好的监护中心将可以提供支持婴儿、家人和所有工作人员持续成长发展的空间。

第三节 新生儿危重监护室的分级

新生儿危重监护室(neonatal intensive care unit,NICU)即上Ⅲ级新生儿病房,一般应设立在医学院校的附属医院或较大的儿童医院,是一个相对独立的医疗区域。NICU除拥有一支训练有素、技术精湛及富有责任心的医护队伍外,还应具备完善的监护装置、先进的诊疗设备及新生儿转运系统,负责接受Ⅰ、Ⅱ级新生儿病房及院外转运来的危重新生儿的抢救和治疗。

美国儿科学会推荐的大学附属医院Ⅲ级NICU分为3种等级。

一、Ⅲ级A等

具备以下能力:护理出生体重≥1000g、胎龄≥28周的极低出生体重早产儿;能够持久提供常规机械通气;能够实施一些诸如安置中心静脉导管和腹股沟疝修复的小型手术。

二、Ⅲ级 B 等

具备以下能力:为超低出生体重儿、超早产儿(体重<1000g,胎龄<28周)提供全面护理;按需提供高级呼吸护理,应包括高频通气和吸入一氧化氮(NO)治疗;能迅速方便得到儿科各专科的专业治疗;有能力进行高级影像检查并能快速判读,包括计算机 X 线体层摄影(CT)、磁共振成像(MRI)、超声心动图等;拥有儿外科医生和麻醉师能就地或在邻近的机构实施大外科手术,如动脉导管未闭修补术、腹壁修补术、坏死性小肠结肠炎合并肠穿孔、气管食管瘘和(或)食管闭锁、脊髓脊膜膨出等先天畸形的手术治疗。

三、Ⅲ级 C 等

具备以下能力:应具备Ⅲ级 B 等 NICU 的医疗能力且隶属于大学或研究所,需要拥有特殊的能力,如使用体外膜肺(ECMO)、需要体外循环的严重先天性心脏病修补术等。

目前中国医师协会新生儿专业委员会在 2013 年组织制订《新生儿病房分级建设与管理指南(试行)》,将新生儿病房分为Ⅰ级、Ⅱ级和Ⅲ级。

第四节 NICU 的管理

一、NICU 的收治对象

(1)严重围生期窒息的新生儿(5 分钟 Apgar 评分≤3 分)。

(2)急慢性脏器衰竭。

(3)严重的呼吸暂停。

(4)出生体重 1000～1500g,或是胎龄 28～30 周的早产儿。

(5)需进行辅助通气(模式间歇指令通气)及持续气道正压(CPAP),撤机后 24 小时内的危重新生儿。

(6)经历比较大的医疗操作的患儿,如动脉导管插入术,腹膜透析或是换血术的新生儿。

(7)重度缺氧缺血性脑病,颅内出血及反复惊厥发作者。

(8)接受部分或全静脉营养的患儿。

(9)某些外科手术前后。包括需要大手术治疗,但术后有可能发生危及呼吸或血流动力学状态的并发症,如膈疝、脊髓脊膜膨出、腹裂、脐膨出等。较大手术后 24 小时内的患儿。

(10)糖尿病母亲婴儿。

(11)疑有或已证实合并先天性心脏病需要重症心电监护和(或)外科干预的患儿。

(12)伴有危及生命的先天发育异常,如 18-三体综合征,13-三体综合征或脑膨出的患儿。

(13)需要血流动力学监护,如动脉,脐动脉、脐静脉及中心静脉监护。

(14)严重胎粪吸入综合征的新生儿。

(15)医生认为需要严密监护的婴儿,如巨大儿,过期产儿,合并坏死性小肠结肠炎,败血症等。

二、NICU 的人员配备及分工

NICU 是人员密集型与技术密集型的单元,它集中新生儿病区的专业医生及专门训练过的护士。通常医生与患儿之比为 1∶2,护士与患儿之比是 2.5∶1。

(一)科主任

全面负责 NICU 的组织管理,指挥并参加重大抢救以及质量管理,制订规章制度。

(二)护士长

负责科室的护理管理、护理人员的培训、组织制订工作制度、指南和常规。

(三)主任医师(副主任医师)

在科主任领导下,指导科内医疗、技术培训与理论提高工作。定期查房,亲自指导急、重、疑难病抢救处理与特殊疑难和死亡病例讨论会诊。指导主治医师和其他医师做好各项医疗工作,有计划组织医务人员开展基础训练和业务学习。督促检查医疗文件书写。督促下级医师认真贯彻执行各项规章制度和医疗技术操作规程。

(四)主治医师

在科主任领导和副主任医师指导下,负责医疗组的工作。按时查房,具体参加和指导医师进行诊断、治疗及特殊诊疗操作。掌握患儿的病情变化,患儿发生病重、病危、死亡、医疗事故或其他重要问题时,应及时处理并向科主任汇报。认真执行各项规章制度和技术操作常规,经常检查医疗护理质量,严防差错事故。协助护士长搞好病房管理。主持临床病例讨论及会诊,检查、修改下级医师书写的医疗文件,决定患儿出院。

(五)总住院医师

在科主任领导下,在副主任医师和主治医师指导下,负责 NICU 危重患儿的抢救,指导医师的临床工作,转运患儿,产科新生儿窒息复苏等工作。

(六)医师

在科主任领导下,在副主任医师和主治医师指导下,全面负责所经管的患儿,观察病情变化,对患儿进行检查、诊断和治疗,开写医嘱,书写病历。及时向主治医师报告诊断、治疗上的困难以及病情的变化,提出自己的处理意见。对危重患者严加巡视,积极抢救。科主任主治医师查房时,应详细汇报患儿的病情和诊疗意见,并记录科主任和主治医师的指示,请他科会诊时,应陪同诊视。

(七)主任护师(副主任护师)

在护士长的领导下,指导 NICU 护理业务和技术工作。检查指导 NICU 护理计划、护理会诊及抢救危重患儿。有计划、有步骤地组织业务学习,负责在岗护理人员的业务培养。协助护士长对主管护师的业务技术进行考核。

(八)主管护师

在护士长的领导下和主任护师(副主任护师)的指导下进行工作。负责 NICU 护理查房工作,随时参加会诊、护理病案讨论,提出处理意见和措施。参加护理值班。解决护理业务上的疑难问题,指导危重、疑难患儿的抢救、治疗护理及制订护理计划和实施。担任临床护士实习带教工作。协助护士长做好 NICU 管理和护理队伍建设工作。负责病房的协调管理和患者床位的安排,了解整个病房患儿的情况,安排护士具体护理的患儿,必要时帮助护士护理患儿和新收患儿。做好家属的健康宣教和护理指导。

(九)护师

在护士长领导下和主管护师指导下进行工作。熟练掌握 NICU 基础护理理论和护理专业知识,全面负责患儿的护理工作。执行或指导护士正确执行医嘱及各项护理技术操作规程,执行规章制度,按时完成治疗、护理工作,严格查对制度和医嘱执行情况。参与危重疑难患儿的护理工作及难度较大的护理技术操作,参与病房的管理工作。参加护理值班、查房、会诊和病例讨论。专人负责配奶,设备的消毒和管理,院内感染控制等。

(十)护士

在护士长领导下和护师指导下进行工作。执行各项护理技术操作规程和规章制度。认真执行医嘱和各项护理技术操作规程,执行各种规章制度,按时完成治疗、护理工作。参加和完成急、危重患儿的抢救护理工作。参加护理查房,作护理病例报告。指导护生实习、护理员工作。

(十一)护理员

协助护士配奶、喂奶,做各项辅助检查。负责病房的清洁工作和设备的消毒工作。

三、医护人员业务能力基本要求

(一)医师

(1)应经过规范化的相关学科轮转培训,获得儿科医师执业资格,并接受国家卫生部委托的新生儿专科医师培训基地的严格专业理论和技术培训,通过专门考核,获取专科资质认证,以确保具有对新生儿患儿进行各项监测与治疗的全面能力。

(2)必须具备重症医学相关生理学、病理学、病理生理学、系统功能监测和支持以及临床药理学、伦理学的基础理论和知识。主要内容包括:①胎儿和新生儿整体及系统器官发育规律;②新生儿窒息复苏;③休克;④呼吸功能衰竭;⑤心功能不全;⑥肺动脉高压;⑦严重心律失常;⑧急性肾功能不全;⑨中枢神经系统功能障碍;⑩严重肝功能障碍;⑪胃肠功能障碍与消化道大出血;⑫急性凝血功能障碍;⑬严重内分泌与代谢紊乱;⑭水电解质与酸碱平衡紊乱;⑮肠内与肠外营养支持;⑯镇静与镇痛;⑰脓毒症和多器官功能障碍综合征;⑱免疫功能紊乱;⑲院内感染控制;⑳疾病危重程度评估。

(3)除一般临床监测和治疗操作技术外,新生儿病房医师应当具备以下监护与生命支持操作技术的基本知识:①心肺复苏术;②人工气道建立与管理;③机械通气和安全氧疗技术;④新生儿换血术;⑤深静脉及动脉置管技术;⑥血流动力学监测技术;⑦心包穿刺术及胸腔穿刺闭式引流术;⑧电复律与心脏除颤术;⑨腹膜透析和持续血液净化技术;⑩床边颅脑 B 超检测技术;⑪侧脑室穿刺术及脑脊液引流术;⑫早产儿视网膜病(ROP)筛查技术;⑬支气管镜技术。Ⅰ、Ⅱ级新生儿病房的医师应当具备独立完成第 1、2 项监护与生命支持技术的能力,Ⅲ级新生儿病房的医师应当具备独立完成上述第 1 至 8 项监护与生命支持技术的能力。

(4)每年至少参加 1 次省级或省级以上新生儿医学相关继续医学教育培训项目的学习,不断加强知识更新。

(二)护士

(1)新生儿重症监护室的护士应当经过规范化的相关学科轮转培训,获得护士执业资质,并接受卫生部委托相关组织开展的新生儿护士专业理论和技术培训,通过考核,获取专科护理资质认证;新生儿观察病房、普通病房护士应当接受相关学科的岗前培训,以确保具有对新生儿疾病患儿进行各项监测与护理的全面能力。

(2)掌握新生儿疾病监护与生命支持技术护理的基本理论和知识:①新生儿温箱的保养与使用;②新生儿各系统疾病重症的观察和护理;③新生儿静脉穿刺和留置针;④输液泵的临床应用和护理;⑤新生儿疾病患儿抢救配合技术护理;⑥给氧治疗、气道管理和人工呼吸机监护技术护理;⑦新生儿疾病患儿营养支持技术护理;⑧心电监测及除颤技术护理;⑨水、电解质及酸碱平衡监测技术护理;⑩胸部物理治疗技术护理; 外科各类导管的护理; 深静脉及动脉置管技术护理; 循环系统血流动力学监测护理; 血液净化技术护理; 体外膜肺(ECMO)技术护理等。Ⅰ、Ⅱ级新生儿病房的护士应当具备独立完成第1至10项监护与生命支持技术护理的能力,Ⅲ级新生儿病房的护士应当具备独立完成上述第1至15项监护与生命支持技术护理的能力。

(3)除新生儿疾病监护的专业技术外,还应具备以下能力:新生儿疾病患儿出入院管理,新生儿转运管理和护理,新生儿病房的感染预防与控制,新生儿疾病患儿的疼痛管理,新生儿疾病的心理护理等。

(4)每3年至少参加1次省级或省级以上新生儿护理相关继续医学教育培训项目的学习,不断加强知识更新。

四、监护仪的应用

对处于生命垂危状态或具有潜在威胁生命疾病的新生儿,必须应用监护仪器对生命指标进行连续监测。各型监护仪均配有报警系统,医护人员可根据患儿具体情况设立报警阈值,若监测指标超过阈值仪器自动报警,使医护人员及早发现病情变化,及时予以处理。同时监护仪还可连续记录和存储生命指标变化。

(一)心电监护

主要监测患儿的心率、节律和心电波形变化,如心率增快、减慢、各种心律失常和各种原因引起的心电特征性表现等。心率报警界限设置:高限240次/min,低限90次/min。根据包装说明使用一次性电极:①心前区导联放置在胸廓侧面,乳头上方水平位置。②基础导联尽可能远离心前区导联,通常放置在大腿或腹部前面。

(二)呼吸监护

主要监测患儿的呼吸频率、呼吸节律变化及呼吸暂停。呼吸暂停报警时限设置:低限5次/min,延迟20秒报警。

(三)血压监护

(1)直接测压法(创伤性):经动脉(桡动脉、脐动脉)插入导管直接连续测量血压。其测量值准确,但操作复杂,并发症多,临床仅在周围血液循环灌注不良时应用。

(2)间接测压法(无创性):将袖带束于患儿上臂间接定时测量,自动显示收缩压、舒张压和平均动脉压。其测量值准确性不及直接测压法,但方法简便,无并发症,是目前国内 NICU 中最常用的血压监测方法。

(四)体温监测

置婴儿于热辐射式抢救台,上或暖箱内,将体温监测仪传感器置于腹壁皮肤,其腹壁皮肤温度和环境温度自动连续显示。

(五)经皮血气监测

包括经皮二氧化碳分压($TcPCO_2$)、氧分压($TcPO_2$)及血氧饱和度($TcSO_2$)监护仪。具有连续、无创、自动操作简便并能较好地反映血气变化趋势等优点,但测量值较动脉血气值有一定差距,尤其在周围血液循环灌注不良时,其准确性更差。因此,在应用经皮血气监测的同时,应定期检测动脉血气。$TcSO_2$监测相对较准确,是目前NICU中动态血氧监测的最常用手段。在使用经皮血气监测仪之前对仪器进行校正,电极放置在胸前区或腹壁。经皮血氧饱和度报警界限设置:低限85%,高限100%。

五、NICU管理制度

NICU必须确保贯彻落实医疗行业十三项基本制度:①首诊负责制度;②三级医师查房制度;③分级护理制度;④疑难、危重病例会诊讨论制度;⑤死亡病例讨论制度;⑥危重患者抢救制度;⑦会诊制度;⑧手术分级管理制度;⑨术前讨论制度;⑩查对制度;　病历书写规范与管理制度;　医师交接班制度;　手术安全核查制度。此外,还需建立健全:①医疗质量控制制度;②临床诊疗及医疗护理操作常规;③患者转入、转出新生儿病房制度;④抗生素分级使用制度;⑤血液与血液制品使用制度;⑥设备操作,管理制度;⑦特殊药品管理制度;⑧院内感染防控制度;⑨不良医疗事件防范与报告制度;⑩医患沟通制度;　人员紧急召集制度;　突发事件的应急预案;　新生儿转运工作制度。由于NICU的特殊性,尤其注意以下几方面的管理:

(一)人员培训与管理

NICU是高等级的治疗,患儿无法表述以及没有家属陪护,需要医护人员的严密监护。要求医护人员具有高度的责任心及对患儿要有仁爱之心,善于独立思考,具有"慎独"精神。加强学习新技术,新疗法。

(二)药品管理

急救药品,麻醉药品等定量保存,定点放置,定人保管,定期检查,班班交接。

(三)病房管理

NICU实行全程无陪护理。除NICU工作人员外,尽量减少其他人员在NICU的流动。NICU严格划分新生儿感染与非感染病室,合理分配治疗室、配奶间、沐浴室及处置室。室温相对恒定在24℃~28℃,湿度为55%~65%,病室内每日用紫外线消毒空气2次。地面清洁最好用吸尘器,或用清水洗净的拖布擦地,然后用消毒液擦地面。接触患儿的物品必须经过消毒后才能使用,一婴一用一消毒。进入NICU的人员一律要洗手、更衣、换鞋、戴口罩和帽子。医护人员严格遵守无菌操作,接触患儿前后需用消毒剂擦手。处理传染病患者前应先戴一次性手套,再使用手消毒剂。进行侵入性操作时应当戴无菌手套,戴手套前后均应进行手消毒。医护人员呼吸道、消化道或皮肤感染时不能在NICU工作。

(1)控制室内声音:使室内声音<60分贝,避免突发高频声音,调低所有仪器的报警音量,并对报警快速反应、及时关闭。医护人员做到四轻:说话轻、走路轻、操作轻、开关门轻。

(2)减少光线刺激:窗户应配备暗色窗帘,避免外界光线刺激,室内亮度适合观察评估病情即可。在需要的时候开灯,避免光线直射患儿眼睛,必要时遮盖眼睛。在室内需要强光或蓝光照射时,用毯子或自制暖箱罩遮盖暖箱。

(3)治疗护理尽量集中操作,减少对患儿刺激,把不必要的接触减少至最少,避免长时间的打扰。在操作前轻柔唤醒或触摸患儿,使其有准备,操作时动作轻柔、缓慢、平滑,并注意有无不适征象,审慎分析每项干预对患儿的风险和益处,避免对患儿过度刺激,评估操作引起的疼痛,并对其进行控制。

(四)设备管理

1.数量管理

专人管理,每日清点数量并登记。

2.使用管理

NICU 所有仪器价格昂贵,精密化、智能化程度高,正确使用仪器是仪器管理的一个重要环节。正在使用中的仪器随时检查巡视,发现问题及时处理。定人定期维护、检修,保证性能良好。抢救仪器,如喉镜、复苏囊、吸痰器等物品每班检测,保证在危重患者抢救时随拿随用。

3.消毒管理

仪器设备每日用清水擦拭后用消毒水擦拭,呼吸机、吸痰器管道,湿化瓶等每次使用后均消毒,更换无菌蒸馏水。呼吸机撤后及时给予消毒、重新连接、打开呼吸机测试完好后备用。暖箱使用前要全部拆卸擦洗,消毒合格后方可使用,使用中的暖箱每日用消毒液内外擦拭后再用清水擦拭,并更换箱内所有布类物品,每日更换湿化用的蒸馏水 1 次,长时间使用的暖箱应每周更换 1 次,并对用过的暖箱进行终末消毒处理。

(五)院内感染控制

(1)加强患儿的基础护理

1)皮肤护理:每日认真进行沐浴或油浴,保持皮肤的清洁。每次排便后及时做臀部护理,擦拭由前到后,以免肛周污物污染尿道口,并更换尿布,涂护臀霜,预防臀红。每 24 小时更换体位,防止骨突出部受压过久,引起皮肤压伤。在胶带下使用皮肤保护剂安息香酊,防止表皮脱落。每次测量血压后及时摘下血压袖带,每 4 小时更换氧饱和度探头部位。

2)口腔护理:每日常规用生理盐水擦拭口腔。对长期使用抗生素者,为防止鹅口疮的发生,喂奶后预防性使用制霉菌素涂口腔,每日 2 次。

3)眼部护理:每日用泰利必妥眼药水滴眼 1～2 次。

4)脐部护理:保持脐部的干燥,每日消毒脐部。

(2)喂养:提倡母乳喂养,增加抗体含量。鼻饲的患儿,鼻饲用的注射器每次更换,鼻饲管隔日更换。配奶由专人在无菌操作下配制,人工喂养时做到一次一瓶一奶嘴,每日做好乳器具的消毒工作。

(3)侵袭性操作:严格按照规范进行操作,动作要轻柔,减少黏膜的损伤,同时加强消毒,严格执行无菌技术操作,减少感染机会。插管导芯经高压灭菌后使用。气管插管、吸痰管等一次性物品,随用随弃。

(4)院内感染的隔离控制:当发生院内感染时,将患儿放置单独病室或相对隔离区,用物专人专用,护理人员相对固定,隔离区做明显标志,根据不同细菌定植情况采取不同隔离措施。

(5)合理使用抗生素:耐药菌株是目前院内感染的重要致病菌,由于广谱抗生素的长期应用,导致耐药菌株的增加和繁殖,发生菌群失调而继发感染。合理使用抗生素,可降低院内感染的发生。

(6)感染专职人员定期到现场督促检查和指导。

(7)每月进行 1 次环境卫生学监测:包括空气、物体表面和工作人员手及消毒灭菌液的检测等。

(8)加强病区和设备的消毒和管理。

第五节 危重新生儿的监护和处理

一、全面监护

通过各种无创和有创的监测对 NICU 的患儿进行生命体征的监护,维持生命体征稳定。对于生命体征不稳定的危重患儿给予无创持续心率、呼吸、血压监测和经皮血氧饱和度监测。对于病情极危重的患儿可采取侵入式外周动脉或脐动脉插管持续监测血压和血流动力学,采取不同措施,确保患儿平均动脉压稳定,维持重要器官功能。同时亦包括一般的监测,如每日测体重、记出入量、测体温、观察患儿的病情变化。

二、危重新生儿的处理

维持重要器官功能,包括呼吸机治疗替代肺功能,血液透析替代肾功能,全静脉营养替代胃、肠功能等。

(一)呼吸管理

1.积极纠正呼吸衰竭

对于 I 型呼衰,有自主呼吸的患儿给予鼻塞式持续气道正压给氧(continuous positive airway pressure,CPAP),此方法经济、方便、并发症少,联合肺表面活性物质(pulmonary surfactant,PS)治疗。

2.特殊呼吸治疗技术

包括高频通气(high frequency ventilation,HFV)、一氧化氮(NO)吸入、液体通气及体外膜氧合作用(extracorporeal membrane oxygenation,ECMO,简称膜肺)治疗。常规呼吸机治疗失败的患儿可以用 HFV。对于肺部疾病可逆,但氧合指数>40 并持续 4 小时以上的呼吸衰竭,可采用 ECMO。但因其侵袭性大、费用昂贵,限制了临床应用。目前 HFV 联合应用 PS、NO 吸入已成功用于治疗 NRDS、PPHN 重症患儿,部分取代 ECMO 治疗肺发育不良所致重症呼吸衰竭。

(二)肾脏替代治疗

包括血液透析、腹膜透析、连续性肾脏替代(continuous renal replacement therapy,CRRT)。CRRT 是一种连续性血液净化技术,包括连续性血液滤过、血液透析滤过、缓慢连续超滤等,是近年发展的一项新的生命支持技术,可用于各种血液内环境紊乱的治疗。

(三)营养供给

胃肠道喂养与静脉营养相结合。对于极低、超低出生体重儿在无胃肠道并发症的情况下,尽早进行胃肠道喂养,促进胃肠道发育。

(四)保护脑功能

危重新生儿在抢救过程中应注意保护脑功能,保证脑灌注,稳定期后给予营养脑细胞治疗,减少神经系统后遗症。建立随访制度,对于高危儿定期检查,早期发现生长发育、智力、听力、视力障碍,早期干预,提高生命质量。

第六节　危重新生儿转运

新生儿转运不是简单的运送过程,而是一项连续监护治疗的复杂工程,相当于一个流动的新生儿重症监护病房(NICU)。为保证患儿转运的成功率,需要有高水平的新生儿重症监护病房作为后盾,同时中心必须具备高素质的转运队伍且能及时对患儿进行院前评估和急救。自20世纪80年代以来,随着我国新生儿重症监护病房和区域性新生儿转运网络的建立,危重新生儿转运工作逐渐得到完善,提高了医疗水平欠缺或较差地区的新生儿存活率,也使新生儿抢救资源得到有效利用。安全、成功的危重新生儿转运工作很重要,故转运前应对其转运方式,转运指征、转运用品及转运方法等进行充分了解。

一、转运前的判断与准备

(一)转运方式的选择

新生儿转运的转运模式主要分为:一是陆运(救护车);二是空运;三是海运(其速度太慢,除特殊情况外不应用)。转运模式的选择主要取决于地理条件、天气、患儿状况、安全和成本等。当前我国空运开展较少,基本以陆运为主。转运分类主要分为五种:

(1)产房内转运。

(2)科室间的转运。

(3)从求助单位到中心医院的转运。

(4)从中心医院到求助单位的转运。

(5)因危机事件大量移动当地人口的转运。

我国的新生儿转运一般是从求助单位到中心医院的转运,个别大型医院还有产房内及科室间的转运。从是否中心医院转运队伍参与的转运过程又可分为主动转运和被动转运。相对而言,主动转运过程由专业新生儿转运团队承担,并且有先进的设备和娴熟的技术,故转运成功率较高。目前比较推荐此种转运。

(二)转运指征的判断

患儿是否需要转运应结合患儿病情情况和下级单位的医疗条件来综合判断。每个区域医疗条件的差异致使患儿转运指征也有所不同。目前一般推荐高危孕妇的围产转运,即妊娠期有某种致病因素可能危害孕妇或胎儿时,在分娩之前就给予转运到围产医学中心。因孕妇可为胎儿提供良好的转运环境,故高危孕妇的围产转运可明显减少转运风险,提高危重患儿的抢救成功率。但由于分娩危重患儿的难预料性和生后新生儿的再发病,致使新生儿转运的必要性。当前有人报道对于危重新生儿的绝对转运指征主要有以下4条:

(1)出生体质量小于1500g。

(2)进行性呼吸困难。

(3)窒息复苏后仍处于危重状态。

(4)需立即手术或危及生命的先天畸形。

但随着地区医疗条件的提高,其转运指征也在不断变化,应由医生根据自身医疗条件和患儿病情来判断是否转运。故转运指征仅做参考。

(三)转运人员的分配及设备、用品的准备

1.转运人员

为保证转运安全,除司机外,至少有 2 名能熟练掌握各种急救技术和较强交际能力的医务人员组成。一般由一位医生和一位护士组成,护士要求有 3 年以上的新生儿重症监护护理经历;医生应由从事新生儿专科 2 年以上住院医生经历,并且熟练掌握如下技术:

(1)周围静脉通路的建立。

(2)气管插管,气囊加压通气,CPAP 及机械通气技术。

(3)外科急诊问题的处理如气胸、膈疝等。

(4)内科急诊治疗如窒息复苏、抽搐、休克等。

(5)熟悉急诊用药及纠正异常代谢。

(6)熟悉仪器设备的应用和数据评估。

此外转运医护人员应定期进行岗位培训考核,定期专业学习,不断地掌握新知识、新技术,提高医疗、护理水平,为危重新生儿能够得到及时有效地转运和救治提供有力地保证。

2.转运设备及用品

严格来说,为应对各种急救处理,转运设备越齐全越好,并且设备所需的电源需可同时应用电池电源和交流电源。但受转运对象及医院经济条件的限制,转运设备可根据患儿具体病情进行侧重选择,并且转运设备以轻质量、全功能为原则,以提高转运速度和安全性。目前推荐应用的转运设备主要有专用电话、专用救护车和急救箱。

专用救护车内应配有医用电源(自备充电电池和车载电源)、照明设备、转运暖箱、便捷式氧气瓶及吸引器、内置呼吸器、可移动呼吸机、多功能监护仪、多个输液泵、穿刺包、隔离衣、各种辅助管道及记录单等。

急救箱内应包括喉镜、各种型号气管插管、复苏囊、面罩、吸痰管、胃管、手套、注射器、针头、纱布、胶布绷带、消毒用品、听诊器、温度计、手电筒、各种急救药品等。

(四)转运处置前的准备

1.求助单位的准备:

(1)准备患儿病史、查体及病程记录,并填写好一切转运所需记录单。

(2)准备患儿化验、影像等相关检查资料。

(3)准备母亲妊娠、分娩史记录及母亲相关检查,若有条件可备胎盘供检查。

(4)事先病情评估,以医院现有条件尽力稳定患儿病情,待转运团队到来。

(5)与家属适当沟通并取得家属初步同意。

2.转运小组准备

(1)检查所需转运设备及用品是否齐全、功能是否良好,必要时可与求助医生联系,了解患儿病情后准备相关设备及用品,尽量减轻转运负载,提高转运速度及安全,准备工作应在 10～20 分钟内完成并出发。

(2)随时与求助单位和接诊单位联系,并出发前和转运之前均告知对方医院估计到达所需时间。

(3)建立新生儿转运评分系统,根据生命体征、血糖、血气等制订评分表,以备在转运整个过程对患儿状况进行评估。

(4)转运前再次与家属沟通,抚慰家属和解释患儿转运病情的必要性及转运风险等,并取得家属签字同意。

3.接诊单位准备

随时与转运小组及求助单位电话联系,了解患儿病情变化及到达时所需处理,给予相应准备,如是否需要机械通气、是否需要换血、是否需要输血及是否需要光疗等。

二、转运处置

(一)稳定病情的处置

转运小组到达后,医务人员可运用 STABLE(血糖、体温、呼吸、血压、实验室指标、家属情感工作)技术、监护技术、新生儿危重评分法、临床症状等评价患儿病情并及时进行稳定病情的处理。其处理以节约时间、避免途中再次紧急处理为原则。

1.内科急救处理

(1)血氧维持:患儿若有呼吸困难和青紫,应清理呼吸道分泌物,给予鼻导管或面罩供氧至经皮血氧饱和度或氧分压明显改善。若上述供氧下,呼吸困难不能改善,并血气分析 $PaO_2 <$ 50mmHg(6.67kPa),可试用 CPAP 通气或气管插管戴囊吸氧。以上措施仍不能改善血氧,应立即给予气管插管机械通气治疗,其治疗指征:CPAP 通气或戴囊吸氧失败;反复呼吸暂停并内科治疗无效者;$PaCO_2 >$ 60mmHg(8kPa)和(或)$PaO_2 <$ 50mmHg(6.67kPa)。

但是需呼吸支持治疗的应特别注意:①对预测途中需气管插管的,应在离开当地医院之前作气管插管,以避免在途中进行这一操作;②有条件者隔半小时测血气一次,尽量在出发前或到达后检测血气;③严密注意生命体征变化,若有人机对抗,给予肌松药以防气胸发生;④固定仪器,减少或避免颠簸,以防脱管等。

对于确诊 RDS 的患儿,转运前应尽早在基层医院使用 PS,可稳定早产儿气道,保证转运质量,改善早产儿临床症状,缩短氧疗时间、机械通气时间和住院天数,避免到达接诊医院时过晚抢救,但同时应注意转运途中呼吸机参数的调节,以免出现气漏等情况。

(2)输液通路建立:由于患儿病情危重和路途颠簸,需建立牢靠的输液通道;一般采用周围静脉穿刺,给予静脉留置针;特殊情况下可用中心静脉置管或脐血管插管。

(3)血流动力学稳定:低血压或休克时,首先要保持正常体温和心肺功能稳定;扩容治疗,可用生理盐水 20mL/kg 于 10～30 分钟给人,并可多次给人,每小时最大量不能超过 60mL/kg;有条件者也可用清蛋白或血液等体液治疗,但有血管性损伤者应慎用;必要时可用儿茶酚胺类药物强心升压治疗。对于高血压时可给予呋塞米 1～2mg/kg 及降压药物治疗。

（4）体温维持：给予持续肤温及环境温度监测，确保维持体温在 36℃～37℃ 的最佳环境温度；对此适当保暖最为关键，可将患儿放置在远红外床上或暖箱中，既方便抢救又可保暖。一般暖箱根据患儿体重设定不同的温度：＜1000g 为 36℃～35℃，1000～1500g 为 35℃～34℃，1500～2500g 为 34℃～33℃，＞2500g 为 33℃～32℃。若患儿体温低（低于 36℃）必须纠正，应在 1 小时内逐步提高环境温度。

若气候寒冷，患儿体温不易维持正常，可用棉被、保暖材料包裹患儿或加用热水袋于暖箱内，但要防止烫伤。在复温过程中要监护血压，避免复温过快，引起低血压。

对于缺氧缺血性脑病（HIE），应给与亚低温治疗，其保脑有较好疗效，且预后较好。其目标温度：体温 32℃～34℃，头温 34℃～35℃。

（5）内环境稳定：①低血糖：到达当地医院后，首先采集患儿血糖，确保患儿血糖维持在 2.2～7.0mmol/L，若血糖低于 2.2mmol/L 者，可用 10% 葡萄糖 2mL/kg，以 1mL/min 的速度静脉推注，然后用 10% 葡萄糖以每分钟 5～8mg/kg 的速度静点为宜，可逐渐调整浓度或速度至能维持血糖正常。早产儿速度适当减慢。②酸碱及离子稳定：严重代谢性酸碱紊乱分别用碳酸氢钠半量纠酸和精氨酸治疗；呼吸性酸碱紊乱分别需吸痰或人工通气治疗；离子紊乱给予对症处理。③黄疸处理：转运过程中给予暖箱内持续光照治疗；达到换血要求者，立即与接诊医院联系以准备血源和换血准备，待转运到达后立即换血处理。

（6）严重贫血：患儿存在贫血时当地医院应在转运小组到达前完成配血工作。严重贫血者需要输血。母子血型不合溶血病用 O 型血细胞加 AB 型血浆。

（7）排空胃部：腹胀明显者，转运前应置胃管排空胃内容物以防止转运途中因颠簸引起呕吐和吸入；有胃肠道梗阻或需空中转运者需常规留置胃肠减压管。

（8）抗生素应用：相对而言，抗生素的应用一般不是急救处理，可在到达接诊医院后按需要给予；但对确诊有严重感染或败血症的新生儿需先用广谱抗生素治疗，并到达接诊医院后给予病原学培养和药敏试验，并更换敏感抗生素治疗。

2.外科急救处理

（1）气胸：首先应吸氧、镇静、严密监护；严重窘迫者需立即胸腔穿刺排气，必要时胸腔闭式引流。对于持续性血气胸者，还要止血和维持血流动力学稳定处理，待转运后进一步开胸处理。

（2）上呼吸道畸形：可暂用口咽管或气管插管维持呼吸道通畅，维持血氧。

（3）先天性膈疝：疑有膈疝患儿立即置口胃管引流，反复吸引。存在通气障碍者，必需气管插管进行人工通气，禁用面罩通气，以防胸腔内胃肠道扩张，加重对肺脏和纵隔的压迫。但尽可能不作正压通气，以保持足够的氧合并避免酸中毒，防止并发新生儿持续肺动脉高压症。若青紫进行性加重，氧分压进行性下降，则需用正压通气，采用频率相对较高，压力相对较低（＜30cmH$_2$O）的方法通气，并给予充分的镇静，必要时用肌松剂，以防人机对抗并发气胸。

（4）食管闭锁和食管气管瘘：立即禁食，置患儿于右侧卧位，头部抬高 45 度，插入胃管至食管盲端，反复吸引以避免吸入。清理呼吸道，尽可能不作面罩或正压玉通气以免胃肠道过度扩张。

（5）脐膨出或腹裂：立即置胃管引流，膨出的内脏用无菌温湿生理盐水纱布覆盖，外用消毒塑料袋包裹腹部，可防止失热和不显性失水，需特别注意保暖和建立静脉通道补液，并要注意外露的肠段受压或扭转。同时应检查是否有其他系统畸形同时存在。

（6）严重腹胀：应禁食，置胃管和引流管，反复吸引胃肠内容物，以缓解腹胀，待转运后查找原因做进一步处理。对消化道穿孔腹胀明显患儿应行剑突下穿刺抽气以减轻腹压，缓解呼吸困难。

（7）脊髓膜膨出：用无菌温湿生理盐水纱布和消毒塑料袋覆盖，避免与尿液、粪便接触；避免患儿振荡和扭曲。

（8）青紫型先天性心脏病：依赖动脉导管开放而存活的青紫型先天性心脏病患儿，需用前列腺素 E（PGE₁）维持动脉导管开放。对心功能尚可的患儿，可屈曲下肢增加回心血量和氧合。并在转运前往往需作预防性气管插管。

(二)转运途中处置

（1）转运途中应严密监测患儿生命体征，尤其是体温、血氧。置患儿于暖箱中，维持皮肤温度在 36℃～37℃。

（2）尽量减少颠簸，以防血流不稳、呕吐、窒息及仪器脱落等，尤其是气管插管机械通气者，可因震动、颠簸出现脱管或插管深入等，应随时注意。

（3）尽量减少噪声，如控制噪声源和戴耳套等，以保护听力和应激反应等。

（4）随时保持呼吸道通畅，维持血氧稳定，必要时每隔半小时吸痰或清理呼吸道分泌物一次。

（5）随时监测血糖，若无用药，可给予 5%～10% 葡萄糖持续静点。

（6）随时与接诊医院联系，以做好相应准备，如是否需要持续机械通气、是否需要输血、换血及光疗等。

（7）注意仪器故障可能。

（8）此外应严密观察患儿状况，若有其他变化，应及时给予以上对症处置。

三、转运结束后的处理

(一)转运结束处置

到达接诊单位后应立即向主管医生汇报患儿状况及转运经过，递交转运相关记录单。给予生命体征监护及进一步处置，评价转运质量。通知求助单位和家属，患儿已安全到达。清理转运物品，做好转运记录。

(二)转运评估

为不断改善转运质量，在每次转运结束后应给予总结分析，尤其是转运时，应寻找转运存在问题，并在科室内讨论、总结经验教训。根据新生儿转运评分表，客观地评估转运质量。积极与求助医院交流，定期培训，提高医疗质量。

第七节　新生儿体温调节与保暖

一、新生儿体温调节特点

新生儿体温分为深部温度和表层温度。

深部温度：新生儿常用直肠温度（测温探头深度 4cm）作为深部体温的代表。正常范围为 35.5℃～37.5℃。低于 35℃ 为低体温。成人亦常用腋窝温度，由于它是从深部温度传递来的，一般比直肠温度低 0.5℃～0.8℃。因为新生儿腋窝温度受腋窝周围棕色脂肪产热的附加影响，产热程度不同，腋窝温度可低、高或等于直肠温度，并不能准确代表深部温度。皮肤温度：皮肤是机体表层的最外层，它们的温度都低于深部温度。各部位的皮肤温度差异很大，四肢末梢温度最低，接近躯干和头部逐渐稍高，受环境和被服的影响。并随环境温度的高低而升降，可使失热量增加或减少，具有调节体温的作用。

（一）产热特点

机体产热包括以下几部分：

1.基础代谢产热

正常人的基础代谢率很稳定，但小儿高于成人，新生儿又高于儿童。正常新生儿 SMR 约占总产热量的 80％。在正常情况下，基础代谢所产生的热量高于维持体温的需要，剩余的热量经体表放散于体外。如果完全保持在体内而不放散，将使体温每小时升高约 1℃。虽然环境温度降低时，皮肤血管收缩，减少体热的丧失量，对于保持体温，使之减轻或免于下降有一定作用。但环境温度降低并不能使基础代谢率（产热）增高，而且体温降低反而会使之下降，所以基础代谢产热并无调节体温的作用。

2.食物的特殊动力作用

进食后，虽然在安静状态下，机体的产热量也比进食前增加约 6％～10％，称为食物特殊动力作用。主要是由食物中的蛋白质引起，牛奶大于母奶。静脉滴注氨基酸或蛋白水解物同样出现上述现象。由此产生的过多热量从体表发散体外。食物的特殊动力作用与摄入蛋白质后所吸收的氨基酸在肝脏代谢消耗能量有关，不受环境温度的影响。无调节体温的作用。

3.肌肉活动产热

产热量与肌肉活动的强度成正比。新生儿肌肉活动较少，多发生在啼哭时。早产儿肌肉活动更少。这种在基础代谢之外，由于肌肉活动所产生的过多热量，一般由体表放散体外，不具有调节体温的作用。但在寒冷环境中，为抵御寒冷，成人采取的踏步或跑动，婴儿哭闹不安和肢体活动增加，使代谢率和产热增加，也具有一定的调节体温的作用，属于行为性体温调节的一部分。然而对婴儿所起的作用很小。

4.额外产热

是指在寒冷环境下，机体为补偿增加的失热、保持产热与失热的平衡和维护体温所额外产生的热量。是在冷应激时，机体增加产热和减少失热，进行体温调节的两大方式之一。一般都协同发生，以增加保温效果。

(1)肌肉活动产热:已见上述,所起的作用很小。

(2)寒战产热:是指在寒冷环境中,骨骼肌发生不随意的节律性收缩(寒战)所产生的热量。寒战时不做外功,但产热量很高,代谢率可增加4～5倍,是成人额外产热的最重要的方式,在环境温度低到23℃时即出现寒战。但新生儿在冷应激时很少出现寒战,足月儿仅在环境温度很低时(15℃)才出现寒战,早产儿则不出现寒战。随着日龄的增长,寒战产热能力逐渐增强。

(3)非寒战产热(化学产热):是指在寒冷环境中,棕色脂肪(BAT)所产生的热量,是新生儿额外产热的最重要的方式。棕色脂肪在胎龄26～30周开始出现,逐渐增多,但在足月时仍未发育完全,生后2～3周内,在数量和细胞大小方面继续发育。在3～6个月内对冷应激的产热反应最强。以后棕色脂肪及其产热反应逐渐减少和减弱。后者发生的早晚与环境温度有关,如果环境温度较低,则BAT及其产热反应的存在时间较长;若环境温暖,则减少和减弱的发生较早,但环境温度再降低,该产热反应又可逐渐恢复。随着BAT产热反应的降低,寒战产热逐渐增强。

棕色脂肪组织和白色脂肪组织都是储存脂肪的主要场所,但其分布部位、细胞形态和功能都明显不同。

1)白色脂肪:其功能是储存脂肪(脂库)和提供温度绝缘(皮下脂肪)以减少失热。主要分布在皮下、肠系膜和大网膜,呈黄色。白色脂肪细胞为圆形,其中含有一个大脂滴,细胞质被挤压成一薄层包裹着脂滴。细胞核也被压成扁平卵圆形,位于细胞的一侧。脂库中的脂经常有一部分分解成脂肪酸和甘油释出到血液循环,称为脂肪动员,运送到各组织器官氧化和供给能量。脂肪动员的程度决定于机体生理活动对能量的需要。

2)棕色脂肪:主要存在于新生儿及幼婴时期。除储存脂肪外,还具有在局部氧化脂肪酸和产热的功能,以补偿失热和维护体温。但这种额外产热量的增加是否能防止体温下降,决定于BAT产热能力高低和失热量大小的相对平衡。

BAT的含量和分布部位:BAT约占体重的2%～6%。早产儿胎龄越小,含量越少。主要分布在颈项部、肩胛间、腋窝、心肾和大血管周围,呈浅红黄色。BAT富含交感神经末梢和毛细血管。血运丰富,其血流量可高达心输出量的1/4,所产生的热量通过血液循环输送到全身。此外,颈项部和肩胛间BAT与脊柱的静脉丛连接,部分静脉血流向包围着脊髓的脊椎内静脉丛,影响脊髓的温度,对非寒战和寒战产热的调节有重要作用。棕色脂肪细胞的形态:棕色脂肪细胞小于白色脂肪细胞,形态不太规则,细胞核近于中央,周围有很多小脂肪滴,在脂滴之间有很多线粒体,后者又富含细胞色素。

产热机制:在寒冷环境中,在体温中枢的作用下,交感神经兴奋,BAT中的交感神经末梢释放去甲肾上腺素,作用于棕色脂肪细胞膜上的β-肾上腺素能受体,使膜上的腺苷酸环化酶活性增高,再依次使细胞内ATP转化为cAMP,激活蛋白激酶,激活脂肪酶,促使三酰甘油最后水解为脂肪酸和甘油,即脂肪动员。本过程与白色脂肪相同。但白色脂肪水解的脂肪酸和甘油释出到血液循环,而棕色脂肪除甘油释出到血液循环外,绝大部分脂肪酸在局部氧化和产热能,仅约10%进入血液循环,与白色脂肪的单纯脂库作用不同。在棕色脂肪细胞内,脂肪酸首先与辅酶A合成脂酰辅酶A。然后被转入线粒体内,在基液中经过多次β-氧化,分解为乙酰辅酶A,进入三羧酸循环氧化。各阶段脱出的氢通过线粒体内膜上由多种酶和辅酶(递氢体或递电子体)所组成的电子传递系统(呼吸链)逐步传递(递氢或递电子)和释放能量,最后与氧结合生成水。该过程与一般细胞相同。但在一般细胞产生的总能量中,50%以上转化为热量,用于加温机体及维持体温和放散体外,其余不足50%通过偶联磷酸化(氧化磷酸化的偶联),使ADP磷酸化为ATP,将能量载荷于ATP,为细胞的生理活动提供能量。由于棕色脂肪细胞线粒体内膜存在产热酶或称解联蛋白(UCP),具有对氧化磷酸化的解联作用,使ATP生成减少,因而能量乃以热能的形式放出,产热量大大增加。据报道解离出来的游离脂肪酸及其生成的脂酰辅酶A对产热酶的活性有促进作用,而ATP则具有抑制作用。

影响棕色脂肪产热的因素:早产儿胎龄越小,BAT越少,产热和耐受寒冷的能力越差,易于发生低体温。充足的热量供应可补充消耗的能源和维持能源储备,提供产热代谢的底物,是维持棕色脂肪产热能力的关键。在寒冷环境下,若进食不足,BAT在3~4天内即耗竭,早产儿则发生更早。严重的颅脑疾患使体温调节和能源物质的动员发生障碍,虽然能源储备不缺乏,亦可致低体温。能源物质的氧化产能是绝对需氧的反应,即或能源储备充足,由于缺氧也会使氧化产能和供热发生障碍,导致低体温。而在一般细胞因为线粒体生成ATP减少,还会发生严重的病理生理变化,例如缺血缺氧性脑病时。

(二)散热特点

在机体产生的热量中,一部分用于加温机体达到一定的体温,所需热量称为储存热量,另一部分用于补偿失热,以维持正常体温。

1.热量从机体深部向表层的传递

机体深部温度高于表层(皮肤)温度,从里到表存在着温度梯度,称为内部温度梯度。新生儿特别是早产儿的体表面积相对较大,向体表传递从而向体外发散的热量也相对大于成人(按体表面积/单位体重(kg)计明显高于成人),易于失热。热传递综合系数主要决定于:①机体表层特别是皮下脂肪层的厚度(提供热绝缘):表层越厚(薄),热绝缘性越强(差),热传导越少(多)。新生儿特别是早产儿皮层较薄,皮下脂肪较少,绝缘性差,易于失热。②从深部到表层的血流速度:由于新生儿躯体半径很小,循环血流从深部到达体表的对流热传递速度快于成人,加之新生儿皮肤血流更丰富,易于失热。③皮肤血流量:皮肤温度与局部血流量密切相关,凡能影响皮肤血管舒缩的因素都能改变皮肤血流量及其温度。因此皮肤温度和热绝缘决定于皮肤血流量,后者由体温调节中枢通过交感神经进行调节。在寒冷环境中或者体温降低,皮肤血管收缩,血流量减少,皮肤温度降低,而绝缘性增强,向体外失热减少。但新生儿的皮肤绝缘性差,效果不大。例如体重4kg婴儿的组织最大绝缘为成人的1/3,而1kg的早产儿仅为1/5。当环境温度或体温增高,则皮肤血管舒张,血流量增加,皮肤温度升高,而绝缘性降低,向体外失热增加。

对于产热障碍的新生儿,冷伤患儿进行外加温(即箱温或温水浴高于体温)的复温治疗时,由于新生儿的上述特点,提高的箱温或水温通过传导和经皮肤被加温的血液回流,可以使低体温较快恢复正常。

2.热量从体表向周围环境的放散

主要是通过传导、对流、辐射和蒸发,少量通过大小便将热量散发到体外。

(1)传导失热:是指热量从皮肤传导给皮肤直接接触的物体如床垫、被服等。由于这些物体都是热的不良导体,热绝缘性强,从此途径的失热量很小,仅占总产热量的 1%～3%,一般可忽略不计。

(2)对流失热:人体周围总是围绕一层静止的空气称为周围空气层。如果无风,其厚度约 4～8mm。体热不断地传导给周围空气层,后者受热膨胀,密度变得比附近较冷的空气小,乃向周围弥散移动;或者被流动的空气带走,体热就散失到空间。体表又与新移动过来的较冷空气进行热量交换。

(3)辐射失热:是指从皮肤表面以发射红外线的方式向周围物体散失的热量。与其他失热途径不同,辐射热传递并不需要任何介质,而是直接将热能传递给周围物体,与空气温度(室温、箱温)无关。发射红外线的多少与表面温度的高低相关。在临床工作中值得注意的是暖箱壁温度受箱温和室温的共同影响,箱壁温低于箱温,箱壁的外面温度更低于内面。室温越低,箱壁温也越低,皮温—箱壁温差增大,辐射失热增多。由于双壁暖箱内层壁或隔热罩被暖箱的温暖空气对流加温到箱温,辐射失热大大减少,又不妨碍对患儿的观察。包裹也可减少辐射失热(包括对流失热),进一步调低箱温仍能保持被服内小环境于适中温度。但是产热障碍的低体温患儿特别是早产儿,虽然包裹使失热减少,由于自身产热很少,其体温仍难以回升,该过程称为温室效应。

(4)蒸发失热:分为不显性蒸发失热和显性蒸发(出汗)失热。

1)不显性蒸发失热:是指伴随皮肤和呼吸道的不显性失水(IWL)所散失的热量。IWL 为体液的水分直接透出皮肤和呼吸道黏膜而尚未形成水滴前蒸发掉的水分。每蒸发 1g 水可消耗热量 0.58kcal(2.43kJ)。所以蒸发失热量(He)＝IWL(g)×0.58kcal(或 2.43kJ)。在适中环境温度下,不显性蒸发失热约占总失热量的 20%～25%,不受体温调节中枢的控制,而是决定于人体周围空气层(或呼出气)与该层外空气(或吸入气)的水蒸气分压差。室内或箱内空气的水蒸气分压越低(高),即湿度越低(高),不显性失水和蒸发失热越多(少)。体温、箱温增高或应用辐射保温台均可使不显性失水和蒸发失热增加。新生儿体表面积相对较大,皮层薄,对水的通透性大,不显性失水和蒸发失热相对大于儿童和成人,早产儿更为显著。

2)显性蒸发(出汗)失热:出汗受环境温度影响,当环境温度升高,传导、辐射、对流失热逐渐减少,达 30℃±1℃时开始出汗;等于皮温时,该三项失热等于零;若高于皮温时,反而将从上述三个途径吸收热(外加温)。在后两种情况下,出汗就成为机体散热的唯一途径。此外,环境温度增高时,出汗发生得早,量大。风速大时,汗液易蒸发,散热快,汗量减少。

新生儿出生时汗腺数目已达成人水平,终生不变,所以单位面积皮肤的汗腺密度高于成人,但汗腺的发育尚未完全成熟。引起足月儿出汗的环境温度约 32℃,高于成人。日龄大于 1 周后稍降低。但足月儿出汗多发生在啼哭时,出汗部位多限于前额部,随着日龄的增长,胸部、上肢、其他尾端部位皮肤才相继可以出汗。早产儿很少出汗,胎龄小于 32 周则不能出汗。但出生 12 周后都可以出汗。由于新生儿出汗能力差,在环境温度增高时易于发热。

(三)新生儿出生后的体温变化

胎儿浸在子宫内的羊水中,处于温暖湿润的适中环境温度,直肠温度约 37.5℃～37.8℃,娩出时过渡到寒冷干燥的环境中,环境温度从子宫内的 37℃骤降到分娩室的 23℃～25℃,或更低,下降幅度达 10℃以上。通过蒸发、辐射、对流大量失热,如果床垫较冷则传导失热亦明显增多。虽然出生后棕色脂肪产热显著增高，也难以补偿如此大量的失热。若不即刻采取保温措施，短时间内直肠温度以 0.3℃/分钟的速度下降，半小时可降低 2℃～3℃，早产儿会更多。

新生儿产热能力受一些因素影响，例如缺氧、颅脑损伤或麻醉等均可使产热反应降低；在窒息复苏时，应用较冷和干燥的氧气进行气囊通气将增加对流和蒸发失热；都要加以重视。为减少失热，新生儿娩出后即刻擦干皮肤，头发不易擦干，可戴绒帽以减少失热，用温暖的毯子或被包裹。若需要复苏或其他处置，应在辐射保温台上进行。然后放置暖箱内，待体温恢复正常和稳定后，移出箱外。早产儿和疾病儿则根据情况决定。亦可将新生儿擦干后置于母亲怀里，借母亲体温供暖，效果亦佳。从分娩室转送到婴儿室或新生儿病室的过程中要注意保温，用能保温和继续治疗的转运车更佳。

(四)体温调节

人体在体温调节中枢的控制下，在一定的环境温度范围内，通过增减产热量和失热量，并维持其动态平衡，使体温经常保持在正常范围内。这是人体调节体温的主要方式，称为自主性体温调节。此外，人体在不同温度环境中，为了保温或降温所采取的姿势、行为和其他措施也具有辅助的调节体温的作用，以减轻自主性体温调节的负担，称为行为性体温调节。体温调节机构包括温度感受器、体温调节中枢和效应器。

1.温度感受器

分为外周温度感受器和中枢温度感受器。前者为游离的神经末梢，后者为神经元。温度感受器又分为冷感受器和热感受器。

(1)外周温度感受器：包括体表（皮肤、黏膜）和深部（主要是腹膜腔壁、腹腔内脏和上腹部及胸腔大静脉）的温度感受器。当局部温度降低时，冷感受器兴奋，反之，热感受器兴奋。在皮肤以冷感受器在数量上占优势，特别是面部。深部温度感受器所处的环境温度（体核温度）与皮肤不同，但是与皮肤温度感受器相似，都是以感受冷刺激为主，即主要是预防低体温。

(2)中枢性温度感受器：为中枢神经系统内对温度变化敏感的神经元。在视前区一下丘脑前部、脑干网状结构和脊髓存在温度感受器（中枢性温度敏感神经元）。以前者和后者的敏感性更强。分为热敏感神经元和冷敏感神经元。在视前区一下丘脑前部以热敏感神经元在数量上占优势。各处的温度感受器感受体表和体内深部温度的变化，将温度信息多途径地传入体温调节中枢，进行负反馈体温调节。

2.体温调节中枢(控制系统)

虽然从脊髓到大脑皮质的整个中枢神经系统都存在调节体温的中枢结构，但是最重要的体温调节中枢位于下丘脑。在冷或热的情况下，外周的冷、热感受器感受并发放冲动，然而体温的调节都是通过下丘脑进行的。视前区和下丘脑前部是中枢性温度敏感神经元的高级存在部位。下丘脑后部是将各部位温度感受器包括中枢性温度敏感神经元等多途径传入的温度信息进行整合（综合反应）和向效应器发出增减产热和失热的指令性信息的主要部位，下丘脑对体温的调节是通过调定点方式进行的。下丘脑的体温调节中枢类似恒温箱的控温仪，调定点温度就像控温仪的设定温度。体温调节中枢是按照设定的调定点温度进行体温调节的。调定点温度的高低决定体温的水平。

3.效应器

接受体温调节中枢传出的多途径指令性信息,增减产热和失热。①产热:行为性肌肉随意活动(躯体神经支配)、寒战(躯体神经支配)和棕色脂肪产热(交感神经支配)。②失热:调节血管的舒缩以增减皮肤血流量、皮温及对流、辐射和传导失热和促进汗腺活动及出汗(都由交感神经支配)。

二、判断新生儿体温调节状态的简易方法

(一)检测指标

1.直肠温度

直肠温度(T_R)(测温探头深度 4cm)代表机体的深部温度,可据以推测机体储存热量的程度(即加温机体达到一定体温所需的热量),作为判断产热与失热平衡状态的指标,但不能表示产热或失热的各自程度。

2.腋温-直肠温差

产热程度即机体能量代谢率(产热率),耗氧量与其呈正相关,故常用耗氧量表示之。由于后者的测定需要一定的仪器设备,而且测定方法和计算比较复杂费时,不适合临床的紧急需要。根据新生儿存在棕色脂肪及其生理和病理生理特点,以腋温-直肠温差作为棕色脂肪(BAT)产热程度的指标。腋窝温度是由机体深部温度传递过来的,正常成人腋窝温度比直肠温度低 0.5℃~0.8℃~。而新生儿(包括幼婴)存在棕色脂肪,在冷应激情况下可在该组织内氧化产热,使局部温度升高,并将热量输送到全身,以补偿失热,避免体温下降,是新生儿额外产热的基本方式。腋窝是 BAT 的主要分布部位之一。腋窝周围的棕色脂肪垫类似电热垫,由于产热高低的不同,对局部的加温多少不等,因此腋窝温度可低于、等于或高于直肠温度。例如在适中环境温度时 BAT 不产热或产热很少,腋窝温度<直肠温度。冷应激时 BAT 产热增加,腋窝温度≥直肠温度。所以根据腋温与直肠温差可估量 BAT 的产热程度。测量腋温和直肠温度最好用数字体温计,同时或紧接着进行。腋窝要密封良好。测温度时间 10 分钟,至温度不再上升时读数。

3.皮温-环境温差

皮温-环境温差作为判断辐射和对流失热程度的指标。失热通过辐射、对流、传导和蒸发等途径,并受多种因素影响,计算很复杂,不便于临床应用;也很难用一个简单的指标表示所有途径失热的总情况。

(二)临床应用

1.适中环境温度的选择

并无普遍适用的适中环境温度,随成人、儿童、新生儿及其胎龄、日龄、体重而异。裸体成人一般为 28℃~31℃(安静、无风、相对湿度 50%,下同),足月新生儿约为 32℃~34℃,早产儿约为 33℃~35℃,甚至可达 36℃~37℃。适中环境温度能够减少辐射和对流等失热,使机体的代谢率(产热率)最低,可维持新生儿正常体温的环境温度(暖箱温度)。新生儿的适中环境温度明显高于成人,而早产儿又高于足月儿。穿衣服的成人和包被的新生儿,由于被服的热绝缘作用使失热减少,被服外所需的适中环境温度较低,一般约 24℃,随被服的厚薄和质地而异。但被服与皮肤间的小环境温度仍然与裸体时的适中环境温度相近。因为存在上述个体差

异,一般可结合新生儿的胎龄、日龄、体重先给予适用的适中环境温度,再按下述方法进行监护调整,以达到适合该新生儿的适中环境温度。

腹壁温度与耗氧量(表示机体代谢率的指标)密切相关。当腹壁温度36.5℃时,耗氧量(机体代谢率)最低,该时的环境温度也是适中环境温度。临床常将测温探头(热敏电阻)放置在腹壁上,设定腹壁温度为36.5℃,自动调控(伺服调控)箱温,稳定后的箱温即是适中环境温度。该测温探头可以感知不适宜的温度变化,并在直肠温度(机体的深部温度)发生变化之前即对箱温进行调控。

但是将新生儿置于单壁暖箱和双壁暖箱或加隔热罩的单壁暖箱中保温时,虽然都能维持正常体温,由于两者对于减少辐射失热的效果不同,其适中环境温度亦异。不同胎龄、日龄和体重的新生儿所需的适中环境温度也不同。

2.对新生儿冷伤体温调节状态变化的监护和调整治疗方案

当患儿产热障碍时,仅使箱温保持在适中环境温(高于体温)并不能使体温满意回升,体温达到箱温后即不再上升,甚至转而继续下降。必须首先进行外加温(即箱温或温水浴的温度高于体温),待体温恢复正常后,继续保温,即保持体温继续正常的环境温度。同时加强热量供应,以恢复能源储存和产热能力,后者是复温和保温取得成功的关键措施。

三、新生儿保暖

(一)分娩室、婴儿室及母婴同室温度管理的重要性

足月胎儿在宫内的体温虽比母亲高0.5℃(37.5℃~38℃)左右,但刚出生时,离开母体来到比母体温度低的外界环境,分娩的瞬间以及生后的短时间(1~2小时)内将迅速丢失大量体热。有资料报道,分娩室温度为23℃~25℃时,新生儿皮肤温度在每分钟下降可达0.3℃,直肠温下降0.1℃,导致新生儿在分娩室的短时间内体温下降2℃~3℃左右。

新生儿在分娩室内体温迅速下降与下列因素有关:①分娩室温度明显低于母体温度,婴儿皮温一环境温差增大,对流和辐射失热增加。分娩室温度越低,新生儿失热越多。②新生儿刚出生时体表覆盖羊水,蒸发失热增多,如此时不能立即擦干,可增加大量体热散失。③接触新生儿的床面或包被寒冷或未加温,传导失热增大。④分娩室房间风速较大,或初生婴儿放置在有对流风的位置,更增加对流失热。⑤初期处理或窒息复苏时暴露时间过长,或在婴儿室母婴同室使用凉的医疗、急救设施如寒冷的氧气、输液或检查器械等,均可导致初生婴儿体温恢复延迟或引起新生儿早期低体温。

(二)分娩室、婴儿室及母婴同室的温度管理

1.拭干与包裹

新生儿刚出生时由于体表有羊水,皮肤湿润,经蒸发、辐射、对流等散热方式可迅速丢失大量体热。有资料统计,于室温中,婴儿出生后皮肤湿润,体热丢失量可达0.42kJ(100cal)/(kg·min);而擦干皮肤后,体热丢失为0.34kJ(81.4cal)/(kg·min);擦干皮肤后再用温布包裹,体热丢失仅为0.16kJ(39cal)/(kg·min)。可见,生后擦干和温布包裹,是对初生婴儿保暖的重要措施。婴儿出生后立即用温暖的毛巾将羊水拭干,再用温暖的毯子(或布单)将新生儿包裹。以防止婴儿因全身皮肤暴露,通过蒸发、对流、辐射、传导等方式而增加失热,达到保暖和避免低体温发生。包裹婴儿应松紧适度,不应过度捆绑婴儿,以免限制其自主运动,降低肌

肉产热能力和增加呼吸困难的危险。

2.保持适宜的房间温度

分娩室、婴儿室或母婴同室的适宜室温对初生婴儿体温的维持至为重要。产房温度<21℃时,足月儿生后早期低体温的发生率明显增加。产房及婴儿室的温度应不低于25℃。

3.保持适宜的环境湿度

由于干燥的房间空气使婴儿不显性失水增加,从而增加失热。房间过湿在寒冷季节也影响体温稳定,因此产房保持适宜的环境湿度(50%~60%),以维持婴儿体温稳定。

4.低出生体重儿及窒息复苏婴儿的保暖

出生体重<1500g的极低出生体重儿或处于窒息复苏状态下的婴儿应在婴儿暖箱内或有辐射热的开放式抢救台,上进行保暖。

四、婴儿暖箱及辐射热保温台的应用

(一)婴儿暖箱及辐射热保温台的应用指征

新生儿保暖的最舒适而安全的方法是穿衣、包裹及睡在婴儿床上并覆盖棉被。对有以下指征婴儿应给予暖箱或辐射热保温台保暖:①需裸体观察或进行医疗、急救操作的婴儿;②出生体重<1500g的极低出生体重儿,这些婴儿要求较高的环境温度,在一般室温下可发生低体温。

(二)婴儿暖箱

1.功能

婴儿暖箱又称闭式暖箱,为早产儿或需要保温的新生儿提供一个空气净化、温度适宜的生态环境,其主要功能为:①保持适当环境温度,箱温可根据临床需要加以调节;②通过箱内水槽,保持适当湿度;③隔离作用;④密闭环境,可按需要供氧。

2.箱型及用法

根据箱温控制方式分为箱温控制型(箱温型,airmode)、腹温控制型(腹温型,bodymode)和箱温腹温双控制型。

(1)箱温型:此型暖箱对新生儿保暖的应用历史较久。应用时,置婴儿于有机玻璃罩内的床垫上。以电热器将箱内空气加温,风扇保持空气对流。工作人员可以通过暖箱的透明玻璃罩随时观察婴儿,并可以从旁门进行操作。暖箱温度用控温仪控制,由工作人员按婴儿的需要设定所需箱温。

(2)腹温型:此型与箱温型的区别是暖箱温度控制方法不同。将扁型测温探头(热敏电阻)放置在婴儿腹部皮肤上。由工作人员按婴儿需要设定婴儿所需皮肤温度(调定点)(一般为36.5℃),伺服调控电加热器使箱温升高,并维持婴儿皮肤温度于设定的皮肤温度。即箱温高低决定于达到和维持婴儿皮肤温度的需要。

3.应用婴儿暖箱的其他有关问题

(1)双壁暖箱和加隔热罩的单壁暖箱的辐射失热比单壁暖箱明显减少,可以增强保温效果。

(2)箱内空气的湿化:暖箱内装置热水槽,循环的空气经过水槽而被湿化。当用干燥氧气,且流量较高时,应先湿化然后输送入暖箱中。暖箱内空气湿度应维持在60%~80%为宜。过

高的空气湿度可增加细菌感染机会。

（3）供氧：可经侧壁输氧入口向暖箱输氧，也可应用 Veturi 装置，使暖箱内氧浓度维持在 24%～40%。给氧时应加强湿化并监测吸入氧浓度及婴儿血氧水平。

（4）暖箱内光疗：婴儿在暖箱内可同时接受光疗，光疗灯设在暖箱上面。因光疗放热，箱温常需要降低。

（5）监护仪的使用：危重婴儿在暖箱内应连续监测呼吸、心率、血压、体温及经皮或动脉血氧分压（或血氧饱和度）。

（6）暖箱不可放在阳光直射处，因为日光直接持续照射暖箱时，由于温室效应可使暖箱内的新生儿被加温，甚至可能发热。暖箱亦不可邻近冷窗，因为箱壁向窗玻璃辐射失热，使新生儿的辐射失热增多，而且箱壁温度也进一步降低。

（7）消毒：暖箱应保持清洁，使用前及每日应常规擦洗。湿化器（或热水槽）应用无菌水并每 24 小时更换一次，如培养出致病菌应彻底消毒。婴儿出箱应清洗、消毒。

（8）出箱标准：穿衣服的婴儿在箱温降低后能保持正常体温为出箱指征。

（三）辐射保温台

1.功能

辐射保温台又称新生儿抢救台是通过顶部装置的石英远红外管电热器产生辐射，给台上的裸体婴儿以热能。热能以辐射形式直接集中在下面台上。开放式辐射保温台除保暖的功能外，更适于做新生儿护理，尤其对新生儿危重症的急救和操作更为方便，是分娩室、新生儿室和新生儿监护中心必备设备之一。

2.箱型及用法

（1）温度控制：有 2 种类型。①输出量固定型（手控加热型），主要用来对需要复苏的新生儿提供温暖。此型不适于单纯为了护理的目的，若应用此型保温台的时间超过 5～10 分钟时即应有专人在台旁监测婴儿体温。②伺服调节型（伺服控温型），加热器的输出热量是通过固定在婴儿腹壁的测温探头（热能传感器）伺服调节完成的。温度传感器用于感知皮肤温度和根据设定的皮肤温度调控加热器输出热量。当婴儿体温达到设定的皮肤温度时，加热器输出热量由最高值降至 0。相反，当皮肤温度比设定温度低时，加热器输出量增加，由此来维持婴儿的正常体温。现代化的伺服调节系统能将婴儿腹壁温度控制在很小的范围内。

（2）皮肤温度传感器（测温探头）的放置：温度传感器置放于婴儿躯干的皮肤表面，常用部位是腹壁。温度传感器电极一定要与婴儿皮肤接触牢靠，在其上面贴盖隔热膜（带金属箔片的泡沫塑料小圆垫），以防止室温、空气流动及水分蒸发对的影响，可在婴儿上面盖一块透明塑料布以利保暖。

（3）报警：现代化的保温台其温度传感器所感受的温度和设定温度差＞0.5℃时，保温台发出报警。可能为以下几种场合：①传感器探头与皮肤脱开；②电极受潮，此时易发生过热。

第十六章　急危重症护理

第一节　多器官功能综合征

一、概述

多器官功能障碍综合征(MODS)是指在严重创伤、感染等原发病发生 24 小时后,机体序贯或同时发生的两个或两个以上脏器功能失常甚至衰竭的综合征。一般最先累及肺,其次累及肾、肝、心血管、中枢系统、胃肠道、免疫系统和凝血系统。多器官功能障碍综合征发病的特点是继发性、顺序性和进行性。

二、护理

(一)护理评估

1.病因

①各种外科感染引起的脓毒症。②严重的创伤、烧伤或大手术致失血、缺水。③各种原因引起的休克,心搏及呼吸骤停复苏后。④各种原因导致肢体、大面积的组织或器官缺血,再灌注损伤。⑤合并脏器坏死或感染的急腹症。⑥输血、输液、药物或机械通气。⑦某些疾病的患者更容易发生 MODS,如心脏、肝、肾的慢性疾病,糖尿病,免疫功能低下等。

2.症状和体征

①呼吸系统:急性起病,$PaO_2/FiO_2 \leqslant 26.7kPa$(无论是否有呼气末正压,即 PEEP),胸部 X 线片示双侧肺浸润,肺动脉楔压(PAWP)<18mmHg 或无左心房压力升高的证据。②循环系统:收缩压<90mmHg,并持续在 1 小时以上,或需要药物支持才能使循环稳定。③肾脏:尿肌酐(Cr)>2mg/100mL,伴少尿或多尿。④肝脏:血胆红素>2mg/100mL,并伴 GPT,GOT 升高,大于正常值 2 倍以上,或已出现肝性脑病。⑤胃肠道:上消化道出血,24 小时出血量超过400mL,胃、肠蠕动消失不能耐受食物或出现消化道坏死或穿孔。⑥血液:血小板计数降低25%或出现 DIC。⑦中枢神经系统:GCS<7 分。⑧代谢:不能为机体提供所需能量,糖耐量降低,需用胰岛素;或出现骨骼肌萎缩、肌无力等现象。

3.辅助检查及实验室检查

评估患者患病因素和早期有关化验或监测对发现多器官功能障碍甚为重要。如测尿重、血肌酐可以显示肾功能,测血小板计数、凝血酶原时间可示凝血功能等。

(二)护理措施

1.一般护理

1)基础护理:患者宜住单间,限制探视、减少人员流动,保持室内适宜的温度和湿度。加强皮肤护理,预防压疮的发生。

2)心理支持:态度和蔼,尽可能多地同清醒患者交谈,掌握患者的心理需求,建立良好的护患关系;以娴熟的操作技术和高度的责任心取得患者信任;鼓励患者在恢复期做力所能及的事情,以逐渐消除其依赖心理;稳定家属情绪,鼓励患者树立康复的信心。

3)安全护理:预防坠床和非计划性拔管的发生。

2.重症护理

1)病情观察:密切观察患者的生命体征、意识,尿的颜色、质量,以及皮肤的变化,发现异常及时通知医生。

2)各系统和脏器的监测指标:①肺功能的监测和护理:血氧饱和度和血气分析是监测肺功能的主要指标。在使用呼吸机或改变通气方式30分钟后,应常规做血气分析,以后每4小时进行1次血气分析,以便及时调整呼吸机参数。发现血氧饱和度下降要及时寻找原因进行处理。②使用呼吸机的监测:注意呼吸机工作参数是否与病情相适应,是否发生人机对抗,呼吸机监测系统是否报警,及时解决各种异常情况。

3.衰竭脏器的护理

1)循环功能衰竭:严密监测心功能及其前后负荷。确输液量,用输液泵控制输液速度,维持血压,尤其是脉压。

2)呼吸功能衰竭:MODS早期出现低氧血症,必须立即予氧气吸入,使 PaO_2 保持在60mmHg以上。如病情进一步展,就转变为 ARDS,此期应尽早使用呼吸机行机械通气治疗,常用 A/C 或同步间歇指令通气(SIMV),加用 PEEP 方式治疗

3)急性肾衰竭:①每小时测量尿量和尿比重,注意血中素氮和肌酐的变化。②严格记录24小时液体出入量,包括尿液、粪便、引流量、呕吐量、出汗等。③如条件允许,每日测体1次。④密切观察补液量是否合适,可通过血流动力学监测来指导输液。⑤防止高血钾,密切监测心电图和水、电解质的变、化,患者出现嗜睡、肌张力低下、心律失常、恶心/呕吐等症状,提示血钾过高,应立即处理。⑥积极防止水中毒,如发现血压升高、头痛、抽搐,甚至昏迷等脑水肿表现,或肺底听诊闻及啰音伴呼吸困难、咳血性泡沫痰等肺水肿表现,应及时报告医生,并采取急救措施。⑦行床旁透析治疗时做好相应的护理。

4)急性胃黏膜、肠道病变:①伤后48~72小时是发生应激性溃疡的高峰期,故应常规留置胃管,定时抽吸观察胃液的变化,注意有无血便。②尽早使用肠内营养,对预防上消化道出血有一定作用。③注意观察是否出现血压下降、脉速,伴恶心、呃逆。①注意腹部症状、体征变化、听诊肠鸣音的变化。⑤及时应用止血药物。

4.药物护理

①抗生素:对感染者必须根据微生物培养和药敏试验结果使用敏感抗生素给予有效控制,严格遵医嘱用药,确保血药浓度。②强心剂:在心电监护下缓慢静脉注射,有条件者使用微量泵注射,严密观察洋地黄制剂的不良反应,如恶心/呕吐、黄视、绿视、视物不清等,发现异常通知医生及时处理。③利尿剂:遵医嘱使用利尿剂,以减少回心血量,减轻心脏负荷,消除水肿,同时监测血钠、血氯浓度,尤其是血钾浓度。④血管扩张剂:应用血管扩张剂时,首先判断血容量是否补足,宜使用微量泵从小剂量、低速度开始,硝普钠要注意避光、现配现用。

5.保证营养与热量的摄入

MODS时机体处于高代谢状态,体内能量消耗很大,机体免疫功能受损,代谢障碍,内环

境紊乱,故保证营养至关重要。

(三)健康指导

1.预防为主

MODS 一旦发生就不易控制,而且病死率相当高。当有三个系统或器官功能损害时病死率可高达 80％,因此预防更显得重要。

2.心理护理

应根据患者的心理需求,通过语言、表情、手势等与患者交流,解释疾病的发展过程和积极配合治疗的重要性,鼓励患者树立战胜疾病的信心。

3.饮食护理

饮食要清淡、易于消化、不宜进食刺激性的食物。

(四)护理评价

经过治疗和护理,患者是否达到:①患者的紧张或恐惧的心理得到缓解。②患者的水、电解质和酸碱平衡紊乱得到纠正。③患者的营养状况得到改善,肾功能得到恢复。④患者可能出现的并发症降至最低限度。

第二节　重症烧伤

一、心理护理

大面积烧伤患者常常会无法面对自己的病情,需要较长时间的认知和适应,尤其是颜面部与身体暴露部位的烧伤,患者思想压力大,时常灰心绝望,针对患者不同时期心理的特点,给予及时的解释与安慰,使患者树立战胜疾病的信心。医务人员应在积极抢救患者的同时,及时做好患者的心理护理。要经常开导患者,与他谈心,分散其注意力,缓解患者对疼痛的敏感,以纠正患者的不良情绪。患者进入康复期后,医务人员要和家属一同做好细致的解释劝导工作,患者接受现实,敢于面对。同时可以讲述一些恢复好的典型病例,让患者看到希望,树立信心,积极配合治疗。

烧伤患者早期心理通常处于强烈的应激状态,烧伤后精神紧张等心理应激反应会造成一系列生理改变,护士要注意进行有效的监测、评估和控制。急性期过后患者可能出现严重心理问题,大致有以下几种:

(一)创伤后应激障碍(PTSD)

是对亲身经历或目击的导致(或可能导致)自己或他人死亡(或严重身体伤害)的事件或创伤的强烈反应,是一种延迟或延长的焦虑性反应,常以梦境、持续的高警觉性、回避、情感麻木、反复回想、重新体验、对创伤性经历选择性遗忘及对未来灰心丧气为主要症状表现。少数患者会有人格改变。PTSD 起病多在烧伤后几日或烧伤数月后,症状可持续数月,甚至数年,严重影响患者的精神生活质量和重新投入生活及工作的能力。PTSD 常导致患者自控能力降低,有的患者会产生愤怒及罪恶感,可出现自伤行为、暴怒、暴力攻击他人的行为或社会退缩行为等。

（二）焦虑

是一种没有客观原因的内心不安或无根据的恐惧情绪，伴有显著的自主神经症状、肌肉紧张及运动性不安。焦虑的产生与性别，年龄、经济状况等有关；一般女性高于男性，中青年高于老年人，自费患者高于公费患者，头面部及手部的烧伤涉及患者自我形象改变和五官及手部相关重要功能损伤，焦虑发生率及程度相对较高；烧伤面积大、烧伤深度严重会加大患者心理压力，焦虑发生率及程度也较高。

（三）抑郁

烧伤的剧烈刺激及治疗过程中各种痛苦体验对患者心理是一种很严重的应激，患者常表现为抑郁、恐惧、绝望。毁容和功能丧失是导致患者抑郁的原因之一；有些患者面对医疗费用的压力，会为自己成为家庭的负担而不安，这是患者产生抑郁的另一重要原因。

（四）悲观和孤寂

患者长期住院，特别是大面积烧伤的患者病程长，患者长期与亲友分离，且躯体受限不能参加各种社会活动，便容易感到被生活抛弃的孤寂或郁闷。再加上容貌形象改变，会使烧伤患者脱离正常生活，并且失去应有的社会地位和作用，悲观和孤寂感便会顺势滋生。

（五）愤怒

因工伤或肇事所致烧伤，患者易愤怒，后悔懊恼。抱怨命运不公，甚至会将愤怒情绪向医护人员或亲属发泄，或对医院制度、治疗等表示不满，抵触医务人员对其进行的医疗护理活动，以平衡其内心的不快。此外，大面积烧伤、头面部烧伤、肢体或五官功能损毁、形象改变的患者还较容易出现自杀倾向、思维迟缓或奔逸、谵妄等精神心理障碍。主观否定自己的身体，不愿意察看损伤的部位或照镜子，头脑中总萦绕着身体及功能改变或丧失的事情。必须运用有效的护理措施帮助患者过渡，护士可从如下几点调整患者的心理问题：

1.鼓励其表达自己的感受，尤其是与审视自我的方式有关的感受。

2.鼓励其询问与治疗、治疗进展及预后等有关的问题。

3.告知其亲人对生理和情绪变化有所准备，在家庭适应中给予支持。

4.鼓励他的朋友和亲人多来探望，让他了解自己在亲朋心目中的重要性。

5.尽量为其提供机会，多与有共同经历的人在一起。

6.对于身体部位或身体功能丧失的患者

（1）评估这种丧失对患者本人及患者家属的意义。

（2）预计本人对于这种丧失作出的可能反应。

（3）观察他对这种丧失的反应，鼓励他与亲人相互交流各自的感觉。

（4）倾听并尊重患者诉说他们的感觉和悲伤。"

（5）鼓励局部观察、局部抚摸。

（6）开发其能力和资源，使丧失尽量得以代偿。

二、烧伤创面的护理

（一）包扎创面的护理

1.创面经清创处理后，先敷几层药液纱布，其上再覆盖2～3cm吸水性强的纱垫，包扎范围大于创面边缘，而后用绷带由远至近均匀加压包扎，不宜过紧，注意尽量暴露指（趾）末端，以观察血液循环,注意有无发凉、麻木、青紫、肿胀等情况。

2.四肢、关节等部位包扎固定时应保持功能位,防止挛缩。注意指(趾)间应用油质敷料隔开,防止形成指(趾)粘连畸形。

3.勤翻身并经常改变受压部位,以防创面长期受压延迟愈合。经常查看敷料松紧程度,有无渗出,如有渗出应及时更换,因为敷料浸湿易引起感染。烧伤早期创面渗液较多,包扎敷料应相对厚些,待渗出少时,敷料再相对薄些。

4.勤察看包扎部位有无红肿、发热、异味,肢端有无麻木、青紫、发凉等,如发现异常,应立即打开敷料,寻找原因。

5.包扎后,肢体应抬高减轻局部肿胀,或以免水肿。

(二)暴露创面的护理

1.病室应温暖、干燥、清洁舒适,室温 28～32℃,湿度 18%～28%,注意保暖。

2.定时翻身,一般每 2 小时 1 次,尽量减少创面受压时间。若出现痂下感染,立即去痂引流。每天查看痂壳,保持其干燥、完整。接触创面处的床单、纱布、纱垫均应无菌,进行护理活动接触创面时应戴无菌手套。

3.局部可使用电热吹风或烤灯,温度为 35～40℃。

4.经常变换体位使创面充分暴露。为使腋窝会阴处创面暴露,患者体位应尽量呈"大"字形。做好会阴护理,严防大小便污染创面。

5.创面在关节部位,应避免过度活动,防止结痂破裂出血而易引起感染。注意无菌操作,保持创面周围正常皮肤清洁。

(三)创面外用药使用后的护理

1.注意患者疼痛情况及创面有无皮疹出现,如有,应观察是否为药物过敏所致,立即停止该药,对症处理。

2.监测白细胞计数和肝、肾功能情况。

3.使用磺胺米隆时,为尽早发现代谢性酸中毒,应监测动脉血气分析。

(四)术后创面的护理

1.敷料应保持清洁干燥。观察敷料外有无渗血或渗血范围有无扩大,及时报告医生,立即拆开敷料检查创面,给予止血措施。

2.肢体植皮区的护理:四肢植皮后,不能在手术肢体扎止血带,以免皮下血肿而使植皮失败。肢体应抬高,注意观察末梢血液灌注情况;头、面、颈、胸部植皮包扎后,应注意保持呼吸道通畅;下腹部植皮后,应注意观察并询问患者排尿情况,防止患者因疼痛不敢排尿而引起尿潴留,必要时留置导尿;术后 3 天,打开敷料,注意无菌操作,检查植皮情况,同时更换敷料,若发现问题及时处理;翻身时应使患者手术区域固定,以免因患者移动导致皮片移位,造成植皮失败;臀部、会阴部、双股部植皮手术后,应留置导尿并保持通畅,以免尿湿敷料,引发感染,导致植皮失败。

三、特殊部位烧伤的护理

(一)吸入性损伤

1.予以吸氧,注意雾化湿化。通过雾化可以进行气道内药物治疗,以解痉、缓解水肿、防治感染、促进痰液排出等。湿化可以防止气管、支气管黏膜干燥受损，并有利于增强纤毛活动力，防止痰液干涸结痂，对预防肺不张和减轻肺部感染意义重大。

2.头、面、颈部水肿的患者，应抬高床头，减轻水肿，同时可酌情去枕，保持呼吸道通畅。为避免枕后及耳廓等烧伤部位长期受压，可枕于有孔环形海绵或环形充气小橡胶圈。

3.严密观察呼吸情况，备好气管插管或气管切开包等用物于床旁。若有呼吸道梗阻情况，及时行气管插管或气管切开。气管切开术适应证为：声门以上严重水肿且伴有面、颈部环形焦痂的患者；严重支气管黏液漏的患者；合并有 ARDS 需机械通气的患者；合并严重脑外伤或脑水肿的患者；气管插管留置 24 小时以上的患者。气管切开术后，便于药物滴入，且方便纤维支气管镜检查(这是诊断吸入性损伤及判断其严重程度的主要手段)及机械通气，同时也增加了气道及肺的感染机会，所以要注意正规操作，并加强术后护理，以避免感染。

4.鼓励患者深呼吸并自主咳痰。掌握正确的吸痰技术，按需吸痰，及时清除口、鼻腔和气道分泌物。动作轻柔，以防呼吸道损伤。

5.焦痂切开减压术：有颈、胸腹环形焦痂者，可使胸廓及膈肌运动范围受限，而影响呼吸或加重呼吸困难。因此，应及时行焦痂切开减压术，对改善呼吸功能、预防脑部缺氧有重要意义。

(二)会阴部烧伤护理

1.保持会阴部创面的清洁干燥。因创面不便于包扎，容易被大小便污染，所以要彻底暴露创面或加用烤灯等，促进创面干燥结痂。每次便后会阴部应用 0.9％氯化钠溶液或 1％苯扎溴铵冲洗干净，然后用纱布拭干。一般临床上，会阴部烧伤患者都会留置导尿，应做好尿管护理。

2.保持患者双腿外展位，有利于保持创面干燥，避免感染。有外生殖器烧伤时，女性患者注意分开阴唇，且保持清洁，防止粘连及愈合后阴道闭锁。男性患者烧伤早期阴茎及阴囊水肿明显，可用 50％硫酸镁每天湿敷，并用纱布将阴茎与阴囊隔开，防止粘连畸形。伴有臀部烧伤时，注意预防臀沟两侧的皮肤粘连愈合。

3.若为小儿会阴部烧伤，其自制力差，多动，较难很好地给予配合，而使创面极易摩擦受损，可将患儿固定在人字架上。若同时伴有臀部烧伤，应间隔四小时翻身一次。

4.由于中国人对性的敏感、含蓄，通常不愿在公共场合谈及性的话题，更别说将自己的会阴部暴露人前。住院期间，除婴幼患儿以外，几乎所有患者都对此部位非常敏感。在其治疗期间，因医生查房、护士护理、亲友探视等活动，使得患者的隐私部位经常被谈论、暴露，加之患者对性及生育功能的担心，如果工作过程中言行不当，极易引起不必要的麻烦，甚至容易因隐私问题引起医疗纠纷。所以，在整个护理过程中，语言及形体语言一定要适当有度，护士必须尽可能含蓄地与患者交流，特别是对异性患者，不要因职业原因而采取很直接的术语，避免引起尴尬或误会，引发患者抵触情绪。以"感觉怎么样"等双方都明白的语言询问交流，含蓄且带有关切之意。会阴部烧伤后会因肿胀等原因使其外观异于正常，患者会对周围一切都很敏感，护士应多以微笑示意，以避免因面部表情等形体语言使患者心理紧张敏感。

四、健康教育

烧伤患者的康复治疗和功能锻炼至关重要，可促进机体恢复，减少或避免并发症，有效防止瘢痕挛缩、关节功能丧失。早期锻炼一般于烧伤后 48 小时病情稳定时便可开始。对于植皮术后的患者应暂停运动，一周后恢复运动。有肌腱和关节裸露的部位应制动，以免造成进行性损伤。要明确锻炼进度和要求,主动和被动运动相结合的同时以主动运动为主。烧伤患者开始进行功能锻炼时会伴有不同程度的疼痛,所以运动量要适当,循序渐进,肢体关节的活动范围要由小到大、缓慢进行,被动运动时手法要柔和,避免强制性运动,可以请专业康复治疗师进行。要使患者清楚地认识到功能锻炼的作用和重要性,以取得他们主动配合,使功能训练得以顺利进行。利用有效的沟通和指导教育,帮助患者获取必需的知识,做好出院后的自我护理,避免并发症。

第三节　急性中毒

一、急性中毒概述

(一)概述

急性中毒是指有毒的化学物质短时间内或一次超量进入人体而造成组织、器官器质性或功能性损害。急性中毒发病急骤、症状凶险、变化迅速,如不及时救治,常危及生命。

(二)护理

1.护理评估

(1)病史:毒物接触史。

(2)生命体征及临床表现:瞳孔、皮肤、黏膜、神志情况等。

(3)辅助检查:血生化,肝、肾功能、血清胆碱酯酶,血气分析、尿液检查,毒物检测,心电图、脑电图等。

(4)社会心理评估:患者及家属的情绪及心理反应。

2.护理措施

(1)急救处理:①立即终止接触毒物:对有害气体吸入性中毒者立即离开现场;对皮肤、黏膜沾染接触性中毒者,马上离开毒源,脱去污染衣物,用清水冲洗体表、毛发、甲缝等。②促进毒物的排除:常用催吐、洗胃、导泻、灌肠、使用吸附剂等方法清除胃肠道尚未吸收的毒物;通过利尿、血液净化等方法排出已吸收的毒物。③保持呼吸道通畅,及时清除呼吸道分泌物,根据病情给予心电监护、氧气吸入,必要时气管插管。④建立静脉通道,遵医嘱给予特效解毒剂及其他抢救药物。⑤血液透析或血液灌流。⑥高压氧治疗:主要用于急性一氧化碳中毒、急性硫化氢、氰化物中毒、急性中毒性脑病等。

(2)一般护理:①病情观察:严密观察生命体征及神志、瞳孔的变化,记录24小时液体出入量等。②药物护理:观察特效解毒剂的效果及不良反应。③对症护理:昏迷者尤其需注意使其呼吸道保持通畅,维持其呼吸循环功能,做好皮肤护理,定时翻身,防止压疮发生。惊厥时应避免患者受伤,应用抗惊厥药物;高热者给予降温;尿潴留者给予导尿等。④基础护理:保证充足的睡眠,合理饮食,做好口腔护理。⑤心理护理:细致评估患者的心理状况,尤其对服毒自杀者,应尊重其隐私,要做好患者的心理护理,注意引导他们正确对待人生,做好家属的思想工作,正确引导,防范患者再次自杀。

3.健康指导

(1)加强宣传:在厂矿、农村、城市居民中结合实际情况,普及植物、药物等相关防毒知识,向群众介绍有关中毒的预防和急救知识。

(2)不吃有毒或变质的食品:如无法辨别有无毒性的覃类、怀疑为有机磷杀虫药毒死的家禽、河豚、棉籽油、新鲜腌制咸菜或变质韭菜、菠菜等,均不可食用。

(3)加强毒物管理:严格遵守有关毒物的防护和管理制度,加强毒物保管。厂矿中有毒物质的生产设备应密闭化,防止化学物质跑、冒、滴、漏。生产车间和岗位应加强通风,防止毒物聚积导致中毒。农药中杀虫剂和杀鼠剂毒性很大,要加强保管,标记清楚,防止误食。

4.护理评价

经过治疗和护理,评价患者是否达到:①生命体征平稳。②安全意识增强。③能运用有效的应对技巧,情绪稳定,有战胜疾病的信心。

二、有机磷农药中毒

一、概述

有机磷农药中毒:有机磷农药是胆碱酯酶抑制剂,与人体内的胆碱酯酶有很强的亲和力,抑制了胆碱酯酶的活性,导致乙酰胆碱在体内大量蓄积,从而发生一系列临床中毒症状,如多汗、流涎、流涕、肌肉纤颤及头昏、头痛、烦躁不安,甚至惊厥或昏迷。

二、护理

1.护理评估

(1)病史:有无口服、喷洒或其他方式的有机磷杀虫药接触史。

(2)生命体征及临床表现:毒蕈碱样症状、烟碱样症状和中枢神经系统症状。

(3)辅助检查:全血胆碱酯酶活力(CHE)测定和尿中有机磷杀虫药分解产物测定。

(4)社会心理评估:患者及家属的情绪及心理反应。

2.护理措施

(1)急救处理:①立即脱离现场,脱去污染的衣服,用肥皂水彻底清洗污染的皮肤、毛发和指甲等,减少毒物吸收。②经口服中毒6小时内者,应用清水、氯化钠溶液、2%碳酸氢钠溶液[如为美曲膦酯(敌百虫)中毒,忌用碳酸氢钠溶液,因碱性溶液能使其转化成毒性更强的敌敌畏(DDV)]或1:5000高锰酸钾溶液(硫代磷酸中毒忌用1:5000高锰酸钾溶液)反复洗胃,直至洗出液清亮无气味为止。洗胃结束,予以50%的硫酸镁50～100mL导泻。③保持呼吸道通畅,及时清除呼吸道分泌物,根据病情给予心电监护、氧气吸入,必要时应用机械通气。心搏骤停时,立即行心肺脑复苏等抢救措施。④建立静脉通道,遵医嘱给予特效解毒剂及其他抢救药物。

(2)一般护理:①病情观察:严密观察生命体征、神志及瞳孔的变化,以及有无中毒后"反跳"现象等。②药物护理:观察解毒剂的疗效及不良反应。③对症护理:重度中毒出现呼吸抑制者应迅速进行气管内插管,清除气道内分泌物,保持气道通、畅,给氧;呼吸衰竭者,应用机械通气支持;发生休克、急性脑水肿及心搏骤停的患者给予相应的急救处理。④基础护理:保证充足的睡眠、合理饮食,做好口腔护理。⑤心理护理:了解患者服毒或染毒的原因,根据不同的心理特点予以心理疏导,以诚恳的态度为患者提供情感上的支持,并认真做好家属的思想工作。

3.健康指导

(1)健康教育,普及宣传有机磷杀虫药急性中毒防治知识。

(2)严格执行有机磷杀虫药管理制度,加强生产、运输、保管和使用的安全常识和劳动保护措施教育。

(3)因自杀而中毒者出院后,患者应学会如何应对应激原的方法,树立生活的信心,并应争取获得社会多方面的情感支持。

4.护理评价

经过治疗和护理,评价患者是否达到:①生命体征平稳。②安全意识增强。③能运用有效的应对技巧,情绪稳定,有战胜疾病的信心。

三、百草枯中毒

一、概述

百草枯是目前最常用的除草剂之一,又名克芜踪、对草快,接触土壤后迅速失活,对人、畜有很强的毒性作用。大多数中毒者是由于误服或自杀口服引起中毒,但也可经皮肤和呼吸道吸收中毒致死。

二、护理

1.护理评估

(1)病史:毒物接触史。

(2)生命体征及临床表现。

(3)辅助检查:肝、肾功能、肌钙蛋白、尿液检查,毒物检测、胸部 X 线检查等。

(4)社会心理评估:患者及家属的情绪及心理反应。

2.护理措施

(1)急救处理:①现场急救:一经发现,立即给予催吐并口服白陶土悬液,或者就地取材用泥浆水 100～200mL 口服。②减少毒物吸收:尽快脱去污染的衣物,用肥皂水彻底清洗被污染的皮肤、毛发。若眼部受污染,立即用流动清水冲洗,时间＞15 分钟。用白陶土洗胃后口服吸附剂(药用炭或 15%的漂白土)以减少毒物的吸收。③建立静脉通道,遵医嘱应用抢救药物及其他药物。④保持呼吸道通畅:慎用氧疗。轻、中度中毒者禁止吸氧;重度缺氧者当 $PaO_2 <$ 40mmHg 时,可给予短时间、低流量、低浓度氧气吸入,当 $PaO_2 \geqslant 70$mmHg 时,即可停止氧疗,以防加重中毒。若出现严重低氧血症,发生呼吸衰竭、ARDS 时,应尽早实施人工通气,改善氧合功能,减轻肺损伤。⑤促进毒物排泄:除常规输液、应用利尿剂外,最好在患者服毒后 6～12小时内进行血液灌流或血液透析。⑥防治肺损伤和肺纤维化:及早按医嘱给予自由基清除剂,如维生素 C、维生素 E、还原型谷胱甘肽、茶多酚等,以防止氧自由基形成过多过快,减轻其对细胞膜结构的破坏。早期大剂量应用肾上腺糖皮质激素,可延缓肺纤维化的发生,降低百草枯中毒的病死率。

(2)一般护理:①病情观察:严密观察生命体征及神志瞳孔的变化等。②药物护理:观察药物的效果及不良反应。③对症护理:加强对口腔溃疡、炎症的护理;呼吸衰竭者,应用机械通气支持。④基础护理:保证充足的睡眠,合理饮食,做好口腔护理。⑤心理护理:细致评估患者的心理状况,尤其对服毒自杀者,要做好患者的心理护理,防范患者再次自杀。

3.健康指导

(1)严格执行农药管理的有关规定,实行生产许可和销售专营制度,避免农药扩散和随意购买。

(2)开展安全使用农药教育,加强对购买使用百草枯药物人群的教育,告知其药物对人体损伤的不可逆性。

(3)因自杀而中毒者出院后,患者应学会如何应对应激原的方法,树立生活的信心,并应争取获得社会多方面的情感支持。

4.护理评价

经过治疗和护理、评价患者是否达到:①生命体征平稳。②安全意识增强。③能运用有效的应对技巧,情绪稳定,有战胜疾病的信心。

四、一氧化碳中毒
一、概述

一氧化碳中毒俗称煤气中毒。一氧化碳与血红蛋白的亲和力是氧与血红蛋白亲和力的240倍,一旦一氧化碳吸入体内后,85%与血液中的血红蛋白结合,形成稳定的、不具备携氧能力的碳氧血红蛋白(HbCO),从而使血红蛋白携氧力降低,导致组织缺氧。临床表现为头痛、头晕、乏力、胸闷、恶心、耳鸣、心率加速、嗜睡、意识模糊、口唇黏膜呈樱桃红色,严重者可出现呼吸、血压、脉搏的改变,甚至发生深昏迷、呼吸和循环衰竭。

二、护理

1.护理评估

(1)病史:一氧化碳接触史、中毒时所处的环境、停留时间及突发昏迷情况等。

(2)生命体征及临床表现。

(3)辅助检查:血液HbCO测定、脑电图检查、头部CT检查等。

(4)社会心理评估:患者及家属的情绪及心理反应。

2.护理措施

(1)急救处理:①脱离中毒环境:迅速将患者移至空气新鲜处,保持呼吸道通畅,注意保暖。如发生心搏、呼吸骤停,应立即进行心肺脑复苏。②纠正缺氧:立即给予高浓度氧气吸入,8～10L/min,以后根据具体病情采用持续低浓度氧气吸入,有条件者应尽早行高压氧舱治疗,最佳时间为4小时内。高压氧舱治疗能增加血液中的溶解氧,提高动脉血氧分压,使毛细血管内的氧容易向细胞内弥散,迅速纠正组织缺氧。必要时使用呼吸兴奋剂、建立人工气道。③开放静脉通路,按医嘱给予输液和药物治疗。④防治脑水肿:严重中毒时,应在积极纠正缺氧同时给予脱水疗法。⑤对症支持治疗:频繁抽搐者,可应用地西泮、苯妥英钠等药物;积极防治继发感染,纠正休克,维持水、电解质及酸碱代谢平衡;应用促进脑细胞代谢药物,防止神经系统和心脏并发症的发生。⑥监测HbCO的变化。

(2)一般护理:①病情观察:严密观察生命体征及神志、瞳孔的变化等,准确记录24小时内液体出入量,合理控制输液的量及速度,防止脑水肿、肺水肿及电解质紊乱的发生。②药物护理:观察药物的疗效及不良反应。③预防护理:昏迷患者加强基础护理,预防坠积性肺炎、泌尿系统感染和压疮发生;做好安全防护,防止自伤和坠伤。④心理护理:给予积极的心理支持护理,增强患者康复信心并做好健康指导。

3.健康指导

(1)加强预防一氧化碳中毒的宣传,家庭用火炉要安装烟囱,确保烟囱严密不可漏气,保持室内通风。

(2)厂矿使用煤气或产生煤气的车间、厂房要加强通风,配备一氧化碳浓度监测、报警设施。

(3)进入高浓度一氧化碳的环境执行紧急任务时,要戴好特制的一氧化碳防毒面具,系好安全带,两人同时工作,以便彼此监护和互救。

(4)出院时留有后遗症的患者,应鼓励其继续治疗,并教会家属功能锻炼的方法。

4.护理评价

经过治疗和护理,评价患者是否达到:①生命体征平稳。②安全意识增强。③能运用有效的应对技巧,情绪稳定,有战胜疾病的信心。

五、急性酒精中毒
一、概述

急性酒精中毒是指因饮酒过量引起的以神经精神症状为主的中毒性疾病,严重者可累及呼吸、循环系统,导致意识障碍、呼吸和循环衰竭,甚至危及生命。饮入的乙醇可经胃和小肠完全吸收,1小时内血液中含量较高,以后很快降低。中毒时乙醇对中枢神经系统具有先兴奋后抑制作用,大剂量可致中枢麻醉和心脏抑制。临床上分为三期:兴奋期、共济失调期、昏迷期。

二、护理

1.护理评估

(1)病史:饮酒量及个人耐受性。

(2)生命体征及临床表现:确认临床分期。

(3)辅助检查:肝、肾功能,血液电解质浓度,血中乙醇浓度,心电图,头部CT检查等。

(4)社会心理评估:患者及家属的情绪及心理反应。

2.护理措施

(1)急救处理:①保持呼吸道通畅:立即使患者取平卧位,头偏向一侧,及时清除口鼻腔呕吐物及分泌物,给予氧气吸入。必要时予气管插管进行机械通气及心电监护。②催吐及洗胃:轻度中毒者可用催吐法;重度中毒者中毒在2小时内予胃管,接洗胃机进行自动洗胃。③建立静脉通道,遵医嘱使用催醒药物及其他药物,尽量使用静脉留置针。

(2)一般护理:①病情观察:严密观察生命体征及神志、瞳孔的变化;观察呕吐物及洗出液体的颜色、性质及量。②药物护理:观察药物的效果及不良反应。③安全防护:患者多数表现为烦躁、兴奋多语、四肢躁动,应加强巡视,使用床栏,必要时给予适当的保护性约束,防止意外发生;做好患者的安全防护外,还要防止其伤害他人(包括医务人员)。④注意保暖:急性酒精中毒患者全身血管扩张,散发大量热量,有些甚至寒战。此时应适当提高室温,加盖棉被等保暖措施,并补充能量。⑤基础护理:口腔护理、饮食护理等。⑥心理护理:给予患者及家属积极的心理支持。

3.健康指导

(1)宣传大量饮酒的害处,帮助患者认识过量饮酒时对身体的危害,以及长期酗酒对家庭社会的不良影响。

(2)创造替代条件,加强文娱体育活动,帮助患者建立健康的生活方法,减少酒精中毒的发生。

4.护理评价

经过治疗和护理,评价患者是否达到:①生命体征平稳。②知晓过量饮酒的危害。③能运用有效的应对技巧,情绪稳定,生活态度积极健康。

六、急性安眠药中毒

一、概述

急性安眠药中毒是由于服用过量的安眠药而导致的一系列中枢神经系统过度抑制病症。安眠药是中枢神经系统抑制药,具有镇静、催眠作用,小剂量时可使人处于安静或嗜睡状态,大剂量可麻醉全身,包括延髓中枢。一次大剂量服用可引起急性安眠药中毒,其主要临床表现为嗜睡、情绪不稳定、注意力不集中、记忆力减退、共济失调、发音含糊不清、步态不稳、眼球震颤、共济失调、明显的呼吸抑制等。

二、护理

1.护理评估

(1)病史:服药的原因。

(2)生命体征及临床表现。

(3)辅助检查:尿或胃内容物的血药浓度、血常规、尿常规等。

(4)社会心理评估:患者及家属的情绪及心理反应。

2.护理措施

(1)急救处理:①保持呼吸道通畅:吸氧 3～4L/min,深昏迷患者应酌情予气管插管,呼吸机辅助通气;心电监护,监测心率、有无心律失常、观察血压及血氧饱和度。②立即洗胃及导泻:1:5000 高锰酸钾或温水洗胃,给予硫酸钠导泻。③建立静脉通道:遵医嘱运用解毒剂及其他药物。贝美格 50mg 稀释于 10% 葡萄糖溶液 10mL 中静脉注射或以 200～300mg 稀释于 10% 葡萄糖溶液中缓慢静脉滴注;静脉滴注适量甘露醇或呋塞米以降低颅内压。④血液灌流,血浆置换,促进毒物排泄。

(2)一般护理:①病情观察:严密观察意识状态、生命体征及瞳孔的变化。②药物护理:观察药物的疗效及不良反应。③基础护理:意识不清者注意体位,仰卧位时头偏向一侧,或侧卧位,防止舌后坠,做好口腔护理及皮肤护理,防止压疮和感染。④饮食护理:昏迷时间超过 3～5 天,营养不易维持的患者,可由鼻饲补充营养及水分。应给予高热量、高蛋白、易消化的流质饮食。⑤心理护理:若是自杀患者,待其清醒后,要有的放矢地做好心理护理,尽可能地解决患者的思想问题,从根本上消除患者的自杀念头,应密切观察患者,避免患者独处,防止患者自杀。

3.健康指导

(1)向失眠者普及睡眠紊乱的原因及避免方法的知识。

（2）长期服用大量安眠药的患者，不能突然停药，应逐渐减量后停药。

（3）加强药物管理：药房、医护人员对安眠药的保管、处方、使用管理要严格，家庭中有情绪不稳定或精神不正常者，家属对该类药物一定要妥善保管，以免发生意外。

4.护理评价

经过治疗和护理，评价患者是否达到：①生命体征平稳。②生活态度积极。③能运用有效的应对技巧，情绪稳定，有战胜疾病的信心。

七、新型毒品中毒

一、概述

新型毒品中毒：新型毒品是相对阿片、大麻、可卡因这些传统毒品而言，主要是指人工化学合成的精神类毒品，如冰毒、摇头丸等。这类毒品直接作用于人的精神系统，使精神兴奋或抑制，连续使用能使人产生依赖性，滥用后导致中毒，表现为幻觉、精神分裂症状，如讲话含糊不清，头昏，精神错乱，过度兴奋，出现幻觉、幻视、幻听、运动障碍等，使用过量甚至可导致死亡。

二、护理

1.护理评估

（1）一般情况：性别、职业、既往史、服毒原因等。

（2）生命体征及临床表现。

（3）辅助检查：尿或胃内容物的毒品浓度，血、尿常规，肝、肾功能等。

（4）社会心理评估：患者及家属的情绪及心理反应。

2.护理措施

（1）急救处理：①保持呼吸道通畅：吸氧，深昏迷患者应酌情予气管插管，呼吸机辅助通气；心电监护。②立即洗胃：应用 1:5000 高锰酸钾溶液或温水洗胃。③建立静脉通道，遵医嘱运用镇静及其他对症支持药物。④促进毒物排泄：应用呋塞米、甘露醇，保证输液量。部分服药超过 5 小时的患者，给 20% 甘露醇加药用炭 30mg 制成混悬液口服，每日 2 次，以减少毒物吸收，促进排泄。⑤血液净化。

（2）一般护理：①病情观察：严密观察意识状态、生命体征及瞳孔的变化。②药物护理：观察药物的效果及不良反应。③基础护理：口腔护理、皮肤护理、饮食护理等。④对症护理：体温过高者给予冰帽、冰毯、擦浴等降温措施。⑤心理护理：给予患者及家属积极的心理支持。

3.健康指导

（1）向患者及家属宣教吸毒的危害，包括对生理与心理等个体身心健康的损害，以及对家庭、社会、国家的危害。

（2）建议患者远离有不良行为习惯的玩伴。

（3）建议家长关心孩子成长期的喜怒哀乐。

4.护理评价

经过治疗和护理，评价患者是否达到：①生命体征平稳。②生活态度积极、生活习惯健康。③能运用有效的应对技巧，情绪稳定，有战胜疾病的信心。

第四节　急性胰腺炎

一、急性胰腺炎及其护理

急性胰腺炎(AP)是常见的急腹症之一,其发病率很高,占急腹症的第3～5位。其中80%以上的患者病情较轻,为急性水肿性胰腺炎,经非手术治疗可治愈,基本算一种内科病。10%左右的患者属于急性出血性坏死性胰腺炎(AHNP),常继发感染、腹膜炎和休克等多种并发症,病死率高,称为重症急性胰腺炎(SAP)。重症急性胰腺炎(SAP)是急性胰腺炎的特殊类型,是一种发病急、病情险恶、并发症多、病死率较高的急腹症。此时胰腺的炎症已不是可逆性或自限性,常需经手术治疗,应视为外科病。目前,外科医生对急性胰腺炎的认识较为深入,诊断技术和治疗方法也有了较大的发展,但是其病死率仍居高不下,达30%～60%,且易发生各种严重并发症,是外科医生的一个严峻挑战。

急性胰腺炎发病率女性高于男性,男女之比为1∶1.7。各年龄均可见,但以20～50岁者多见。蛔虫引起的胰腺炎以儿童多见,说明了发病年龄与病因也有关系,胆石病的发病率随着人类寿命的延长而增加,致使急性胰腺炎的发病年龄也将会有所提高。

(一)急性胰腺炎的常见病因

急性胰腺炎的病因有很多。常见的主要有胆石症、饮酒过度和暴饮暴食。

1.胆石症与胆道疾病

胆石症、胆道感染或胆道蛔虫等均可引起急性胰腺炎,其中胆石症最为常见。

2.饮酒过度和暴饮暴食。

3.胰管阻塞

胰管结石或蛔虫、胰管狭窄、肿瘤等都是引起胰管阻塞的原因,胰液分泌旺盛时胰管内压增高,使胰管小分支和胰腺泡破裂,胰液与消化酶渗入间质,引起急性胰腺炎。

4.手术与创伤

胰胆或胃等腹腔手术、腹部钝挫伤等可直接或间接损伤胰腺组织或损伤胰腺的血液供应引起胰腺炎。

5.内分泌与代谢障碍

如高钙血症、高血脂、妊娠、糖尿病昏迷和尿毒症等均可引起急性胰腺炎;妊娠时胰腺炎多发生在妊娠中晚期,其中90%合并胆石症。

6.感染

急性传染性疾病者继发的急性胰腺炎大多较轻,可随感染痊愈而自行消退。沙门菌或链球菌败血症时也可出现胰腺炎。

7.药物

噻嗪类利尿药、硫唑嘌呤、糖皮质激素、四环素、磺胺类等药物可直接损伤胰腺组织,使胰液分泌或黏稠度增加,从而引起急性胰腺炎,在服药最初的2个月易发生,与剂量可能无关。

8.电击休克。

9.消化性溃疡、腮腺炎或药物并发症等。

10.其他

少见因素有十二指肠球后穿透性溃疡、胃部手术后输入袢综合征、邻近十二指肠大乳头的十二指肠憩室炎、血管性疾病、肾或心脏移植术后及遗传因素等。胰腺炎病因很多,多数可找到致病因素,但仍有 5%～25% 的急性胰腺炎病因不明,称之为特发性胰腺炎。

(二)急性胰腺炎的发病机制

目前,急性胰腺炎的确切发病机制还不太明了,但根据大量的临床观察和实验资料,专家指出,其发病机制主要有:

1.胰管内的反流或阻塞造成管内压力增高。

2.胰腺外分泌旺盛。

3.胰腺血液供应不足。

关于此发病机制在学术界有一个观点已达成共识,那就是急性胰腺炎的发病,不能用单一的因素来解释。

(三)重症胰腺炎的临床表现及基本的实验室检查

1.严重的上腹部疼痛

腹痛是重症急性胰腺炎的主要临床表现之一,持续时间长,平卧时不能缓解。如有渗出液扩散入腹腔内可致全腹痛。但有少数患者,特别是年老体弱者无腹痛或仅有轻微腹痛,对于这种无痛性重症急性胰腺炎更应特别警惕,易漏诊。

2.黄疸、腹胀、恶心、呕吐和便秘

若黄疸呈进行性加重,应考虑有重症急性胰腺炎的可能。

3.血压下降,体温低,四肢冷等休克现象

重症急性胰腺炎常有不同程度的低血压或休克,有的患者休克逐渐出现,也可突然发生,在夜间发生胰源性猝死,或突然发生休克致死的情况也时有发生。部分患者有心律失常、心肌损害、心力衰竭等。

4.呼吸异常甚至呼吸衰竭

SAP 的早期有呼吸加快,但无明显痛苦,查体时胸部体征不多,较易被忽视。若不及时治疗,可发展为急性呼吸窘迫综合征。

5.高热

急性胰腺炎感染期,可演变为败血症或真菌感染,大多患者表现有寒战、高热。

6.神志的改变

重症急性胰腺炎可并发胰性脑病,患者可表现为反应迟钝、谵妄,甚至昏迷。

7.消化道出血

该病发病时常伴发呕血或便血。

8.腹腔积液

合并腹腔积液者几乎都是重症急性胰腺炎,腹腔积液呈血性或脓性,腹腔积液中淀粉酶常升高。

9.脐周及腰部皮肤表现

部分患者的脐周或腰部皮肤可出现蓝紫色瘀斑,提示腹腔内出现出血坏死及血性腹腔积液。脐周出现蓝紫色瘀斑者称为 Cullen 征,腰部皮肤出现蓝紫色斑者则称为 Grey-Turner 征。

10.皮肤黏膜出血

SAP 的患者此时血液可呈高凝状态,皮肤黏膜有出血倾向,并常有血栓形成和局部循环障碍,严重者可出现弥散性血管内凝血(DIC)。

11.血、尿淀粉酶

一般重症胰腺炎患者的血、尿淀粉酶升高为正常,若在升高的基础上又突然明显降低,常提示预后不良。此外,尚有 10% 的患者在整个病程中血清淀粉酶始终正常。若出现病情严重程度与淀粉酶升高幅度不成正比,应重视并采取相应处理。

12.腹部 X 线摄片

若可见十二指肠或小肠节段性扩张或右侧横结肠段充气梗阻,则常提示有腹膜炎及肠麻痹的存在。

13.B 超、CT

B 超检查可发现胰腺明显肿大、不规则、边缘模糊、回声增强、不均匀等异常,有小片状低回声区或无回声区。CT 是诊断重症急性胰腺炎的重要手段,其准确率高达 70%～80%。可见肾周围区消失、网膜脂肪和网膜囊变性、密度增厚、胸腔积液、腹腔积液等病变。

(四)SAP 的常见治疗方法

一般情况下,重症急性胰腺炎的诊治工作都是在重症监护病房中进行,并采取积极有效的措施阻止病情的进一步恶化,尽力挽救患者的生命。主要治疗措施包括禁食,胃肠减压,止痛,补充水、电解质,纠正酸碱平衡失调等。

1.解痉镇痛

重症急性胰腺炎时腹痛可增加胰腺的分泌,使已存在的胰管或胆管内高压进一步加重。剧烈的腹痛还可引起或加重休克状态,甚至导致猝死,因此迅速有效的缓解腹痛意义重大。

2.液体复苏。

3.胰酶抑制剂。

4.抗生素预防和治疗感染。

5.生长抑素

对改善重症急性胰腺炎的临床症状、减少并发症、降低病死率、缩短住院时间有很大作用。

6.腹腔灌洗

属于非手术疗法,是抢救患重症急性胰腺炎者生命的重要措施,此措施对缓解症状、控制感染和治疗多系统器官衰竭等严重并发症有良好的疗效。

7.持续血液净化治疗的适应证

(1)SAP 伴急性肾衰竭,或每小时尿量≤0.5mL/kg。

(2)SAP 早期伴 2 个或 2 个以上器官功能障碍者。

(3)SAP 早期高热(39℃以上)、伴心动过速、呼吸急促,经一般处理效果不明显者。

（4）SAP 伴严重水电解质紊乱。

（5）SAP 伴胰性脑病者或毒性症状明显者。此时医生应采高容量连续性静脉静脉血液滤过（CVVH）（每小时 4L）为患者进行治疗。

8.机械通气和氧疗。

9.中药治疗

在早期临床上一般应用如大承气汤等中药鼻饲或灌肠，对多系统器官衰竭有一定的预防作用。

10.CT 引导下经皮导管引流术

这是一种可避免手术高风险的非手术治疗的方法。此法治疗感染性重症急性胰腺炎安全有效。目前也采用经 B 超引导下进行经皮穿刺引流，这种方法可能更为实用。

11.营养支持

在临床上，我们医护人员都一直贯彻着"如果患者肠道有功能，就应使用肠道"的原则。但对于那些无法早期应用肠道营养的重症急性胰腺炎患者，早期行全肠外营养是十分必要的。

12.手术治疗。

（五）相应护理诊断及问题

1.疼痛

疼痛与胰腺脓肿导致的腹痛有关。

2.气体交换受损

气体交换受损与肺水肿、呼吸和血灌注不足等有关。

3.心输出量减少

心输出量减少与脓肿和血管内的血容量减少有关。

4.组织灌注不足

组织灌注不足与脓肿和全身炎性反应有关。

5.体液不足

体液不足与血容量不足和大量腹腔积液有关。

6.营养失调：低于机体需要量

营养失调与代谢增加且因疾病不能进食有关。

7.皮肤完整性受损

皮肤完整性受损与营养不良、组织间积水、患者长期卧床有关。

8.有感染的危险

感染与免疫力下降、胰腺坏死及大量有创性操作等有关。

（六）护理要点

1.心理护理

重症胰腺炎患者病情危重，进展快，患者及家属均感到极度恐慌。最重要的是，该病病程较长、治疗费用高、且易反复，患者及家属都易产生悲观消极情绪，甚至产生放弃治疗的想法。所以，医护人员应与患者及家属多多沟通，耐心细致地为其讲解有关疾病的知识和治疗方法，使其积极配合治疗和护理，树立战胜疾病的信心。

2.预防肠麻痹,行胃肠减压。

3.病情观察及护理

密切观察患者各项生命体征、尿量、意识及腹部体征。重症胰腺炎患者可在数日内出现严重并发症、病死率极高,临床上必须加强早期对各脏器功能的监测,竭尽所能避免多系统器官衰竭。治疗期间,如果体温仍持续在 38.5℃ 以上,应警惕胰腺周围可能感染;心率由 120 次/分以上逐步转为 40 次/分以下、呼吸由急促逐步变为深慢,应警惕心包积水、胸腔积水及 ARDS 的可能;若患者大量呕吐,则应密切监测呕吐的状况,监测电解质、胰淀粉酶、血糖及血红素的变化;当补液及有效循环Ⅰ血容量正常,而每小时尿量＜20mL 时,应警惕急性肾衰竭的可能;经积极的保守治疗后患者仍出现腹痛加剧、腹膜炎体征明显,烦躁、继之表情淡漠甚至意识障碍、谵妄、昏迷等,应警惕胰性脑病的发生。此外,还要定时测量患者动脉血的酸碱度、血钙、血钠、血钾,适当地补充血钙、血钠和血钾的损失,并及时降低高血糖的征象。

因此,这就要求护士必须严密观察病情,提供及时动态的临床资料,这才会使医生作出及时正确的治疗方案,同时更要积极做好术前的准备工作。

4.减少胰腺的分泌

如:嘱患者卧床休息、禁食、减少呕吐、使用一些药物,如生长抑素或奥曲肽等以减少胰腺的分泌。

5.可给予抗酸剂减少胃酸的分泌。

6.疼痛的护理

密切观察并询问患者腹痛的具体位置、性质、程度、范围及持续时间。安慰并耐心告知患者,让患者了解腹痛是本病的一个症状,治疗后会逐渐缓解。并教会患者学会放松的技巧,或播放音乐、影音资料等分散其注意力,也可协助患者处于膝胸卧位,即膝盖弯曲、靠近胸部以减轻疼痛。必要时报告医生,遵照医嘱合理使用解痉药或止痛药。

7.补液的护理

密切观察患者生命体征、意识状态、皮肤黏膜和色泽情况;准确记录 24 小时出入液量和水、电解质失衡状况;留置中心静脉导管、检测中心静脉压的变化,将血压与中心静脉压结合补液。抗休克时,应建立多条静脉通道迅速进行补液、纠酸、扩容,以维持水电解质及酸碱平衡,并注意观察患者尿量、心律、脉搏、呼吸状态、血氧值、面色及皮肤状态的变化等。必要时可使用肾上腺素。虽补液时需要补充大量液体,预防和治疗休克,但一定注意避免短期内大量液体的输入,需持续均匀滴注。

8.营养支持护理

患者禁食时间较长,机体处于高分解状态,同时有大量消化液的丢失,易出现负氮平衡。合理有效的营养支持是挽救患者生命和提高疗效的关键。若患者可采用肠道营养途径时,尽可能采用肠道营养;若疾病不允许使用肠道营养,尽量采用中心静脉的单侧路输注肠外营养液,一定不能与抗生素一同输注;如果从周围静脉输注,静脉滴注速度宜慢,应从远心端开始选择血管,禁止在同一血管连续输液,密切观察穿刺部位皮肤血管情况,待肠道功能恢复 3 天后尽早应用肠道营养,也可从空肠造瘘管注入营养液。

9.维持正常的气体交换

(1)监测患者的血氧数值、呼吸频率、呼吸能力等。

(2)可给予面罩或鼻导管辅助给氧。

(3)若患者吸氧后呼吸困难仍得不到缓解,则应立即通知医生使用无创性呼吸机;如果此时患者意识发生突变,护士要立即协助医生行气管切开或气管插管术,用呼吸机辅助呼吸。

(4)如患者达到脱呼吸机指标,一定要按照顺序连接好吸氧装置后再撤离呼吸机;观察患者自行呼吸良好,能自主咳痰才可拔除气管插管。并在拔管后应使用大量的雾化促进患者气道内分泌物的排出。

10.引流管的护理

引流不畅使坏死组织及脓液不能引出,加重腹腔感染,并可能出现腹胀、伤口裂开等并发症。因此,要随时观察并保持腹腔引流管通畅,采用负压引流袋或冲洗引流,尽可能地引流出全部灌注液,同时记录每天引流吸出液的色、质和量。严格掌握拔管指征:

(1)体温正常且稳定。

(2)周围血常规正常。

(3)引流量每日少于 5mL。

(4)经腹腔 B 超或 CT 检查后无脓腔形成。过早地停止灌洗和拔管可诱发胰腺、腹腔残余病灶的再感染,导致病情复发。

11.健康教育

帮助患者及家属正确认识胰腺炎发病特质,强调预防复发的重要性。告知患者出院后 4～6 周,可适当运动但避免过重和过度劳累。减少刺激避免情绪激动,保持好心情和良好的精神状态。指导患者要合理饮食,进食清淡易消化的食物,限制摄入酒、浓茶、咖啡及酸辣刺激性食物,切勿暴饮暴食,戒烟酒,避免使用磺胺类、解热镇痛药、免疫抑制剂及抗胆碱杀虫剂等,积极预防和治疗胆道疾病,同时需要定期门诊复查。

第五节 甲状腺危象

一、定义

甲状腺危象是指甲状腺功能亢进未能得到及时有效控制,在某种诱因作用下病情急剧恶化,危及生命的一种状态。本病不常见,但病死率很高。女性多于男性,男:女为 1:4～1:8。

二、常见诱因

1.急性感染。

2.各种外科手术。

3.神经、精神等受外界因素的刺激。

4.放射性核素^{131}I治疗中少数可出现危象。

5.挤压甲状腺过度。

6.突然停用抗甲状腺药物。

7.洋地黄中毒。

8.糖尿病酮症酸中毒。

9.急性心肌(或其他内脏)梗死。

10.少数甲亢病情严重者通常找不到诱因。

三、发病机制

详细机制目前还不明了,但较多学者认为可能与以下因素有关:

1.单位时间内甲状腺激素合成分泌过多,或行甲状腺手术时挤压甲状腺,甲状腺素大量释放人循环血中。

2.感染等应激情况使血液中游离的甲状腺激素增加。

3.肾上腺皮质功能减退:甲亢患者糖皮质激素代谢加速,肾上腺皮质负担过重,持续时间过久,其功能低下,甚至衰竭。用糖皮质激素治疗有效,故推测甲状腺危象的发生与肾上腺皮质功能减退有关。

4.机体对甲状腺激素反应的改变:由于受某些因素影响,甲亢患者各系统的脏器及周围组织对过多的甲状腺激素适应能力减低,而临床上所检测出的血中甲状腺激素可能不升高。所以通过大量的临床资料以及一些患者死后尸检所得结果等,临床专家及学者均支持这种看法。

5.甲状腺素(T_1)在肝中清除降低:手术前后和其他的非甲状腺疾病的存在,可导致患者机体摄入热量的减少,这样就可能引起 T,清除的减少。有研究表明,机体受感染时常伴发 50% 以上的 T_1 清除减少,而这些恰恰都能使血中的甲状腺素含量增加。

四、临床表现

(一)典型的甲状腺危象

1.高热

体温急骤升高,高热常在 39℃ 以上,且患者大汗,虚弱,疲乏,皮肤潮红;继而可汗闭,皮肤苍白和脱水。舌头、眼睑震颤。使用一般解热措施无效。

2.心血管系统

患者出现心悸,心动过速,超过 160 次/分;且脉压明显增大,血压升高;患者易出现各种快速心律失常,其中以期前收缩及心房颤动最为多见。另外,较常见的也有心脏增大甚至发生心力衰竭。不少老年人仅有心脏异常尤以心律失常为突出表现。若患者出现血压下降,心音减弱及心率慢,说明患者心血管处于严重失代偿状态,预示已发生心源性休克。

3.消化系统

食欲极差,体重减轻。恶心,频繁呕吐,腹痛、腹泻明显。有些老年人以消化系症状为突出表现。

4.中枢神经系统

患者通常会出现精神障碍、烦躁焦虑、嗜睡、谵妄,最后陷入昏迷。

5.呼吸系统

潮气量减少,呼吸困难,甚至衰竭。

6.血液系统

脾大,恶性贫血。

7.老年人甲状腺危象

常表现为极度软弱、厌食、消瘦、心动过缓、昏睡、全身衰竭,甚至死亡。

(二)先兆危象

由于危象期病死率很高,常死于休克、心力衰竭,为及时抢救患者,临床提出危象前期或先兆危象的诊断。先兆危象是指:

1.体温在 38~39℃之间。

2.心率在 120~159 次/分,也可有心律失常。

3.食欲减退,恶心,大便次数增多,多汗。

4.焦虑、烦躁不安,危象预感。

(三)不典型甲状腺危象

不典型甲亢或原有全身衰竭、恶液质的患者,在危象发生时常无上述典型表现,可只有下列某一系统表现,例如:

1.心血管系统

心房颤动等严重心律失常或心力衰竭。

2.消化系统

恶心呕吐腹泻、黄疸。

3.精神神经系统

精神病或反应迟钝、淡漠、木僵、极度衰弱、嗜睡,甚至昏迷。

4.体温过低

皮肤干燥无汗。

(四)主要的并发症

心力衰竭、休克等。

五、对症支持治疗

(一)吸氧

依患者呼吸情况而定。

(二)镇静剂的应用

患者异常烦躁时,可地西泮 10mg 静脉注射,或苯巴比妥 0.1mg 肌内注射,或 10%水合氯醛 10~15mL,保留灌肠,以上 3 种药可交替使用。

(三)积极降温

冰袋,乙醇溶液擦浴、冷 0.9%氯化钠溶液保留灌肠。一定要注意,禁用水杨酸类退热,因其可与甲状腺激素竞争载体蛋白,使血中游离的三碘甲腺原氨酸(T_3)、T_4增加,从而加重病情。

(四)纠正水电解质紊乱

因患者大量腹泻、出汗,可能出现脱水、低钾血症、低钠血症、酸中毒等情况。故临床上常静脉注射 5%葡萄糖或加入少量浓钠的 0.9%氯化钠溶液,在 24 小时内可输入 2000~3000mL,以及适当补钾。

（五）快速抑制 T_3、T_4 合成

丙硫氧嘧啶，首剂 100～200mg 口服，以后每次 100～200mg，每 4～6 小时一次；或甲巯咪唑（他巴唑）首剂 60mg 口服，以后每次 20mg，3 次/天。待危象消除改用常规剂量。

（六）阻止甲状腺激素的释放

服用上述抗甲亢药后 1～2 小时，用复方碘溶液首剂 10～30 滴，以后 5～10 滴，3 次/天，或用碘化钠 0.5～1.0g 加入 5％葡萄糖盐水 500～1000mL 中，静脉滴注 12～24 小时，病情好转，危象消除即停用。

（七）降低周围组织对甲状腺素反应

可用 β 肾上腺素能受体阻滞剂，如普萘洛尔（心得安）20～30mg，每 8 小时一次；或美托洛尔 50～100mg，每 8 小时一次。危象消除后改成常规维持量。

（八）拮抗应激

降低机体反应，减轻甲状腺素的毒性作用，可每日用氢化可的松 100～200mg 或地塞米松 10～20mg，待危象解除后停用或仅用地塞米松 0.75mg，3 次/天，维持数日后逐渐停用。

（九）感染

应使用抗生素控制感染。

（十）心力衰竭

使用洋地黄，利尿剂治疗，并同时给氧。

（十一）监测肝功能

甲亢和抗甲状腺药物都会对肝功能造成不同程度的损伤。

六、护理重点

（一）基础护理

1.安置患者于安静、清爽、舒适、室温偏低的环境中，绝对卧床休息，避免一切不良刺激。对烦躁不安者，可遵医嘱给予适量镇静剂以促进睡眠。

2.甲状腺危象时代谢率高，患者常大汗淋漓，潮湿的衣服可增加患者的烦躁与不适。护士应予以理解和关心，协助患者勤更衣，保持干燥舒适，病房应通风良好，室温保持在 20℃左右，以减少出汗。指导患者多喝水以补充丢失的水分，但要避免饮浓茶、咖啡、酒等兴奋性饮料。协助患者擦浴，更换轻便、宽松、干爽的衣服。

（二）心理护理

由于甲亢的患者在一般情况下，中枢神经系统都会处于兴奋状态，患者多表现极度烦躁、失眠、紧张、焦虑。护士应耐心、细心地与患者沟通，不可激惹患者。还应积极地与家属沟通，取得家属的支持与配合，杜绝各种可能刺激患者的信息，使患者保持愉快心情。

（三）专科护理

1.密切观察各项生命体征：如心律、血压、血氧饱和度、脉率、体温、中心静脉压、呼吸、尿量等。还应观察患者甲状腺是否肿大，眼球是否突出等。

2.监测体液及电解质平衡情况：准确地记录液体的出入量。

3.适当降温：使用冰毯、冰帽、温水擦浴等方法使患者降温。

4.保持呼吸道通畅：可将床头抬高，以利于呼吸；给氧；必要时可协助医生行气管插管或切开呼吸机辅助呼吸。

5.维持足够的营养:注意呕吐、腹泻情况。提供高热量、高蛋白、高糖类和富含维生素的食物,并少食多餐。

6.监测精神状态:保持环境温湿度适宜、安静舒适。若患者出现抽搐,应加强保护性措施,给予安慰和支持,必要时可通知医生适当镇静。

(四)健康教育

甲状腺危象期的病死率高,这与并发症的存在与否、处理得当和及时与否有密切关系。因此,强调预防、健康教育十分重要。

1.健康教育

向患者及家属介绍甲状腺危象的常见诱因,预防感染、避免精神刺激、过度劳累,对重症甲亢患者或甲亢患者有上述危象诱因存在时,应警惕甲状腺危象的发生。

2.专科护理配合

(1)药物治疗的配合:告诉患者注意观察和监测抗甲状腺药物治疗甲亢的主要不良反应,如骨髓抑制所致的白细胞减少、急性粒细胞缺乏,肝功能损害,皮肤过敏等。

(2)外科手术前的准备与配合:甲亢患者需做择期手术者,应酌情应用抗甲状腺药物治疗2～3个月,使甲亢症状得到控制,心率维持正常,血清游离 T_3(FT$_3$)、游离 T_4(FT$_4$)降至正常,手术前服用复方碘溶液 2～3 周;对急症手术来不及使甲亢得以较好控制的患者,可用普萘洛尔及大剂量碘溶液做术前准备,手术后尽快使用抗甲状腺药物,并密切观察病情变化。

(3)放射性碘治疗的配合:宜先用抗甲状腺药物使患者症状控制后再改用放射性碘治疗。由于放射性碘治疗显效较慢,甲亢病情严重者,应在未显效期间暂时用药物治疗甲亢,以防止在显效前出现甲状腺危象,并密切观察病情变化。

3.饮食护理配合

患者宜采用高蛋白、高热量、高维生素、低碘、低纤维素的饮食,避免进食辣椒、芥末等辛辣的调味刺激品,禁饮浓茶、咖啡等兴奋性饮料。

4.定期复查

在病程中,如病情发生异常变化时应随时就诊。随着诊断技术的发展及治疗方法的改进,甲状腺危象已很少见了,且预后也明显改善;但如发现晚,处理不当,仍可导致死亡,其病死率仍高达 20%～50%。因此,预防危象的发生、早期诊断及早期治疗和护理有很重要的意义。

第六节 糖尿病酮症酸中毒

一、定义

糖尿病酮症酸中毒(DKA)是糖尿病最常见的急性并发症之一,是体内胰岛素严重缺乏引起的高血糖、高血酮、酸中毒的一组临床综合征。最常发生于Ⅰ型糖尿病患者,2 型糖尿病患者在某些情况下亦可发生。本症主要是由于糖代谢紊乱,体内酮体产生过多,导致血中 HCO_3^- 浓度减少,失代偿时,则血液 pH 下降,引起酸中毒症。

据国外专家统计,本病的发病率约占住院患者 I 型糖尿病患者的 14%,国内为 14.6%。随着糖尿病知识的普及和胰岛素的广泛应用,DKA 的发病率已明显下降。

二、常见诱因

1.感染:呼吸道感染最为常见。如肺炎、肺结核等;泌尿系统感染,如急性肾盂肾炎、膀胱炎等;此外还有阑尾炎、腹膜炎、盆腔炎等。

2.未得到有效控制的糖尿病。

3.未被诊断治疗的 1 型糖尿病患者。

4.急性心肌梗死、心力衰竭、脑血管意外、外伤、手术、麻醉及严重的精神刺激。

5.妊娠尤其在妊娠后半阶段,孕妇对胰岛素的需求显著增加,有诱发酮症,甚至酮症酸中毒的可能。

6.其他:某些疾病如库欣病、肢端肥大症、胰升糖素瘤,某些药物如糖皮质激素的应用等。

三、发病机制

(一)激素异常

由于多激素的异常,破坏了激素分泌的动态平衡,脂肪代谢紊乱,出现了以高血糖、高血酮、代谢性酸中毒等为特征的 DKA。这种观点近年来被国内外学者普遍接受。

(二)代谢紊乱

在生理状态下体内的糖、脂肪、血酮、电解质、水等物质的代谢保持着动态平衡状态,胰岛素作为一种储能激素,在代谢中起着促进合成、抑制分解的作用。当胰岛素分泌绝对或相对不足时,拮抗胰岛素的激素绝对或相对增多,而促进了体内的代谢分解、抑制合成,使得葡萄糖代谢紊乱,脂肪和蛋白质的分解加速,合成受抑,酮体生成增多,最终导致 DKA。

四、临床表现

(一)初期

患者常感到口渴、尿多,烦躁不安、头痛、乏力、恶心、呕吐、食欲减退,也有少部分患者表现为无腹肌紧张的全腹不固定疼痛。

(二)后期

患者则可能出现精神委靡或烦躁、神志渐恍惚,嗜睡,甚至严重者可出现休克、酸中毒、抽搐、昏迷;严重酸中毒时出现深而规则的大呼吸,无呼吸困难感,但呼气有烂苹果味。脱水程度不一,皮肤湿冷且弹性差,脉快,心律失常,双眼球凹陷,电解质不平衡,血压低或偏低。临床上通常将患者舌干的程度定为其脱水程度估计的重要而敏感的体征。

五、治疗

主要的指导思想是:尽快补液以恢复血容量,纠正失水状态,降低血糖、纠正电解质及酸碱平衡失调,同时积极寻找和消除诱因,尽量防治并发症,降低病死率。

(一)补液

为重症 DKA 首要治疗措施,既有利于脱水的纠正,也有助于酮体的消除和血糖的下降。

1.补液总量

一般按患者体重(kg)的 10% 估算,成人 DKA 一般失水 4~6L。

2.补液种类

开始应以 0.9％氯化钠溶液为主,起始输液时若血糖未严重升高或经治疗血糖下降至 13.9mmol/L后,应输入 5％葡萄糖或糖盐水、糖胰岛素液以消除酮体。

3.补液速度

遵守"先快后慢"原则。前 4 小时输入总失水量的 1/3～1/2,在前 12 小时内输入量为 4000mL 左右,达输液总量的 2/3。其余部分在 24～28 小时内补足。

(二)胰岛素治疗

小剂量胰岛素疗法,输注胰岛素每小时 0.1U/kg,血中浓度可达 120μU/mL,该浓度可有效地降低血糖,也能对酮体生成产生最大的抑制效应,用药过程中要严密监测血糖和患者的基本生病体征,尤其是对合并感染或原有胰岛素抵抗的患者。

(三)纠正电解质及酸碱平衡失调

通常在经过输液和胰岛素治疗后,酮体水平下降,酸中毒可自行纠正,一般不必补碱。若需要补碱,也不宜过多过快,一般采用等渗碳酸氢钠溶液。

根据血钾和尿量情况补钾:治疗前血钾低于正常,每小时尿量＞40mL,应立即开始补钾,临床上习惯在前 2～4 小时通过静脉输液每小时补钾约 13～20mmol/L;在酸中毒纠正后,血钾值仍有继续降低的可能,所以即使血钾正常,也应立即开始补钾;血钾正常,尿量每小时小于 30mL 时,暂缓补钾,待尿量增加后再开始补钾;若血钾高于正常,暂缓补钾。治疗过程中密切监测血钾值和尿量,以调整补钾的量及速度。病情恢复后仍应继续口服钾盐数天。

(四)针对感染、心力衰竭、心律失常等进行对症治疗

1.治疗中胰岛素剂量使用较大,易造成血糖下降速度过快,导致血浆渗透压骤然降低,造成细胞水肿,不利于细胞功能恢复。

2.密切观察治疗中的病情变化,定时检测生命指标、血糖、渗透压、CO_2 结合力的变化,并及时进行有效的处理。

3.患者昏迷期要加强临床护理。防治并发症并防止意外的发生。

4.根据患者的全身状况与血常规,适时给予抗感染治疗。

六、护理重点

(一)应绝对卧床休息

立即配合抢救治疗,通过补液改善循环血容量和组织灌注,纠正脱水状态是抢救 DKA 成功的关键,应快速建立两条静脉通道,纠正水、电解质及酸、碱平衡失调,纠正酮症症状。遵医嘱补液:先用等渗盐水溶液迅速补液。当血糖下降接近 15mmol/L 时,输液可改为 0.25％葡萄糖液及 0.45％低张氯化钠溶液。

(二)及时、准确应用胰岛素

密切观察胰岛素的进入量,遵循每小时每千克体重 0.1U 的原则,临床,上已普遍使用注射泵较精确地输入胰岛素。在配制的过程中必须用胰岛素注射器抽取,以确保剂量准确;并且应注意胰岛素的类型,用人胰岛素如优泌林或诺和灵时,只有短效常规型能够用于静脉注射,而中效、混合型只能用于皮下注射,这是在临床上容易被忽略的地方。

(三)严密观察生命体征并记录

因病情重,应及时观察早期变化,以利于采取紧急措施进行抢救。严密观察瞳孔的大小、呼吸的频率和节律,做好血糖、尿糖、血酮体、尿酮体的监测和记录,定时测定电解质、血气分析等各项指标,记录 24 小时出入液量,严密观察有无低血糖症状,严防低血糖发生。

(四)防治并发症

1.感染

因感染是本病的诱因及并发症,所以,应积极地寻找感染源,防治感染。密切观察患者的体温、白细胞计数、静脉穿刺部位和尿及痰的色、质量等,如有感染应立即报告医生并遵医嘱给予抗生素。

2.心力衰竭

心律失常年老合并冠状动脉病变,应注意预防因补液过多导致心力衰竭和肺水肿。

3.脑水肿

初期快速、大量的输液能导致水从细胞外转移到细胞内而形成脑水肿,故临床上通常用输液泵来精确输液的速率。护士应密切评估患者是否出现神经或知觉功能下降的症状,如意识状态改变、疼痛不敏感、抽搐等,应立即报告并协助医生进行抢救。

(五)做好口腔护理和皮肤护理

尤其是昏迷患者,要防止口腔炎症的发生,及时清除口、鼻腔分泌物,以免协助患者翻身时,分泌物逆流入气道或肺内,造成患者呛咳或促进坠积性肺炎的形成。

(六)饮食护理

DKA 患者应鼓励其多喝水,每天所需的总热量应根据患者的标准体重和劳动强度来计算,按脂肪、蛋白质、糖类的适当比例及患者的口味制订不同食谱,早餐 1/5、中餐 2/5、晚餐 2/5 的热量提供,若昏迷患者不能自主进食,可留置胃管,鼻饲流质饮食。

(七)心理护理

患者血糖波动受情绪很大的影响,所以保持患者心情愉快,有助于控制血糖。护理工作中要多安慰患者,鼓励其树立信心,经常对其及家属进行糖尿病教育,使患者尽量多掌握关于糖尿病的知识,从而避免并发症的发生,提高生活质量。

第七节　　弥散性血管内凝血

一、概述

弥散性血管内凝血(DIC)是一种综合征,不是一种独立的疾病。是在各种致病因素的作用下,在毛细血管、小动脉、小静脉内广泛纤维蛋白沉积和血小板聚集,形成广泛的微血栓,导致循环功能和其他内脏功能障碍,消耗性凝血病,继发性纤维蛋白溶解,产生休克、出血、栓塞、溶血等临床表现。DIC 患者发病的严重程度不一,有的患者临床症状十分轻微,体征也不是很明显;而急性 DIC 在 ICU 病房中的发病率较高,或一般都会运送患者到 ICU 中进行抢救。DIC 起病急、病情危重且进展快、预后差,病死率高达 50%~60%,临床上应做到早诊断、早处理。

二、常见病因及发病机制

造成 DIC 的病因很多。根据资料分析,在中国以感染最常见,恶性肿瘤(包括急性白血病)次之,两者占病因的 2/3。而国外报告中则以恶性肿瘤,尤其是有转移病变的占首位。DIC 发病的常见病因也有广泛组织创伤、体外循环及产科意外。

1.血管内皮损伤和组织创伤

(1)感染各种严重的细菌感染:如金黄色葡萄球菌、革兰阴性杆菌、中毒性菌痢、伤寒等均可导致 DIC。

(2)抗原-抗体复合物的形成:如移植物排斥反应、系统性红斑狼疮或其他免疫性疾病,各种免疫反应及免疫性疾病都能损伤血管内皮细胞,激活补体,也能引起血小板聚集及释放反应,激活凝血机制。

(3)其他:如酸中毒、体温升高休克或持续性缺氧、低血压等均可损伤血管壁内皮细胞。

2.红细胞大量破坏,血小板活化,白细胞激活或破坏可加速凝血反应。

3.大量促凝物质进入血液循环:常见于如羊水栓塞、胎盘早期剥离、死胎滞留等病例的产科意外。如严重烧伤、广泛性外科手术、挤压综合征、毒蛇咬伤等严重创伤也是常见的 DIC 病因,均可由受损的组织中释放出大量组织因子进入血液,促发凝血。此外,化疗及放疗杀灭肿瘤细胞释放出其中的促凝物质,更容易导致 DIC 的发生。

4.凝血系统最先被过度激活,血液中凝血酶大量形成,加上多种细胞因子的作用,导致 DIC 早期以血液凝固性升高为主,出现广泛的微血栓形成。

5.广泛的微血栓形成必然消耗大量的凝血因子和血小板,加上续发性纤溶功能亢进,从而使血液由高凝状态进入低凝状态,纤维蛋白原裂解,出现多部位出血。

三、影响 DIC 发生发展的因素

(一)单核吞噬细胞系统受损

全身性 Shwartzman 反应:第一次注入小剂量脂多糖,使单核吞噬细胞系统封闭,第二次注入脂多糖易引起休克。

(二)血液凝固的调控异常

抗凝机制:以蛋白酶 C 为主体的蛋白酶类凝血抑制机制;以抗凝血酶 Ⅲ 为主的蛋白酶抑制物类凝血抑制机制。

(三)肝功能障碍

肝功能严重障碍可使凝血、抗凝、纤溶过程失调。

(四)血液的高凝状态

如妊娠妇女、酸中毒以及抗磷脂抗体综合征。

(五)微循环障碍

血流缓慢和产生旋涡时,被激活的凝血因子和凝血酶能在局部达到凝血过程所必需的浓度;血流缓慢导致血液氧分压降低和酸性代谢产物滞留,可以损伤血管内皮细胞,触发凝血。

(六)纤溶抑制剂

使用不当也可导致 DIC 的发生。

四、临床表现

(一)DIC 的分期和发展过程

1.高凝期

各种病因导致凝血系统被激活,凝血酶生成增多,微血栓大量形成,血液处于高凝状态,仅在抽血时凝固性增高,多见于慢性型、亚急性型,急性型不明显。

2.消耗性低凝期

凝血酶和微血栓的形成使凝血因子和血小板因大量消耗而减少,同时因继发性纤溶系统功能增强,血液处于低凝状态,因而此时出血症状明显。

3.继发性纤溶亢进期

凝血酶及凝血因子Ⅻa 等激活了纤溶系统,使大量的纤溶酶原变成纤溶酶,再加上 FDP 形成,使纤溶和抗凝作用大大增强,故此期出血十分明显。

(二)DIC 的分型及各型的特点

根据 DIC 发病的快慢和病程长短可分为 3 型,主要和致病因素的作用方式、强度与持续时间长短有关。

1.急性型

(1)突发性起病,一般持续数小时或数天。

(2)病情凶险,可呈暴发型。

(3)出血倾向严重。

(4)常伴有休克。

(5)常见于暴发型流脑、流行型出血热、病理产科、败血症等。

2.亚急性型

(1)急性起病,在数天或数周内发病。

(2)进展较缓慢,常见于恶性疾病,如急性白血病(特别是早幼粒细胞白血病)、肿瘤转移、主动脉弓动脉瘤、死胎滞留及局部血栓形成等。

3.慢性型:临床上少见。

(1)起病缓慢。

(2)病程可达数月或数年。

(3)高凝期明显,出血不重,可仅有瘀点或瘀斑。

(4)常见于恶性肿瘤、胶原病、慢性溶血性贫血、巨大血管瘤等疾病。

(三)常见临床表现

DIC 的发病原因虽然不同,但其临床表现均相似,除原发病的征象外,主要有出血、休克、栓塞及溶血四方面的表现。DIC 的临床表现主要为出血,多脏器功能障碍,休克和贫血。其中最常见者为出血。

1.出血

DIC 患者约有 70%～80%以程度不同的出血为初发症状,如紫癜、血疱、皮下血肿、采血部位出血、手术创面出血、外伤性出血和内脏出血等。DIC 引起的出血特点为:

（1）突然出现是 DIC 最早的临床表现。

（2）多部位严重出血倾向是 DIC 的特征性表现。

（3）出血的原因不易用原发病或原发病当时的病情来解释。

（4）常合并休克、栓塞、溶血等 DIC 的其他表现。

（5）常规止血药治疗效果欠佳，往往需要肝素抗凝、补充凝血因子、血小板等综合治疗。

2.休克

DIC 病理过程中有许多因素与引起休克有关。

（1）出血可影响血容量。

（2）微血栓形成，使回心血量减少。

（3）DIC 时可通过激活激肽和补体系统产生血管活性介质如激肽和组胺，使外周阻力降低，引起血压下降；也可引起肾上腺素能神经兴奋。

（4）心功能降低。

除心内微血栓形成直接影响心泵功能外，肺内微血栓形成导致肺动脉高压，增加右心后负荷；DIC 时因组织器官缺血、缺氧可引起代谢性酸中毒，酸中毒可使心肌舒缩功能发生障碍。于是，血容量减少、回心血量降低、心功能降低和心输出量减少，加上血管扩张和外周阻力降低，则血压可明显降低。

DIC 引起的休克特点：①突然出现或与病情不符；②伴有严重广泛的出血及四肢末梢的发绀；③有多器官功能不全综合征出现；④对休克的综合治疗缺乏反应，病死率高。

3.微血管病性溶血性贫血

DIC 时红细胞可被阻留于微血管内。当红细胞受血流冲击、挤压，引起对红细胞的机械性损伤，因而在循环中出现各种形态特殊的变形红细胞或呈盔形、星形、多角形、小球形等不同形态的红细胞碎片，称为裂细胞。这些红细胞及细胞碎片的脆性明显增高，很易破裂发生溶血。DIC 早期溶血较轻，不易察觉，后期易于在外周血发现各种具特殊形态的红细胞畸形。外周血破碎红细胞数大于 2％对 DIC 有辅助诊断意义，这种红细胞在微血管内大量破坏引起的贫血称为微血管病性溶血性贫血。

4.多器官功能障碍综合征（MODS）

由于 DIC 发生的原因和受累脏器及各脏器中形成微血栓的严重程度不同，故不同器官系统发生代谢与功能障碍或缺血性坏死的程度也可不同，受累严重者可导致脏器功能不全甚至衰竭。MODS 常是 DIC 引起死亡的重要原因。临床上常见器官功能障碍的表现：

（1）肾脏：严重时可导致双侧肾皮质坏死及急性肾衰竭。

（2）肺：出现肺出血、呼吸困难和呼衰。

（3）肝脏：黄疸和肝衰竭。

（4）消化道：呕吐、腹泻和消化道出血。

（5）肾上腺：出血性肾上腺综合征（沃-弗综合征）。

（6）垂体：希恩综合征。

（7）神经系统：神志改变。

（8）心血管：休克。

五、治疗

由于 DIC 的病情严重,发展迅速,病势凶险,必须积极抢救,否则病情发展为不可逆性。原发病与 DIC 两者互为因果,治疗中必须严密观察临床表现及实验室化验结果的变化,做到同时兼顾。

(一)消除病因及原发病的治疗

治疗原发病是治疗 DIC 的根本措施,也是首要原则,控制原发病的不利因素也有重要意义,例如积极控制感染、清除子宫内死胎及抗肿瘤治疗等。输血时应预防溶血反应。其他如补充血容量、防治休克、改善缺氧及纠正水、电解质紊乱等,也有积极作用。消除 DIC 的诱因也有利于防止 DIC 的发生和发展。

(二)肝素治疗

①在 DIC 后期,病理变化已转为以纤维蛋白溶解为主而出血主要涉及纤溶及大量 FDP 的关系,而不是凝血因子的消耗;②有明显肝肾功能不良者;③原有严重出血如肺结核咯血、溃疡病出血或脑出血等;④手术创口尚未愈合;⑤原有造血功能障碍和血小板减少者。有上列情况时,应用肝素要特别谨慎,以免加重出血。

(三)抗血小板凝集药物

低分子右旋糖酐降低血液黏滞度,抑制血小板聚集,一般用量为 $500\sim1000mL$ 静脉滴注,主要用于早期 DIC,诊断尚未完全肯定者。

(四)合成抗凝血酶制剂的应用

日本最近合成抗凝血酶制剂,对 DIC 有明显的疗效,而且不良反应少。

(五)补充血小板及凝血因子

DIC 时凝血因子和血小板被大量消耗,是 DIC 出血的主要因素。所以,积极补充凝血因子和血小板是 DIC 治疗的一项重要且十分必要的措施。

在临床上也有部分学者和专家认为,在未用肝素前输血或给纤维蛋白原时,可为微血栓提供凝血的基质,促进 DIC 的发展。所以,他们觉得这种外源性的补充可能"火上浇油"。但当凝血因子过低时,应用肝素可加重出血。所以在凝血指标和凝血因子、血小板极度消耗的情况下,仍应积极补充新鲜血浆凝血酶原复合物,单采血小板、纤维蛋白原等血制品,同时进行抗凝治疗,以期减少微血栓的形成。

(六)抗纤溶药物的应用

在 DIC 后期继发性纤溶成为出血的主要矛盾,可适当应用抗纤溶药物;但在 DIC 早期,纤溶本身是一种生理性的保护机制,故一般不主张应用抗纤溶药物。早期使用反而有使病情恶化可能。这类药物应在足量肝素治疗下应用。只有当已无凝血消耗而主要为继发性纤溶继续进行时,方可单独应用抗纤溶药物。常用的药物包括氨甲苯酸(对羧基苄胺,PAMBA)或氨甲环酸(AMCHA)等。

(七)其他

国内在治疗 DIC 并发休克的病例中,有人报道用山莨菪碱、东莨菪碱或酚苄明能解除血管痉挛。对于疏通血脉,低分子右旋糖酐有良好疗效。

六、护理要点

(一)心理护理

因为 DIC 的病情变化极迅速,患者及家属都会出现焦虑、恐惧等心理。

1.护士应对清醒的患者进行心理护理,并对家属做好安抚工作,及时向患者解释病情,在解释时还应注意减少疑虑,避免使用一些难懂的专业术语,更不能有一些不良的情绪影响到患者。

2.抢救时应保持安静,医护人员态度要认真、亲切、细心,护理操作时要准确、敏捷,以增强患者的信任感和安全感。

3.指导患者一些适用的放松技巧等,若患者病情允许,可以在病床上读书或看报纸等。

(二)基础护理

1.按原发性疾病患者常规护理。

2.卧床休息,保持病室环境清洁舒适并安静。定期开窗通风,减少刺激。

3.给予高蛋白、高维生素、易消化的食物,有消化道出血的患者应禁食,不能进食者可给予鼻饲或遵医嘱给予静脉高营养。

4.定期采集血标本,通过实验室检查协助临床诊断,以判断病情变化和治疗的综合疗效。

5.做好口腔、会阴等基础护理,预防并发症的发生。

6.保持呼吸道通畅,对于昏迷的患者应及时清理口腔、鼻腔内的分泌物。

7.对于意识障碍且躁动的患者,可在家属知情同意后采取适当的安全保护措施,如使用床护栏、约束带等。

(三)病情观察

1.观察出血症状:患者可能出现广泛自发性出血,皮肤黏膜瘀斑,伤口、注射部位渗血,内脏出血如呕血、便血、泌尿道出血、颅内出血、意识障碍等症状。应观察出血部位、出血量。

2.观察有无微循环障碍症状:皮肤黏膜发绀缺氧、尿少无尿、血压下降、呼吸循环衰竭等症状。

3.观察有无高凝和栓塞症状:如静脉采血时,血液迅速凝固应警惕血液高凝状态。内脏栓塞可引起相关的症状,如肾栓塞引起腰痛、血尿、少尿,肺栓塞引起呼吸困难、发绀,脑栓塞引起头痛、昏迷等。

4.观察有无黄疸、溶血症状。

5.观察实验室临床诊断结果,如血小板计数、凝血酶原时间、血浆纤维蛋白含量等。

6.观察原发性疾病的病情有无进展。

(四)对症护理

1.出血患者的护理

(1)保持患者皮肤清洁、干燥,避免用力抓、碰。

(2)按医嘱给予抗凝剂、补充凝血因子、成分输血或抗纤溶中医药治疗。按时给药,严格控制剂量如肝素,监测凝血时间等实验室各项指标,周密观察治疗综合疗效,随时按医嘱调整剂量,预防患者出现不良反应。

(3)凡是执行有创操作时,都应避免反复穿刺,力争一针见血,并在操作后妥善按压,如有渗血应加压包扎。

(4)吸痰时动作轻柔,防止损伤气道黏膜。

(5)保持口腔、鼻腔的湿润,防止出血。

2.微循环衰竭患者的护理

(1)使患者处于休克体位,以利于回心血量和呼吸的改善。

(2)建立两条或两条以上的静脉通道,按医嘱给药,纠正酸中毒,保持水、电解质平衡,保持血压稳定。

(3)严密监测体温、心率、脉搏、呼吸、血压、皮肤色泽及温度、尿量、尿色变化,准确记录24小时的出入液量。

(4)保持呼吸道通畅,吸氧,改善患者的缺氧症状。

(5)随时准备好各种抢救仪器和设备,如抢救车、喉镜、气管插管、呼吸机、吸引器等。

3.使用肝素的护理要点

(1)用药前要先测定凝血时间,用药后2小时再次测定凝血时间。凝血时间在20分钟左右表示肝素剂量合适;凝血时间短于12分钟,提示肝素剂量不足;若超过30分钟则提示过量。

(2)注意过敏反应的发生,轻者出现鼻炎、荨麻疹和流泪,重者可引起过敏性休克、支气管痉挛。

(3)正确按时给药,严格掌握剂量。肝素使用过量可引起消化道、泌尿系统、胸腔或颅内出血,部分患者还可能发生严重出血。若大出血不止,则须用等量的鱼精蛋白拮抗。注射鱼精蛋白速度不宜太快,以免抑制心肌,引起血压下降、心动过缓和呼吸困难。

第八节　呼吸衰竭

一、呼吸衰竭的定义

呼吸衰竭是指各种原因引起肺通气和(或)换气功能障碍,以致在静息状态下亦不能维持足够的气体交换,导致低氧血症伴(或不伴)高碳酸血症,进而引起一系列病理生理改变和相应临床症状的综合征。其诊断依据:①在海平面、静息状态下,呼吸空气时,动脉血氧分压(PaO_2)<60mmHg,伴有或不伴有PCO_2分压($PaCO_2$)>50mmHg;②排除心内解剖分流和原发的心输出量降低所致低氧因素。呼吸衰竭分为2种类型,即Ⅰ型呼吸衰竭:PaO_2<60mmHg,$PaCO_2$<45mmHg;Ⅱ型呼吸衰竭:PaO_2<60mmHg,$PaCO_2$>45mmHg。

引起呼吸衰竭的原因有:中枢神经系统衰竭,呼吸的驱动力减弱或消失;外周神经系统疾病,如膈神经损伤、肌无力、吉兰,巴雷综合征;肌肉疾病,如患者营养不良、电解质紊乱、膈肌损伤等;胸壁疾病,如多发肋骨骨折、脊柱畸形、肥胖;呼吸系统疾病,如气道痉挛、气管和(或)支气管阻塞导致的肺不张、肺纤维化(实变)。

二、呼吸衰竭的症状、体征

(一)呼吸困难、呼吸费力

表现为三凹征,呼吸浅快;中枢受损或抑制可表现为潮式呼吸、比奥呼吸等。

(二)发绀

常见于口唇、甲床等处。

(三)精神症状

临床表现为定向力、智力障碍、躁狂及抽搐等。

(四)循环系统症状

心动过速、心律失常,严重者心脏停搏。缺氧可引起心搏量减少,血压下降、循环衰竭。

(五)消化、泌尿系统症状

消化不良、转氨酶升高,消化道出血;肾功能不等。

(六)其他

代谢紊乱、酸中毒。

三、护理要点

(一)病情观察

1.观察生命体征的变化

慢性呼吸衰竭的患者往往有原发基础疾病存在,常因感染、受凉、劳累等多种诱因下急性加重危及生命,认真观察患者的精神反应,生命体征和生活习惯的改变等,及时发现病情变化。

2.观察呼吸困难的改变

呼吸困难是呼吸衰竭出现最早的症状,及时巡视并观察患者的呼吸情况。

3.观察意识变化

神志清醒患者应询问有无呼吸困难、心悸等症状的出现,是否有新的不适出现;随着进一步呼吸衰竭的加重,患者往往出现意识障碍甚至昏迷(一般由 $PaCO_2$ 升高引起)。

(二)呼吸道管理

1.保持呼吸道湿化。

2.加强基础护理:根据病情进行翻身、拍背及口腔护理等。

3.保持呼吸道通畅:如分泌物黏稠、阻塞呼吸道时,应进行机械吸引。必要时建立人工气道,经支气管镜吸引。

4.缓解支气管痉挛:雾化等使用支气管扩张剂、激素等。

(三)氧疗

氧疗是改善低氧血症的主要手段。

(四)药物应用的护理

控制感染应用抗生素时,应注意药物的浓度及应用要求,注意用药后的反应;使用激素时,要注意血糖的情况,要警惕细菌和真菌的双重感染。

(五)心理支持

大多数患者存在基础疾病,任何诱因都会导致病情较重而住院,患者往往有焦虑、抑郁、自卑等心理障碍,这需要心理、社会的支持。通过鼓励支持患者参加肺及全身的康复训练,使其恢复自信心。同时营造良好的病区的环境,帮助他们建立战胜疾病的信心。

(六)康复护理

1.指导预防控制发病诱因和及时处理呼吸道感染等。

2.指导气管扩张药物的应用。

3.营养指导:有效的营养支持,能提高免疫力,可明显降低感染和呼吸衰竭的发生。

4.指导长期家庭的氧疗。

5.指导胸部物理治疗。

第九节　急性呼吸窘迫综合征

急性呼吸窘迫综合征(ARDS),是指机体排除心源性以外的各种肺内外致病因素(如休克、误吸、创伤、严重感染、中毒等)所致的急性、进行性缺氧性呼吸衰竭。2011柏林标准将ARDS分为轻中重三度。肺主要病理改变为弥散性的肺部损伤,肺脏的微血管壁的通透性渗出增加、肺泡群的大量萎陷并伴有肺间质纤维化等。导致肺的顺应性降低,肺内分流增加和通气/血流比值失调。临床症状表现为不易缓解的低氧血症、呼吸频率快(f>30次)和呼吸窘迫。胸片显示双侧肺浸润影等。ALI/ARDS为临床上较常见的危重症,多数患者需要进行机械通气的呼吸支持。

一、诊断依据

1周以内急性起病的已知损伤或者新发的呼吸系统症状;低氧血症,氧合指数(PaO_2/FiO_2)≤300mmHg,且呼气末正压(PEEP)>5cmH_2O;肺水肿不能被心功能不全或液体负荷过重的呼吸衰竭解释;X线胸片显示双肺浸润影;其他生理学紊乱,如肺顺应性降低等。

二、治疗及护理

急性呼吸窘迫综合征(ARDS)目前尚无特异治疗方法,仅采取对症支持治疗。

(一)原发病的治疗

积极寻找病因,以彻底治疗。常见的病因是感染(可是原发也可是继发)。治疗上临床常采用广谱抗生素降阶梯治疗。

(二)呼吸机辅助通气支持

1.呼吸机辅助通气是ARDS最常用的且有效的支持手段。其正压通气的目,的在于减少肺内分流、重力依赖区的不张和减轻肺的水肿;同时呼吸机可提供高浓度氧吸入以保证组织氧合,进而减少呼吸功耗;减少跨肺压,防止因呼吸负荷过重而产生的呼吸性肺损伤。

2.患者一旦诊断明确或疑有ARDS,应尽早使用正压通气。早期和非感染因素导致的ARDS患者,可以先试用无创正压通气。一定时间内应用无创通气症状未缓解者,应立即改用有创通气。重症的ARDS患者大多数需使用有创通气。

3.通气模式的选择,临床实践证实以压力为目标的通气模式(如BiPAP、PCV),在ARDS患者中较容积目标通气模式(如VCV)更为优越。其原因有ARDS患者的肺顺应性差,容量控制易出现气压伤;改善气体分布和V/Q比值;同时应用压控,人机协调较好。压力控制不能保证潮气量的恒定供给,但是为肺保护策略之一,允许性高碳酸血症提供了理论支持。目前呼气末正压(PEEP)在ARDS患者中得到了普遍认可,其大小设置可根据氧合和氧浓度而定或传统的P-V曲线的低位拐点而定。同样,潮气量的大小设置也不可忽视,一般为5~8mL/kg。

4.重视肺泡的复张和俯卧位通气。

(三)液体管理

ARDS 患者液体应在保证有效循环血容量的前提下,尽可能脱水以减少肺水的含量,利于肺的氧合。有研究表明液体正平衡患者病死率明显增加。ARDS 早期可给予晶体液进行复苏,晚期以胶体为主,辅以脱水(常用方案如:清蛋白+呋塞米)。若限制液体输入后患者血压偏低,可应用少量的血管活性药物。合理的液体有利于循环和血液系统的功能状态的稳定,以保证氧在体内的运输。

(四)重要脏器的支持

ARDS 患者可使除肺脏外的脏器功能受损,主要是缺氧所致的损害,而肺外脏器功能受损又可加重 ARDS 的发展。故而,应综合管理患者,对重要脏器均给予支持,如加强液体管理,尽早开始建立肠道营养,注意循环功能和肝肾功能的支持。

(五)重视康复训练

如肺康复,肢体的主动、被动运动。患者的参与不仅可防止并发症,还有利于患者身心康复。

第十节 心力衰竭

心力衰竭是以肺循环和(或)体循环淤血以及组织灌注不足为主要临床特征,是心脏疾病的终末阶段。心力衰竭分类:按其发生的急缓分急性心力衰竭、慢性心力衰竭,以后者居多;按其发生的部位分左心衰竭、右心衰竭和全心衰竭;按其性质:分收缩性心力衰竭、舒张性心力衰竭。

一、慢性心力衰竭又称为慢性充血性心力衰竭

(一)病因

1.原发性心肌损害

心肌梗死、病毒性心肌炎。

2.心脏负荷过重

前负荷过重(心瓣膜反流性疾病等),后负荷过重(高血压等)。

(二)诱因

1.感染:呼吸道感染最常见。

2.心律失常:如心房颤动。

3.生理或心理压力过大:劳累过度、情绪激动。

4.妊娠与分娩。

5.血容量增加:如输液过快过多。

6.其他:治疗不当、合并甲亢或贫血。

(三)发病机制

左心衰竭→左心压力增高→肺循环淤血,心输出量减少;右心衰竭→右心压力增高→体循

环淤血。

二、临床表现

(一)左心衰竭

表现为肺淤血和心输出量降低。

1.症状

(1)呼吸困难:劳力性呼吸困难(早期症状);夜间阵发性呼吸困难(典型表现);端坐呼吸(反映心力衰竭程度)。

(2)咳嗽、咳痰和咯血:常于夜间发生,坐位或半卧位减轻。

(3)心输出量降低:疲倦、头晕、乏力、心悸、尿少。

2.体征

(1)肺部湿啰音:多在两肺底,随体位改。

(2)心率快。

(3)舒张期奔马律(心尖部)。

(4)发绀。

(二)右心衰竭

以体静脉淤血表现为主。

1.症状

消化道症状、劳力性呼吸困难。

2.体征

一般体征为水肿、颈静脉征、肝肿大和压痛、发绀。心脏体征表现为心率增快,右心增大,心前区抬举性搏动,胸骨左缘第3、4肋间可闻及舒张期奔马律。颈静脉征:颈静脉充盈、怒张,搏动增强;肝颈静脉反流征阳性。

(三)全心衰竭

左心衰表现+右心衰表现。

三、检查及诊断

(一)检查

X线检查:心影大小、肺淤血程度、KerleyB线。超声心动图:心脏结构、EF值、E/A值、放射性核素检查。有创性血流动力学检查:CI、PCWP。

(二)诊断要点

1.左心衰竭

肺循环淤血的临床表现,器质性心脏病。

2.右心衰竭

器质性心脏病,体循环淤血的临床表现。

四、治疗要点

(一)治疗目的

1.纠正血流动力学异常,缓解症状。

2.提高运动耐量,改善生活质量。

3.防止心肌进一步损害。

4.降低再入院率和病死率。

(二)病因治疗

基本病因的治疗,消除诱因。

(三)左室射血分数降低患者的治疗

1.药物治疗

(1)利尿剂:排钾类[氢氯噻嗪(双氢克尿塞),吲达帕胺,呋塞米(速尿)],保钾类[螺内酯(安体舒通),氨苯蝶啶、阿米洛利]。

(2)肾素-血管紧张素-醛固酮系统抑制剂:血管紧张素转化酶抑制剂(ACEI),血管紧张素受体拮抗剂(ARB)、醛固酮拮抗剂。

(3)β受体阻滞剂。

(4)洋地黄:地高辛、毛花苷丙、毒毛花苷 K。

(5)肼屈嗪和硝酸异山梨酯。

2.运动锻炼:心脏再同步疗法(CRT),双心腔起搏器。

3.室性心律失常与猝死的预防。

4.其他:体内心脏支持装置干细胞移植。

五、护理诊断/问题

(一)气体交换受损

气体交换受损与肺淤血有关。

(二)体液过多

体液过多与水钠潴留、体循环淤血有关。

(三)活动无耐力

活动无耐力与心输出量降低有关。

(四)潜在并发症

洋地黄中毒、水电解质紊乱。

六、护理措施

(一)休息与活动

1.心功能Ⅰ级

患者有心脏病,但体力活动不受限。要避免剧烈活动和重体力劳动。

2.心功能Ⅱ级

体力活动轻度受限。要限制活动,增加休息时间。

3.心功能Ⅲ级

体力活动明显受限。要严格限制活动,增加卧床休息时间。夜间睡眠给予高枕。

4.心功能Ⅳ级

患者不能从事任何体力活动,休息时患者亦有上述症状绝对:卧床休息。

(二)饮食

1.限盐限水饮食(盐<每日 5g;水>每日 1.5~2L)。

2.少食多餐、避免过饱。

3.饮食清淡、易消化、有营养。

4.多食蔬菜、水果。

5.戒烟、酒。

(三)避免诱发因素

避免呼吸道感染,控制输液量及速度,保持大便通畅。

(四)吸氧流量

每分钟 2～6L 湿化。

(五)用药护理

1.洋地黄类用药护理

(1)有效:有效的指标为心率减慢,肺部啰音减少或消失,呼吸困难减轻。

(2)中毒:①胃肠道表现:恶心、呕吐,食欲减退;②心脏表现:心率<60 次/分,室性期前收缩,房室传导阻滞;③神经系统表现:视物模糊、黄视、绿视等。

2.洋地黄类中毒诱因

(1)心脏本身的因素:心脏扩大等。

(2)水、电解质、酸碱平衡紊乱:尤其是低钾血症。

(3)肝、肾功能不全。

(4)药物间的相互作用:如胺碘酮、维拉帕米等。

3.监测

使用洋地黄前、中、后进行监测,问症状,数心率。

4.处理

若心率<60 次/分,或有洋地黄中毒症状,应立即停用洋地黄并通知医生,做 ECG,必要时补钾,纠正心律失常,禁电复律。

5.利尿剂类用药护理

(1)给药时间:尽量白天。

(2)观察:记录 24 小时出入量(尿量),有无低钾(低钾是最主要的不良反应),有无高尿酸等,体重是否减轻。

(3)尿量较多时:补充含钾丰富食物(深色蔬菜、瓜果、红枣、蘑菇等)。

第十一节　创伤

严重创伤是指危及生命或治愈后有严重残疾者,它常为多部位、多脏器的多发伤,病情危重,伤情变化迅速、病死率高。伤后 1 小时是挽救生命、减少致残的"黄金时间"。

一、护理评估

1.首先把握呼吸、血压、心率、意识和瞳孔等生命体征,有无存在威胁生命的因素。

2.了解受伤史,检查受伤部位,迅速评估伤情。

3.辅助检查:评估血常规、尿常规、血气分析的结果;诊断性穿刺是否有阳性结果及影像学检查的结果。

4.心理和社会支持情况:评估家属及患者对此次创伤的心理承受程度;患者是否有紧张、焦虑的情绪;患者是否获得家属的支持。

二、护理措施

1.现场救护

(1)尽快脱离危险环境,放置合适体位:抢救人员到达现场后,迅速安全转移患者脱离危险环境。搬运患者时动作要轻、稳、切勿将伤肢从重物下硬拉出来,避免造成再度损伤或继发性损伤。对疑有脊柱损伤者应立即予以制动,以免造成瘫痪。在不影响急救的前提下,救护人员要协助患者,将其置于舒适安全的体位(平卧位头偏向一侧或屈膝侧卧位),并注意保暖。

(2)现场心肺复苏(CPR):大出血、张力性气胸、呼吸道梗阻和严重脑外伤等严重创伤,如导致心搏呼吸骤停,应尽快现场处理或现场 CPR。

(3)解除呼吸道梗阻,维持呼吸道通畅。

(4)处理活动性出血:迅速采取有效的局部止血措施。

(5)处理创伤性血气胸:对张力性气胸应尽快于伤侧锁骨中线第 2 肋间插入带有活瓣的穿刺针排气减压;对开放性气胸要尽快用无菌敷料垫封闭开放伤口;对血、气胸要行胸腔闭式引流;对胸壁软化伴有反常呼吸者应固定浮动胸壁。在上述紧急处理过程中应同时进行抗休克等综合治疗。

(6)保存好离断肢体:伤员离断的肢体应先用无菌或干净布包好后置于无菌或洁净的密闭塑料袋内,再放入注满冰水混合液的塑料袋内低温(0~4℃)保存,以减慢组织的变性和防止细菌繁殖,冷藏时防止冰水浸入离断创面,切忌将离断肢体浸泡在任何液体中。离断肢体应随同伤员一起送往医院,以备再植手术。

(7)伤口处理:及时、正确地包扎,可以达到压迫止血、减少感染、保护伤口、减少疼痛,以及固定敷料和夹板等目的。需要注意的是:①不要随意去除伤口内异物或血凝块。②创面中有外露的骨折断端、肌肉、内脏,严禁现场回纳入伤口。若腹腔内组织或脏器脱出,应先用干净器皿保护后再包扎,不要将敷料直接包扎在脱出的组织上面。③有骨折的伤员要进行临时固定。④脑组织脱出时,应先在伤口周围加垫圈保护脑组织,不可加压包扎。

(8)抗休克:迅速止血、输液扩容,必要时考虑应用抗休克裤。

(9)现场观察:了解受伤原因、暴力情况、受伤的具体时间、受伤时体位.神志、出血量及已经采取的救治措施等。

2.院内护理

(1)呼吸支持:保持呼吸道通畅,视病情给予气管插管、人工呼吸,保证足够、有效的氧供。

(2)循环支持:主要是抗休克,尽快用 16~18G 留置针迅速再建立 1~2 条静脉通路,常选用肘前静脉(如肘正中静脉或贵要静脉)、颈外静脉,注意不要在受伤肢体的远端选择静脉通路,以避免补充的液体进入损伤区内,有效补充循环血量,按医嘱给予输液,必要时输血。留置导尿,注意观察每小时尿量。

(3)控制出血:用敷料加压包扎伤口,并抬高出血肢体。对活动性出血应迅速清创止血,对内脏大出血应立即准备手术处理。

(4)镇静止痛和心理治疗:剧烈疼痛可诱发或加重休克,故在不影响病情观察的情况下遵医嘱选用镇静止痛药。

(5)防治感染:遵循无菌术操作原则,按医嘱使用抗菌药物。开放性创伤需加用破伤风抗毒素。

(6)密切观察伤情:严密观察伤情变化,特别是对严重创伤怀疑有潜在性损伤的患者,必须持续动态监测生命体征。协助医生做进一步的检查,发现病情变化,应及时报告医生处理,并迅速做出反应。

(7)支持治疗:主要是维持水、电解质和酸碱平衡,保护重要脏器功能,并给予营养支持。

(8)配合医生对各脏器损伤的治疗。

三、健康指导

1.宣传安全知识,加强安全防范意识。

2.一旦受伤,不管是开放性伤口还是闭合性伤口都要立即到医院就诊。开放性伤口要立即进行清创,并注射破伤风抗毒素。

3.加强受伤肢体的功能锻炼,防止肌萎缩、关节僵硬等并发症。

四、护理评价

经过治疗和护理,评价患者是否达到:①生命体征稳定。无体液失衡。②伤口愈合好、无感染。③疼痛得到控制。④能坚持功能锻炼。⑤无伤口出血、感染、挤压综合征等并发症发生。

第十二节　昏迷

一、概述

昏迷是指患者对刺激无意识反应,不能被唤醒,意识完全丧失,是最严重的意,识障碍是高级神经活动的高度抑制状态。颅内病变和代谢性脑病是常见的两大类病因。按意识障碍的严重程度,临床上分为嗜睡、意识模糊、昏睡和昏迷四种表现。

二、护理

(一)护理评估

1.健康史

有无外伤、感染、中毒、脑血管疾病及休克等。有无外伤史。有无农药、CO、安眠镇静药、有毒植物等中毒。有无可引起昏迷的内科病,如糖尿病、肾病、肝病、严重心肺疾病等。

2.症状和体征

意识状态及生命体征的变化。

3.辅助检查

心电图、腰椎穿刺(简称腰穿)、头颅 CT 及 MRI 检查的结果。

4.实验室检查

血检测碳氧血红蛋白有助于 CO 中毒的诊断。尿常规异常常见于尿毒症、糖尿病、急性尿卟啉症。疑似肝性脑病患者查血氨及肝功能。血糖及肾功能检测有助于糖尿病酮症酸中毒、低血糖昏迷及尿毒症昏迷诊断。

5.社会心理评估

患者的情绪及心理反应。

(二)护理措施

1.保持呼吸道通畅

①环境要求:清洁舒适,保持室内空气流通,温度、湿度适宜。②体位要求:取出义齿,去枕平卧,头偏向一侧。③促进排痰、呼吸支持:舌根后坠放置口咽通气管;配合气道湿化、超声雾化吸入稀释痰液,加强翻身、叩背,促进体位排痰;急性期避免过多搬动患者,短期不能清醒者宜行气管插管、气管切开,必要时使用呼吸机辅助呼吸。④其他:定期做血气分析;使用抗生素防治呼吸道感染。

2.安全护理

①加强安全防护措施,24 小时专人守护、加床档、使用约束带,遵医嘱使用镇静剂。②禁止使用热水袋,以防烫伤。

3.饮食护理

供给足够的营养。

(1)禁食期间给予静脉营养治疗,准确记录液体出入量。

(2)昏迷超过 3.5 天给予鼻饲饮食,成人鼻饲量 2000~2500mL/d(也可根据患者消化情况决定鼻饲量)。①确定胃管在胃内,喂食前检查有无胃出血或胃潴留。②有胃潴留者,延长鼻饲间隔时间或中止一次。③胃出血者禁止喂食、抽尽胃内容物后按医嘱注入止血药。④每次鼻饲 200~400mL,每 3 小时一次,夜间停饲 8 小时。

(3)如患者意识好转,出现吞咽、咳嗽反射,应争取尽早经口进食。①从半流质饮食开始,逐渐过渡到普通饮食。②抬高床头防止呛咳及反流。③入量不足部分由胃管补充。

4.加强基础护理

①保持皮肤完整,床铺平整、清洁、干燥、无渣屑。②注意五官护理(眼、耳、鼻及口腔),保持皮肤清洁。

5.预防并发症

(1)防止压疮:①保持床单清洁干燥、平整。②保持皮肤清洁、干燥,及时处理大小便。③减轻局部受压每 1~2 小时翻身 1 次,用 50%乙醇按摩受压部位,同时建立床头翻身卡。

(2)肺部感染:加强呼吸道护理,定时翻身拍背,保持呼吸道通畅,防止呕吐物误吸引起窒息和呼吸道感染。

(3)泌尿系统感染:①留置尿管应严格无菌操作。②保持尿管引流通畅,防止扭曲、受压、折叠,及时倾倒尿液防逆流。③每日冲洗膀胱 1~2 次,洗净会阴及尿道口分泌物。④定时排尿,训练膀胱舒缩功能。

(4)便秘:①加强翻身,定时按摩下腹部,促进肠蠕动。②2~3 天未解粪便应给轻泻剂,必要时人工取便。

（5）暴露性角膜炎：眼睑不能闭合者,给予眼药膏保护,纱布遮盖双眼。

（6）血栓性静脉炎、关节挛缩、肌萎缩：①保持肢体处于功能位,防止足下垂。②每日进行肌肉按摩,促进局部血液循环,防止血栓性静脉炎。③尽早行肢体功能锻炼,每日2～3次。

6.其他

①尊重患者维护其自尊及自身形象。②昏迷时间较长者,与家属有效沟通,取得家属的理解和积极配合,指导家属参与部分护理工作,不定期的评估护理效果。

（三）健康指导

（1）患者昏迷无法翻身,由护士协助患者每2小时翻身一次,按摩受压处皮肤,促进血液循环。

（2）每日2次口腔护理,保持口腔清洁。口唇干裂者可给予液状石蜡涂擦。

（3）眼睑闭合不全者用生理盐水湿纱布覆盖,或涂抗生素眼膏。

（4）保持会阴部清洁干燥,保持床单和衣裤的整洁。

（5）帮助患者进行四肢及关节的被动运动,保持肢体功能位。

（四）护理评价

经过治疗和护理,评价患者是否达到：①了解昏迷发作的原因。②安全、有效地用药。③焦虑减轻,感觉平静。

第十三节　休克

休克（Shock）即由于各种严重创伤、失血、感染等导致神经体液因子失调,心输出量及有效循环血容量不足,微循环灌注量明显下降,因而无法维持重要生命脏器的灌流,以致缺血、缺氧、代谢紊乱等引起一系列病理、生理变化的综合征。休克的原因很多,有效循环血容量锐减是其共同特点。

一、休克分类

休克可因病因不同分为以下6种。

（一）低血容量休克

包括失血、失液、烧伤、过敏、毒素、炎性渗出等。

（二）创伤性休克

创伤后除血液丢失外,组织损伤大量液体的渗出,毒素的分解释放、吸收,以及神经疼痛因素等,都可导致休克。

（三）感染性休克

多见于严重感染,体内毒素产物吸收所致等。

（四）心源性休克

见于急性心肌梗死,严重心肌炎,心律失常等。

(五)过敏性休克

为药物或免疫血清等过敏而引起。

(六)神经源性休克

见于外伤,骨折和脊髓麻醉过深等。

二、休克病理机制

各种原因引起的休克虽各有特点,但最终导致的生理功能障碍大致相同,有效循环血容量不足是重要因素,心输出量下降是直接过程,血管床的容积扩大,微循环淤血,器官功能障碍是最终结果。

(一)休克早期又称缺血性缺氧期

此期实际上是机体的代偿期,微循环受休克动因的刺激,使儿茶酚胺、血管紧张素、加压素、TXA 等体液因子大量释放,导致末梢小动脉、微循环、毛细血管前括约肌、微静脉持续痉挛,使毛细血管前阻力增加,大量真毛细血管关闭,故循环中灌流量急剧减少。上述变化使血液重新分布,以保证心脏等重要脏器的血供,故具有代偿意义。随着病情的发展,某些血管中的微循环动静脉吻合支开放,使部分微循环血液直接进入微静脉(直接通路)以增加回心血量。此期患者表现为精神紧张,烦躁不安,皮肤苍白、多汗,呼吸急促,心率增速,血压正常或偏高,如立即采取有效措施容易恢复,若被忽视,则病情很快恶化。

(二)休克期又称淤血期或失代偿期

此期系小血管持续收缩,组织明显缺氧,经无氧代谢后大量乳酸堆积,毛细血管前括约肌开放,大量血液进入毛细血管网,造成微循环淤血,血管通透性增强,大量血浆外渗,此外,白细胞在微血管上黏附,微血栓形成,使回心血量明显减少,故血压下降,组织细胞缺氧及血管受损加重。除儿茶酚胺,血管加压素等体液因素外,白三烯(LTS)纤维连接素(Fn),肿瘤坏死因子(TNF),白介素(TL),氧自由基等体液因子均造成细胞损害,也为各种原因休克的共同规律,被称为"最后共同通路"。临床表现为表情淡漠,皮肤黏膜发绀,中心静脉压降低,少尿或无尿,及一些脏器功能障碍的症状。

(三)休克晚期又称 DIC 期

此期指在毛细血管淤血的基础上细胞缺氧更重,血管内皮损伤后胶原暴露,血小板聚集,促发内凝及外凝系统,在微血管形成广泛的微血栓,细胞经持久缺氧后胞膜损伤,溶酶体释放,细胞坏死自溶,并因凝血因子的消耗而播散出血,同时,因胰腺、肝、肠缺血后分别产生心肌抑制因子(MDF)、血管抑制物质(VDM)及肠因子等物质,最终导致重要脏器发生严重损伤,功能衰竭,此为休克的不可逆阶段。

三、主要临床表现

(一)意识和表情

休克早期,脑组织血供尚好,缺氧不严重,神经细胞反应呈兴奋状态,患者常表现为烦躁不安。随着病情的发展,脑细胞缺氧加重,患者的表情淡漠,意识模糊,晚期则昏迷。

(二)皮肤和肢端温度

早期因血管收缩口唇苍白,四肢较冷、潮湿。后期因缺氧或淤血口唇发绀,颈静脉萎缩,甲床充盈变慢。

(三)血压

是反映心输出压力和外周血管的阻力,不能代表组织的灌流情况。在休克早期,由于外周血管阻力增加,可能有短暂的血压升高现象,此时舒张压升高更为明显,心输出量低,收缩压相对减低,因而脉压减小,这是休克早期较为恒定的血压变化,只有代偿不全时,才出现血压下降。

(四)脉搏

由于血压低,血容量不足,心搏代偿增快,以维持组织灌流,但由于每次心搏出量都较少,这样更加重心肌缺氧,心肌收缩乏力,所以在临床常常是脉搏细弱。

(五)呼吸

多由缺氧和代谢性酸中毒引起呼吸浅而快,晚期由于呼吸中枢受抑制,呼吸深而慢甚至不规则。

(六)尿量

早期是肾前性,尿量减少反映血容量不足,肾血灌注不足,后期有肾实质性损害,不但少尿,重者可发生无尿。以上为各类休克共同的症状和体征,临床上战创伤休克突出的表现有"5P"。即皮肤苍白,冷汗,虚脱,脉搏细弱,呼吸困难。

四、病情评估

评估的目的是根据临床各项资料,及早发现休克的前期表现及病情的变化情况,为休克的早期诊治争取有利时机。

(一)病情判断

1.病史收集

重点了解休克发生的时间、程度、受伤史、伴随症状;是否进行抗休克治疗;目前的治疗情况等。

2.实验室检查

需测量以下数据。

(1)测量红细胞计数,血红蛋白和血细胞比容,可了解血液稀释或浓缩的程度。

(2)测量动脉血气分析和静脉血二氧化碳结合力,帮助了解休克时酸碱代谢变化的过程和严重程度。

(3)测定动脉血乳酸含量,反映细胞内缺氧的程度,也是判断休克预后的一个重要指标,正常值为 1.3mmol/L。

(4)测定血浆电解质,有助于判断休克时机体内环境与酸碱平衡是否稳定。

(5)测定肝、肾功能,有助于了解休克状态下肝肾等重要脏器的功能。

(6)测定血小板计数,凝血因子时间与纤维蛋白原以及其他凝血因子等,有助于了解是否有发生 DIC 的倾向。

3.失血量的估计可通过以下 3 种方法估计

(1)休克指数:脉率/收缩压,正常值 0.5 左右。休克指数为 1,失血量约 1000mL;指数为 2,失血量约 2000mL。

(2)收缩压 10.7kPa(80mmHg)以下,失血量为 1500mL 以上。

(3)凡有以下一种情况,失血量约 1500mL 以上:①苍白口渴。②颈外静脉塌陷。③快速输入平衡液 1000mL,血压不回升。④一侧股骨开放性骨折或骨盆骨折。

4.休克程度估计

临床上可将休克分为轻、中、重三度。

5.休克早期诊断

休克早期表现为:①神志恍惚或清醒而兴奋。②脉搏＞100 次/分,或异常缓慢。③脉压 $2.6\sim4.0kPa(<20\sim30mmHg)$。④换气过度。⑤毛细血管再充盈时间延长。⑥尿量＜ $30mL/h$(成人)。⑦直肠与皮温差 3C 以上。若以上一项须警惕,两项以上即可诊断。

有明确的受伤史和出血征象的伤员出现休克,诊断为休克并不困难。对伤情不重或无明显出血征象者,可采用一看(神志、面色),二摸(脉搏、肢温),三测(血压),四量(尿量),等综合分析。

(二)临床观察

1.神志状态

反映中枢神经系统血流灌注情况,患者神志清楚,反应良好表示循环血量已能满足机体需要。休克早期可表现为兴奋状态,随着休克程度的加重,可转为抑制状态,甚至昏迷。

2.肢体温度、色泽

肢体温度和色泽能反映体表灌流的情况,四肢温暖,皮肤干燥,轻压指甲或口唇时局部暂时苍白而松压后迅速转为红润,表示外周循环已有改善,黏膜由苍白转为发绀,提示进入严重休克;出现皮下瘀斑及伤口出血,提示 DIC 的可能。

3.体温不升或偏低

但发生感染性休克时,体温可高达 39C。

4.脉搏

休克时脉搏细速出现在血压下降之前,是判断早期休克血压下降的可靠依据。

5.呼吸浅而快

伴有酸中毒时呼吸深而慢。晚期可出现进行性呼吸困难。

6.尿量

观察尿量就是观察肾功能的变化,它是反映肾脏毛细血管灌注的有效指标,也是反映内脏血流灌注情况的一一个重要指标。早期肾血管收缩,血容量不足,可出现尿量减少;晚期肾实质受损,肾功能不全,少尿加重,甚至出现无尿。

7.血压与脉压差

观察血压的动态变化对判断休克有重要作用。休克早期由于外周血管代偿性收缩,血压可暂时升高或不变,但脉压差减小;失代偿时,血压进行性下降。脉压差是反映血管痉挛程度的重要指标。脉压差减小,说明血管痉挛程度加重,反之,说明血管痉挛开始解除,微循环趋于好转。

五、治疗

由于休克可危及生命,应紧急采取有效的综合抢救措施以改善血管的组织灌流,防止生命攸关的器官发生不可逆的损害,其治疗原则必须采取综合疗法,尽早去除病因,及时、合理、正确地选用抗休克药物,以尽快恢复有效循环血量,改善组织灌流,恢复细胞功能。

(一)紧急处理和急救

对心跳、呼吸停止者立即行心肺复苏术。对严重的战创伤者采取边救治边检查边诊断或先救治后诊断的方式进行抗休克治疗。同时采取:

1.尽快建立 2 条以上静脉通道补液和血管活性药。

2.吸氧,必要时气管内插管和人工呼吸。

3.监测脉搏、血压、呼吸、中心静脉压、心电图等生命体征及测量指标。

4.对开放性外伤立即行包扎、止血和固定。

5.镇痛,肌内注射或静脉注射吗啡 5～10mg,但严重颅脑外伤,呼吸困难,急腹症患者在诊断未明时禁用。

6.尽快止血:一般表浅血管或四肢血管出血,可能采用压迫止血或止血带方法进行暂时止血,待休克纠正后再行根本性止血;如遇内脏破裂出血,可在快速扩容的同时积极进行手术止血。

7.采血标本送检,查血型及配血。

8.留置导尿管监测肾功能。

9.全身检查,以查明伤情,必要时进行胸、腹腔穿刺和做床旁 B 超,X 线摄片等辅助检查明确诊断,在血压尚未稳定前严禁搬运患者。

10.对多发伤原则上按胸、腹、头、四肢顺序进行处置。

11.确定手术适应证,作必要术前准备,进行救命性急诊手术,如气管切开,开胸心脏按压,胸腔闭式引流,剖腹止血手术等。

12.适当的体位,取休克位即头和腿部各抬高 30°,以增加回心血量及减轻呼吸时的负担,要注意保暖。

13.向患者或陪伴者询问病史和受伤史做好抢救记录。

(二)液体复苏

1.复苏原则

休克液体复苏分为 3 个阶段,根据各阶段的病理、生理特点采取不同的复苏原则与方案。

(1)第一阶段为活动性出血期:从受伤到手术止血约 8h,此期的重要病理生理特点是急性失血(失液)。治疗原则主张用平衡盐液和浓缩红细胞复苏,比例为 2.5∶1,不主张用高渗盐液,全血及过多的胶体溶液复苏,不主张用高渗溶液是因为高渗溶液增加有效循环血容量升高血压是以组织间液、细胞内液降低为代价的,这对组织细胞代谢是不利的,不主张早期用全血及过多的胶体是为了防止一些小分子蛋白质在第二期进入组织间,引起过多的血管外液体扣押,同时对后期恢复不利,如患者大量出血,血色素很低,可增加浓缩红细胞的输注量。

(2)第二阶段为强制性血管外液体扣押期:历时 1～3d。此期的重要病理生理特点是全身毛细血管通透性增加,大量血管内液体进入组织间,出现全身水肿,体重增加。此期的治疗原则是在心肺功能耐受情况下积极复苏,维持机体足够的有效循环血量。同样此期也不主张输注过多的胶体溶液,特别是清蛋白。此期关键是补充有效循环血量。

(3)第三阶段为血管再充盈期:此期集体功能逐渐恢复,大量组织间液回流入血管内。此期的治疗原则是减慢输液速度,减少输液量。同时在心肺功能监护下可使用利尿剂。

2.复苏液体选择

一个理想的战创伤复苏液体应满足以下几个要素:①能快速恢复血浆容量,改善循环灌注和氧供。②有携氧功能。③无明显不良反应,如免疫反应等。④易储存、运输,且价格便宜。

(1)晶体液:最常用的是乳酸钠林格液,钠和碳酸氢根的浓度与细胞外液几乎相同,平衡盐溶液和生理盐水等也均为常用。

扩容需考虑 3 个量,即失血量,扩张血管内的容积,丢失的功能细胞外液,后者必须靠晶体纠正,休克时宜先输入适量的晶体液以降低血液黏稠度,改善微循环。但由于晶体液的缺陷在于它不能较长时间停留在血管内以维持稳定的血容量,输入过多反可导致组织水肿,故应在补充适量晶体液后应补充适量的胶体液如清蛋白、血浆等。

(2)胶体液:常用的有 706 代血浆,中分子右旋糖酐,全血,血浆,清蛋白等,以全血为最好。全血有携氧能力,对失血性休克改善贫血和组织缺氧特别重要。补充血量以维持人体血细胞比容 0.30 左右为理想,但胶体液在血管内只维持数小时,同时用量过大可使组织间液过量丢失,且可发生出血倾向,常因血管通透性增加而引起组织水肿。故胶体输入量一般为 1500~2000mL。中度和重度休克应输一部分全血。右旋糖酐 40 也有扩容,维持血浆渗透压,减少红细胞凝聚及防治 DIC 的作用。但它可干扰血型配合和凝血机制,对肾脏有损害,且可引起变态反应,故不宜大量应用,每天 500~1000mL 即可。晶体液体和胶体液他们有各自的优势,也有自己的不足。

3.液体补充量

常为失血量的 2~4 倍,不能失多少补多少。晶体与胶体比例 3∶1。中度休克者输全血600~800mL,当血球比积低于 0.25 或血红蛋白低于 60g/L 时应补充全血。

4.补液速度

原则是先快后慢,第一个 30min 输入平衡液 1500mL,右旋糖酐 500mL,如休克缓解可减慢输液速度,如血压不回升,可再快速输注平衡液 1000mL,如仍无反应,可输全血 600~800mL,或用 7.5%盐水 250mL,其余液体在 6~8h 内输入。在抢救休克患者时,不仅需要选择合适的液体,还需以适当的速度输入,才能取得满意的效果,然而,快速输液的危险性易引起急性左心衰竭和肺水肿,故必须在输液的同时监测心脏功能,常用的方法是监测中心静脉压(CVP)与血压或肺动脉楔压(PAWP)。

5.监测方法

临床判断补液量主要靠监测血压、脉搏、尿量、中心静脉压、血细胞比容等。有条件应用Swan-Ganz 导管行血流动力学监测。循环恢复灌注良好指标为尿量 300mL/h;收缩压＞13.3kPa(100mmHg);脉压 ＞ 4kPa(30mmHg);中心静脉压为 0.5~1kPa(5.1~10.2mmHg)。

(三)抗休克药物的应用

1.缩血管药物与扩血管药物的应用

缩血管药物可以提高休克伤员的血压,以受体兴奋为主的去甲肾上腺素 3mg 左右或间羟胺(阿拉明)10~20mg,加在 500mL 液体内静脉滴注,维持收缩压在 12~13.3kPa(90~100mmHg)左右为宜,如组织灌注明显减少,仅为权宜之计,仅用于血压急剧下降,危及生命时,应尽快输血输液恢复有效血容量。

扩血管药物可在扩容的基础上扩张血管以增加微循环血容量,常用的有:异丙肾上腺素,多巴胺,妥拉唑啉,山莨菪碱,硝普钠等,尤其适用于晚期休克导致心力衰竭的伤员。

血管活性药物必须在补足血容量的基础上使用,应正确处理血压与组织灌注流量的关系。血管收缩剂虽可提高血压,保证心脑血流供应,但血管收缩本身又会限制组织灌流,应慎用。血管扩张剂虽使血管扩张血流进入组织较多,但又会引起血压下降,影响心脑血流供应。在使用时应针对休克过程的特点灵活应用。例如使用适量的阿拉明等既有 α 受体,又有 β 受体作用的血管收缩剂,维持灌流压,同时使用小剂量多巴胺维持心、脑、肾血流量是较为合理而明智的。

2.肾上腺皮质激素

肾上腺皮质激素可改善微循环,保护亚细胞结构,增强溶酶体膜的稳定性,并有抗心肌抑制因子的作用,严重休克时主张大剂量、早期、静脉、短期使用肾上腺皮质激素。常用甲基强的松龙,每次 200～300mg;地塞米松,每次 10～20mg;氢化可的松,每次 100～200mg,隔 4～6h 静脉注射 1 次。应注意的是大剂量糖皮质激素会使机体抗感染能力下降,延迟伤口愈合,促进应激性溃疡的发生,故应限制用药时间,一般为 48～72h,有糖尿病或消化道溃疡出血危险者应慎用。

3.盐酸钠洛酮

盐酸钠洛酮具有阻断 β 内啡肽的作用,可使休克时血压回升,起到良好的抗休克作用。此外,它还能稳定溶酶体膜,抑制心肌抑制因子,增加心输出量。其主要的不良反应为疼痛,一定程度上限制了休克的治疗。

(四)纠正酸中毒和电解质紊乱

酸中毒贯穿于休克的始终,因此,应根据病理生理类型结合持续监测的血气分析,准确掌握酸中毒及电解质的异常情况,采取措施。

1.代谢性酸中毒缺碱 HCO_3^- >5mmol/L 时,常非单纯补液能纠正,应补充碱性药物,常用的药物为碳酸氢钠,乳酸钠和氨丁三醇。

2.呼吸性酸中毒并发代谢性酸中毒:一般暂不需要处理,若同时伴有血中标准碳酸盐(SB)和 pH 增高时则需要处理。对气管切开或插管的患者,可延长其外管以增加呼吸道的无效腔,使 PCO_2 增至 4kPa(30mmHg)以上以降低呼吸频率。

3.呼吸性酸中毒常为通气不足并发症进行性充血性肺不张所致,应早清理气道以解除呼吸道梗阻,及早行气管切开术,启用人工呼吸器来维持潮气量 12～15mL/kg,严重时应采用呼气末正压呼吸(PEEP)。

休克时酸中毒重要是乳酸聚积引起的乳酸性酸中毒,故二氧化碳结合力作为判定酸中毒和纠正酸中毒的指标可能更为合理,也可采用碱剩余计算补碱量,计算公式如下。

所需补碱量＝(要求纠正的二氧化碳结合力－实测的二氧化碳结合力)×0.25×千克体重。

所需补碱量＝(2.3－实测碱剩余值)×0.25×千克体重。

由于缺氧和代谢性酸中毒,容易引起细胞内失钾,尽管血钾无明显降低,但机体总体仍缺钾,因此应在纠酸的同时补钾。

(五)对症治疗

1.改善心功能

由于各类休克均有不同程度的心肌损害,除因急性心肌梗死并发休克者外,当中心静脉压和肺动脉楔压升高时可考虑使用洋地黄强心药,并应注意合理补液,常用药为毛花甙 C(西地兰)0.2~0.4mg 加入 25％葡萄糖液 20mL 内,静脉缓慢推注。

2.DIC 的防治

DIC 的治疗原则以积极治疗原发病为前提,改善微循环应尽早使用抗凝剂以阻止 DIC 的发展。常用的药物为肝素。此药物可阻止凝血因子转变为凝血酶,从而清除血小板的凝集作用,DIC 诊断一经确定,即应尽早使用,用量为 0.5~1mg/kg,加入 5％葡萄糖液 250mL 中,静脉滴注每 4~6h1 次。以便凝血时间延长至正常值的 1 倍(即 20~30min)为准。

3.氧自由基清除剂

休克时组织缺氧可产生大量氧自由基(OFR),它作用于细胞膜的类脂,使其过氧化而改变细胞膜的功能,并能使中性白细胞凝聚造成微循环的损害。在休克使用的 OFR 清除剂有:超氧化物歧化酶,过氧化氢酶,维生素 C 和 E,谷胱甘肽与硒等。

4.抗休克裤

它能起到"自身输血"作用,自身回输 750~1000mL 的储血,以满足中枢循环重要脏器的血供。同时还有固定骨折、防震,止痛及止血的作用,一般充气维持在 2.7~5.3kPa(20~40mmHg)即可,是战时现场休克复苏不可缺少的急救设备。

5.预防感染

休克期间人体对感染的抵抗力降低,同时还可以发生肠道细菌易位,肠道内的细菌通过肠道细菌屏障进入人体循环引起全身感染等。对严重挤压伤或多处伤,并发胸腹部创者应在抢救开始即开始早期大剂量应用抗生素,预防损伤部位感染。

六、监护

(一)一般情况监护

观察患者有无烦躁不安,呼吸浅快,皮肤苍白,出冷汗,口渴,头晕,畏寒,休克的早期表现,加强体温,脉搏,呼吸,血压的监护,尤其要重视脉压的变化。

(二)血流动力学监测

1.心电监测

心电改变显示心脏的即时状态。在心功能正常的情况下,血容量不足及缺氧均会导致心动过速。

2.中心静脉压(CVP)监测

严重休克患者应及时进行中心静脉压的监测以了解血流动力学状态。中心静脉压正常值为 0.49~1.18kPa(5~12cmH_2O),低于 0.49kPa(5cmH_2O)时常提示血容量不足;＞1.47kPa(15cmH_2O)则表示心功能不全,静脉血管床收缩或肺静脉循环阻力增加;＞1.96kPa(20cmH_2O)时,提示充血性心力衰竭。在战伤休克情况下,应注意中心静脉压和动脉压以及尿量三者的关系,决定血容量补足与否,扩容速度快慢,右心排血功能,是否应该利尿。中心静脉压是休克情况下补液或脱水的重要指标。

3.肺动脉楔压(PAWP)及心排量(CO)监测

肺动脉楔压有助于了解肺静脉,左心房和左心室舒张末期的压力以此反映肺循环阻力的情况;有效的评价左右心功能。为使用心肌收缩药,血管收缩剂或扩张剂等心血管药物治疗提供依据及判断疗效。肺动脉楔压正常值为 $0.8\sim2kPa(6\sim15mmHg)$,增高表示肺循环阻力增高。肺水肿时,肺动脉楔压大于 $3.99kPa(30mmHg)$。当肺动脉楔压升高,即使中心静脉压无增高,也应避免输液过多,以防引起肺水肿。心排量一般用漂浮导管,测出心血排量。休克时心排量通常降低,但在感染性休克有时较正常值增高。

4.心脏指数监测

心脏指数指每单位体表面积的心输出量可反映休克时周围血管阻力的改变及心脏功能的情况。正常值为 $3\sim3.5L/(min\cdot m^2)$。休克时,心脏指数代偿性下降,提示周围血管阻力增高。

(三)血气分析监测

严重休克由于大量失血,使伤员处于缺氧及酸中毒状态,如伴有胸部伤,可以导致呼吸功能紊乱。因此,血气分析监测已成为抢救重伤员不可缺少的监测项目。随着休克加重,会出现低氧血症,低碳酸血症,代谢性酸中毒,可以多种情况复合并发出现,故而需多次反复监测血气分析才能达到治疗的目的。

(四)出凝血机制监测

一严重休克时,由于大量出血,大量输液,大量输注库存血,常导致出血不止,凝血困难,出现 DIC。故应随时监测凝血因子时间,纤维蛋白原及纤维蛋白降解产物等,帮助诊断。

(五)肾功能监测

尿量反映肾灌注情况的指标,同时也反映其他血管灌注情况,也是反映补液及应用利尿,脱水药物是否有效的重要指标。休克时,应动态监测尿量,尿比重,血肌酐,血尿素氮,血电解质等,应留置导尿管,动态观察每小时尿量,抗休克时尿量应>20mL/h。

(六)呼吸功能监测

呼吸功能监测指标包括呼吸的频率,幅度,节律,动脉血气指标等,应动态监测。使用呼吸机者根据动脉血气指标调整呼吸机使用。

(七)微循环灌注的监测

微循环监测指标如下:①体表温度与肛温:正常时两者之间相差 $0.5℃$,休克时增至 $1\sim3℃$,两者差值越大,预后越差。②血细胞比容:末梢血比中心静脉血的血细胞比容大 3% 以上,提示有周围血管收缩,应动态观察其变化幅度。③甲皱微循环:休克时甲皱微循环的变化为小动脉痉挛,毛细血管缺血,甲皱苍白或色暗红。

七、预防

1.对有可能发生休克的伤病员,应针对病因,采取相应的预防措施。活动性大出血者要确切止血;骨折部位要稳妥固定;软组织损伤应予包扎,防止污染;呼吸道梗阻者需行气管切开;需后送者,应争取发生休克前后送,并选用快速而舒适的运输工具,运送途中注意保暖。

2.充分做好手术患者的术前准备,包括纠正水与电解质紊乱和低蛋白血症;补足血容量;全面了解内脏功能;选择合适的麻醉方法。

3.严重感染患者,采用敏感抗生素,静脉滴注,积极清除原发病灶,如引流排脓等。

第十七章　手术室护理技术操作

任何一台手术无论是简单还是复杂,都离不开手术部(室)护士的密切配合。手术部(室)护士只有通过对手术配合技能反复实践、深入学习,才能主动、快速、准确配合手术,提高配合质量,减少意外伤害,保障患者安全。

第一节　手术室着装要求与规范

随着现代洁净手术部(室)的不断发展,空气洁净技术能最大程度地清除空气中的悬浮微粒及微生物,创造洁净微环境。据有关报道,手术人员根据其活动量每人每分钟向空气中散发10 000个菌粒,因此,为了有效控制污染源及污染发生,进入手术部(室)内的人员必须严格遵守手术部(室)更衣要求。

一、医务人员的着装

手术部(室)着装要求包括手术人员(手术医师、器械护士)及手术相关人员(麻醉医师、巡回护士、技术人员、护工等)的穿衣、戴帽。手术部(室)内严格的穿衣、戴帽不仅是做好一切无菌技术的前提,更是一道保护患者和医务人员的双向屏障。

(一)戴帽

所有进入手术部(室)准洁净区、洁净区的人员均应按要求戴帽。帽子的选择应大小适宜,充分遮盖头部及发际的毛发,帽沿应有能收紧的束带或松紧带,以防术中毛发散落。头发较长者,戴帽前应束好头发。

(二)戴口罩

口罩可阻挡口、鼻内的滴粒及其他物质飞溅到无菌区域。口罩必须同时盖住口、鼻,并与面部吻合。纱布口罩以8层纱布为宜,布边延长部分为系带,两边有小褶使口、鼻隆起,长18cm,宽14cm,不用时应取下并将清洁面向内折叠,放入清洁口袋内,不可挂在胸前。一次性口罩应选用符合国家卫生部规定标准的口罩,它分为三层,外层为防水层,中间为过滤层,内层为吸湿层,潮湿后须立即更换。有些国家规定口罩一般使用4～8h后应及时更换;上呼吸道感染者及面部、颈部、手部感染者不可进入手术部(室),必要时戴两层口罩。

戴一次性口罩的程序如下。

1.若口罩上有小铁条,应将小铁条的部分朝外放置于鼻梁上;若没有小铁条,戴上后要调整使其能盖住口和鼻。

2.将口罩上端系带系在头后或耳后。

3.拉下口罩的下部并遮住口和下颌。

4.将口罩下端系带于颈后。

5.小铁条朝外并压向鼻梁,使口罩的边缘与面部紧贴密封,然后将口罩调整到舒适的位置。

6.口罩变得潮湿、难以呼吸和有破损时要更换。

7.接触或摘下口罩前要洗手。将用过的口罩丢弃于医用垃圾袋内。

(三)着衣裤

所有进入手术部(室)准洁净区、洁净区的人员均应更换衣裤。

1.手术人员应穿洗手衣裤,洗手衣下摆应塞于洗手裤内,以防下摆在洗手及走动、操作过程中增加交叉感染的机会。手术前经过外科手消毒后,应穿无菌手术衣、戴无菌手套。

2.手术部(室)医务人员外出时必须更换外出专用服装。

3.所有进入手术部(室)洁净区的人员原则上不得穿自己的衣服,如毛衣、保暖内衣等。若必须穿内衣者,领口、衣袖及下摆不能外露。不能佩戴首饰,如项链、耳环、耳针、手镯等,也不能涂指甲油或戴假指甲,手术人员尽量戴防护镜。

(四)着专用鞋

所有进入手术部(室)的人员均应更换手术部专用鞋或拖鞋,手术部(室)医务人员外出时必须更换外出鞋。

二、患者的着装

手术患者术前必须沐浴、戴帽穿清洁病员服或手术袍,这样既可减少手术感染的机会,又便于术中暴露手术野。急诊手术患者必要时应征得患者家属同意后,剪开并脱下患者身上的衣服。

第二节　无菌技术操作原则

无菌技术是在进行医疗护理操作过程中,防止一切微生物侵入机体,保持无菌物品及无菌区域不被污染的操作和管理方法。作为手术部(室)护士必须认真掌握一般无菌原则,手术中应遵循无菌原则和无菌物品储存原则,并将其贯彻于一切工作中,以维护手术过程的无菌性,减少和杜绝感染的发生,保证手术的安全进行。

一、一般无菌原则

1.操作环境需清洁、宽敞、明亮。为减少空气中的尘埃,无菌操作前30min应停止清扫工作,减少人员流动。

2.无菌操作前,应修剪指甲、洗手、戴帽及口罩。着长袖工作服时,应将衣袖挽至肘关节以上或束紧衣袖口,操作时应与无菌物品、无菌区域保持一定的距离(约20cm)。必要时,应穿无菌衣、戴无菌手套。

3.取无菌物品时,必须用无菌持物钳,操作时注意衣袖、衣服勿触及无菌物品或跨越无菌区域。不可面向无菌区讲话、咳嗽或打喷嚏。

4.一切无菌物品均不能在空气中暴露过久。无菌物品一经取出,即使未用也不可放回原处。若暂不使用,则应用无菌巾包好,超过4h应重新灭菌。

5.瓶装的无菌溶液,瓶盖内应保持无菌。倒溶液前做好瓶口周围的消毒,揭开瓶盖时,手勿触及瓶盖、瓶口,先倒出少许溶液冲洗瓶口,最好一次性使用,勿保存。

6.无菌物品和非无菌物品应分开放置。经高压蒸汽灭菌后的无菌物品保存期一般为1～2周,梅雨季节为1周。若超过灭菌时间,则应重新灭菌。

7.一套无菌物品只可供一个手术患者使用。

8.怀疑无菌物品已被污染时,不可再使用。

二、手术中应遵循的无菌技术原则

1.避免浮尘飞扬,影响手术间净化效果。术前应做好准备工作,术中应尽量减少人员流动,各项操作动作轻柔,勿在手术间内抖动各种敷料,所有整理工作宜在术后进行。层流手术部应使用少尘、无尘、无粉物品,如一次性物品,无粉手套等。

2.操作中无菌范围:手术人员一经洗手,双手不得低于脐水平,两侧不得超过腋前线,上举不得超过锁骨连线;穿好手术衣、戴好手套后,遮盖式手术衣背部为相对无菌区,腰部以下和胸骨窝水平线以上为非无菌区,手术台无菌区应在手术台平面以上。若器械掉至该平面以下,则应视为污染。

3.无菌单应铺4～6层,下垂30cm,手术器械、敷料等无菌物品不能超出无菌器械车边缘以外。手术者或助手不可随意伸臂横过手术区取器械。严禁从手术人员背后传递器械和手术用品,必要时可从术者臂下传递,但不得低于手术台平面。

4.手术中手术衣、手套、口罩被污染、浸湿或破裂时,应及时更换或加盖。凡怀疑物品、器械被污染时,须重新灭菌后才能再次使用。

5.严禁使用未经灭菌或灭菌日期不清的物品。若打开的无菌器械、敷料包4h内未使用,则应视为过期,需重新灭菌。

6.手术人员更换位置时,一人应向后退半步,离开手术台,两人背靠背交换,不得污染手臂及无菌区。

7.手术开始后,各手术台上一切物品不得相互使用。已取出的无菌物品,包括手套、手术衣、中单、治疗巾、器械、纱布、注射器、注射针头、尿管等,虽未被污染,也不能放回无菌容器内,须重新进行灭菌处理。

8.暂时不用的器械用物,按顺序摆放在无菌器械车上,用无菌巾覆盖备用。托盘上缝针应针尖向上,以避免针尖扎透无菌敷料。须留置体内的物品(如心脏瓣膜、人工关节、可吸收缝线等)不得用手直接拿取,尽量采取无触摸技术。

9.凡是手术中接触肿瘤的器械物品,应放置一旁,不得再接触健康组织,防止肿瘤细胞种植扩散。

10.手术中已接触污染部位(如肠腔等)的器械、纱布,须放入弯盘中单独存放,不得再用于清洁区域。已被污染区域污染的手套,应重新更换。

11.同一手术间内,应先作无菌手术,后作污染手术。

12.限制参观人数,30m²以上的手术间参观人数不能超过3人,30m²以下的手术间不能超过2人,以减少污染的机会。参观人员不能站得太高,离手术者太近,不得随意在室内走动及互窜手术间等。

13.灯光的调节尽量使用无菌灯柄,由手术医师或器械护士调节,以防巡回护士调节灯光时跨越无菌区。使用无菌灯柄时,应严防无菌手套和灯柄被污染。手术结束后应立即取下,连同手术器械一起送至清洗区。

14.无菌区域的建立尽可能接近手术开始时间。无菌区一旦建立,必须有人看管,防止污染。

15.所有接触过血液、体液的器械或手套,应视为被污染,不可再接触清洁区域。手术间地面、操作台面一旦被血液污染,应立即用消毒液擦拭干净。

16.加强无菌技术监督,坚持原则,任何人发现或被指出违反无菌技术时,必须立即纠正。

三、无菌物品储存原则

1.无菌物品必须存放在无菌容器、无菌包或无菌区域内。

2.无菌包应存放在清洁、干燥的环境中,无菌物品与非无菌物品应分开、分室放置。

3.无菌包或无菌容器外应注明锅号、锅次,物品的名称、灭菌日期和有效日期。

4.棉布包装材料和开启式容器的无菌包,在室温 25℃ 的情况下,有效期为 10～14d,潮湿多雨季节应缩短天数。经证实能阻挡微生物渗入的一次性无纺布或纸塑包装材料的无菌包有效期可达半年以上。过期或包布受潮、破损时均应重新灭菌。

5.灭菌后的无菌包应放入洁净区的橱柜或货架上。橱柜或货架应不易吸潮,易于清洁和消毒。灭菌包应放于离地面 20cm,离天花板 50cm,离墙远于 5cm 处的载物架上或橱柜内。物品应按失效日期的先后顺序分类放置,专室专用,专人负责,限制无关人员出入。

第三节　手术常用无菌技术操作

无菌技术是外科手术治疗的基本技术之一,是预防手术感染的关键环节之一,因此,手术部(室)护士必须掌握手术部(室)最基本的护理技术操作,如外科手消毒,无接触戴手套,正确穿、脱无菌手术衣,手术患者皮肤黏膜消毒与手术铺巾等。

一、外科手消毒

(一)基本概念

1.外科手消毒

外科手消毒指用消毒剂清除或杀灭手部暂居菌和减少常居菌的过程。

2.常居菌

常居菌也称固有性细菌,能从大部分人的皮肤上分离出来的微生物,是皮肤上持久的微生物。这种微生物是寄居在皮肤上持久的、固有的寄居者,不易被机械的摩擦清除,如凝固酶阴性葡萄球菌、棒状杆菌类、丙酸菌属、不动杆菌属等。

3.暂居菌

暂居菌也称污染菌或过客菌丛,寄居在皮肤表层,是常规洗手很容易被清除的微生物。接触患者或被污染的物体表面可获得,通过手部接触极易传播。

4.手消毒剂

手消毒剂指用来减少手部皮肤细菌,包括暂居菌和部分常居菌数量的抗微生物物质,如乙醇、洗必泰、碘伏等。

5.速干手消毒剂

速干手消毒剂指含有乙醇和护肤成分,应用于手部,可减少细菌污染量的消毒剂。

6.免洗手消毒剂

免洗手消毒剂指取适量消毒液揉搓手部及前臂直至干燥,而不须要用水即可达到消毒目的的一种消毒剂。

(二)医务人员进行外科手消毒的目的

1.清除指甲、手、前臂的污物和暂居菌。

2.将常居菌减少到最低程度。

3.抑制微生物的快速再生。

(三)外科手消毒剂的选择应遵循的原则

1.能够显著减少完整皮肤上的菌落数量。

2.含有不刺激皮肤的广谱抗菌成分,能够在手术期间内连续发挥杀菌作用。

3.作用快。

4.与其他物品不产生拮抗性。

(四)洁肤柔外科手消毒

1.洁肤柔的成分

本品是以DP300和乙醇为主要有效成分的消毒凝胶。其中DP300含量为0.12%,乙醇为55%。可杀灭肠道致病菌、化脓性球菌和致病酵母菌。

2.操作方法

(1)洗手衣要束在洗手裤内或把腰带束好,戴好口罩和帽子,修剪指甲并锉平甲缘,清除指甲下的污垢。

(2)取下手部饰物及手表。

(3)打开水龙头,调节到合适的水流和水温(最好应用感应式水龙头)。

(4)流动水冲洗双手、前臂和上臂下1/3。

(5)取适量皂液或其他清洗剂均匀涂抹至整个手掌、手背、手指、手缝、前臂和上臂下1/3。按七部洗手法充分揉搓双手、前臂和上臂下1/3:①掌心相对,手指并拢相互揉搓;②掌心对手背沿指缝相互揉搓,两手交替进行;③掌心相对,双手交叉沿指缝相互揉搓;④弯曲各指关节,在另一掌心旋转揉搓,两手交替;⑤一手握另一手大拇指旋转揉搓,两手交替进行;⑥指尖在掌心中转动揉搓,两手交替;⑦一手握住另一手臂旋转搓擦直至上臂下1/3,两手交替。⑧必要时,可用消毒刷子蘸取清洗剂按上述方法进行刷洗。

(6)流水冲净。冲洗时手指朝上,使水由手指顺肘部流下,避免逆流污染指尖。同法皂液再次揉搓,流水冲净。取消毒纸巾由手部向肘部顺序擦干,左、右手各用一张。

(7)取适量消毒剂按七部洗手法充分揉搓双手、前臂和上臂下1/3,再取适量消毒剂涂抹双手至腕上10cm。至消毒剂干燥,双手举放胸前,手、臂不可触及他物。若被污染,须重新刷洗。

(8)连续手术洗手法。若手术者要参加多台手术,在第一台手术后由助手解开手术衣腰带,将手术衣自背部向前反折脱下,使手套口随衣袖口翻转于手上,再将右手抓住左手手套翻折部外面拉下。然后,以左手指插入右手手套内面将右手手套推下。保护手和手臂不被手套和手术衣外面触及、污染。直接取消毒剂按七部法揉搓消毒后,穿手术衣、戴无菌手套即可。若双手已被污染或前一次手术为污染手术,则在连台手术前必须重新执行外科手消毒法。

3.注意事项

(1)冲洗双手时,避免水溅湿衣裤。

(2)保持手指朝上,将双手悬空举在胸前,使水由指尖流向肘部,避免倒流。

(3)使用后的刷子、纸巾等应当放到指定的容器中,用后立即消毒。

(4)手部皮肤无破损。

(5)手部不佩带戒指、手镯等饰物。

(五)爱护佳外科快速无水洗手液消毒手

1.爱护佳外科快速无水洗手液的成分

爱护佳外科快速无水洗手液的主要成分为1%葡萄糖酸洗必泰、61%酒精和其他护肤成分。

2.操作方法

(1)清洁指甲。

(2)用皂液或普通洗手液彻底清洗双手至肘上10cm。

(3)用水彻底冲净皂液,擦干双手。

(4)取2mL洗手液于右手掌心,左手指尖于右掌心内擦洗,用剩余的洗手液均匀涂抹于左手的手掌、手臂至肘上10cm。

(5)取2mL洗手液于左手掌心,右手指尖于左掌心内擦洗,用剩余的洗手液均匀涂抹于右手的手掌、手臂至肘上10cm。

(6)最后再取2mL洗手液,掌心相对并进行搓擦,双手沿指缝进行搓擦,弯曲指关节,双手相扣进行搓擦;一手握另一手大拇指旋转搓擦;用剩余的洗手液均匀涂抹双手至腕部,揉搓至洗手液干燥即可。

3.注意事项

(1)用皂液清洗双手,一定要冲洗、擦干后方能取手消毒液。

(2)最后一次使用消毒液消毒手臂后,一定要均匀地搓擦至洗手液干燥,才能戴无菌手套。

(3)手臂消毒过程中不能触碰其他物品。怀疑污染时应重新消毒。

二、无接触戴无菌手套法

手的外科消毒仅能去除、杀灭皮肤表面的暂居菌,对常驻菌基本无效。在手术过程中由于手部的活动,皮肤深部的常驻菌会随手术者汗液带到手部表面,因此,参加手术的人员必须戴无菌手套。传统戴无菌手套的方法是用消毒手直接拿取灭菌手套的翻折边,这存在两点不足:一是在戴手套的过程中,必须要明确灭菌手套的哪些部位被消毒手接触过,操作者依从性较差,污染的可能性较大;二是翻转难度大,手套的翻折边(消毒手接触过)压住灭菌手术衣袖口时,袖口有被污染的可能,且在手术过程中手套易下滑,露出手术衣袖口。而无接触戴手套法则避免了这些问题。

(一)个人无接触式戴手套法

1.取无菌手术衣,双手平行向前同时伸进袖内,手不出袖口。

2.隔着衣袖取无菌手套放于另一只手的袖口处,手套的手指向上、向前,注意与各手指相对。

3.放有手套的手隔着衣袖将手套的侧翻折边抓住,另一只手隔着衣袖拿另一侧翻折边将手套翻于袖口上,手迅速伸入手套内。

4.再用已戴手套的手,同法戴另一侧。

(二)协助术者戴手套法

1.器械护士自行戴无菌手套后,取一只手套,将双手手指(拇指除外)插入手套翻折边外面的两侧,四指用力稍向外拉开,手套拇指朝向术者,其余四指朝下,呈"八"字形,扩大手套入口,有利于术者穿戴。

2.术者同一侧手对准手套,五指向下,拇指朝向术者自己,器械护士向上提,并翻转手套翻折边压住术者手术衣袖口。

3.同法戴另一侧。

(三)注意事项

1.持手套时,手稍向前伸,不要紧贴手术衣。

2.戴手套时,未戴手套的手缩于衣袖内,隔着衣袖接触手套,手不可直接接触手套,尤其是戴第一只手套时应特别注意。

3.戴手套时,将翻折边的手套口翻转压住袖口,不可将腕部裸露。翻转时,戴手套的手指不可触及皮肤,未戴手套的手不可接触手套和手术衣。

4.手术开始前,若是有粉手套,应用生理盐水冲净手套上的滑石粉。

5.协助术者戴手套时,器械护士应戴好手套,并避免接触术者皮肤。术者未戴手套的手不能接触手套的外面,已戴手套的手不能接触未戴手套的手和非无菌物品。

6.手术过程中,若发现无菌手套有破损或被污染时,则应立即更换。

三、穿脱无菌手术衣

常用的无菌手术衣有两种:一种是对开式无菌手术衣,另一种是全包式(遮盖式)无菌手术衣。两种手术衣的穿法各不相同,无菌范围也不相同。

(一)穿对开式无菌手术衣的方法

1.器械台上取用折叠好的无菌手术衣,选择较宽敞的空间,手持衣领抖开,面向无菌区。注意勿使手术衣触碰到周围人员、物品或地面。

2.两手持手术衣衣领两角,衣袖向前将手术衣展开,使手术衣的内侧面面对自己。

3.将手术衣向上轻轻抛起,双手顺势向前平行插入袖中,两臂前伸,不可高举过肩,也不可向左右张开,以免污染。

4.巡回护士在穿衣者背后抓住衣领内面,协助穿衣者系上衣领后带。

5.穿衣者双手交叉,身体略向前倾,用手指夹住腰带并递向后方,由巡回护士接住并系好。穿好手术衣后,双手应举在胸前,上不过锁骨,下不过脐部,左右不过腋前线。

(二)穿全包式(遮盖式)无菌手术衣的方法

1.手消毒后,取手术衣,将衣领提起抖开露出袖口。

2.将手术衣轻轻向上抛起,同时顺势将双手和前臂平行向前伸入衣袖内。

3.巡回护士在其身后系好颈部、背部内侧系带。

4.无接触式戴无菌手套。

5.戴无菌手套后将前面的腰带松结递给已戴好手套的手术医师或护士,也可用无菌手套纸包好交给巡回护士,或由巡回护士用无菌持物钳夹持腰带,穿衣者在原地旋转一周后,接无菌腰带自行系于腰间。

6.无菌区域为肩以下、脐以上的胸前区域,双手、前臂、左右在腋前线内的区域。手术衣后背为相对无菌区。

(三)脱无菌手术衣

1.两人脱衣法

对开式无菌手术衣由巡回护士松解后背系带及腰带后,面对脱衣者,握住衣领脱去手术衣,再自行脱去手套。全包式(遮盖式)无菌手术衣由穿衣者先自行松解腰部无菌系带,再由巡回护士在其身后松解颈部、背部系带后,面对脱衣者,握住衣领脱去手术衣,最后自行脱去手套。

2.个人脱衣法由他人

松解各个系带后,脱衣者左手抓住右肩手术衣外面,自上拉下,使衣袖由里向外翻,同法拉下左肩,脱掉手术衣,并使手术衣里外翻,保护手臂及洗手衣裤不被手术衣外面污染。

(四)注意事项

1.穿手术衣必须在手术间里面向无菌区进行,四周应有足够的空间。

2.穿衣时,手术衣不得接触地面、周围的人或物。若不慎接触,应立即更换。巡回护士向后拉衣领、衣袖时,双手均不可接触手术衣外面。

3.无接触式戴手套时,穿衣者双手不得伸出袖口。

4.穿全包式(遮盖式)手术衣时,穿衣人员必须戴好手套,方可接触腰带。

5.穿好手术衣、戴好手套后,双手应互握并置于胸前。

6.脱手术衣时,应先脱手术衣再脱手套,避免将双手污染。

7.若有连台手术时,则应重新进行手部消毒,然后再穿无菌手术衣。

四、手术患者皮肤黏膜消毒

任何手术的进行均要通过皮肤或黏膜,而皮肤表面常有各种微生物存在,包括暂居菌群和常居菌群,尤其是当手术前备皮不慎损伤皮肤时,更容易造成暂居菌寄居繁殖,成为术后切口感染的危险因素之一。手术患者皮肤黏膜消毒的目的在于消灭手术切口处及其周围皮肤上的暂居菌,最大限度地杀灭或减少常居菌,防止细菌进入伤口而导致术后感染。因此,手术患者皮肤黏膜消毒便成为手术前的一个重要环节。

(一)消毒液选择

由于手术患者年龄和手术部位不同,手术野皮肤消毒所用的消毒剂种类也不同。

1.婴幼儿皮肤消毒

婴幼儿皮肤柔嫩,一般用75％酒精或0.5％活力碘消毒。

2.普通外科、颅脑外科、骨外科、心胸外科手术区皮肤消毒

宜用1％活力碘(有效碘浓度为1％)消毒3遍,无需脱碘。

3.会阴部手术消毒

会阴部皮肤黏膜消毒宜用0.5％活力碘消毒3遍。

4.五官科手术消毒

面部皮肤消毒宜用75％酒精消毒3遍,口腔黏膜、鼻部黏膜消毒宜用0.5％活力碘。

5.供皮区的皮肤消毒

用75％酒精涂擦3遍。

6.受损皮肤的消毒

烧伤和新鲜创伤的清创,用无菌生理盐水反复冲洗,至创面清洁时拭干。烧伤创面按其深度处理。创伤伤口用3％过氧化氢和0.5％活力碘消毒,外周皮肤按常规消毒。创伤较重者在缝合伤口前,还须重新消毒铺巾。

(二)手术野皮肤消毒范围

1.头部手术

头部及前额。

2.口、颊面部手术

面、唇及颈部。

3.耳部手术

患侧头、面颊及颈部。

4.颈部手术

(1)颈前部手术:上至下唇,下至乳头,两侧至斜方肌前缘。

(2)颈椎手术:上至颅顶,下至两腋窝连线。若取髂骨,上至颅顶,下至大腿上1/3,两侧至腋中线。

5.锁骨部手术

上至颈部上缘,下至上臂上1/3处和乳头上缘,两侧过腋中线。

6.胸部手术

(1)侧卧位:前后过腋中线,上至锁骨及上臂上1/3,下过肋缘。

(2)仰卧位:前后过腋中线,上至锁骨及上臂,下过脐平行线。

7.乳腺手术

前至对侧锁骨中线,后至腋后线,上过锁骨及上臂,下过脐平行线。

8.腹部手术

(1)上腹部手术:上至乳头,下至耻骨联合,两侧至腋中线。

(2)下腹部手术:上至剑突,下至大腿上1/3,两侧至腋中线。

9.腹股沟区及阴囊部手术

上至脐平行线,下至大腿上1/3,两侧至腋中线。

10.胸椎手术

上至肩部,下至髂嵴连线,两侧至腋中线。

11.腰椎手术

上至两侧腋窝连线,下过臀部,两侧至腋中线。

12.肾脏手术

前后过腋中线,上至腋窝,下至腹股沟。

13.会阴部手术

耻骨联合、肛门周围、臀部、大腿上 1/3 内侧。

14.髋关节手术

前后过正中线,上至剑突,下过膝关节,周围消毒。

15.四肢手术

周围消毒,上、下各超过一个关节。

(三)注意事项

1.充分暴露消毒区。尽量将患者衣裤脱去,以免影响消毒效果。

2.使用碘酊消毒,待碘酊干后方可脱碘,否则,可能会影响杀菌效果。

3.消毒顺序以切口为中心,由内向外、从上到下。若为感染伤口或肛门区消毒,则应由外向内。已接触边缘的消毒纱球,不得返回中央涂擦。

4.消毒范围以切口为中心向外 20cm。

5.使用消毒液擦拭皮肤时,须稍用力涂擦。

6.消毒液不可过多,以免消毒时药液流向患者其他部位造成皮肤、黏膜烧伤。

7.皮肤消毒时应至少使用两把消毒钳,消毒钳使用后不可放回无菌器械台。

8.在消毒过程中,消毒者双手不可接触手术区或其他物品。

9.若消毒过程中床单明显浸湿,则应更换或加铺一层干的布单后再铺无菌巾,以免造成手术中皮肤损伤。

10.应注意脐部、腋下、会阴等处皮肤皱褶处的消毒。

五、手术铺巾

手术野铺无菌巾主要是为了遮盖手术患者除手术切口以外的其他部位,创造手术切口周围一个较大范围的无菌区域,防止细菌进入切口,减少手术中的污染。

(一)铺巾的基本方法

铺无菌巾由器械护士和手术医师共同完成,或由器械护士和巡回护士完成。手术人员应严格遵循铺巾原则及方法。原则上应穿无菌手术衣和戴无菌手套后按先近侧、后远侧的方向进行遮盖,器械护士按顺序传递治疗巾,前三块折边向着手术者,最后一块折边向着自己,其余巾单由头端铺至脚端。

1.开颅手术铺巾方法

(1)中单对折,加一块治疗巾,铺置于患者头枕部下。

(2)切口周围铺 4 块治疗巾。切口上方铺中单一块,下面铺中单 2~3 块,并遮盖手术托盘。

(3)铺大腹被1块,其孔口对准手术切口,但须遮盖手术托盘。

(4)治疗巾1块横折,用2把巾钳固定于托盘左右两侧做成收集袋或用专用无菌收集袋。

(5)用三角针4号线将治疗巾交叉点处固定于头皮上。

(6)手术切口周围粘贴脑外科贴膜。

2.耳、鼻、喉、眼部手术铺巾方法

(1)两块治疗巾横折1/4,置于患者头枕部下,用上面一块包裹头部,以巾钳固定。

(2)于患者头面部左、右交叉各铺治疗巾1块。

(3)额部(齐眉处)铺治疗巾1块,盖住头以上部分,露出手术切口,于治疗巾交叉点处,用巾钳固定。

(4)面部左、右交叉各铺中单1块。

(5)额部横置中单1块,尾端于胸部交叉固定。

(6)耳、鼻、喉部手术,铺大腹被1块,其孔口中心对准手术部位。眼科铺大孔巾1块。

3.颈部手术铺巾方法

(1)治疗巾或大纱布2块卷成团状,塞于颈部两侧。

(2)治疗巾2块重叠压于头部托盘下,一块自然下垂,一块向上翻转并盖住托盘,治疗巾3块铺于手术切口左右侧及下侧,并用4把巾钳固定。

(3)头部托盘、胸部、腹部各横铺中单1块。

(4)器械托盘横铺1块中单或单独套上双层枕套后,再铺中单1块。

(5)沿切口铺大腹被以遮盖两托盘。

4.体外循环手术铺巾方法

(1)治疗巾或大纱布2块卷成团状,塞于颈部两侧。

(2)在身体左、右腋中线下各塞1块对折中单。

(3)手术切口周围铺4块治疗巾。

(4)于患者头端、腹部、器械托盘上各横铺1块中单。

(5)贴切口保护贴膜,固定切口巾。

(6)沿切口铺大胸被以遮盖托盘

5.乳房手术铺巾方法

(1)对折中单纵铺于患侧胸外侧及肩部以下,盖住手术台。

(2)从内向外各横铺1块中单在手术台上。

(3)用治疗巾将肘关节以下的手背包裹,用无菌绷带缠绕。

(4)于手术切口四周铺治疗巾4块,用4把巾钳固定切口巾。

(5)于头部、腹部、器械托盘上各横铺1块中单。

(6)牵开腹被,患侧上肢从孔内穿出。

6.腹部手术铺巾方法

(1)消毒后器械护士传递第1块治疗巾,折边面向自己,手术者铺于切口对侧。

（2）第 2 块治疗巾铺盖切口会阴侧。

（3）第 3 块治疗巾铺盖切口头侧。

（4）第 4 块治疗巾铺盖切口近侧。

（5）头部、腹部、器械托盘上各铺横 1 块中单。器械托盘也可独立铺单，先套上无菌双层枕套，再铺中单 1 块，手术野铺单完成后，将器械托盘移至手术台适当处。

（6）对准手术切口铺腹被。

（提示：肋缘下斜切口时可先在手术侧肋缘下铺 1 块对折中单）

7.上肢手术铺巾方法

（1）上肢抬高消毒后，自腋窝向下纵铺 1 对折中单于上肢手术台上。

（2）再从内向外横铺 1 块中单。

（3）四折治疗巾环绕充气止血带，并用巾钳固定。

（4）切口以下用治疗巾包裹后用无菌绷带缠绕。

（5）在患肢根部上、下交叉各铺盖中单 1 块。

（6）胸、腹部各横铺中单 1 块。

8.下肢手术铺巾方法

（1）抬高消毒好的下肢，于会阴部塞 1 块团状治疗巾，自臀部向下横铺 2～3 块中单盖住手术台及对侧下肢。

（2）四折治疗巾环绕充气止血带上方，用巾钳固定，再用双折中单或无菌枕套纵向包裹切口以下肢体，并用无菌绷带缠绕。

（3）大腿至腹部以上横铺大单 1 块。

（4）牵开大腹被，患肢从孔中穿出（或铺一次性"U"形单）。

9.下肢牵引复位手术铺巾方法

（1）消毒后，中单对折铺于患侧下肢下方的牵引床钢架上，使其保持无菌。

（2）中单对折铺于患侧臀部下方。

（3）股骨颈上段骨折者，应铺 4 块治疗巾；股骨中下段骨折者，应用治疗巾 1 块围于大腿根部。

（4）对折 1 块中单包裹小腿，用无菌绷带缠好。

（5）1 块中单展开并斜铺于大腿根部，遮盖会阴部及切口上方近侧。

（6）1 块中单展开并横铺于下腹部（或切口上方近侧）。

（7）1 块中单展开，穿过患侧下肢下方，遮盖对侧下肢及患侧下肢下方的牵引床钢架。

（8）用手术粘贴巾 2～3 块粘贴于暴露的手术区皮肤上。

（9）在切口处铺大腹被，覆盖于患侧下肢上。

10.俯卧位、侧卧位手术铺巾方法

（1）在左、右腋中线下各塞 1 块对折中单。

（2）铺 4 块治疗巾。

（3）于头端交叉铺 2 块中单,盖住头架及支手架。

（4）于腹部、托盘上各铺 1 块中单,贴手术粘贴巾,并固定治疗巾。

（5）对准手术切口铺大腹被。

11.食管中段癌根治手术(麻花位)铺巾方法

（1）2 块治疗巾做成团状塞于颈部左、右两侧。

（2）左、右侧胸、腹各铺 1 块对折中单。

（3）治疗巾 9 块铺于颈部、胸部、腹部切口周围。

（4）颈部、胸部、腹部各切口间,头部,下肢各横铺中单 1 块,并遮盖器械托盘。

（5）对准胸、腹部切口铺大胸被,并贴手术切口薄膜。

12.膀胱截石位手术铺巾方法

（1）对折中单 1 块,加 1 块治疗巾置于患者臀部下方。

（2）治疗巾 4 块铺于下腹部手术切口周围,3 块铺于会阴部(耻骨上与会阴两切口之间共用 1 块四折治疗巾),巾钳 6 把固定切口巾。

（3）患者左、右大腿上各铺对折中单 1 块。

（4）2 块中单分别从左、右大腿根部向下纵向铺于患者大腿上。

（5）大腿根部加铺中单 1 块。

（6）腹部切口及托盘上方各横铺中单 1 块。器械托盘也可独立铺单:先套上无菌双层枕套,再铺中单 1 块,手术野铺单完成后,将器械托盘移至手术台适当处。

（7）对准下腹部切口铺大腹被,上端向头侧展开,下端向下展开至大腿根部。

13.坐位手术铺巾方法

（1）中单 1 块对折加治疗巾 1 块置于患侧肩部与病床之间,使其自然下垂,遮盖于手术床上。

（2）治疗巾 4 块,盖住切口四周。

（3）中单 1 块对折并盖住托盘。

（4）其他同开颅手术铺巾法。

(二)铺巾注意事项

（1）铺无菌布单时,距离切口 2～3cm 处落下,悬垂至手术床缘下 30cm 以上,应保证切口周围至少四层。

（2）根据手术的需要选择不同的布单。由于一般铺巾为普通织物,有透水性且易通过细菌,使手术切口也未能与周围皮肤严密分离,故在临床上可用无菌切口薄膜粘贴于手术区或选择防水的巾单。

（3）无菌巾一旦铺下,不要移动。必须移动时,只能由切口区内向切口区外移动,不得由外向内移动。

（4）铺单时,双手只接触手术单的边角部,应避免接触手术切口周围的无菌手术单部分。

（5）铺中单、腹被、胸被时,要手握单角向内翻卷并遮住手背,以防手碰到周围非无菌物品(如麻醉架、输液管等)而被污染。

第四节　标准手术体位的安置

任何手术的成功都需要一个显露清晰的手术视野。清晰显露手术视野除良好的麻醉外，还有赖于一个适合手术者操作、尽可能使患者舒适的手术体位。手术体位由患者的姿势、体位垫的使用、手术床的操作三个部分组成。不同的手术常需要不同的手术体位，同一手术体位又适用于多种手术。常见的手术体位包括仰卧位、俯卧位、侧卧位、膀胱截石位、坐位等。

一、手术体位的安置原则

1.使患者安全舒适。骨隆突处衬软垫，以防压疮。在摩擦较大的部位衬以海绵垫、油纱或防压疮垫，以减小剪切力。

2.充分暴露手术野。手术体位安置后，约束牢固，防止术中移位而影响手术。良好的手术体位不仅充分暴露手术野，而且还方便手术操作、避免损伤和缩短手术时间。

3.不影响患者呼吸。俯卧位时应在胸、腹部下放置枕垫，枕垫间须留一定空间，使呼吸运动不受限，确保呼吸道畅通。

4.不影响患者血液循环。患者处于侧卧或俯卧时，可导致回心血量下降，因此，安置手术体位时应保持静脉血液回流良好，避免外周血管和血液回流受阻。同时肢体固定时要加衬垫，不可过紧。

5.不压迫患者外周神经。上肢外展不得超过 90°，以免损伤臂丛神经。保护下肢腓总神经，防止受压。俯卧位时小腿应垫高，使足尖自然下垂。

6.不过度牵拉患者肌肉骨骼。保持患者功能位。麻醉后患者肌肉缺乏反射性保护，若长时间颈伸仰卧位或颈部过度后仰，则可能会导致颈部疼痛。不可过度牵引四肢，以防脱位或骨折。

7.防止发生体位性并发症。安置体位时，应告知麻醉医师做好相应准备。移位时应动作轻缓，用力协调一致，防止体位性低血压或血压骤然升高、颈椎脱位等严重意外的发生。

二、常见体位垫及规格

常见体位垫可分为软垫或海绵垫、沙袋（硅胶颗粒、糠壳袋等）、各种约束带等，根据不同手术、患者年龄等可选择不同的体位垫。

1.体位垫

翻身枕（体位垫）：长 56cm，宽 36cm，厚 10cm。

大软枕：长 56cm，宽 36cm，厚 6cm。

中软枕：长 48cm，宽 12cm，厚 6cm。

小软枕（甲状腺垫）：长 38cm，宽 12cm，厚 5cm。

头圈：外直径 23cm，内直径 7cm。

脾垫：长 40cm，宽 24cm，厚 10cm。

2.约束带

约束带长 200cm，宽 7cm，尼龙搭扣长 30cm，宽 5cm。用棉布、尼龙搭扣缝制而成。

3.凝胶垫、硅胶颗粒垫、成型体位垫

由厂家提供。

三、常见手术体位安置方法

常见手术体位都是由标准手术体位演变而来,标准手术体位包括仰卧位、侧卧位、俯卧位。因此,在临床工作中,手术护士应熟练掌握标准体位安置方法及原理,并能灵活应用,以满足各种手术对体位的要求。下面将介绍几种常见手术体位的安置方法。

(一)仰卧位

标准仰卧位:患者仰卧于手术床上,调节手术床头板、背板、腿板,形如人体的自然生理弯曲,尽可能扩大患者与手术床的接触面积,上肢外展不得超过90°,呈拥抱姿势。若上肢不需外展,则将其以中单包绕并固定于体侧,也可安装护手板,以利于保护上肢及各种管道。下肢约束带固定于患者膝关节上方3~5cm,松紧度以能顺利通过成人手指为准。

1.头部手术

(1)颅脑手术:患者按仰卧位常规安置。施行麻醉后,安装神经外科头架,用消毒头钉或头托固定头部,托盘放于头端,若头部侧偏大于45°时,须在一侧肩部下方垫一个薄软垫。其他同标准仰卧位。

(2)眼科手术:枕部垫一海绵或凝胶头圈。婴幼儿须在肩下垫一个宽约6cm软垫,颈下放软垫作适度支撑,不可悬空,使其头颈后仰,保持呼吸道通畅。其他同标准仰卧位。

(3)乳突手术:枕部垫一海绵或凝胶头圈,头部转向一侧,患耳向上,肩胛部下方垫一小软垫,颈下放软垫作适度支撑,不可悬空。其他同标准仰卧位。

2.颈部手术

(1)枕部垫一个头圈,肩下垫一个软垫,软垫上缘与肩平齐。

(2)颈下垫一个长圆形小软垫,以增加舒适度。

(3)调节手术床:先将手术床背板抬高45°,再调节整个手术床使得头低脚高,然后降腿板(15°~20°),最后将头板降低,使颈伸直,头后仰。

(4)手术托盘置于头端,位于下颌上方约5cm。

(5)皮肤消毒前,须用清洁治疗巾包裹头部或戴手术帽。

(6)约束带固定于患者膝关节上3~5cm,松紧度以能顺利通过成人手指为准。

3.胸部手术

(1)纵劈胸骨行纵隔或心脏手术:背部纵向垫一个小软垫,两侧腰部分别垫一小弯沙袋,以稳妥固定体位,双手臂置于身旁或外展置于搁手板上。

(2)前外侧切口行二尖瓣交界手术或心包手术:左背部垫一小软垫,左侧肘部屈曲,手臂上举,用腕带固定于头架上,右手置于身旁或外展置于搁手板上。

(3)乳房手术:患侧肩部下方垫一个中长软垫,患侧床旁置一个手部手术桌,其上可置一个软枕,上臂外展置于软垫上,健侧上肢置于体侧。

4.腹部手术

(1)一般腹部手术:患者仰卧,手臂自然置于体侧并安装护手板,或按需要外展固定于搁手板上,双膝下垫一个小软垫或调节手术床各部位的角度,要求与人体自然生理弯曲一致。

(2)肝癌切除、分流术:可于右背部肋下相应区域垫一个小软垫,使患侧抬高约15°,缝合腹膜前取出软垫。脾切除术、脾肾静脉分流术,可于左背部肋下相应区域垫一个沙袋,其他同标准仰卧位。

5.四肢手术

(1)上肢手术:患者仰卧位,健侧上肢置于体侧并用护手板保护,约束带固定下肢。患肢外展置于手外科手术台上。

(2)下肢牵引复位手术:在健侧上肢建立静脉通道。

1)体位备物:进口手术床,牵引床架,进口头架,腕带,搁手板,一只厚棉袜。

2)步骤:患者仰卧于手术床上,患侧脚穿厚棉袜,待麻醉后卸下手术床腿板,安装好牵引床架,患者下移,用清洁的棉垫或专用凝胶垫环绕包裹会阴部圆形挡柱,防止会阴部压伤,并妥善固定好尿管,将患侧足固定于牵引床鞋套内。健侧手外展,患侧手内屈并固定于头架腕带上。

6.食管中上段癌手术

即左颈部、右胸部、腹部正中切口(俗称"麻花位")。在患者头端加放一托盘,静脉通道建立右上肢,右上肢安放搁手板并抬高30°~45°,左上肢固定于体侧,护手板固定保护,头部垫一个头圈并偏向右侧,右背部垫一个软垫并抬高30°。

7.膀胱截石位

(1)患者仰卧,两腿分开,穿上腿套,臀部下移至手术床的腿板下折处,臀下垫一小弯沙袋或中号软垫抬高,以便显露手术部位。

(2)两腿放置于托腿架上,重力支撑位于小腿腓肠肌,约束固定,防止压伤、拉伤腓总神经,或用专用支架搁置双足。两腿适度外展,两腿夹角小于100°,以防损伤内收肌。

(3)安置搁物挡板,便于会阴部手术物品的放置。

(4)将手术床调至头低脚高位约15°。

(5)托盘放于右小腿上方。

(二)俯卧位

标准俯卧位:头部置于有槽凝胶头垫上,胸、腹部用模块式俯卧位垫或2条与手术床平行放置的长软枕支撑,双手臂置于有软垫的可调节搁手板上,远端关节高于近端关节,肩肘呈90°。男性患者注意悬空会阴部,防止压迫阴囊。双髋双膝关节屈曲20°,膝关节及小腿下垫软垫,踝部背曲,足趾悬空,双下肢远端关节低于近端关节。

1.神经外科俯卧位

头部置于专用头架上,双上肢固定于体侧。

2.骨外科俯卧位

头转向一侧或置于有槽凝胶头垫,双上肢自然弯曲放于头前或置于搁手板上。

3.驼背手术俯卧位

胸、腹部垫一个模块式俯卧位垫,根据手术需要调节手术床各节段角度。其他同骨外科俯卧位。

(三)侧卧位

标准侧卧位:头部、颈部、胸部下方放置整体侧卧位垫或翻身枕,双上肢置于垫有软垫的可升降的托手架上,外展不超过90°,双手臂呈拥抱势,双下肢屈髋屈膝70°,呈跑步状。骨盆处用前后挡板或沙袋固定。

1.胸部手术

(1)在健侧上肢建立静脉通道。

(2)麻醉前安装搁手板及托手支架,根据手术需要安置患者处于左侧或右侧卧位。

(3)患者侧卧,下侧手臂向前伸固定于搁手板上,头颈部、胸部各垫一个等厚软垫,以防止手臂、腋神经、血管受压。上肢置于托手支架上。

(4)两侧用进口挡板或直(前侧)、弯(臀部)沙袋固定,下腿伸直,上腿屈膝,两膝间垫一个软垫,约束带固定。

(5)两根约束带分别固定髂嵴(使用挡板除外)和膝部。

2.肾脏手术

(1)在健侧上肢建立静脉通道。

(2)麻醉前调整好肾桥位置,安置好搁手板及托手支架,根据手术需要安置患者左侧或右侧卧位。

(3)腰部对准肾桥,患者侧卧,腋下垫一个圆形软枕,两侧用进口挡板或沙袋固定,升高肾桥(以腰部皮肤略绷紧为准)。

(4)手臂固定于搁手板和托手手架上,下腿屈膝,上腿伸直,两膝间垫一个大软垫,约束带固定。

(四)坐位

1.麻醉前,患者抬高下肢,用弹力绷带从远端至近端环形缠绕双下肢,以加快下肢静脉血液流速,防止下肢静脉血栓形成。

2.麻醉后,将手术床背板摇高80°,同时调节整个手术床处于头低脚高位(约15°),使患者坐于手术床上,将头前倾,枕颈部伸直,前额、颞部用头架固定。

3.大腿下垫一个大软垫,防止患者下滑,并维持功能位。

4.上肢固定于身体两侧的手臂固定架上。

5.需要时,后背和前胸可用大软垫保护、约束带固定,托盘置于头侧。

四、常见体位并发症及预防

(一)常见体位并发症

常见体位并发症主要有压疮和意外伤害。

(二)预防

应做好"一评四防"。"一评"即术前认真检查评估患者皮肤、全身状况,"四防"即防坠床、防压疮、防意外烧伤、防结膜炎等。

1.手术前认真评估患者全身情况。手术中做到"四及时",即仔细观察及时、预防处理及时、沟通汇报及时、书写和记录及时。

2.患者骨隆突处、摩擦较大的部位,可衬以棉垫、防压垫、压疮贴,减小剪切力,预防手术中压疮的形成,特别注意年老体弱、昏迷、营养不良、皮肤病等患者。

3.摆放各种体位前应通知麻醉医师,以保护患者头部及各种管道,如气管导管、输液管道等,防止管道脱落、颈椎脱位等意外发生。

4.体位安置完成后应再次确认床单是否平整、清洁、干燥,患者身体与床面是否呈点状接触,防止患者局部受压导致压疮的发生。

5.体位安置完成后应检查患者身体间、身体与手术床、身体与金属物品等是否接触,防止意外烧伤。

6.手术中应注意保持患者皮肤干燥,防止消毒液、渗液、冲洗液、汗液等浸湿床单,导致压疮及意外烧伤。

7.手术中头低位时,应采取垫高头部的方式,防止长时间头低位引起眼部疾病。

8.手术中更换各种手术体位时,应有防止身体下滑的措施,以避免剪切力增加、局部受压。

9.在手术允许的情况下,应每2h适当调整体位,如左右倾斜手术床5°～10°,稍微抬高或降低手术床背板,患者的头偏向另一侧等,以缩短局部组织的受压时间。

10.粘贴及揭除电极片、负极板,搬动患者时动作应轻柔,勿拖拽患者,防止人为意外伤害发生。

11.手术结束后应检查、评估皮肤情况,若有异常,则应与病房护士在床旁仔细交接,使对患者的护理得到延续。

第五节　手术中物品的清点与核对

清点与核对制度是手术部(室)工作中非常重要的制度之一,严格执行清点与核对制度能完全避免将异物滞留于体腔中。

一、清点原则

1.严格执行"四次"清点制度。"四次"是指手术开始前、关闭体腔前、关闭体腔后、术毕(缝完皮肤后)。

2.一些特殊体腔,如膈肌、子宫、心包、后腹膜等,在关闭前、后,器械护士与巡回护士也应共同清点物品。

3.术中临时添加的器械、敷料,器械护士与巡回护士必须在器械台上至少清点两遍,检查其完整性,记录无误后方可使用。

4."三不交接"制度。器械护士在每例手术进行期间不交、接班;巡回护士病情、物品交接不清时,不交、接班;紧急手术时不交、接班。

5.清点物品时应坚持"唱点"原则,两人应同时大声读出所清点的数字。

二、清点内容

1.器械

器械包括普通器械、内镜器械等。手术开始前,要严格核对器械数目、完整性,关节功能是否良好,自动拉钩、咬骨钳、窥阴器等的螺丝有无缺少。手术中,随时检查易丢失的器械配件,如螺丝、螺帽、弹簧、支撑杆等。内镜器械术前必须检查镜面有无破损或模糊不清,操作前后必须对操作钳、操作钩、配件、盖帽、胶皮等进行检查,确保其完整性。

2.敷料

敷料主要包括纱布垫、小纱布、小纱条、棉片、棉球等。清点时必须重新整理,检查其完整性并防止重叠及夹带。

3.其他

其他包括手术刀片、电刀笔、束带、线轴、缝针、注射器及其针头、针头帽等一次性用物。

三、清点时间

手术前,器械护士应提前15min刷手,对所需器械进行整理,并有序摆放,执行手术清点与查对制度。

1.第一次清点

手术开始前整理器械时,由器械护士与巡回护士进行用物面对面的原位清点,对纱布垫、小纱布、棉片、缝针、棉球、电刀笔、吸引头、刀片等物品至少清点两遍,由巡回护士一对一记录。清点记录后,两人再次核对手术护理清点单上的记录数目,有疑问时立即纠正,杜绝笔误。

2.第二次清点

在关闭体腔前,器械护士与巡回护士对术前及术中添加的用物至少清点两遍,并在清点单上写明清点数目,清点无误后方可通知手术医师关闭体腔。此次清点后,应对手术托盘上的器械及手术器械车上的器械数目,要有大致的区分并做到心中有数。

3.第三次清点

第一层体腔关闭结束时,器械护士、巡回护士应对所有器械及用物进行清点,并在清点单上写明清点数目。

4.第四次清点

手术结束、缝完皮肤时,手术护士与巡回护士清点所有用物,正确无误后,患者才可离开手术间,巡回护士同时在清点单上记录清点数目。

四、清点注意事项

1.手术中的所有用物均应清点。

2.器械护士对不慎落下手术台的器械、纱布垫、小纱布、缝针、棉片等应及时提示巡回护士拾起,放于固定地方,任何人未经巡回护士许可,不得拿出手术间。

3.深部脓肿或多发性脓肿行切开引流时,创口内所填入的纱布数目,应详细记录在手术护理记录单"其他"栏内,并请主刀医师签名确认,以方便医师在手术后取出时与所记录数目核对。

4.术中如送冰冻切片、病理标本检查时,严禁用纱布等手术用物包裹标本,特殊情况下必须登记。

5.手术中器械护士应随时监控所有物品,特别是缝针数目,做到心中有数。

6.手术中严禁将纱布、纱垫等敷料裁剪制作成其他敷料使用。

7.小纱条、棉片等物品严禁重叠在一起清点,必须将其摊开检查正、反两面是否一致。

8.手术间任何人员在手术未结束前,不得将任何手术用物带出手术间或挪为他用,也不得将其他用途的物品弃入手术敷料桶内,以免导致清点错误。

9.应使用安全的手术用物,纱布、纱球、纱条、脑棉片等应有显影线,有尾线的纱布,手术前、后检查牢固性和完好性,防止手术过程中的断裂、遗留。

10.手术台上被污染的器械,由器械护士与巡回护士清点无误后,在手术台,上用无菌垃圾袋密闭保存,防止在清点过程中加重污染。

11.发现器械在使用过程中有性能上或外观上的缺陷时,器械护士应用丝线作标记,方便术毕时更换。

五、清点意外的处理

其目的是确保手术用物不遗留在患者体腔和防止连台手术用物清点不清。对清点过程中发生的任何意外,除确认不在患者体内外,还应填写手术特殊事件报告表(包括患者的一般信息、事件经过描述、手术组人员的签名),并在科内保留存档。

(一)断针的处理

1.根据当时的具体情况,马上对合断针的完整性。器械护士首先初步确定断针的位置(在缝合何种组织时折断),立即通知医师寻找。若在缝合皮下脂肪时折断,又不易取出时,可将确认折断处的脂肪切下,然后切开脂肪进行寻找。也可借助 X-线透视帮助寻找。无论采用什么方法,找到后进行对合,判断其完整性。

2.器械护士与巡回护士对找到的断针的完整性进行确认后,放于容器内,以便清点。

3.必要时可行床边拍片协助确认。

(二)术中用物清点不清的处理

1.手术中,器械护士一旦发现缝针、纱布、棉片等有误时,应立即告知手术医师和巡回护士共同寻找。

2.仔细寻找手术野、手术台面、手术台四周地面、敷料、吸引袋/瓶内,询问手术间台下人员有无使用或带出手术间。

3.如未找到,应立即报告护士长,并根据物品性质,进行床边拍片。

4.有些用物如缝针等,即使找到,但不能确认时,仍应拍片确认不在患者体内,才能关闭体腔。

5.应规范填写《手术中特殊事件报告表》。

6.X 线片及特殊事件报告表均应存档。

第六节　手术室仪器设备的安全操作

随着现代科技和外科学的飞速发展,手术室的仪器、设备不断更新,种类日趋增多,为外科手术提供了新途径、新术式、新概念,同时也提高了手术效率和手术成功率。

但仪器设备的操作、使用不当也会直接或间接影响手术患者和手术室工作人员的安全。

一、电外科的安全使用与管理

目前常用的电外科设备有高频电刀、氩气刀、激光仪、超声刀等。电外科设备具有快速止血、防止细菌感染、促进术后伤口愈合等优点。电外科的安全与患者的个体差异、生理机能、仪器性能、使用者的操作技能密切相关。它在方便手术止血、提高手术效率的同时,也存在诸多安全隐患。因此,加强电外科设备的安全使用与管理是十分重要的。

(一)电外科设备的安全使用

1.环境要求

电外科在使用时会形成电火花,遇到易燃物时会着火。应避免在有挥发性、易燃、易爆气体(如麻醉气体、乙醚等)、高氧浓度环境中使用。使用电外科设备进行颈部、气道部位手术时禁止开放性给氧,同时保持氧气管道和麻醉废气排除管道通畅,防止泄露。

2.常规要求

(1)详细阅读操作指南及注意事项,绘制操作流程图为操作者提供明确指引,并定期检查设备性能。

(2)每台仪器上挂有操作指南和保养制度,并建立使用、维修登记本。

(3)防止漏电或短路。使用前检查电线各部分的完整性,有无断裂或裂隙,有无金属线外露。切勿将电线缠绕在金属物品上,电源连接线应在手术前连接好。

(4)使用前检查回路电极连线、电刀笔、双极镊连接处是否完整,有无金属线外露。

(5)手术床垫必须干燥、绝缘。

(6)使用过程中,切勿突然插上或拔除电源插头。尽可能直接插入电源插座,不建议另加插线板。

3.患者的安全

(1)规范操作,注意保护皮肤,防止使用电外科设备引起各种潜在性皮肤损伤,如机械性损伤、皮内出血、表皮破损、皮肤过敏、皮肤压伤等。

(2)防止使用电外科设备引起燃烧或爆炸而导致患者灼伤、烧伤。注意及时丢弃手术台上使用过的酒精纱布或纱球。

(3)防止短路导致灼伤,在使用酒精消毒皮肤时,必须待其挥发、完全干燥后方可铺巾。若活力碘等消毒液浸湿床单,则应更换或加垫。

(4)肠道手术忌使用甘露醇灌肠,以避免胃肠道内产气、积气导致燃烧。

(5)正确揭除回路电极,防止皮肤,出现膨胀现象或机械性损伤。

(二)高频电刀的安全使用

1.原理及特点

(1)单极电刀:电流在电刀头部形成高温,与机体接触时对组织加热,使组织快速脱水、分解、蒸发,达到切割、止血的目的。单级电刀有切割、电凝功能。

(2)双极电刀:主要是电凝功能,电刀与组织接触良好,深部凝结呈放射状传播,相关软组织变成浅棕色焦痂。由于电流在两极间形成回路,所以无须使用负极(也称回路电极)。双极电凝止血可靠,对周围组织影响极小,已广泛用于神经外科、脊柱外科、整形外科、耳鼻喉一头颈外科等精细手术。有功能单一的主机,也有与高频电刀组合使用的复合型主机。

2.操作步骤

(1)单极电刀:①插好各种插头,如电源线、脚控开关等。②将回路电极粘贴到患者的合适部位,用手稍作按摩,使之粘贴牢固。回路电极应远离心电监护电极,尽可能靠近手术区域。③打开电刀电源总开关,机器行自检程序。连接电刀笔,妥善固定于手术台上。④选择输出模式和功率,设定各项参数。一般选择"blend"模式(有"purecut"和"blend"两种模式),调节功率为 0～250W。⑤根据需要调节混切的程度(1～4),按下手控刀上黄色的"电切"(cut)按钮或踩下"脚控"开关(cut)即可进行切割。调节所需的电凝功率和方式("pin point"或"spray"),按下手控刀上蓝色的"电凝"按钮(coag)或踩下"脚控"开关(coag)即可进行电凝。在"喷凝"(spray)状态下,可同时用两把电刀笔,而在"点凝"(pin point)或"电切"(cut)状态下,先按开关的电刀有效,而另一把则不起作用。⑥根据工作环境噪声大小,适当调节电刀的工作指示音量。⑦使用完毕,关闭电源总开关,拆除有关连接电线和负极。

(2)双极电凝:①插好各种插头,如电源线、脚控开关等。②打开电源总开关,机器行自检程序。③选择输出模式、功率,设定各项参数。④连接双极电凝镊,妥善固定于手术台上。⑤根据工作环境噪声大小,适当调节工作指示音量。⑥使用完毕,关闭电源总开关,拆除各连接线。

3.注意事项

(1)电刀回路电极的安全使用:①粘贴部位的选择:不适宜的部位有骨性隆起、瘢痕、皮肤皱褶、脂肪丰厚部位、承重部位、液体可能积聚的部位,金属移植物或起搏器附近。适宜的部位有平坦、肌肉丰厚区、血管丰富区。②回路电极的选择:选择一次性双片式回路极板。优点是使用方便,粘贴性能好,导电材料含有水分,可增加皮肤的导电性,同时还可填充不规则的皮肤,避免了回路极板对患者的灼伤。③使用时注意事项:应保持平整,禁止切割和折叠,严格执行一次性使用;粘贴时应剃除皮肤上的毛发,并保持皮肤的清洁与干燥;距离 ECG 电极 15cm以上;尽量接近手术切口部位(但不小于 15cm);其长边与高频电流方向垂直。

(2)操作者注意事项:①不接触目标组织时,避免使用电刀。②在常规使用功率下,使用效果差或无法正常工作时,不可盲目加大输出功率,应检查各部分连接是否完好。③电切或电凝产生的烟雾对人体是有害的,应随时吸净。④电刀笔暂时不用时,应置于绝缘容器内,勿放置于患者暴露的体表,避免意外触发而引起非手术部位灼伤。⑤保持手术切口布巾的干燥,及时清除刀头上的焦痂组织,保持电刀头的清洁、干燥。⑥选择规格及型号适宜的回路电极,粘贴合适的部位,禁止反复使用。⑦使用期间有异常声音发出时,应立即停止使用,并由专业人员检查。⑧电刀笔使用完毕后应用湿布将污血擦净,避免直接用水浸泡。

(3)双极电刀使用注意事项:①双极电凝对组织作用范围取决于两个因素:单位组织通过的电流密度和电凝镊与组织直接接触的表面积。因此,为了达到既能有效地破坏某一结构,又能最大限度地避免对其他组织不必要的损害,应根据手术部位和组织性质选用 0.3～1.0mm宽的镊尖,电凝输出功率一般不超过 4W(负载 100 欧时,小于 22W)。②手术野不断用生理盐水冲洗,以保持术野洁净,并避免温度过高损伤周围组织,减轻组织焦痂与电凝镊子的黏附。③每次电凝时间约 0.5s,重复多次,直到达到电凝标准,间断电凝比连续电凝更能有效地防止电凝镊子与组织粘连,还可有效防止意外损伤。④黏附于电凝镊上的组织焦痂应用湿纱布或专用无损伤百洁布擦除,不可用锐器刮除,否则会损伤电凝镊子表面的特殊结构和绝缘保护层,使镊尖更易黏附焦痂组织或灼伤周围组织。⑤电凝镊子的两尖端应保持一定的距离,避免相互接触而形成电流短路,失去电凝作用。⑥在重要组织结构(如脑干、下丘脑等)附近电凝时,尽可能降低电凝输出功率。⑦脚踏控制板在使用前应套上防水塑料套,以防血液及冲洗液浸湿脚踏控制板,导致电路故障。⑧镊子尖端精细,在使用、清洁、放置时要注意保护,勿与其他重物一并堆放。

(三)氩气刀的安全使用

1.原理、结构及特点

氩气刀是一种高频能量的电刀系统,由氩气束凝血器、单双极高频电刀、电极检测系统等3部分组成。其原理是利用纯氩气作为高频电流的传导媒介,将12000V高压、620kHz高频电流作用于钨钢针电极,产生分布均匀、密度达100线以上的电弧,在距离组织1.5cm处快速凝血。它产生的焦痂厚度仅有0.2～2.0mm,在大血管壁处电凝不会损伤血管,且对高阻抗组织(骨、韧带等)也有良好的止血效果,对组织损伤小,愈合比电刀快33%。用于凝血时,不产生烟雾和异味,目前已广泛应用于外科手术。同时氩气是一种惰性气体,不燃烧,氩气弧为常温,对不导电的物品(纱布、乳胶手套)不产生作用,更为安全。

2.操作步骤

(1)打开氩气瓶开关,检查氩气瓶的压力是否足够,当压力小于300PSI时,则需更换氩气瓶。

(2)插好各种插头,如电源线、脚控开关、电极板、手控刀、氩气输出管等,并检查接头连接是否牢固。

(3)粘贴回路电极,用手稍作按摩,使之粘贴牢固,与患者皮肤接触良好。监护电极应远离回路电极和手术区域。

(4)打开电源总开关。

(5)选择输出模式、功率,设定各项参数。

1)按下电极板选择开关("Select"或"Lock"键),选择所连接的电极板监测电极,即单片电极或双片电极。双片监测电极,"患者接触面积指示"正常设置4～10格。按下"Unlock"键,指示灯全亮(10格全满),说明极板与患者接触良好。当小于4格时,说明电极板与患者的接触面不足,仪器会自动报警并中止高频电能的输出("Unlock"键无法按下),此时停止双极输出,变为单极。使用中,"患者接触指示"每降3格,仪器也会自动报警,并中止高频电能的输出。

2)打开氩气凝血器开关,调节所需的输出功率(40～150W)。

3)选择所需的气流量模式("automatic"或"manual")。在自动模式时,氩气流量随着氩气凝血功率的变化而变化;在手动模式时,氩气流量不随着氩气凝血功率变化,但可根据手术需要调节氩气流量。

4)打开单极电刀开关。调节所需的电刀功率(0～250W)和方式("Pure Cut"或"Blend Cut",根据需要调节混切的程度(0～9),按下手控刀上黄色的"电切"("cut")按钮或踩下"脚控"("cut")开关,即可进行切割。

5)调节所需的电凝功率和方式("pin point"或"spray"),按下手控刀上蓝色的"电凝"("coag")按钮或踩下"脚控"("coag")开关即可进行电凝。在"喷凝"("spray")状态下,可同时用两把电凝器;而在"点凝"("pin point")或"电切"("cut")状态下,先按开关的电刀有效,而另一把则不起作用。

6)根据工作环境噪声大小,适当调节电刀的工作指示音量。

(6)止血。按下手控刀上的氩气开关或踩下脚控开关,将氩气喷头靠近凝血的部位(间距约1cm),自动激发出氩气束电弧进行止血。激发出电弧后,将氩气喷头略为抬起,距创缘1~2cm,与组织成角45°~60°,缓慢、匀速地移动氩气喷头,将血液由下至上吹移,让电弧束直接作用在干净的创面上,有利于一次性凝血成功。

(7)使用完毕,调至"0"点。放出残余气体后,关闭电源总开关,关闭氩气瓶开关,拆除各种连线。

3.氩气刀安全使用的注意事项

(1)保持合适的距离:最佳工作距离是1.0~1.5cm。当距创面2cm以外时,只有气流吹出。

(2)保持正确的角度:喷头与组织成45°~60°。

(3)喷射时,正常的氩弧为蓝色。若喷头发红,则说明喷头与组织之间的距离太近或功率设置太高,可将喷头稍抬高或调整功率。

(4)止血钳夹住出血点后,再喷射止血。避免在同一部位反复扫射而损伤组织。

(5)使用完毕,检查氩气余量,当压力表显示小于500g/kg时,需要更换钢瓶。

(6)回路电极(锌板)与刀笔一次性使用。

(四)超声止血刀

1.超声止血刀使用原理和结构

超声止血刀是将电能转变为机械能,通过超声频率发生器作用于金属探头(刀头),即以超声频(55.5kHz)致刀头机械振荡(50~100μm),继而使组织内水汽化、蛋白氢链断裂从而使蛋白凝固、血管闭合,从而达到切开、凝血的效果。主要优点是切割精确,凝血可控性强,烟及焦痂少,无传导性组织损伤(对组织远端的热传导和损伤远远小于高频电刀),特别适用于重要脏器附近的分离,以及装有心脏起搏器患者手术,广泛应用于普外科、妇科、肛肠科、内镜及其他手术专科。

超声止血刀的构成主要有主机、手柄、连接线、刀头系列及脚踏开关。

2.操作程序

(1)使用前,检查各电源线、脚踏连接是否正确,连接是否牢固。

(2)接通电源后,先连接已灭菌的操作手柄。

(3)连接手术刀头:采用A—B—C步骤。套转换帽(A)→上刀头(B)→用扳手拧紧(C)→打开"Power(开/关)"→选择手术所需能级、档次(一般选择3档,切、凝比例适中)及亮度。

3.注意事项

(1)超声止血刀输出连线、手柄、刀头均应采用高温或低温灭菌。

(2)手术刀头精细、贵重,应轻拿轻放,尤其在清洗时应尽量避免撞击或用力抛掷,以防刀头损坏。

(3)操作手柄时注意不要碰撞或摔动,以免改变其振动频率。

(4)刀锋因长时间使用会变热,当停止使用时,刀锋不可触及患者、悬挂物或易燃物,以免灼伤或致燃。

(5)使用后的输出连线只能用湿布擦拭干净,不宜用水冲洗。电线应顺其弧度盘绕,不宜过度扭曲、打折,以免损害光纤。

(五)"结扎束"血管闭合系统

1.工作原理与特点

Ligasure™血管闭合系统(简称"结扎束"),采用双极高频电能输出,结合优化的闭合压力,以及实时的输出反馈技术,使人体组织胶原蛋白和纤维蛋白溶解、变性,血管壁融合形成透明带,产生永久性管腔闭合。目前正广泛应用于开放手术与腔镜手术。特点如下。

(1)通过一次操作,可闭合 $\varphi0\sim7$mm 血管或组织束,形成的闭合带可抵御正常人体收缩压 3 倍以上的压力冲击。

(2)即时反馈性输出,对钳口纳入的不同组织均能即时做出反馈,调节输出,得到可靠的闭合带。

(3)闭合带呈透明状,在切割前可判断血管或组织束的凝固、闭合效果。

(4)无异物残留,减少术后感染和粘连。

(5)侧向热传导少,对周围组织损伤小。

2.结构组成

血管闭合系统:主要构件有主体贴、脉冲闭合脚踏板、一次性闭合电极、重复用闭合钳、一次性腔镜闭合钳,一次性标准闭合电极等。

3.操作步骤

(1)连接脚踏,打开主机电源。

(2)调节输出功率。一般设定值为 2~3 个亮条。组织较少时选择 2 个亮条,组织多则选择 3 个亮条。

(3)安装闭合钳。应先将不锈钢闭合钳的尾部突起嵌入到一次性电极尾部的槽中,再将一次性电极的中间部分嵌入至不锈钢闭合钳的钳身,最后将一次性电极前端两边的咬合栓由近至远的轻轻嵌入到不锈钢闭合钳前端钳口上。嵌入完毕,应置放一块湿纱布于钳口中,轻轻闭,以确保一次性电极前端的咬合栓完全正确的嵌入。

(4)脚踏点击。使用中,当主机发出一声短音时,提示闭合带完全形成,即可松开脚踏。

4.注意事项

(1)使用前,判断钳口内组织的初始电阻,确定合适的能量设定。

(2)使用中,钳口不要接触金属物(如止血钳、牵开器等),以免增加电阻。

(3)保持电极干净。若残留组织多,则可造成无输出。

(4)术毕,闭合钳可用酶清洗,打开关节,高压灭菌备用。及时更换一次性闭合电极,保持设备清洁。

(5)单独使用双极电凝时,不应在患者身上粘贴回路电极,避免造成意外电灼伤。

二、C 型臂机的安全使用

(一)工作原理与特点

可移动式 C 型臂 X 线片机结构较简单,全部机件集中安装于活动车架上,移动方便,可通过影像增强器在监视器的荧屏上直接显示被检查部位的图像,常应用于外科手术术中定位,协助手术医师做出较为准确的判断。它一般由高压发生器、X线管、操纵控制系统、荧屏显示器等组成。

(二)操作步骤

1.松开脚刹车,将操作机推至手术床旁,调节手术床,显示器放置术者便于观看的位置。

2.连接操作机与显示器的高压电缆,接通电源,并打开操作机控制面板上的电源开关。

3.松开C型臂上的制动开关,调节C型臂使球管和接收器对准拍摄部位,然后锁定制动开关。

4.在操作机控制面板上选择透视或拍片功能,调节能量大小。

5.工作人员穿好防护用具,选择手控或脚控开关,放电并拍片。

6.操作完毕,关闭控制面板上的电源开关,拔下电源插座,整理线路。

7.将设备放回固定位置,锁定所有的自动开关。

(三)安全使用注意事项

1.维护:保持清洁,防止灰尘引起X线管面放电而致球管破裂;勿使高压电缆过度弯曲或摩擦受损。

2.操作人员须经正规培训,非专业人员勿随意使用或拆开机器。

3.机器体积较大,移动不便,尽可能相对固定放置。移动时防止臂部撞击而损害球管。

4.X线的安全防护措施:手术间墙壁、地板、天花必须有防X线透视的材料,并符合国家规定的防护标准。同时备有可移动的铅挡板、铅衣、铅橡皮手套等。室内人员尽量距离球管和患者2m以上,避免原发射线的照射。手术间门外设警示标志,使用时打开手术间红色警示灯。

5.术中的无菌管理:操纵过程中,严格执行无菌操作,可在手术区域另铺无菌单,待照射完毕后揭去,或在C型臂机两头套上灭菌布套,以免污染手术区域。

三、止血带的安全使用

(一)工作原理与结构特点

气压止血带用于肢体手术,其作用是暂时阻断该肢体的血供,提供一个无血的手术视野,便于手术操作,同时减少手术出血量,缩短手术时间,提高手术质量。

1.目前临床上使用的止血带有机械式止血带和电脑气压式止血带。电脑气压式止血带是采用电脑数字化控制,带有电子调控的气压止血带。根据手术部位的需要设定压力、时间等各种参数,通过高效气压泵快速泵气,从而压迫肢体,阻断血液循环,达到止血目的。电脑气压式止血带的优点:当压力到达设定工作值时,自动停止泵气;当系统发生漏气、压力下降时,电脑系统能自动反馈,气泵自动补气到所设定的工作值;当肢体位置改变引起袖带压力变化时,可随时放气或补气,始终维持恒定的工作值,达到恒压止血的最佳效果;时间设置好后,能自动计时,剩余10min、5min、1min时有自动报警提示。

2.止血带构造:电子气压止血仪器由主机、气囊止血带、电源线三部分组成。主机面板上有压力显示屏、时间显示屏、充气按键、放气按键、止血带连接口、压力调节按键、时间调节按键、报警静音键和电源开关,主机内主要由压力监测器、压力调节器、空气灌注泵、定时、报时钟等组成。

(二)操作步骤

1.接通电源。打开电源开关,选择大小合适的止血气袋缚于所需肢体部位,松紧适宜,同时将止血气袋胶管接头与主机出气口连接。

2.设置所需手术止血压力。通常上肢为40kPa,下肢为80kPa,设置所需工作时间。

3.按充气键(保持1s),"运行"指示灯亮,定时器工作,"计时"指示灯亮,开始自动充气至设定压力后自动停止。手术中如须改变压力,方法同上。

4.设定时间倒计时至10min、5min、1min时将自动报警。显示时间为"0"时,止血带将自动放气减压。

5.手术完毕,先按"放气"键,使止血带放气减压,"运行"指示灯灭。待压力降至"0"时,再关闭电源开关,拆除止血气袋。

(三)止血带压力的选择

根据患者年龄、收缩压水平、止血带的宽度、肢体的大小而决定。就健康成人而言,AORN建议上肢压力为患者收缩压加50～75mmHg(1mmHg＝0.133kPa),下肢压力为收缩压加100～150mmHg。进口止血带厂商建议的压力是上肢压力为收缩压加75mmHg,下肢压力为收缩压加150mmHg。一般工作压力应小于保险压力37.5～75mmHg,上肢工作压力不超过262.5mmHg,下肢不超过562.5mmHg。但国内也有研究建议成人根据术侧肢体的周径来设定压力大小,上肢工作压力262.5～337.5mmHg,保险压力在工作压力的基础上加75mmHg;下肢直接测量扎止血带部位的周径(cm)数值作为工作压力,保险压力在工作压力的基础上加75mmHg。儿童严格掌握压力大小,压力一般在30.4～45.6mmHg,上肢在30.4mmHg,下肢在45.6mmHg以内。止血带压力过大或不足均可能造成神经伤害,不足的压力可能产生肢体静脉充血而造成神经出血性浸润。

(四)止血带时间的设定

止血带能安全使用的时间长短无统一标准。通常由患者的年龄、生理状况及肢体的血管供应情况而定,AORN建议就一般50岁以下的健康成人而言,使用上肢止血带应小于1h,使用下肢止血带应小于1.5h。止血带生产厂商建议,对于健康成人,止血带持续时间不应超过2h。儿童一般不超过1.0～1.5h。若须继续使用,则可放气10min后重新充气。

(五)止血带的应用部位

上肢止血可选在上臂近端1/3处(上肢中、上1/3处)或远端1/3处,避免在中1/3处,否则易压迫桡神经。下肢止血应选在大腿中、下1/3交界处。因为,此处血管易被压迫,止血效果较好。

(六)止血带型号的选择

大号袖带长105cm、宽7cm,小号袖带长50cm、宽5cm。使用时根据患者情况、年龄、手术部位选择长短及宽度适合的止血带。选择时宁宽勿窄,因较宽的止血带和皮肤接触面积较大,施以较小的压力即可提供较好的止血效果,而且对其所压迫的神经所造成的压力较小,可减少对神经和软组织的伤害。

(七)止血带安置方法

使用止血带之前,先将止血带内空气排净,用无皱纹保护垫或平整的衬垫保护患侧皮肤。

使用时将肢体抬高 45°,然后上止血带,止血带上好后,外层用绷带加固,防止充气后松脱。上止血带松紧要适度,以摸不到远端脉搏和使出血停止为准。过紧会损伤神经引起肢体麻痹;过松仅压住了静脉而没压住动脉,达不到所需的止血效果。

血带上好后,不可旋转、移动。消毒时注意保护好止血带,避免消毒液流至止血带下方,引起皮肤化学灼伤。患有肿瘤的肢体,使用止血带时禁止使用驱血带驱血。

(八)安全使用止血带的注意事项

1.制订操作流程和指南。添置不同型号的止血带时要仔细阅读使用说明,制订明确的操作流程、故障排除流程等操作指南。

2.定期维护、记录,确保设备处于功能状态。

3.使用《术中止血带使用记录表》,记录内容包括上止血带的位置,压力,充气和排气的时间,使用充气止血带前、后皮肤及组织的完好性,止血带品名及型号。

4.每次使用前应预先检查气囊止血带、接管、接头,橡胶气囊带是否被布外套全部包住、是否漏气,接管、接头是否匹配、牢靠。

5.上止血带处的皮肤有损伤、水肿等情况时,禁止使用止血带。

6.血液病患者慎用止血带。

7.每次按"开始"前,必须先设置工作时间和压力,且工作压力必须小于保险压力,否则将不能开机。

8.止血带应扎在肢体或物体上才能充气,否则会造成破裂。止血带扣紧后,外层用绷带加固,防止充气后松脱。

9.在使用过程中,若发现气带漏气,则应及时更换,否则导致气泵持续工作,影响使用寿命。

10.按键时,应避免用力过猛,以免损坏按键,使其失灵。

11.止血仪使用后,气囊外套应进行清洁、灭菌后再使用。

(九)仍存在的问题

临床工作中止血带的使用者和管理者仍面临以下问题。

1.止血带的时间、压力没有确切的统一标准。而且每个患者情况并不相同。

2.手术者对压力和时间的要求和护士意见不一致,存在时间延长现象。

3.止血带使用并发症所造成伤害的责任归属无明确定论。

四、动力设备的安全使用

(一)工作原理与结构特点

动力系统广泛应用于骨科、耳鼻喉科、颌面外科、整形外科、创伤外科、神经外科等领域。动力系统中的多用钻可同时具备钻、锯、锉等多种功能,在人体骨科手术中代替了手术医师许多的手工操作,省力、省时、效果好。气动钻一般由钻头、钻机、输气连接管、氮气减压阀及氮气筒组成,电动钻由钻头、钻机、电源导线等组成,可由脚踏控制或手柄控制。多用钻有各式钻头、锯片、髓腔锉、锁匙等,以满足不同手术方式的需要。

1.动力工具的分类

动力工具种类很多,但其结构和使用原理相似,根据动力驱动不同分为气动式和电动式两种。电动式动力系统又分为充电电池型和交流电型。根据用途可分为微型和普通型。按使用类型分类又可分为动力钻、动力锯、动力磨、动力刨削等。新型产品还配有冲水泵,术中可进行自动喷水。

2.各种动力工具的优缺点

(1)充电电池动力:优点是使用方便、体积小、不易污染、速度恒定、容易清洗等。缺点是电池寿命短、运转速度慢、需低温消毒、术中易断电等。

(2)交流电源动力:优点是电源稳定、动力充足、有模式变化、无极变速、灭菌方便等。缺点是运转速度中等、术中电线拖赘、使用距离有限、术后清洗局限等。

(3)气体推动动力:优点是速度强劲、高速稳定、操作精细、灭菌简便、组合丰富等。缺点是线路灭菌困难,需要使用无菌保护套;术中线路拖赘;使用距离有限;术后清洗局限;装配操作复杂等。

3.动力系统的不同功能

(1)动力钻的适用范围:①钻(Drill):开颅手术、内固定手术。②锉(Reamer):扩张骨髓腔。③攻丝(Tap):内固定手术匹配螺钉。④螺丝刀(Screw):自动拧螺钉。

(2)动力锯的适用范围:①摆动锯:骨科截骨。②往复锯:心胸外科开胸手术。③矢状锯:手外科、骨科。

(3)动力磨钻的适用范围:①角度接头:脊柱外科。②直角接头:脊柱外科、耳鼻喉科。③高扭力反角接头:口腔科。④高速接头。

(4)动力刨削的适用范围:①关节镜手术:半月板刨削、滑膜刨削、软骨刨削。②鼻窦镜刨削:五官科手术。

(二)操作步骤(以气动钻为例)

1.连接气压表。选择气源充足的氮气瓶,连接气压表,打开氮气瓶开关,调节气源压力为0.9～1.0MPa后,关闭氮气开关。

2.检查油瓶量。将气钻控制踏板平放于地面,检查油瓶内存油量。当油瓶内存油量少于下限刻度时需添加,但不能超过上限刻度。

3.连接气源。将气钻控制踏板上的气管与气压表上的气管接口连接。

4.合理放置。气钻踏板放置于主刀医师脚旁,易于控制。氮气罐放置于适当处,避免碰撞。

5.连接无菌部件。打开无菌气钻灭菌盒,连接马达手柄、接口、轴承套管及磨头。

6.连接马达消声器。拔去气钻踏板面板上的循环瓶上的红色塞。旋转踏板背板上的银色手柄至"Open"位置后,将消声器插入循环瓶顶部的插孔中,直至红色环线不外露。

7.打开氮气总开关,检查气管有无漏气。

8.手术结束后,先关闭氮气开关,排除余气。

9.依次拆卸各部件。

(三)安全使用动力系统的注意事项

1.维护:应有专人保管,定期培训。建议每6个月送回生产厂家做常规保养和维护。不要随意打开控制器和手机,以免保修失效。爱护设备,手机、控制器,损坏或跌落时应送回检修。

2.在使用前,应了解设备的结构和功能,并做好清点记录,以防遗失。

3.不可在潮湿的环境中操作。

4.每次使用前仔细检查主机、手柄是否处于功能状态,所有配件如钻头、磨头、锯片等是否锐利和变形。熟练掌握各部分的装卸与操作规程。正确连接各部件,确保钻头、锯片安装稳固。暂不使用时,将手控开关旋至关闭位置。

5.输气管须顺放连接,勿扭转、屈曲,不得与其他锐器及重物混放,以防损伤。电源导线勿用暴力拉扯,否则会导致电线连接口断裂。蓄电池在消毒前应充足电源,并备有备用电池。

6.使用过程中的管理。要选择合适长度的磨头,必要时加保护套。部位须暴露清楚,防止卷入其他组织或纱布。高速动力工具由于钻速极快,金属与骨组织之间会产大量的摩擦热,因此,须要不断用生理盐水冲洗进行局部降温和冷却。

7.高速气动工具只能用惰性气体(氮气)来推动。气动工具使用结束后,必须排除管道内的余气。

8.严格遵守清洗、灭菌操作规程。使用完毕应立即清洁,一般没有电路的机械部分拆卸后可用清水清洗,带有电路的部件用湿布擦抹,不能直接用水冲洗,以防电线短路发生故障。不易清洁的小间隙可用湿棉擦抹,然后将专用清洗剂喷入各孔隙,使孔隙内污血溶解、清除,最后气枪吹干。但不可在手柄、主机中加润滑油。

(1)控制器的清洗:从电源上卸除控制器;用清洁、蘸中性清洁剂的软布擦洗,避免水分从缝隙进入控制器。

(2)脚踏开关的清洗:流动水简单冲洗,柔软干布仔细擦干,避免用水浸泡。有条件时用高压气枪快速干燥。

(3)电池的清洗:柔软干布仔细擦干,避免用水浸泡,有条件时用高压气枪快速干燥。

(4)电池外套用流动水清洗。

(5)手机的清洗:手机尖头朝下,用清洁液冲洗,用硬毛刷刷去手机末端残渣,柔软干布仔细擦干;有条件时用高压气枪快速干燥。

(6)器械组件的清洗:分解组件(钻头、锯片、磨头等);多酶清洗剂浸泡,流动水清洗;柔软干布仔细擦干并烘干。

9.动力工具的消毒与灭菌:按照各机器使用说明书进行消毒灭菌。一般钻头钻机采用高压蒸气灭菌,电源导线或输气管采用环氧乙烷气体或过氧化氢等离子灭菌。

10.使用动力系统的自身防护:①操作时,建议戴防护镜;②随时检查手机和连接装置是否过热;③传递过程中,手机开关置于安全位置;④在有易燃的气体、麻醉剂、消毒剂环境中,应谨慎使用。

五、血液回收机

随着外科手术的不断发展,临床用血量与日俱增,血源紧缺,供不应求。输入异体血可能会导致乙肝、丙肝、梅毒、艾滋病等各种传染性疾病,但手术中自体血液丢失而不能有效利用,这造成极大的浪费。因此,临床上出现了血液回收机,它是一种可以解决血源紧缺和避免输入异体血危害患者身体健康而专门设计的新型医疗设备,可用于出血量在 400mL 以上的各种大手术。自体血液回收机(简称血液回收机)是通过一定的机械吸引和血液回收装置,把患者的术中失血、体腔积血、手术后引流血液收集起来,进行过滤、分离、清涤、净化、选择后再回输给患者。

(一)血液回收机的使用原理及结构特点

1.原理

自体血液回收机通过负压吸引装置将患者创伤或术中出血收集到储血器中,在吸引过程中与适当的抗凝剂混合,经多层过滤后利用高速离心的血液回收罐把血细胞分离出来,把废液、破碎细胞及有害成分分流到废液袋中,再用生理盐水或复方林格氏液等对血细胞进行清洗、净化和浓缩,最后血细胞保存在血液袋中,回输给患者。

2.结构

包括控制面板、离心系统(离心井、离心井盖、离心电机等部分组成)、显示器、管道夹(共有3个,即进血夹、进液夹和回血夹)、滚柱式调速泵、气泡探及血层探测装置等。

3.优点

(1)可解决血源短缺的困难。

(2)无输入异体血的不良反应,并发症少。

(3)能避免输异体血引起的疾病,如艾滋病、传染性肝炎等。

(4)不产生对异体血细胞、蛋白抗原等血液成分的免疫反应。

(5)无须检验血型和交叉配血,无输错血型的担忧。

(6)解决特殊血型病例的供血问题。

(7)拒绝接受输入异体血的宗教信仰者也能接受。

(8)红细胞活力较库血好,运氧能力强。

(9)提高大出血时紧急抢救成功率,避免手术中患者因出血过多、过快,而血源供应不足或因战时血源缺乏而造成患者生命危险。

(10)操作简便,易于推广。

(11)节省开支,降低患者医疗费用。

(二)使用方法(自体-2000型血液回收机)

1.用物准备:血液回收机一台,一次性使用的配套物品一套(包括抗凝吸引管、抗凝药袋、储血器、血液回收罐、清洗液袋、浓缩血袋、废液袋,抗凝溶液),生理盐水或林格氏液若干瓶,负压吸引装置一套。

2.把一次性使用的配套物品安装好,并检查各管道安装是否正确。

3.失血的收集与抗凝:利用负压吸引使储血器形成持续负压,通过吸引头和吸血管将创口内的血液吸入储血器中,并经多层滤网过滤;同时通过连接在吸血管上的抗凝药滴管,将抗凝药也吸入吸血管内,并与血液混合,与抗凝剂混合的血液暂时收集储存于储血器内备用。抗凝药一般配500mL,常用配方有3种:500mL生理盐水加肝素2000mL;ACD保养液500mL加肝素15000U;ACD保养液500mL。

4.操作:接通电源开关,当"欢迎自体血液回收机"界面出现时,按手动或电动键,机器就能按所选择的程序分别进行进血、清洗、排空、浓缩、回血等过程。步骤如下。

(1)进血:进血夹打开,滚柱调速泵正转使液体流向离心罐,使储血器内的抗凝原血进入回收罐,离心式回收血罐高速旋转,在高速离心作用下,血细胞留在血液回收罐内,破碎细胞、抗凝剂、血浆等被排到废液袋。当原血不断进入血罐,血细胞累积到一定厚度时,被血层探头感知,进血夹关闭,进血停止。

(2)清洗:进血停止后,打开清洗液夹,滚柱调速泵正转,生理盐水(或林格氏液)进入回收罐,对血细胞进行清洗,清洗后液体进入废液袋,洗涤血细胞留在血液回收罐中,一般清洗液为 1000mL。

(3)排空:当血液回收罐停止后,打开排空夹,调速泵反转,血液回收罐内浓缩细胞被注入血袋中,可供患者随时输用。一般情况下,一次回收血液 250mL。若储血罐内仍有血液,可重复进血、清洗、排空操作,直至储血器内血液全部清洗为止。

(4)浓缩:浓缩只在特殊情况下使用,即当储血器内原血全部进入血液回收罐内,血层较薄,血球压积很低,无法使血层探头感知,而血液袋内存放浓缩红细胞时,可按浓缩键,使血袋中的浓缩红细胞进入血液回收罐,原来较薄的血层迅速增厚,被血层探头感知,进血停止,再进入清洗程序。

(5)回血:回血也是在特殊情况下使用,当储血器内原血全部进入血液回收罐,血细胞少,血层较薄,血袋中又无浓缩血细胞时,可用回血的方式,把血液重新排到储血器中,等收集到更多的血液时,再重新进行回收处理。

(6)总结:回收结束后,按总结键,显示屏上出现总结界面,此时血液回收机上的各种数据会自动显示出来。

(三)安全使用注意事项

1.安装一次性无菌用品前,必须详细检查包装袋灭菌日期及有无破损,打开包装时注意无菌操作,保证管道内、接口端绝对无菌。

2.回收的浓缩血红细胞均可用普通输血器直接回输。在常温下,处理后的浓缩红细胞须在 6h 内回输。虽在 4℃冰箱内可保存 24h,但原则上应回收后及时回输。

3.定期由专业人员进行检查保养,一般 3 个月 1 次。血液回收机工作时严禁频繁开机、关机,关机后至少等待 15s 后再开机,以防液体从显示器散热孔流入显示器内。

六、加温设备

低体温可导致凝血异常、手术切口感染、抵抗力下降等,影响了手术患者的安全和康复。近年来,为预防围手术期低体温等不良反应的发生,手术室专业人员采用了一些主动保温措施,其中最常用的方法有两种,一种是对静脉输注的液体和血液制品加温,另一种是使用温箱或压力气体加温器对盖被或床垫加温。液体加温可采用直接对液体或血液加温,也可间接对输液管道加温来提高液体或血液的温度。还可两种方法并用。目前临床上使用的保温或加温的仪器设备有热水袋、电热毯、温箱、恒温加热器、血液制品加温器、压力气体加温器、保湿加温过滤器、充气升温机等,用于加热液体、血液制品、患者使用的毛毯、盖被等用物,以保证患者体温,提高患者安全性和舒适度,有效预防低体温的发生。

(一)温箱

1.原理及特点

温箱通过将电能转化为热能来加热物体。通过调节按钮设定加热的预设温度,电子显示屏可显示预设温度值和实际温度值。用于患者输液时,设定的温度一般为 38℃。可将软包装输液袋、瓶状液体、盖被等直接放入温箱内。其优点是使用方便,在开机状态下可 24h 加温、保温。可预先同时加热多袋、多瓶液体。在温箱体积允许范围内加温,液体的体积、规格不受限制,但加温速度较慢,离开温箱后即失去保温效果,易出现先热后凉现象。

2.使用注意事项

(1)当实际温度值显示超过 39℃时,箱内取出的液体不能立即输入。

(2)无菌溶液和清洁盖被不应混放,体积大的温箱有独立的多层设置,可分别放置无菌溶液和清洁盖被,也可分别设置各层的温度。

(3)打开温箱取物后应立即关闭,避免影响加温和热量散发。

(二)加温输液器

1.原理

通过输液管道对输液或血液加温。温度可以设定在 37～41℃。优点为使用方便,加温速度快;间接地对输液管内液体加热,对药液进行加温的同时,既不与药液直接接触,也不与患者接触,安全可靠。

2.使用方法

将输液管或输血管安装在加温输液器上,使热交换器中的热量经过输液管道传递给管内连续流动的液体。

3.注意事项

(1)连接时,严格执行无菌操作。

(2)排气时,要缓慢排尽输液管内的空气,以免受热后皮管内出现多气泡现象。

(三)充气升温机

1.原理及结构特点

充气升温机是一种充气式升温装置,即通过升温机将加热的空气持续吹入盖在患者身上的一次性充气毯内,达到主动升温的目的。充气式升温毯能替代水垫和红外灯,不必提高室内温度,防止烫伤患者,是一种安全有效的升温装置,适用于手术室、ICU 和急诊室,能有效预防和治疗低体温。

升温毯按部位可分为上身毯、下身毯、全身毯、外周毯。按大小分类有成人毯、儿童毯、婴儿毯。按类型分有消毒毯、普通毯、普通护理毯,特殊的升温毯如消毒心脏毯,则用于搭桥手术,在消毒铺巾时将升温毯提前固定在患者腰部,待取完大隐静脉、缝合切口后,再铺开充气。

2.使用方法与操作程序

(1)选择合适规格型号的升温毯。

(2)接通电源,设置温度参数,由上往下依次为 32℃、38℃、43℃,一般选择 38℃。

(3)接管、固定。连接升温机的螺旋软管与升温毯充气口,并用固定夹将软管固定在手术床缘,使之不下坠,然后开始充气、升温。

(4)关闭电源。手术结束后,断开连接软管,整理升温机。升温毯可随患者带回 ICU 或病房继续使用。

3.安全使用注意事项

(1)每 6 个月或 500h 后,应更换升温装置过滤器。

(2)升温毯不可重复使用,避免交叉感染和因破损或功能不全导致烫伤。

七、电子输液泵

(一)原理及构造

临床上使用的输液泵有手动加压式输液泵和电子输液泵两种,多用于药物、液体或血液制品的精确控制性输注或快速输注。电子输液泵是通过微电脑系统以电子度量液体输入血管系统的一种电子机械装置,其结构和形状多种多样,但其目的是按要求设置输注速度,并以恒定的速度精确输注定量的液体。手动加压式输液泵是通过向密封袋内泵入空气,产生一定的压力作用于软包装液体,以达到快速输液的目的,是一种简易的加压输液装置,压力参数可以设定,通过压力控制输液速度,随着软包装内液体量的减少,输注速度逐步下降,所以,须要不断手动补充压力,否则,不能保持恒定的输注速度。

(二)分类

电子输液泵分为推注式注射器输液泵和蠕动输液泵两种,前者接受注射器输注,一般使用60mL 或 20mL,速度控制范围为 0.1~360mL/h;后者可接受注射器、软包装液体及瓶装液体的输注,输液速度预设定范围一般是 1~1000mL/h。除早期的单通道输液泵外,目前还有双通道及多通道输液泵。多通道输液泵由多个卡盒组成。每个卡盒安装独立输入的液体,每个通道都有单独的程序加以控制,计算机程序允许多组液体各自以不同的速度输入。

(三)特点及用途

输液泵可使用外接电源或蓄电池。有灵敏的报警装置,管路有气泡、阻塞、开门,输液完成及电池电量不足时,均能发出警报提示。在手术室,主要用于麻醉的持续用药和精确用药,危重手术、大型手术患者,小儿输液、输血,用药的控制,抢救药物的连续微量注射及体外循环时注射抗凝剂等。

(四)操作步骤

1.根据输液泵的型号及规格来选择配套的专用输液器。

2.核对药物,按医嘱配制药物,连接输液器,排尽输液管内空气。

3.固定输液泵于输液架上,并接通电源。

4.打开泵门,将输液管夹入泵夹内,关闭泵门。

5.打开输液泵电源开关,通过设置输液速度(mL/h)来设置总输液量。

6.静脉穿刺成功后,妥善固定,启动输液泵,观察液体流动情况。

7.输液完毕,机器自动报警后按停止键。

(五)使用注意事项

1.准确计算用量、准确设定输注速度或压力等参数。避免快速过量输液导致肺水肿等并发症。

2.输液泵必须妥善固定于输液架上,以防坠落。使用交流电源时,避免电源突然中断。输液泵发出警报时,应及时查找原因。

3.接输液泵前,必须排尽输液管道内的空气,否则引起输液泵报警,停止输液。

4.在输液过程中,应加强观察,随时注意置入血管的导管是否脱出、导管有无阻塞、有无药液外渗等情况,防止药物外溢引起皮下水肿,或者刺激性药物外溢引起组织损害,甚至坏死。

5.输液泵使用完毕后应进行表面清洁,并放置在固定的位置,避免受压。

八、显微镜

手术显微镜是显微外科手术的主要设备,它能使手术者完成常规手术技术不能完成的操作。

(一)手术显微镜的构造

基本组成:①观察系统,包括目镜、变倍组合镜片、物镜、助手镜及其他装置,如分光器、镜身倾斜及旋转装置等;②照明系统;③控制系统;④支架系统;⑤附属装置,如各种放大倍数的目镜和物镜、示教镜、摄像、摄影、电视装置等。

(二)手术显微镜的操作方法

1.先将底座的刹车装置放松,各节横臂收拢,旋紧制动手轮,推至手术台旁。根据手术部位安放显微镜,其位置应使显微镜位于可调节范围的中间位置,并使之正对手术野的中心,避免横臂过长。确定后立即将底座的刹车固定,并将各制动手轮重新旋紧。

2.插上电源插座,安放脚控踏板,开启电源开关。

3.调节光源:调节光源时应从最小的亮度开始,但不可调至最亮处。

4.调节目镜:由于眼睛的屈光度因人而异,因此,术者应在术前将自己的目镜预先加以调整。

5.调节焦距:目镜调好后,即可以通过显微镜的上、下或左、右移动来调整目镜焦距,达到最大清晰度。

6.手术中的使用:调整好后,原则上不要再做调整,但实际上由于手术部位局部变动,还常常须作上、下或左、右等方向的变动。此时,应在无菌条件下进行操作。最好的方法是使用一次性无菌显微镜透明塑料薄膜套,把显微镜的镜头及前臂套好,再将镜头下相应的薄膜去掉,以方便术者在无菌状态下随意调节,或将各调节手轮用灭菌的橡皮套套上进行调节。

7.摄影:现代显微镜均附加摄影装置,可摄取手术中影像资料。

(三)安全使用注意事项

1.移动时应尽量在较低的位置推动支架,禁止将显微镜主体或观察镜等附加装置作为推动手柄使用。推动时要慢、稳,避免翻倒或碰撞,确定位置后,应将制动手轮松开。

2.使用完毕后应将亮度调至最小再关闭电源开关,以延长灯泡的使用寿命。

3.加强手术显微镜的维护及保养。手术显微镜的光学系统、照明系统和电器线路组成复杂,结构精确。因此,日常应注意正确使用、维护和保养。

(1)注意防尘、防潮、防高温或温差剧变。每次使用完毕应用防尘布罩盖住显微镜,保持显微镜光学系统的清洁,透镜表面定期用软毛掸笔或橡皮球将灰尘掸去或吹去,然后用脱脂棉蘸95:5的乙醚和无水酒精混合液,轻轻抹镜头表面,操作时应从中央到周边反复轻抹直至干净,切勿抹拭镜头的内面,以免损伤透镜。每天用拭镜纸抹试镜头表面即能达到清洁目的。放置间应有空调器控制温、湿度,相对湿度不超过60%～65%,以保持仪器的干燥。暂不使用的光学部分应放置于干燥箱或干燥瓶内,同时加入硅胶干燥剂。若镜筒内受潮,则将目镜、物镜和示教镜等卸下,置于干燥箱内干燥后再用。

(2)防止振动和撞击。尽可能固定放置于专科手术间内,避免频繁移动。每次使用完毕后收拢各横臂,拧紧制动旋钮,锁定底座的固定装置。

(3)注意保护导光纤维和照明系统。导光纤维系统是手术显微镜的重要部分。保护不良和使用时间过久,导致光通量下降,会严重影响光照强度。使用时切勿强行牵拉和折叠,使用完毕后注意理顺线路,不可夹压或缠绕于支架。导光纤维的两端须定期清洁,防止污染和积尘。

(4)保持各部位的密封性。严禁随意拆卸目镜。示教镜等可卸部分,拆卸后应立即加防护盖。仪器保管不良,密封性破坏,外界的潮气进入仪器内,均可导致仪器内部发霉、生锈。

(5)维护脚控开关。使用时,切勿用力过快、过猛。快、慢挡转换和上、下反向运动应有一定的时间间隔,以保证电机的正常功能。旋转各装置时,只能尽两个手指最大力量,不可借扳手、老虎钳类等工具强行用力。

(6)定期保养。正常情况下,每 6 个月请专业人员保养 1 次,发现异常情况应及时通知维修。

九、激光机

(一)原理和特点

1.原理

激光是一种特殊的光,一种不需电离的辐射,激光的能量来自于 1 个受激原子释放的光子能,是受激辐射所产生的光放大。在光谱里激光分布于紫外线($180\sim400$nm)、可见光($400\sim780$nm)和红外线区域($780\sim10^6$nm)。

2.特点

每一种激光通常只有一个波长或颜色(单色),沿一个方向发射(平行)。与普通光的最大区别在于激光是一种单色性好、方向性强、亮度高的光。这些特性使激光在医疗上有特殊效果。生物组织在吸收激光后会产生一系列的生物效应,如光热效应、压强效应、强电场效应、光化学效应、弱激光的刺激效应等。根据这些生物效应可以研制出不同类型的医用激光机,从而达到治疗各种疾病的目的。

(二)操作步骤

1.开机步骤

(1)检查并安插电源插头。

(2)打开钥匙开关。

(3)等待 $1\sim2$min 后启动触发开关。

(4)根据手术范围调节功率,工作期间应注意防护。

2.关机步骤

(1)先将功率调节按钮回归零位,再卸下光纤。

(2)关闭钥匙开关。

(3)等待 $3\sim5$min 后拔掉电源。

(三)激光机使用注意事项

激光机属于贵重、精密仪器,若使用不当,一方面可缩短使用寿命,另一方面可对手术人员、患者及其他工作人员的皮肤和眼睛造成意外伤害。因此,必须注意以下几点。

1.移动时,禁止剧烈震动,机器四周不能放置液体,以防机体受损、出现电意外。

2.只有接受过正规培训后的人员才可操作激光器。

3.激光器使用过程中应注意如下几点。

(1)开关位置应在"准备"状态。不使用时,开关位置应在"待机"状态。

(2)瞄准光束应该精确校准,做好使用准备。

(3)激光器的激发踏板应妥善放置,防止意外触发。

(4)有意外情况时,立即按下"紧急"按钮关闭机器。

4.激光机内部有很多精密的光学元件,应注意防潮、防尘,以防光学镜面发霉使光学性能降低。灰尘可致激光机能量下降从而影响正常使用,光纤连接口不能用手指触摸,使用完毕后应立即套上保护套,以防灰尘进入机内。

5.正确连接激光机的输出系统,在各种附属设备都正常工作后才开始使用激光。不要将激光机的脚踏开关靠近其他设备的开关,以确保准确控制。

6.光纤管理:光纤不可屈曲放置,防重压或摔落;光纤头应套上保护套;光纤可多次使用,须重复使用的光纤可采用低温灭菌法灭菌。

7.做好安全防护

(1)保护眼睛和皮肤:使用激光时,应戴专用防护镜。显微镜和内镜上应配备滤镜。不能直接将皮肤暴露在紫外线激光中,紫外线 B 和紫外线 C 能引发辐射癌症,紫外线 A 能使皮肤深层部组织过热。使用后的激光手柄末端应该放置在湿布巾上,以防热灼伤。

(2)防止激光仪器的反射损害:手术间内应尽量避免放置具有镜面反射的物品,如手术器械、仪器表面的反光等。仪器最好是钝色、乌木色。不锈钢、窗户、玻璃、镜子、患者的牙齿等反光表面应使用无菌布单遮盖,以减少激光光束反激。

(3)环境安全:激光操作应尽量在暗室内进行,墙壁不宜用反光强的涂料。在激光使用期间,手术间门口应贴有警示标志或设置警告灯。警示标志应标示出激光种类、波长、危害等级和特性。无关人员不得进入。组织气化时产生的烟雾、气体含有病毒、细菌、有毒物质或致癌物质,可随微粒播散,对工作人员和患者的呼吸道有一定的损害,所以应戴过滤性强的激光呼吸面具(过滤颗粒小于 $0.5\mu m$),以减少烟雾吸入。安装通风设备,有木炭和高效微粒空气滤网的除烟器等。

(4)减少化学伤害:小心处理激光器所用的染料媒质。

(5)注意防火:激光机能量很高,在使用过程中,无菌手术布单应为不易燃烧或阻燃材料。激光治疗部位附近使用湿布单,选择不含有酒精的皮肤消毒溶液。禁止将激光对准含酒精的液体、干燥的敷料等照射。手术区不可使用含酒精的麻醉药。使用激光时,氧气、笑气等助燃气体使用量应调到最低或暂停,减少火灾或爆炸危险性。手术间内或附近应准备灭火器。

十、手术床

手术床是提供麻醉和手术的设备平台,手术床使用与管理的好坏将直接影响麻醉、手术的进程和患者的安全。因此,科学、规范的管理至关重要。现代手术床有多功能、智能化趋势,以适应不同外科手术的需要。坚固、可靠、耐用、安全、功能完备、操作简便、舒适省力是现代手术床的基本要求。手术床有电动调节式和液压调节式两种,前者通过电脑控制板调节,使用方便快捷,但价格较为昂贵。安全使用手术床要注意以下方面。

1.按下手按控制器面板上的电源开关,以进入操作准备阶段。

2.正确启动与释放底座刹车。踩下底座旁的刹车踏板,并移到固定杆下固定,以启动中央机械式刹车装置来固定手术台。

3.防止倾倒。打开底座刹车后,未锁定手术床,此时操作手术床或搬移患者,可发生手术床移位、倾倒,或患者坠床。因此,完成调节后一定要锁定手术床。

4.防止夹伤或压伤。当释放底座刹车时,请勿把脚放置于底座下。

5.防止绊倒。电源线放于适当的位置,避免工作人员被绊倒。

6.防止触电。当电器检修盖或控制零组件被移走时,请勿操作或维修手术床。

7.控制板应挂在手术床侧面滑轨上,其线路应避面夹伤、压伤。

8.勿放置重物于电源线上或让推车碾过电源线。

9.勿让患者坐于手术床的头板、臂板或脚板上,过重可造成的配件弯曲损坏。头板与脚板最大载重量为 40kg,当两脚板分开超过 45°时,只可载重 20kg。手术床承受的重量不宜超过 150kg。

10.勿将物品、配件或重物置于手术床底座的外盖上。

11.勿使用清洁剂和清水喷洒或冲洗底座,以防电气控制系统短路、零部件生锈或故障。

12.勿连续操作油压马达超过 5min 以上,以避免故障。

13.购置时尽量统一厂家,以减少使用和管理的混乱。同时配件也可通用,可避免重复购置、资源浪费。

14.做好配件管理,配件暂不使用时应有序地放置在专用搁置架上,定期检查,以防遗失和损坏。

15.掌握手术床的正确调节方法及不同配件的用途与安装。

16.定期检查手术床的功能,由专业人员做好保养工作。电动调节式手术床要及时充电,以便使用。

十一、手术灯

随着外科手术的发展,对手术灯的照明要求越来越高。手术灯种类较多,有移动式、吊顶式、壁挂式,单头、多头及子母灯系列等。其中吊顶式较常用,大手术间适宜安装子母系列灯,以适应大手术的需要。

(一)现代手术灯的特点

1.无影、冷光、多反射系统设计,确保手术区域无影。有冷光源过滤器和冷光反射镜,最大程度地减少热辐射。

2.灯的外形设计符合层流净化手术室要求,确保手术间的净化空气能顺利地进行对流循环,使手术区域保持洁净状态。

3.结构轻巧且调节范围广,稳定性好,并有可卸式的调节灯柄,以便术者在术中随意调节。

4.光线色彩逼真,接近自然光,使人容易辨别出各种组织的最细微差异,同时可减少手术人员的视觉疲劳。

5.预留中央摄像系统,以供教学、科研及管理使用。

(二)使用注意事项

1.经常检查无影灯的紧固件是否松动,防止意外事故。

2.非专业人员切勿随意拆卸无影灯或控制电路。

3.调节灯柄每次使用完毕后应卸下进行清洁、灭菌。调节控制面板上的按键时,切勿用力过大,以免损伤膜片导致破损从而失去控制。

4.调节手术灯位置时,应注意摆动范围,勿碰撞吊塔或输液架等。

5.做好手术灯的清洁工作,手术前半小时及手术后均应清洁 1 次,应确保无尘、无污迹。

6.更换灯泡后,应将各部位妥善固定以防意外,并确认灯泡匹配无误方可使用。

参考文献

[1]尹爱菊.临床常见急危重症护理实践[M].长春:吉林科学技术出版社.2019.

[2]陈春丽,任俊翠.临床护理常规[M].南昌:江西科学技术出版社.2019.

[3]吴小玲.临床护理基础及专科护理[M].长春:吉林科学技术出版社.2019.

[4]尹爱菊.临床常见急危重症护理实践[M].长春:吉林科学技术出版社.2019.

[5]孙志群.新生儿临床常见疾病诊疗学[M].长春:吉林科学技术出版社.2016.

[6]魏花萍,王勇平.骨科创伤康复与护理[M].兰州:甘肃科学技术出版社.2016.

[7]赵体玉.洁净手术部(室)护理管理与实践[M].武汉:华中科技大学出版社.2010.

[8]刘珍.临床神经外科护理实践[M].哈尔滨:黑龙江科学技术出版社.2020.

[9]张秀萍.外科疾病临床护理[M].天津:天津科学技术出版社.2020.

[10]王锡唯.外科护理查房[M].杭州:浙江大学出版社.2020.

[11]卢惠娟,田建丽,张咏梅.外科护理学[M].北京:科学技术文献出版社.2020.

[12]吴修峰.现代外科疾病诊疗与护理[M].沈阳:沈阳出版社.2020.

[13]马迪迪.外科疾病护理理论与实践[M].北京:科学技术文献出版社.2020.

[14]王慧.临床外科护理技术与应用[M].长春:吉林科学技术出版社.2019.

[15]赵霞.临床外科护理实践[M].武汉:湖北科学技术出版社.2018.

[16]王朝霞著.现代普通外科护理指南[M].长春:吉林科学技术出版社.2018.

[17]李叶红.实用外科临床护理实践[M].长春:吉林科学技术出版社.2018.

[18]许湘红,李艳容,李梅,等.外科疾病护理常规[M].北京:科学技术文献出版社.2018.

[19]张静华.外科护理技术规范[M].北京:人民卫生出版社.2017.

[20]韩成珺,马友龙,孙志德,等.外科临床治疗与护理[M].武汉:湖北科学技术出版社.2017.